Kritische Studien zur Geschichtswissenschaft 119

V&R

Kritische Studien zur Geschichtswissenschaft

Herausgegeben von
Helmut Berding, Jürgen Kocka
Hans-Peter Ullmann, Hans-Ulrich Wehler

Band 119
Manuel Frey
Der reinliche Bürger

Vandenhoeck & Ruprecht
in Göttingen

Der reinliche Bürger

Entstehung und Verbreitung bürgerlicher Tugenden in Deutschland, 1760–1860

von

Manuel Frey

Vandenhoeck & Ruprecht
in Göttingen

Die Deutsche Bibliothek – CIP-Einheitsaufnahme

Frey, Manuel:
Der reinliche Bürger: Entstehung und Verbreitung bürgerlicher
Tugenden in Deutschland, 1760–1860 / Manuel Frey. –
Göttingen: Vandenhoeck und Ruprecht, 1997
(Kritische Studien zur Geschichtswissenschaft; Bd. 119)
Zugl.: Bielefeld, Univ., Diss., 1995
ISBN 3-525-35782-6 kart.

Gedruckt mit Hilfe der Geschwister Boehringer Ingelheim Stiftung für
Geisteswissenschaften in Ingelheim am Rhein.

Satz: Text & Form, Pohle.
Druck und Bindung: Gulde-Druck GmbH, Tübingen.

Inhalt

Zweiter Teil

Dritter Teil

Vorwort

Die vorliegende Arbeit wurde im Juli 1995 abgeschlossen und von der Fakultät für Geschichtswissenschaft und Philosophie der Universität Bielefeld als Dissertation angenommen. Für den Druck wurde das Manuskript geringfügig überarbeitet und gekürzt.

Die durch ein Stipendium der Stiftung Volkswagenwerk im Rahmen des Graduiertenkollegs »Sozialgeschichte von Gruppen, Schichten, Klassen und Eliten« der Universität Bielefeld geförderte Arbeit hätte ohne die zahlreichen Hilfestellungen in und außerhalb der Universität nicht abgeschlossen werden können. Mein besonderer Dank gilt Professor Jürgen Kocka für grundsätzliche thematische Anregungen und Professor Hans-Ulrich Wehler für kritische Ratschläge im Verlauf des Schreibprozesses und bei der Drucklegung der Arbeit, schließlich für die Aufnahme in die Reihe »Kritische Studien zur Geschichtswissenschaft.«

Für richtungsweisende Hinweise danke ich auch Professor Heinz Reif, Professor Ute Daniel, Dr. Claudia Selheim und Dr. Klaus Reder, ebenso denjenigen Mit-Doktoranden und wissenschaftlichen Mitarbeitern der Universitäten Berlin und Bielefeld, deren inhaltliche und bibliographische Hinweise zum zügigen Abschluß der Arbeit beigetragen haben.

Schließlich möchte ich mich bei den Mitarbeitern der Handschriftenabteilung der Bayerischen Staatsbibliothek München, der Staatsbibliothek Preußischer Kulturbesitz Berlin, der Wiener Stadt- und Landesbibliothek und der Universitätsbibliothek Würzburg, ebenso Dr. Theil vom Hauptstaatsarchiv Stuttgart, Dr. Braun vom Bayerischen Hauptstaatsarchiv/Kriegsarchiv München, Dr. Ma-Kircher vom Wiener Stadt- und Landesarchiv und den Mitarbeitern der anderen besuchten Archive bedanken, deren Hilfsbereitschaft und Aufgeschlossenheit die Benutzung abgelegener Quellen erst möglich gemacht haben.

Würzburg, im August 1996 — Manuel Frey

Meinen Eltern

Einleitung

1. Reinlichkeit als Paradigma der kulturellen Modernisierung

Vor nicht allzulanger Zeit enthüllte der Umweltminister eines größeren Bundeslandes vor einem zahlreichen Publikum, daß er der Umwelt zuliebe nur einmal wöchentlich dusche. Er tat das mit gutem Gewissen, denn er wollte denen ein Vorbild sein, die Wasser sparen, und denen eine Mahnung, die es verschwenden. Dieses Ziel schützte ihn in der Folge nicht vor hämischen Presseattacken, in denen er als »Schmutzfink der Nation« beschimpft wurde. Überrascht von der Welle öffentlicher Empörung über seinen gutgemeinten Vorschlag unternahm er einen Beschwichtigungsversuch. Er gab zu erkennen, daß auch er in Wahrheit alle zwei Tage dusche.[1]

Die heftigen Reaktionen zeigen, daß besagter Minister gegen ein grundlegendes Tabu verstoßen hatte, über dessen Einhaltung ein breiter Konsens in der Gesellschaft herrscht. So selbstverständlich erscheint es, daß darüber nicht gesprochen werden muß: man halte seinen Körper sauber, rede aber in keinem Fall darüber. Hält man ihn nicht ganz so sauber wie alle anderen, verschweige man das erst recht in der Öffentlichkeit. »Sauberkeit« ist heute, so kann man folgern, eine der grundlegenden Verhaltensanforderungen, die Menschen an sich und ihre Umgebung stellen. Über die Reinigung des Körpers hinaus ist damit auch ein klares, eindeutiges Verhalten gemeint, der Begriff steht für Sachlichkeit und Nüchternheit und beeinflußt entscheidend die Beurteilung unserer Mitmenschen.

»Sauber« ist daher alles, was gesellschaftlichen Regeln genügt, man denke etwa an den »Saubermann« als ironische Umschreibung des »Law and Order«-Politikers oder an die umgangssprachliche Verwendung des Adjektivs »sauber« im Sinne von »gut, passend gemacht«. Wer diese Regeln einhält, achtet auf eine saubere Erscheinung. Selbstverständlichkeiten im hier gemeinten Sinn sind nicht von der willkürlichen Wertschätzung des Einzelnen abhängig, sondern gruppenspezifisch festgelegt. Die Tatsache, daß über etwas nicht nur nicht gesprochen werden muß, sondern auch nicht gesprochen werden darf, weist auf diese Funktion von Reinlichkeit als soziales Zeichen hin. Die Reinlichkeit – der Begriff meint hier »Sauberkeit«

in historischer Perspektive – ist eines der zentralen Grundmuster unserer Kultur. Die Trennung beider Begriffe je nach dem Inhalt ist nicht eindeutig. Unter »Sauberkeit« scheint man jedoch heute eher einen objektivierbaren Zustand, einen erworbenen Grad der Körperpflege zu verstehen. Ordnung und Arbeit, Klarheit und Jugend bilden, wie sozialpsychologische Untersuchungen ergaben, das Bedeutungsumfeld des Begriffs. Daneben wird auf die geschlechtsspezifische Ausdifferenzierung verwiesen, sowie auf die Eigenschaft des Verhaltensmusters, soziale Grenzen aufzuzeigen, indem Angehörige von ethnischen Minderheiten für »schmutzig« gehalten werden.[2]

Dagegen meint der historische Begriff »Reinlichkeit« ein tätiges Verhalten von Einzelnen und sozialen Gruppen, das auf das Erreichen bestimmter Ziele – Orientierung, Homogenität der Gruppe nach innen, Abgrenzung nach außen – gerichtet ist. Dieses Verhalten schließt normative Tugenden wie Ordnungsliebe und Fleiß ebenso ein wie Vorstellungen von Schönheit und Gesundheit. Als normatives Deutungsmuster und lebenspraktische Verhaltensweise markiert der Begriff soziale Unterschiede und Geschlechterdifferenzen, entfaltet sich im zentralen Spannungsfeld Öffentlichkeit – Privatsphäre und eignet sich dazu, die Entwicklung von Individuen und Gesellschaften in ihrer Gesamtheit zu umschreiben.

Ein Blick auf die Etymologie des Wortes »rein« belegt diese Zusammenhänge. Das Stammwort von »Reinlichkeit«, der Begriff »rein«, ist lange vor dem hier betrachteten Zeitraum Bestandteil der deutschen Sprache. Den ursprünglichen Formen: ahd. »(h)reini«, mhd. »rein(e)« und mnd. »rein« wird in der Sprachwissenschaft die Grundbedeutung »frei von Fremdartigem, das entweder auf der Oberfläche haftet oder dem Stoffe beigemischt ist, die Eigenart trübend« zugesprochen.[3] Besonders interessant ist hier zum einen der Hinweis der Sprachwissenschaftler auf eine Verbindung zu den griechischen Begriffen »krinein« (scheiden, trennen, unterscheiden, auswählen), das in der griechischen Philosophie den Gegensatz des Geistes zum »Gemisch der sinnlichen Welt« ausdrückt und »krisis«, die »Entscheidung«, das »Gesichtete«.[4] Zum anderen ist die Verwandtschaft des Begriffs »rein« mit ahd. »hrinan« (berühren) und altfries. »hrena, hrene« (riechen, Geruch) in der ursprünglichen Bedeutung von »rein« als »berührt zur Entfernung des Schmutzes« von Bedeutung.[5] Der Hinweis des Kulturphilosophen Georg Simmel, daß die soziale Frage nicht nur eine ethische, sondern eigentlich eine »Nasenfrage« sei, kann so etymologisch begründet werden. Die Verwendung von »rein« bzw. »unrein« schließt ein größtmögliches Potential an sozialen Unterscheidungstechniken ein.[6]

Hinter dem Begriff »Reinlichkeit« verbirgt sich ein System von Grenzen nach innen und außen. Reinlichkeit ist, wie die Kulturanthropologin Mary Douglas gezeigt hat, eine kreative Handlung, welche die Vereinheitlichung von Erfahrung verschiedener Individuen ermöglicht und zur Ausformung sozialer Unterschiede durch die Wahrnehmung von Schmutz und Unreinlichkeit beiträgt. Der Schmutz ist über den Zusammenhang von Krankheit und Hygiene hinaus eine Störung geordneter sozialer Beziehungen. Mittels der Reinlichkeitsvorstellungen wird versucht, eine vernünftige Ordnung in die Welt zu bringen.[7] Zwar ist heute in westlichen Industriegesellschaften die Anbindung des Reinen an das Heilige weithin verloren gegangen, nicht aber die funktionale und symbolische Bedeutung von Reinlichkeit selbst: Verunreinigungsvorstellungen spiegeln auch in entwikkelten Gesellschaften individuelle und kollektive Bedrohungsängste.

So hat jede Kultur bestimmte, nicht notwendigerweise übereinstimmende Begriffe von Schmutz und Unreinlichkeit als Ausdruck sozialer Unübersichtlichkeit, die das Verlangen nach Ordnung, Sicherheit und Stabilität zum Ausdruck bringen. Reinlichkeit ist deshalb eines der zentralen Grundmuster vieler Kulturen, weil es eine dauerhafte Selbststeuerung von Individuen und Gruppen ermöglicht. Wenn dieser Wertvorstellung und praktischen Verhaltensweise eine so große Bedeutung für die Entwicklung von gesellschaftlichen Gruppen zukommt, muß das auch für eine bestimmte historische Gesellschaftsform und für bestimmte soziale Formationen in dieser Gesellschaft gelten. Begreift man in sozialhistorischer Perspektive die Etablierung der Grundnorm Reinlichkeit als Bestandteil eines umfassenden Vergesellschaftungsprozesses, ergeben sich daraus eine ganze Reihe interessanter Fragestellungen: Wann hat sich dieses Verhaltensmuster zu einem zentralen Muster im Wertesystem moderner westlicher Gesellschaften entwickelt? Welche Bedeutungsverschiebungen lassen sich über einen längeren Zeitraum feststellen? Welche sozialen Gruppen oder Angehörigen bestimmter Berufe hatten ein besonderes Interesse an der Durchsetzung dieser Grundnorm? Welche Zwecke verfolgten sie mit deren Propagierung? Welchen Einfluß übte die neue Norm auf den Umgang der Menschen mit ihrem Körper, ihrer Kleidung, ihrer näheren Umgebung aus? Welchen Einfluß hat Reinlichkeit auf die Stadt-Land-Beziehungen? Und schließlich: Wo liegen die Grenzen der Durchsetzung des Verhaltensmusters, und welche Bedeutung hat die Ausübung von Reinlichkeit für die Wahrnehmung sozialer Unterschiede in einer bestimmten Epoche? Die Beantwortung dieser Fragen steht im Zentrum der folgenden Untersuchung.

2. Historische Entwicklungslinien des Reinlichkeitsbegriffs im Bürgertum

Befragt man historische Lexika zum Begriff »Reinlichkeit«, läßt sich ein signifikanter Wandel des Begriffs erkennen, der im Laufe des 18. Jahrhunderts stattgefunden hat. Die Inhalte des Begriffs »rein« verschoben sich von der inneren »Reinigkeit« hin zur äußeren »Reinlichkeit«. Zunächst stand die innere, seelische Reinigkeit für die Lexikographen des frühen 18. Jahrhunderts im Vordergrund. Christoph Ernst Steinbachs »Vollständiges Deutsches Wörterbuch« (1734) nennt »ein reines und keusches Gemüthe« an erster Stelle, und Zedler' s Universallexikon merkte 1742 an: »Es muß das Wort rein oder Reinigkeit allhier in einem breiten Sinn genommen werden, vor die unterschiedliche Gattungen und Staffeln der Heiligkeit.«[8]

Der Begriff »rein« hatte aber nicht nur eine Innen- sondern auch eine Außenseite. »Reinigkeit« (puritas) stand für die innere, und »Reinlichkeit« (elegantia) für die äußere Reinheit.[9] Diese zweite, dem heutigen Begriffsinhalt nähere Bedeutungsebene findet sich zuerst in städtischen Verordnungen des 17. Jahrhunderts. So hatten sich in der Reichsstadt Nürnberg die Bürger »in dero Wohnhäusern und auf den Straßen und Gassen mit deren Sauberung möglichster Reinlichkeit zu befleissen«.[10] Die modernen Bedeutungsfelder des Begriffs haben also vermutlich ihren Ursprung in der Stadtgesellschaft der Frühen Neuzeit. Dennoch: Die »Reinigkeit« ist bis zur Mitte des 18. Jahrhunderts eine christliche, keine bürgerliche Tugend.

Doch fand auf der Ebene der Begriffsbildung ein markanter Wandel statt, den man ebenfalls aus den lexikalischen Quellen herauslesen kann. Im Zeitalter der Aufklärung läßt sich eine Säkularisierung der religiösen Begriffsinhalte beobachten. Die vorherrschende religiöse Bedeutung des Begriffs wurde mehr und mehr auf die moralische Ebene übertragen. Den Grund für diesen Begriffswandel deutete der Sprachforscher Johann Christoph Adelung rückblickend in seinem »Allgemeinen Wörterbuch der Deutschen Sprache« (1798) an. Zum Stichwort »Reinigkeit« merkte er an, daß dieser Begriff nach der Analogie von »Frömmigkeit, Süßigkeit, Mattigkeit« gebildet sei.[11]

Versetzt man sich in die Situation eines aufgeklärten, gebildeten Bürgers um 1800, wird klar, warum die Bedeutungsfelder des alten Begriffs »Reinigkeit« keinen Eingang mehr in die Sprachpraxis finden konnten. Der neue Begriff »Reinlichkeit« kommt ohne Bibelstellen aus. Seine Bedeutungsfelder sind aufs Lebenspraktische, auf die Umstände des täglichen Zusammenlebens gerichtet. Sie drücken Arbeit und Fleiß ebenso wie den Willen zu Ordnung, Gesundheit und Schönheit aus. »Reinlichkeit« meinte nicht mehr einen Zustand der religiös begründeten Heilsgewißheit, sondern ein nach außen gerichtetes Tun. Eine Passage aus Goethes »Herrmann und Dorothea« (1798), in welcher der Dichter ein Gespräch unter örtlichen Honoratioren in einer Kleinstadt darstellt, gibt über die nun vorherrschenden Sinnzusammenhänge Auskunft: »Denn wo nicht immer von oben die Ordnung und Reinlichkeit wirket, da gewöhnet sich leicht der Bürger zu schmutzigem Saumsal, wie der Bettler sich auch an lumpige Kleider gewöhnet.«[12] Nützlichkeit, Zierlichkeit und Sicherheit prägen das Bild der Stadt und zeugen von Fleiß, Wohlstand und Tugend ihrer Bewohner unter den wachsamen Augen der Obrigkeit. Schließlich zielt die angesprochene Gewöhnung der Bürger an Ordnung und Reinlichkeit auf Verhaltenssicherheit als Ziel eines Erziehungsprozesses.

Die genannten Veränderungen des Begiffsinhaltes weisen darauf hin, daß man es bei der Untersuchung vergangener Deutungsmuster mit reflexiven Prozessen im Wertehaushalt der Menschen zu tun hat, die auf ihr alltägliches Verhalten zurückwirkten. Gerade die Vielzahl an Konnotationen (Ordnung, Schönheit, Fleiß, Wohlstand) machen das Deutungsmuster »Reinlichkeit« für eine Analyse des sozialen und kulturellen Wandels in der Gesellschaft zwischen traditionellen und modernen Lebensformen besonders interessant. Ordnung und Reinlichkeit markieren nicht nur die Grenze des Modells »bürgerliche Gesellschaft« nach unten, sondern sie leisten gleichzeitig, so die Hypothese, einen wesentlichen Beitrag zur Konstituierung der sozialen Formationen des Bürgertums im späten 18. und frühen 19. Jahrhundert.

Im folgenden wird deshalb der Versuch unternommen, die bisher in der Forschung selten gestellte Frage nach dem historischen Wandel eines normativen Deutungsmusters mit den Fragestellungen zu verknüpfen, die sich im Zusammenhang mit den interdisziplinär angelegten Forschungen zum Themenkomplex »Bürgertum« ergeben hatten. Versteht man unter »Bürgertum« um 1800 eine Mischung heterogener, nach regionaler und sozialer Herkunft, Religion, (Aus-) Bildung, wirtschaftlicher Bedeutung und rechtlichem Status geschiedener Verbände, dann kommt der Frage nach dem, was allen bürgerlichen Gruppen gemeinsam war, besondere Bedeutung zu. Trotz weitreichender neuerer sozial- und politikhistorischer Analysen stellt sich die Frage, ob nicht das eigentlich Neuartige an den Formationen des Bürgertums, die Grundlage ihres späteren Erfolgs im Zeitalter der modernen Industriegesellschaft, der frühzeitige Aufbau einer Wertegemeinschaft war, die eine Verbindung gemeinsamer Wunschvorstellungen und der gesellschaftlichen Realität im Rahmen von wenigen orientierenden Leitvorstellungen ermöglichte.[13]

Eine Bemerkung des liberalen Schriftstellers Heinrich Laube über die Kurgesellschaft Karlsbads um 1830 läßt sich im Sinn dieser Verbindung von Kultur und Gesellschaft interpretieren: »Die Klassen der Bürgerlichen«, hatte er beobachtet, »falten sich zwar ebenfalls gleich einem Fächer vielfach auseinander, aber sie sind doch durch einen Griff verbunden. Der Geheimrat verkehrt mit dem Kandidaten, und Kandidat heißt doch soviel als einer, der noch nichts ist. Der Bürgermeister grüßt den Schneider.«[14] Die Untersuchung der Herausbildung einer gemeinsamen bürgerlichen Kultur aus der Perspektive der Entwicklung des normativen Verhaltensleitbildes »Reinlichkeit« soll es ermöglichen, den genannten »gemeinsamen Griff«, an dem sich die Bürger fassen lassen, aufzufinden. Am Beispiel der Veränderungen der Reinlichkeitsnormen und des Reinlichkeitsverhaltens lassen sich nicht bloß zufällige Gemeinsamkeiten, sondern die bewußte Installation eines identitätsstiftenden Verhaltensmusters aufzeigen. Reinlichkeit ist ein konstitutives Merkmal einer Utopie einer zu realisierenden »bürgerlichen Gesellschaft«.[15]

In dieses neue Bürgertum wurde man nicht mehr nur hineingeboren. Wer dazugehören wollte, konnte seinen Platz auch aus eigener Kraft erwerben. Trotz aller regionalen, konfessionellen und schichtspezifischen Unterschiede existierten nicht bloß zufällige Gemeinsamkeiten, sondern es fand in der bürgerlichen Öffentlichkeit ein bewußter Erziehungsprozeß zum identitätsstiftenden Verhaltensmuster »Reinlichkeit« im Zeitraum von 1760 bis 1860 statt. Hinweise auf eine erfolgreiche Verinnerlichung des Begriffs finden sich in Wörterbüchern aus der ersten Hälfte des 19. Jahrhunderts. Der Begriff »Reinlichkeit« erscheint nunmehr als »Naturinstinct« und als »Naturzweckmäßigkeit«. Das Verschwinden des Begriffs aus den allgemeinen Wörterbüchern und Lexika in der Folgezeit kann als ein erstes Indiz für die feste Installierung der Verhaltensnorm in den Köpfen der Bürger gewertet werden. Die Reinlichkeit sei, wurde 1869 formuliert, »ein Stück Selbstbeherrschung«, »ein Stück der Herrschaft, die der Geist über das seelische und leibliche Leben führt«.[16] Und, muß man hier ergänzen: ein wichtiges Stück der kulturellen Führungsrolle des Bürgertums in der Gesellschaft des 19. Jahrhunderts.

3. Forschungsstand und offene Fragen

Trotz einer Vielzahl populärer Darstellungen zum Thema ist die Geschichte der Entstehung und frühen Bedeutung von Reinlichkeitsnorm und -praxis vor 1860 für den deutschen Sprachraum noch nicht geschrieben, wie Wolfgang Kaschuba vor einigen Jahren zu Recht bemerkte.[17] Das ist um so verwunderlicher, als die besondere Bedeutung der Verhaltensnorm sowohl von Georg Simmel als auch von Sigmund Freud in die kulturhistorische Theoriebildung explizit aufgenommen wurde. Simmel hatte in seinem

»Exkurs über die Soziologie der Sinne« (1908) die Sinneswahrnehmung und darunter auch das Riechen schlechter Gerüche als Grundlage aller sozialen Wechselbeziehungen aufgefaßt.[18] Freud charakterisierte in »Das Unbehagen in der Kultur« die Reinlichkeit als Produkt einer Triebsublimierung. Eine menschliche Gemeinschaft sei ohne praktizierte Formen von Reinlichkeit nicht denkbar. Es handle sich um einen wichtigen Kontrollmechanismus, der dem Aggressionstrieb der Menschen Schranken setze.[19]

Angesichts dieser Hinweise großer Kulturtheoretiker scheint die Ursache für das Desinteresse an Fragen der Bedeutung und des Wandels von Hygienenormen und zugeordneten Verhaltensweisen weniger am mangelnden Interesse der Geschichts- und Sozialwissenschaften als vielmehr an der forschungsstrategischen Querlage des Themas zu liegen, dessen Vielzahl von Bedeutungsfeldern wie Religion, Gesundheit, Erziehung, Technik, Ästhetik die hergebrachten Fragestellungen der einzelnen Wissenschaften sprengt. Vielleicht ist auch die ungebrochene kulturhistorische Forschungstradition in Frankreich und England für den dortigen unbefangeneren Umgang mit Themen dieser Art verantwortlich. Die Arbeiten von Alain Corbin, Georges Vigarello und anderer Autoren zur Geschichte des Geruchssinns und der Körperpflege haben aber in den letzten Jahren auch hierzulande Beachtung gefunden.[20]

Eines der Hauptprobleme der Erforschung der Geschichte der Reinlichkeit in Deutschland scheint zu sein, daß bisher kein gemeinsamer Nenner gefunden worden ist, die genannten thematischen Aspekte der Grundnorm Reinlichkeit zu verbinden. So existieren, abgesehen von den beeindruckenden Stoffsammlungen in Alfred Martins Geschichte des deutschen Badewesens (1906) und Alfons Fischers Geschichte des deutschen Gesundheitswesens (1933) in den Bereichen Medizingeschichte, Geschichte der Pädagogik, Volkskunde, Literatur-, Stadt- und Architekturgeschichte jeweils einige Monographien und Aufsätze, die das Thema Reinlichkeit unter den in der entsprechenden Disziplin vorherrschenden Fragestellungen subsumieren.

Die unterschiedlichen theoretischen Leitlinien der Fachdisziplinen lassen sich am jeweiligen Bezug zu den Konzepten der »Disziplinierung« und des »Zivilisationsprozesses« ablesen. Gesundheit, Herrschaft und staatliche Kontrolle der Unterschichten bildeten unter dem Schlagwort »Disziplinierung« im Anschluß an die Arbeiten von Michel Foucault das Grundmuster vieler einschlägiger Veröffentlichungen im Bereich der Sozialgeschichte der Medizin. Die Prozesse der Hygienisierung, Professionalisierung und Medikalisierung in Verbindung mit der Vorstellung eines umfassenden Disziplinierungsprozesses im Programm der »Medizinischen Polizey« standen im Mittelpunkt des Interesses der Autoren. Die Forderung nach der Reinlichkeit des Körpers erschien als Herrschaftsinstrument mit dem Ziel einer »fürsorglichen Belagerung« der Unterschichten.[21] Zusammen mit Arbeiten über die medizinische Volksaufklärung erlauben diese Arbeiten zudem einen genauen Blick auf den Gesundheitsdiskurs der Zeit (»Diskurs« meint hier die planmäßige Verbreitung von Expertenwissen, den Erwerb von »Diskursfähigkeit« durch die gebildeten Laien und die Herstellung einer herkunfts- und berufsoffenen »Diskursgemeinschaft«).[22] Die Forderung nach Reinlichkeit bildete jedoch keine Unterabteilung des Gesundheitsdiskurses, sondern umgekehrt bildete der Gesundheitsdiskurs des 18. und 19. Jahrhunderts einen zwar wichtigen, aber keineswegs den einzigen Aspekt der Herausbildung eines neuen Verhaltensmusters im Kontext einer sich verändernden Gesellschaft. In der frühen Geschichte der Reinlichkeit ist die Hygiene nur ein Teilaspekt.[23]

Die vorhandenen Analysen des von akademischen Ärzten dominierten Gesundheitsdiskurses des 18. und 19. Jahrhunderts reichen deshalb nicht aus, um die Etablierung neuer Reinlichkeitsnormen in der Gesellschaft der Bürger zu erklären. Bevor man die Grundnorm Reinlichkeit als Herrschaftsinstrument verwenden kann, muß man mit der Handhabung dieses Instruments vertraut sein. Das bedeutet, daß parallel zur Hygienisierung der Unterschichten die Etablierung der neuen Verhaltensnorm innerhalb des Bürgertums stattgefunden haben muß. Pädagogen und Theologen spielten hier die Hauptrolle. Das Grundmuster des von Norbert Elias dargestellten Zivilisationsprozesses, die zunehmende Affektkontrolle und die individuelle Aneignung dieser Kontrollmechanismen wurde besonders von Autoren aufgenommen, die sich der Analyse des sich verändernden Verhaltensstandards vom 16. bis zum 18. Jahrhundert verschrieben haben.[24] Praxisorientierte Ansätze aus den Bereichen der Sozialgeschichte und der Volkskunde stellten die Rolle der Reinlichkeit im Zuge der Entwicklung neuer Formen der Geschlechterdifferenzierung in den Mittelpunkt oder beschäftigten sich vornehmlich mit dem Körperbewußtsein und der Sachkultur der Unterschichten in Stadt und Land.[25]

Daneben hat das Thema in Forschungsarbeiten zur Stadt- und Architekturgeschichte Beachtung gefunden. Hier wird die Analyse des Hygienisierungsprozesses in zivilisationstheoretischer Perspektive an die Epoche der Urbanisierung in Deutschland gebunden, die ihren Höhepunkt im deutschen Kaiserreich erreichte. Die moderne Großstadt steht hier für Individualisierung und soziale Segregierung, sowie für die Durchsetzung technischer Großprojekte der Wasserversorgung und Abwasserentsorgung. Die »hygienische Revolution« (B. Mesmer) setzt nach Meinung vieler Autoren erst um 1850 ein und erreicht um 1900 ihren Höhepunkt.[26] Auch die zunehmende »Verhäuslichung« der Hygienepraxis einerseits, die Verlagerung von Reinlichkeit in den öffentlichen Raum, etwa die seit 1850 verstärkte Errichtung von Wasch- und Badeanstalten in deutschen Städten andererseits, wurden in diesem Zusammenhang untersucht.[27]

Trotz der großen Zahl an einschlägigen Publikationen liegen über die Epoche von 1760 bis 1860 bisher keine ausreichenden Informationen vor. Daher begegnen auch in der wissenschaftlichen Literatur wiederholt spekulative und auch gegensätzliche Aussagen, etwa daß die Verhaltensanforderung Reinlichkeit sich von der Stadt auf das Land und vom Norden Deutschlands in den Süden ausgebreitet hätte, daß die Aufnahme dieses Verhaltensmusters konfessionell unterschiedlich gewesen sei, daß hygienische Fortschritte für das Bevölkerungswachstum beziehungsweise den Rückgang der Sterblichkeit gegen Ende des 18. Jahrhunderts mitverantwortlich seien, daß von hygienischen Fortschritten vor 1850 nicht gesprochen werden könne, und, am häufigsten, daß das 18. Jahrhundert »schmutzig« gewesen sei.

Folgt man der in den Sozialwissenschaften verbreiteten These, daß der Hygienisierungsprozeß an den Industrialisierungs- und Urbanisierungsprozeß gebunden sei, geraten die für diesen Aspekt grundlegenden sozialen und kulturellen Weichenstellungen, die in der Zeit vor 1850, also in der Formierungsphase bürgerlicher Normen und Verhaltensweisen gesucht werden müssen, aus dem Blickfeld. Ein langfristiger kultureller Prozeß der Verhaltensänderung wird damit unangemessen verkürzt und ein Gutteil des Erklärungspotentials für die Entstehung der Bürgergesellschaft geht auf diesem Wege verloren. Wenn es in den letzten 200 Jahren eine »hygienische Revolution« gegeben hat, in deren Gesamtzusammenhang sich das hier gewählte Thema einordnen läßt, darf man bei der Beobachtung dieses Sachverhalts nicht stehenbleiben, sondern muß weiterfragen: Wer waren die »Revolutionäre«? Welche Motive hatten sie und welche strukturellen Veränderungen lösten die Revolution aus?

4. Kulturelle Modernisierung als sozialhistorischer Prozeß

Um diese Fragen beantworten zu können, sind einige theoretische Vorüberlegungen notwendig. Zunächst bedeutet das Interesse an kulturellen Themenstellungen immer auch ein Festhalten an der Fähigkeit der Individuen, sich und ihre Umwelt angesichts neuer Anforderungen zu verändern. »Kultur« im hier gemeinten Sinn ist aber schwer faßbar, was auch auf die Tatsache zurückzuführen ist, daß kultureller Wandel nur sehr langsam und häufig von den Zeitgenossen unbeachtet vor sich geht, denn »die moralischen Revoluzionen machen uns mehr irre, als die physischen, weil jene ihrer Natur nach einen größeren Spiel- und Zeitraum einnehmen als diese«, wie der Dichter Jean Paul bereits zu Beginn des Zeitalters der Moderne festgestellt hatte.[28] Die Analyse von Problemen des langfristigen kulturellen Wandels fällt deshalb vorzugsweise in den Arbeitsbereich des Historikers.

In diesem Abschnitt geht es deshalb darum, die theoretischen Modelle, die den meisten der vorn angeführten Arbeiten zugrunde liegen, zu überprüfen und unter Einbeziehung der Ergebnisse der soziologischen Wertwandelforschung mit Hilfe strukturierender Begriffe ein tragfähiges Modell der kulturellen Modernisierung im historischen Kontext zu entwickeln.[29] Betrachtet man die bisherigen Versuche einer Verbindung von Kultur- und Sozialgeschichte, lassen sich drei Grundargumente herausarbeiten, deren argumentativer Schwerpunkt entweder auf kultureller Stabilität oder auf der Annahme kulturellen Wandels beruht. Das Konzept der »Volkskultur« betont in diesem Sinne die Beharrungskraft kultureller Normen und Werthaltungen, während die Modelle der »Disziplinierung« und des »Zivilisationsprozesses« die Bedeutung von Mechanismen der Fremd- bzw. Selbstkontrolle in Zeiten beschleunigten kulturellen Wandels hervorheben.

a) Kulturelle Stabilität und kultureller Wandel

Für den Zeitraum vor 1800 wurde in der Forschung auf die Existenz von drei getrennten Kulturen hingewiesen. Volkskultur, Adelskultur und bürgerliche Kultur differenzieren sich seit dem kulturellen Umbruch im Gefolge von Reformation und Gegenreformation, ganz im Sinne Max Webers, nach ihrem jeweiligen Bezug zur Herrschaft bzw. nach einem Mehr oder Weniger an »Kulturqualität«. Alle drei Kulturen stehen miteinander in Beziehung und befinden sich, abhängig von der jeweiligen Raum-Zeit-Konstellation, in einem begrenzten »konkreten Zivilisationsprozeß« (R. van Dülmen).[30] Das Konzept »Volkskultur« betont die Kontinuität von Normen und Werten in »gruppenbezogenen, kollektiven Ordnungsvorstellungen« (W. Kaschuba).[31] Differenzierungen innerhalb des »Volkes« sind mit diesem Konzept schwer greifbar, überhaupt ist der Begriff »Volk« zu ungenau irgendwo »unten« im sozialen Raum angesiedelt. Selbst wenn der Begriff der Volkskultur um eine Adels- und eine bürgerliche Kultur ergänzt wird und die engen Beziehungen zwischen den Kulturen hervorgehoben werden, um den konkreten Zivilisationsprozeß der Frühen Neuzeit besser beschreiben zu können, bleibt der Übergang von der traditionellen in die moderne Welt im Dunkeln.[32] Daher erscheint seit dem Zeitalter der Aufklärung aus der Perspektive etablierter Vernunft die Kultur des Volkes als bleiernes Gewicht hemmender Traditionen, das Modernisierungsschüben immer wieder im Wege steht. Der Prozeß der Modernisierung erscheint eher als Verlust, kultureller Wandel als durch soziale Kontrolle von

Seiten des absolutistischen Staates gesteuerter Prozeß. Die Schwierigkeiten, das Gemisch von statischen und verändernden Elementen in der Gesellschaft der Frühen Neuzeit zu fassen, führten schließlich zu einer Skepsis gegen theoretische Rahmenvorstellungen überhaupt.[33]

Ein interessantes Gedankenmodell hat der britische Soziologe Antony Giddens, ausgehend von dem mentalitätsgeschichtlichen Kernbegriff der »langen Dauer«, unter dem Begriff der »Routinisierung« vorgestellt. Nach diesem (hier sehr verkürzt wiedergegebenen) Modell ist der Routinecharakter des Alltagslebens nicht statisch, sondern das Produkt einer reflexiven Steuerung des Handelns durch die Wechselwirkung der Individuen. In kritischen Lebenssituationen werden die auf Dauer angelegten gewohnheitsmäßigen Handlungsmuster, die dem Gefühl der Seinsgewißheit zugrunde liegen, durch kollektive Angstreaktionen außer Kraft gesetzt. Dann müssen neue Verhaltensmuster das ursprüngliche Gleichgewicht des Handelns wiederherstellen.[34]

Die Vorstellung der »kritischen Situation« könnte der Schlüssel zur hier gesuchten Verbindung zwischen Tradition und Moderne sein. Probleme des langlebigen Wandels, die unter Begriffen wie »Rationalisierung« und »Disziplinierung« beschrieben wurden, sind deshalb besonders interessant. Es erscheint sinnvoll, Modelle kulturellen Wandels, die sich im Kern auf Disziplinierungsprozesse beziehen, nach Ansätzen, die sich vornehmlich mit Prozessen der Selbstkontrolle beschäftigen und solchen, die Prozessen der Fremdkontrolle das Hauptgewicht der Entwicklung zuweisen, zu unterscheiden. Die Arbeiten von Norbert Elias zum Zivilisationsprozeß beschäftigen sich vornehmlich mit Fragen der Selbstdisziplinierung, während Michel Foucault die Bedeutung von Techniken der Fremdkontrolle im Prozeß des sozialen Wandels hervorgehoben hat.

Elias hat in den dreißiger Jahren den Versuch unternommen, den Mechanismus des Zivilisationsprozesses zu untersuchen, um einen Einblick in die Struktur menschlicher Affekte und ihrer Kontrolle zu gewinnen. In der Analyse ausgewählter Manierenbücher fand er Belege für seine These eines ungeplanten, doch gerichteten Prozesses des Verhaltenswandels in den europäischen Oberschichten des 16. bis 18. Jahrhunderts. Im Mittelpunkt steht die Umwandlung des ritterlichen Adels in eine höfische Aristokratie und die Doppelstellung dieser Gruppe zwischen der staatlichen Zentralgewalt des Fürsten und den aufstrebenden bürgerlichen Gruppen, die den Verhaltenswandel auslösen. Dieser Verhaltenswandel setzte sich ihm zufolge von oben nach unten durch. Die fortschreitende Staatsbildung und die wachsende soziale Differenzierung mit dem Resultat verstärkter Affektkontrolle seien komplementäre Prozesse, die ein Vorrücken der Scham- und Peinlichkeitsschwelle seit etwa 1500 ermöglichten. Die Umwandlung von Fremdzwängen in Selbstzwänge bis zum ausgehenden 18. Jahrhundert sei ein Ausdruck der gesellschaftlichen Rationalisierung. Mit der Zunahme der Komplexität menschlicher Gesellschaften steige auch der Standard der Differenzierung und Integrierung. Die Menschen rückten sich näher und müßten sich deshalb besser in der Gewalt haben. Das geschehe durch die Verinnerlichung von Selbstüberwachungstechniken.[35] Das Verhalten der Säuberung des Körpers und der Kleidung ist für Elias ein Ausdruck der sozialen Distanz nach unten. Er führt die Impulse für einen Wandel des Reinlichkeitsbedürfnisses nicht auf hygienische Einsichten zurück, sondern die Reinlichkeit ist ihm ein »soziales Zeichen«, ein Mittel der Abgrenzung vom anderen. Hygienische Gründe seien nur Hilfsmittel einer Verankerung im Bewußtsein. Wasser als Mittel zur Reinlichkeit sei deshalb ein Symbol der Angst vor Ansteckung, das erst in einem langwierigen Zivilisationsprozeß abgebaut werden mußte. Der Zwang zur Reinlichkeit verbindet sich bei Elias mit der Notwendigkeit des dichten Zusammenlebens in den Städten.

Die Vorgehensweise von Elias, das Thema Reinlichkeit in einer langen Fußnote – ohne direkten Bezug zum Textzusammenhang – abzuhandeln, zeigt die Grenzen seines Zivilisationsmodells. Einerseits handelt es sich nach Elias bei diesem Verhalten um ein zentrales Grundmuster des Zivilisationsprozesses, der die höfische Gesellschaft als Entstehungsort von neuen Mustern der Verhaltenskontrolle ausweist, andererseits entsteht der moderne Begriff Reinlichkeit, hervorgerufen durch zunehmenden Bevölkerungsdruck, in den urbanen Zentren der Frühen Neuzeit, unter der sozialen Kontrolle des Stadtbürgertums. Dieser Widerspruch kann innerhalb seines Zivilisationsmodells nicht gelöst werden.[36] Auch werden neue Normen und Verhaltensweisen im gesellschaftlichen Raum nicht ausschließlich von oben nach unten verbreitet. Nimmt man das aber an, können die kulturellen Hegemonieansprüche neuer gesellschaftlicher Gruppen, etwa des sich formierenden Bildungsbürgertums, im Eliasschen Zivilisationsmodell nicht erklärt werden.

Im Gegensatz zu Elias' Elitenmodell interpretierte Michel Foucault die Funktion von Disziplinierung als breit angelegte Kolonisierung des menschlichen Körpers. Diesen Formen der Disziplinierung ordnen sich die Individuen nicht freiwillig unter, sondern sie werden von außen aufgezwungen. Wie das Getriebe einer großen Maschine arbeitet der »Mechanismus der Disziplin« in einem lückenlosen Raster aus Zwängen, Beobachtungsmethoden und sonstiger Kontrollapparate. Die »Mikromechanik der Macht« sei von einem bestimmten Zeitpunkt ab für das Bürgertum und den Staat von Interesse gewesen, um sich die anderen gesellschaftlichen Schichten gefügig zu machen. Zuchthäuser und Hospitäler sind die von Foucault bevorzugt untersuchten sozialen Räume zur Erprobung des Unterwerfungsprozesses.[37]

In jüngster Zeit haben Historiker und Soziologen verstärkt auf empirische und theoretische Mängel dieses Konzeptes hingewiesen, etwa, daß nur ein geringer Prozentsatz der Bevölkerung von diesen Instrumenten der Disziplinierung erreicht wurde. Berücksichtigt man das geringe wirtschaftliche Wachstum, das beschränkte Bevölkerungswachstum und die Grenzen der staatlichen und kirchlichen Moralpolitik aufgrund des harten Alltagslebens der Menschen, kann von umfassenden Disziplinierungsprozessen bis weit in das 19. Jahrhundert hinein nicht gesprochen werden.[38] Zugespitzt könnte man formulieren, daß das Modell des Zivilisationsprozesses nur eine kleine gesellschaftliche Elite umfaßte, während sich im Disziplinierungsprozeß am anderen Ende der traditionellen Gesellschaft nur kleine Teile derjenigen sozialen Gruppen fingen, die sich am Rand der Mangelgesellschaft des 18. Jahrhunderts bewegten.

Darüber hinaus sind gegen das Foucaultsche Konzept der Disziplinierung auch theoretische Einwände am Platz. Aus der Perspektive des von Jürgen Habermas vorgeschlagenen Konzepts »Lebenswelt« kann man einwenden, daß verständigungsorientiertes Handeln eine unerläßliche Voraussetzung strukturierten Alltagshandels darstellt. Disziplinierung im Foucaultschen Sinne bestreitet den Individuen die Fähigkeit zu lernen und das Vermögen, über sich und über ihren Körper selbst zu bestimmen.[39] Disziplinierung ist aber nicht generell verwerflich, sondern muß je nach sozialer Position der Akteure im sozialen Raum beurteilt werden. Eine Rückbesinnung auf Max Webers Begriff der »rationalen Disziplin« ist daher sinnvoll. Weber versteht darunter die planvolle und zweckgebundene Durchsetzung einer »unablässigen inneren Eingestelltheit«, die mit überlieferten Kulturmustern bricht und den Einsatz neuer Werte fordert. Disziplinierung ist deshalb ein zentraler Faktor für Verhaltenssicherheit. Für die hier angestrebte Verknüpfung von kulturellen Orientierungsmustern und sozialen Formationen ist es wichtig, daß die den neuen Anforderungen Gehorchenden »keineswegs notwendig eine örtlich vereinigte, simultan gehorchende oder quantitativ besonders große Masse sein müssen«, wie Weber weiter ausführt.[40]

Man könnte daraus umgekehrt folgern, daß gerade die Heterogenität der Lebenskreise und der geringe Umfang des Bürgertums im 18. Jahrhundert für die Aneignung neuer kultureller Verhaltensweisen im Prozeß der Diziplinierung prädestiniert. Mit der Anbindung von Kultur an Disziplin ordnet das Bürgertum seine Wertmaßstäbe unter sachlichen Gesichtspunkten. Darin wird eine Tendenz der Bevorzugung neuer Kulturmuster sichtbar, die sich im Entwurf immer neuer Tugendkataloge und »Sittentafeln« äußert.[41] Eine erfolgreiche Disziplinierung kann nur erreicht werden, wenn zumindest in der Theorie der Anspruch der Allgemeingültigkeit gewahrt wird. Die mechanische Einübung von neuen Tugenden setzt allerdings in der sozialen Praxis die Selbstdisziplinierung der Angehörigen der eigenen Gruppe neben der Fremddisziplinierung der anderen, tieferstehenden sozialen Gruppe voraus.[42] So wird der Doppelcharakter von Disziplinierung häufig unterschätzt. Mechanismen der Selbstkontrolle sind eng mit solchen der Fremdkontrolle verknüpft. Disziplinierung hat immer zwei Seiten: man diszipliniert sich und andere. Außer der gewaltsamen Unterdrückung und Ausgrenzung des »Fremden« meint Disziplinierung auch eine Zunahme an Lebenschancen und die Abwehr von Lebensrisiken für die eigene soziale Gruppe.

Im Modell der Modernisierung, verstanden als Vorgang der räumlichen und zeitlichen Transformation, sind deshalb Selbst- und Fremddisziplinierungsprozesse aufeinander bezogen. Im konkreten historischen Verlauf enthält dieser Prozeß gesellschaftlichen Wandels ein ganzes Bündel unterschiedlicher Faktoren und Maßnahmen in sich, die keineswegs zeitlich und räumlich parallel ablaufen. Regionale und konfessionelle Differenzierungen und Stadt-Land-Unterschiede lassen hier vielfältige »Ungleichzeitigkeiten« entstehen.[43] Der Begriff der Modernisierung ist wie der Begriff der Disziplinierung ambivalent. Außer der Zerstörung geordneter Strukturen enthält der Begriff Elemente einer »institutionellen Reflexivität« (A. Giddens).[44] Damit ist der zielgerichtete Versuch von Angehörigen sozialer Gruppen gemeint, strukturelle Veränderungen in ökonomischen oder politischen oder sozialen Teilbereichen der Gesellschaft durch die reflexive Durchdringung von anstehenden Problemen zu bewältigen. Im Prozeß der Modernisierung wird (nicht immer, aber im günstigen Fall) kommunikative Vernunft freigesetzt.

Bestimmte Wertbegriffe können im Prozeß der reflexiven Modernisierung die Handlungsebene deshalb beeinflussen, weil sie dichotomisch aufgebaut sind. Die dichotomische Struktur des Modernisierungsprozesses entspricht der dichotomischen Struktur von Wertmustern, die den Kern dessen ausmachen, was im folgenden unter »Kultur« verstanden wird. Kultur meint hier ein Ensemble von Werten und Vorstellungen, die bewußt und unbewußt in einer sozialen Formation von Generation zu Generation weitergegeben werden, um deren Fortbestand zu sichern. Diese Muster erlauben es, die individuelle Wahrnehmung der Angehörigen dieser Formation zu vereinheitlichen und zu strukturieren.[45] Kultur hat eine wichtige Doppelfunktion, denn sie muß gleichzeitig die Stabilität und die Entwicklung einer Gesellschaft gewährleisten. Der Bestand an kulturellen Unterscheidungstechniken wird dieser Definition nach auf zwei Ebenen wirksam: Normen und Wertvorstellungen bestimmen sowohl die Denkweise als auch das praktische Verhalten der Angehörigen einer sozialen Formation. Umgekehrt sind die Prozesse des kulturellen Wandels an Veränderungen der materiellen Lebensverhältnisse geknüpft.[46]

In dieser Untersuchung geht es primär um »bürgerliche Kultur«, ein Ensemble von gemeinsamen Werten, Normen und Verhaltensstandards, zusammengefaßt in einem spezifischen Lebensstil, der die Vergesellschaftung bürgerlicher Gruppen in ihrer gemeinsamen »Bürgerlichkeit« zum Ausdruck bringt. Die Werte und Vorstellungen sind den Beteiligten, neben vielfältigen Formen der mündlichen Überlieferung, durch Texte zugänglich. Diese bieten die Möglichkeit, die Wahrnehmung zu strukturieren und sich über alte und neue Verhaltensweisen zu verständigen. Sie bündeln kulturelles Wissen. Eine bestimmte Auswahl von Texten und ihr innerer Zusammenhang in einem System des Denkens und Argumentierens, bildet einen Diskurs.[47] Im Prozeß der kulturellen Modernisierung bekommen verständigungsorientierte Kommunikationsmodelle ihre Bedeutung erst durch die Verbindung zur sozialen Praxis. Im Zuge der Neubildung oder Umformung sozialer Formationen bilden sich Spezialdiskurse heraus, die das kulturellen Wissen bündeln und die Handlungen steuern.

Während auf der Ebene des diskursiven Bewußtseins bestimmte Sachverhalte in Worte gefaßt werden, bestimmt die Kenntnis dieser Regeln das praktische Alltagshandeln. Dabei geht auf der Ebene des Bewußtseins die Formulierung von Regeln mit ihrer Interpretation und daher mit einer inhaltlichen Änderung einher.[48] Umgekehrt wird der Inhalt des Diskurses auch durch die gesellschaftliche Praxis bestimmt. Die verschiedenen Deutungsmuster bilden nicht einfach die Wirklichkeit ab, sondern sie sind Bedingungen der Wahrnehmung von sozialer Ungleichheit.[49]

Die zugrundeliegenden Ausgrenzungsstrategien können an einem gemeinsamen Bestand an Bildern, an Werten und Normen, die sich etwa für bestimmte bürgerliche Gruppen des 18. und 19. Jahrhunderts unter dem Begriff des »Bildungswissens« zusammenfassen lassen, sichtbar gemacht werden.[50] Dieses Bildungswissen umfaßt im weitesten Sinn Normen, Wertvorstellungen, Körperhaltungen, Gesten, eine Semantik der sozialen Ungleichheit, die eine Grenzziehung zwischen sozialen Gruppen erlaubt und Entfernung meßbar macht.[51] Im folgenden wird zu zeigen versucht, daß sich diese Semantik um bestimmte dichotomische Begriffe, um »Zentralbegriffe« herum entwickelt, die geeignet sind, die sozialen Verhältnisse zu interpretieren und eine Orientierung für die einzelnen Akteure zu ermöglichen.

b) Zentralbegriffe als kollektive Leitbilder der Orientierung

Die Kritik der bisher verwendeten Modelle des kulturellen Wandels hat ergeben, daß weder die Untersuchung von Mechanismen der Selbstkontrolle noch der Fremdkontrolle für sich genommen geeignet ist, kulturellen

Wandel angemessen zu beschreiben. Andererseits wurde am Beispiel des Weberschen Disziplinierungsbegriffs gezeigt, daß Disziplinierungsprozesse ein tragendes Element der kulturellen Modernisierung sind. Sie koordinieren das gemeinsame Handeln heterogener sozialer Formationen durch die Weitergabe von Bildungswissen. Das geschieht durch bestimmte Begriffe, die an den Schnittstellen der verschiedenen Vorstellungen stehen. Als einer der Ersten hat der Philosoph Hans Vaihinger in seiner »Philosophie des Als Ob« (1911) auf die Existenz solcher »Vorstellungsknoten« hingewiesen, die er als »summarische Fiktionen« bezeichnete – künstliche Begriffsgebilde, die das Denken strukturieren, indem sie eine gewisse Anzahl von Phänomenen nach ihren Hauptzügen zusammenfassen. Diese »Allgemeinbegriffe« galten Vaihinger als notwendige Orientierungsinstrumente der Vorstellungskraft inmitten einer chaotischen Welt.

Vaihingers Fachkollege Georg Simmel hatte zur Bewältigung des »Problems der historischen Zeit« (1916) den nahezu gleichlautenden Ausdruck »Zentralbegriff« gewählt. Zentralbegriffe sind für ihn Kristallisationspunkte, die eine Zahl von Einzelvorgängen zusammenfassen: »Das historische Bild aber, das wir aus Forschung und phantasiemäßiger Konstruktion heraus wirklich haben, besteht aus diskontinuierlichen, gleichsam um je einen zentralen Begriff herum geronnenen Teilbildern«.[52] Historischer Wandel wird erst sichtbar, wenn wechselseitig aufeinanderbezogene historische Inhalte unter einen einheitlichen Begriff gefaßt werden. Diese Zentralbegriffe bündeln die konkreten Elemente des jeweiligen historischen Prozesses auf der diskursiven Ebene, wirken aber auf die jeweilige historische Realität zurück.[53] In jeder Epoche könne man Zentralbegriffe wahrnehmen, die im Zentrum des Weltbildes dieser Gesellschaft stünden.

Simmel selbst hat diese Kategorie der Analyse historischen Wandels auf den Bereich der Kultur bezogen.[54] Die Zentralbegriffe seien Ausdruck eines »fortwährenden Wandels der Kulturinhalte«, den Simmel als Basis des gesellschaftlichen Wandels überhaupt interpretiert. Sie sind keine festen Größen, sondern der im Geschichtsverlauf wandelbare Ausdruck von sozialen und kulturellen Wechselbeziehungen. Ihr Bedeutungsinhalt ist schwankend und voller Gegensätze. Sie fassen die Dynamik der gesellschaftlichen Entwicklung in einer Art Brennspiegel zusammen. Sie sind maßgeblich an der Herausbildung neuer sozialer Formationen beteiligt. Sie erlauben die soziale Positionsbestimmung der Akteure durch die Unterscheidung von Fremd- und Selbstbildern.[55]

Die Wechselwirkung des Fremden und Eigenen im Prozeß der Vergesellschaftung ist ein wesentliches Element jeder Kultur. Die Grundlage dieser Wechselwirkung sind begriffliche Unterscheidungsmerkmale. Die Zentralbegriffe fassen nicht nur unterschiedliche Teilbereiche zusammen, sondern sie trennen auch von anderen. Hier sind auch Berührungspunkte der

Kulturtheorie Simmels mit der vorn angeführten kulturanthropologisch begründeten Funktionsbestimmung von kulturellen Mustern, die ein wandelbares System von Unterscheidungen darstellen. Diese gruppenspezifischen Vorannahmen sind einerseits tradiert, andererseits reagieren die Individuen auch auf neue soziale Anforderungen ihrer Umwelt, auf Veränderungen im ökonomischen oder politischen System. Die Einübung dieser neuen Vorstellungen läuft über Sozialisationsprozesse, die von Angehörigen der jeweils gruppenspezifischen Eliten geleitet werden. Prozesse der Selbstdisziplinierung wie auch solche der Fremddisziplinierung haben hier ihre wesentliche Funktion. Ihr wechselseitiges Ineinandergreifen bringt die Dynamik der kulturellen Modernisierung hervor.

Der Formierungsprozeß neuer sozialer Gruppen bedeutet für die soziale Struktur einen Differenzierungsschub. Dieser Modernisierungsprozeß setzt Individualität frei, gleichzeitig findet eine stärkere Einbindung des Einzelnen in die soziale Gruppe statt, nach dem sozialen Grundprinzip der Funktionalisierung, der »Kraftersparnis«. Kraftsparend in diesem Sinne ist auch die Zusammenfassung möglichst vieler Individuen unter einem Zentralbegriff. Nach innen wird in der neuen Gruppe ein allgemeines System von Werten und Normen notwendig, um die einzelnen Individuen im Modernisierungsprozeß aufeinander abzustimmen.[56]

Nimmt man Simmels Vorstellung von Zentralbegriffen als Schlüssel zur Dynamik des Prozesses der kulturellen Modernisierung, läßt sich daraus ein synthetisches Modell der kulturellen Modernisierung aufbauen. Die Normen und Wertvorstellungen, die im Zentrum des hier gewählten Kulturbegriffs stehen, sind ständigem Wandel unterworfen. Sie bilden sich und verschwinden mit ihren jeweiligen sozialen Trägergruppen. Am Beginn des Prozesses der kulturellen Modernisierung stehen gewöhnlich mehrere Grundkonstellationen, in denen die gedanklichen Vorstellungen und sozialen Praxisformen der Akteure in einem Wechselverhältnis zueinander stehen. Das Zusammenspiel von kollektiven, durch Experten organisierten Denkmustern und die mehr an unbewußten Motiven orientierten kollektiven Handlungen formt den Habitus der Angehörigen dieser sozialen Formationen.

Dieser relative Gleichgewichtszustand, in dem Faktoren kultureller Kontinuität überwiegen, wird in Krisensituationen aufgebrochen. Unter dem Einfluß langlebiger säkularer Wandlungsprozesse der demographischen, politischen, wirtschaftlichen und sozialen Veränderung beginnen die Elemente der kulturellen Dynamik diejenigen der Kontinuität zu überformen. In kritischen Situationen wird die Entwicklung neuer Orientierungsmuster notwendig. Für diesen Sachverhalt wurde der Begriff der Modernisierung gewählt. Damit ist der zielgerichtete Versuch von Angehörigen neuer sozialer Formationen gemeint, strukturelle Veränderungsprozesse durch

Mechanismen sozialer Kontrolle und reflexiver Durchdringung zu beherrschen.

Im Zentrum der Maßnahmen zur Krisenbewältigung stehen Zentralbegriffe, die aus dem in den erwähnten Grundkonstellationen enthaltenen Altbestand an grundlegenden Unterscheidungstechniken nach Bedarf aktiviert werden. Es kann sich hierbei um die Umdeutung bereits bestehender Begriffe handeln, die mit neuen Inhalten aufgeladen werden, ohne die alten Konnotationen einzubüßen. Diese Zentralbegriffe haben die Funktion, den Werthorizont der Angehörigen heterogener Gruppen zu vereinheitlichen, um gemeinsame Handlungsmuster daraus abzuleiten. Sie sind nach der dichotomischen Grundstruktur, die allen kulturellen Deutungsmustern zugrundeliegt, aufgebaut. Das Ziel dieser bewußt oder unbewußt eingeleiteten Handlungen ist die Anpassung der Akteure in ein sich wandelndes System der sozialen Ungleichheit.

Dank der neugeschaffenen Kommunikationsstrukturen entstehen Märkte, auf denen die neuartigen kulturellen Unterscheidungstechniken gehandelt werden. Diese Orte der symbolischen Interaktion (etwa die literarische Öffentlichkeit des ausgehenden 18. Jahrhunderts) bilden die Verbindung zwischen der Bewußtseinsebene und der sozialen Praxis der Akteure. Mit der zunehmenden Gültigkeit der neuen kulturellen Unterscheidungstechniken verändern sich auch die Handlungsformen der Angehörigen der betreffenden sozialen Formation. Die Zentralbegriffe beeinflussen das praktische Verhalten, den »Habitus« der Mitglieder, wie er innerhalb der einzelnen Praxisfelder sichtbar wird.[57] Der jeweils vorherrschende Zentralbegriff und die in ihm eingeschlossenen Handlungsanweisungen müssen innerhalb der eigenen sozialen Formationen und tendenziell im gesamten gesellschaftlichen Bereich durchgesetzt werden.

Das hier vorgeschlagene Modell der kulturellen Modernisierung bezeichnet einen historischen Prozeß, der einen Übergang von traditionellen zu modernen Gesellschaften ermöglicht. Die enge Anbindung von Werten, Normen, Diskursen an soziale Formationen nimmt die Forderung nach einer Verbindung von Struktur- und Erfahrungsgeschichte, nach einer typisierenden Betrachtungsweise individueller und gruppenspezifischer Handlungsmuster ernst. Der hier gewählte Ansatz möchte einen methodischen Weg aufzeigen, bewußte und unbewußte Verhaltensweisen von Individuen als Bestandteil überindividueller Entwicklungsprozesse zu betrachten. Gerade weil der Blick des Forschers auf die Kontroversen der Zeitgenossen nicht ausreicht, um von kultureller Modernisierung sprechen zu können, liegt diesem Ansatz der Versuch zugrunde, Diskurs und soziale Praxis miteinander zu verknüpfen. Nun bleibt zu prüfen, inwieweit dieser Ansatz geeignet ist, Veränderungen in den Köpfen wie im praktischen Verhalten der Menschen vergangener Zeiten sichtbar zu machen.

5. Quellen, Untersuchungszeitraum und Aufbau der Arbeit

Zur Rekonstruktion von Reinlichkeitsnormen und -praxisformen im 18. und in der ersten Hälfte des 19. Jahrhunderts muß eine Vielzahl unterschiedlicher Quellengruppen herangezogen werden. Der geographische Schwerpunkt der Untersuchung wurde auch aus arbeitstechnischen Gründen auf Süddeutschland gelegt. Eine genaue räumliche Eingrenzung ist jedoch schon deshalb schwer möglich, weil sich der Diskurs zum Wandel von Reinlichkeitsnormen regional schwer eingrenzen läßt. Eine spezielle Quellengruppe, die sogenannten »Physikatsberichte«, von bayerischen Ärzten pflichtschuldig und flächendeckend um 1860 erstellt, erlaubt am Ende des Untersuchungszeitraums einen detaillierten Blick auf die Situation auf dem Land und in den Städten. Ergänzend wurden ungedruckte Aktenbestände zu Themenbereichen wie den Badeanstalten, der Straßenreinlichkeit usw. herangezogen. Eine breitgestreute Auswertung gedruckter Quellen wie Autobiographien, Haushaltsratgeber, Manierenbücher, wissenschaftliche Abhandlungen ergänzt das Archivmaterial. Die Probleme, die sich bei der Auswertung buntgemischter Quellen ergeben, sollen durch den theoretischen Rahmen und die zielgerichtete Befragung des Materials umgangen werden.

Als Untersuchungszeitraum wurde die Zeit von 1760 bis 1860 gewählt. Begrenzt wird dieser Zeitraum auf der einen Seite durch die Entstehung von Spezialdiskursen, in denen neue, spezifisch »bürgerlich« argumentierende Berufsgruppen wie Ärzte, Pädagogen und Theologen den Begriff Reinlichkeit von seinen bis dahin maßgeblichen religiösen Bedeutungsfeldern lösen und in aufgeklärter Perspektive umdeuten. Auf der anderen Seite wird der Untersuchungszeitraum durch die Verlagerung von der mentalen Ebene auf die Ebene der wissenschaftlich-technischen Problemlösungen, die »Assanierung« der Städte, in der zweiten Hälfte des 19. Jahrhunderts begrenzt.

Am Beginn der Untersuchung steht der Versuch, Denk- und Handlungsmuster im Rahmen von überlieferten Konstellationen aufeinander zu beziehen. Medizinische Gefahrenkonzepte bestimmten seit der Frühen Neuzeit den Umgang mit Wasser innerhalb der sozialen Eliten. Religiöse Gefahrenkonzepte prägten das Reinigungsverhalten breiter Bevölkerungsschichten in Stadt und Land. Dieses schichtspezifisch unterschiedliche Reinigungsverhalten wurde von Regeln der sozialen Distinktion überformt. Der Wille zur Abgrenzung im sozialen Raum bestimmte das Reinigungsverhalten der Eliten auf den einzelnen Praxisfeldern. Vor dem Hintergrund des traditionellen Körperbewußtseins der Akteure werden anschließend die einsetzenden Veränderungsprozesse diskutiert. Wirtschaftliche, politische, demographische, soziale und kulturelle Determinanten des Wandels führten zum Zusammenbruch der alten Konstellationen aus Wertmustern und praktischen Verhaltensweisen und zur schrittweisen Auflösung der spezifischen Reinlichkeitsformen sowohl der Eliten als auch der Unterschichten.

Die Neubewertung des Wassers als Reinigungsmittel und die Erforschung der Bestandteile der Lebensluft führten seit 1760 zu einem weniger angstbesetzten Umgang mit den ehemaligen Gefahrenstoffen und zu ihrer Einbindung in diätetische und reformpädagogische Programme. Ihre Verbreitung löste eine breite Diskussion im gebildeten Bürgertum über die Notwendigkeit eines neuen Umgangs mit dem Körper und seiner Umgebung, über Reinlichkeit als Voraussetzung von Gesundheit, sozialem Aufstieg und einem langen Leben in Bequemlichkeit und Luxus aus. Verschiedene Formen der Reinlichkeit standen auch im Zentrum der geschlechtsspezifischen Rollenzuweisungen.

In der Folge werden die Debatten über die Einführung neuer Werte auf die Veränderungen der Reinlichkeitspraxis des Bürgertums und auch der Unterschichten, in der zweiten Hälfte des 18. Jahrhunderts anhand der Leitbegriffe Fremdkontrolle – Selbstkontrolle und Privatheit – Öffentlichkeit untersucht. Hier ist, wie schon bei der Beschreibung des Systems der vormodernen Reinigungsformen, die Mehrdimensionalität des sozialen Raums zu berücksichtigen. Die einzelnen Felder dieses Raumes, wie sie von den Zeitgenossen benannt werden: Körper, Kleidung, Wohnung, Haus, Zwangskollektive wie Krankenhaus und Gefängnis, zuletzt die Stadt und Land werden aufeinander bezogen.

Wenn Reinlichkeit um 1800 zum äußerlichen Erkennungszeichen »des« Bürgers geworden ist, ist damit die Phase der medizinischen und pädagogischen Programmbildung weithin abgeschlossen. Die Intellektuellen haben ihre Arbeit getan, neue Argumente bleiben aus. Eine Scharnierfunktion zwischen der Bewußtseins- und der Praxisebene kommt einem Phänomen zu, das man »soziale Abgrenzung am Modell« nennen kann. Fremde Regionen und ihre Einwohner werden in Reisebeschreibungen als Modelle des richtigen oder falschen Verhaltens vorgestellt. Die Thematisierung von Reinlichkeit in Reiseberichten bietet einen Beleg für die Verinnerlichung eines neuen Verhaltensmusters im Bürgertum und verstärkte soziale Abgrenzungbestrebungen nach unten im sozialen Raum.

Auf der praktischen Ebene geht es zu Beginn des 19. Jahrhunderts um die Umsetzung der Forderungen und um Fragen der Erfindung und Bereitstellung neuer Reinigungsinstrumente. Verschiedene Prototypen von Bade- und Wascheinrichtungen werden weiterentwickelt, vorhandene Einrichtungen auf ihre Wirksamkeit geprüft. In den zahlreichen »Badesalons« erprobt man ein neues Körperbewußtsein und neue gesellige Verhaltensmuster. In der Zeit der ersten Choleraepidemien 1830 bis 1850 gewinnen unter dem Einfluß des englischen »Sanitary Movement« medizinisch-technische Erörterungen erneut an Bedeutung. Die Reformer haben konkrete Maßnahmen zur Verbesserung der hygienischen Verhältnisse zum Ziel. Auf der Handlungsebene werden erste Großunternehmen wie Bade- und Waschanstalten zur Reinigung der Arbeiterschaft sowie Wasserversorgungs- und Abwasserentsorgungseinrichtungen eingerichtet. Unter dem Einfluß der Cholera werden Ansteckungsängste wieder verstärkt sozial interpretiert. Die Bürger errichten Luxusbäder, die Revolutionäre der hygienischen Revolution bleiben unter sich.

Diese soziale und räumliche Begrenzung von Reinlichkeitsnormen und -praxisformen wird in einem abschließenden Kapitel anhand des umfangreichen Quellenmaterials der bayerischen Physikatsberichte untersucht. Kann von einer Verbreitung bildungsbürgerlicher Kulturnormen über den Stadtbereich hinaus gesprochen werden? Oder zielten die Reinlichkeitsforderungen des Bürgertums, trotz des im Programm der Volksaufklärung eifrig vertretenen Anspruchs der Verallgemeinerung, im Kern auf die Integrationswirkung im Bürgertum? Wie hatte doch der Bürger Justus v. Liebig 1844 mit Blick auf die ältere deutsche Geschichte treffend ausgerufen: »... welche Kluft bis zu uns, wo Schmutz und Unreinlichkeit gleichbedeutend sind mit Elend und dem unerträglichsten Mißgeschick!«[58]

Erster Teil

I. Der gefährdete Körper und die Reinheit der Seele

Medizinische und kirchliche Gefahrenkonzepte in der ersten Hälfte des 18. Jahrhunderts

Neue Normen und Wertvorstellungen tauchen, das hatten die theoretischen Vorüberlegungen ergeben, nicht einfach in der Vorstellung der handelnden Individuen eines bestimmten Zeitraums auf, sondern sie müssen umgedeutet und aus vorhandenen Vorstellungs- und Handlungsmustern geschöpft werden. Den Ausgangspunkt der folgenden Überlegungen bildet die Körperwahrnehmung der Menschen des 17. und 18. Jahrhunderts. Im Bild des Körpers bündeln sich die Vorstellungen der Menschen von Leben und Tod. In den »riskierten Zeiten« (P. Münch) des Ancien régime, unter den Bedingungen der Mangelgesellschaft und der Allgegenwart von »Not, Widerwärtigkeit, Angst, Krankheit und Geschwür, und endlich drauf der Tod, den niemand kann vermeiden«, wie der Dichter Adam Tülsner im 17. Jahrhundert reimte, bildete der Körper eine Projektionsfläche für die Ängste der Menschen.[1] Diese Ängste führten damals wie heute zu einer Mobilisierung des Organismus und zu einer Freisetzung von Energie im doppelten Sinn: einerseits werden in einer konkreten Gefahrensituation somatische Reaktionen wie erhöhter Pulsschlag und Atemnot ausgelöst, die den spontanen Erregungszustand wiedergeben. Jeder Mensch erfährt die Wirkung der Angst am eigenen Körper.

Andererseits müssen die Ängste lokalisiert und rationalisiert werden, damit man sich von ihnen befreien kann.[2] Die Beschäftigung der Menschen mit den Ursachen der körperlichen Bedrohung ist deshalb auch ein Versuch der Befreiung des Körpers von der Angst durch die Benennung von Gefahren. Eine Möglichkeit der Rationalisierung des Gefühls allgemeiner Unsicherheit und Bedrohung ist die Vorstellung der Verschmutzung des Körpers. Der Schmutz ist das Nebenprodukt des Versuchs des Ordnens und Präzisierens von Erfahrungen. Es ist der Stoff, der übrigbleibt, der sich nicht einordnen läßt.[3]

Dagegen sind Reinlichkeitsvorstellungen Maßnahmen der Gefahrenvermeidung und des Abbaus von Ängsten vor dem eigenen Innern genauso wie vor sozialen Beziehungen zu anderen Menschen. Diese Vorstellungen sind abhängig von einer Ortsbestimmung des Schmutzes. Die Angst wird zunächst dort lokalisiert, wo sie zutage tritt: im Innern des Körpers. Hier spielt die Einbildungskraft eine große Rolle. Diese Einbildungskraft ist an Deutungsmacht gebunden, die ungeordnete Vorstellungen in ein bipolares Kategoriensystem einkleidet. Die Träger der Deutungsmacht sind seit alters her die Experten des Körpers und der Seele, deren Konzepte zur Gefahrenabwehr durch Reinigungsmaßnahmen, wie sie um 1750 vorlagen, das Bewußtsein der Menschen prägten. Medizinisches und theologisches Heilwissen waren die beiden Quellen, aus denen traditionell die Vorstellungen vom Körper gespeist wurden. Ärzte und Priester waren die »Meister des Körpers« (U. Jeggle).[4]

Die Vertreter dieser Expertengruppen entwarfen zusammenhängende Konzepte von den Gefahren, die aus dem Körper kommen und die das Leben der Menschen bedrohten. Diese Konzepte bündelten die Wahrnehmung des Körpers mit Hilfe des Begriffspaars »Reinheit – Verunreinigung« und beeinflußten dadurch nicht nur die Vorstellungen, sondern auch den praktischen Umgang der Menschen mit ihrem Körper. Der Körper und die Seele waren in beiden Gefahrenkonzepten miteinander verbunden. Das zeigt sich in dem engen Wechselverhältnis, in dem medizinisches und theologisches Heilwissen miteinander stehen. Die geforderten Maßnahmen zur Reinigung waren Produkte der Schmutzwahrnehmung und der Interpretation dieser Expertengruppen. Das verbindliche Ziel war die Aufrechterhaltung der aus göttlichem Willen abgeleiteten Ordnung.

Das Gefühl der bedrohten Ordnung der sozialen Welt artikulierte sich in Verunreinigungsvorstellungen, die Angst und Schmutz miteinander verbanden. Am Beispiel der Gefahrenwahrnehmung des Tiroler Stadtarztes Hippolytus Guarinonius in seiner bekannten Schrift »Grewel der Verwüstung Menschlichen Geschlechts« (1610) läßt sich dieser Zusammenhang gut beobachten. In seiner Beschreibung der Alltagswelt in Tirol um 1600 ließ der etwas misanthropische Gelehrte kaum eine Gelegenheit aus, auf die Verschmutzung der Gaststätten, der Wohnungen und der Städte hinzuweisen, um dadurch die Sittenlosigkeit und vermeintliche Unordnung seiner Epoche zu schildern. Die bipolare Weltsicht ist eine Form des Krisenmangagements der Experten. Wenn im folgenden öfters Guarinonius' Ansichten zitiert werden, muß man seine mentale Disposition mit berücksichtigen. Das gilt auch für die übrigen medizinischen und religiösen Experten, welche die Angstvorstellungen der Menschen in vielfältigen Klagen über die schlimmen Zeitläufte zum Ausdruck brachten.[5]

1. Der unreine Körper und die Einheit von Wasser und Schmutz

Der Mensch sei, urteilte der populäre Arzt und Vielschreiber Christian Franz Paullini in seiner »Heylsamen Dreckapotheke« (1696) mit barocker Sprachgewalt, »vom Scheitel bis zu den Füßen ... ein rechter Sack voll Dreck: eine Sau, die sich immer im Kot wälzt«. Wer die Lektüre seines Buches abbrechen wolle, dem hielt er entgegen: »Wann du betrachtest, was tag- ja stündlich durch Mund und Nasen und andere Ausgänge abgeführt wird, hast du dein Lebtag keinen garstigeren Misthaufen, dann dich selbst gesehen.«[6] Es war ein Gemeinplatz der Gesundheitslehre des frühen 18. Jahrhunderts, daß jeder lebende Körper immerzu Schmutz produziere, oder, wie der Arzt Christian Friedrich Richter in seinem bekannten und verbreiteten Werk »Von der Gesundheit und deren Erhaltung« anmerkte: »Es ist der ganze Leib so voller Unrat, dessen übler Geruch, wenn er von den Menschen gehet, sich weit diffundieret.«[7] Auch der gesündeste Mensch sei voll von Unreinigkeiten. Es war der Körper selbst, der nach der Vorstellung der damaligen Mediziner den Ursprungsort einer permanenten Bedrohung des Lebens bildete.

Die solchen Äußerungen zugrundeliegende Vorstellung von einer Verunreinigung des Körpers lassen sich auf Überlegungen über das Verhältnis von Krankheit und Gesundheit zurückführen, die bereits im Altertum von den Ärzten Hippokrates und Galen entwickelt wurden und vom Späten Mittelalter bis weit ins 19. Jahrhundert hinein Geltung beanspruchten.[8] Im Zentrum dieser Humoralpathologie oder auch »Säftelehre« genannten Theorie stand die Vorstellung von einem Gleichgewichtszustand der vier Körpersäfte Blut, gelbe und schwarze Galle und Schleim. Die Krankheiten entstanden nach dieser Vorstellung aus einem Ungleichgewicht der Körpersäfte. Während Hippokrates angenommen hatte, daß Krankheitsstoffe von außen, besonders aus der Luft, in den Körper gelangen, fügte Galen die Vorstellung hinzu, daß die Fäulnis des Körpers nicht nur aus der Luft, sondern auch im Körper selbst entstehe. Nach den humoralpathologischen Anschauungen Galens sind es besonders die Unreinigkeiten des Leibes, die ständig vom Körper mit der Nahrungsaufnahme neu produziert werden und die auf vernünftigem Wege aus dem Körper geschafft werden müssen. Die Nahrung macht den Körper unrein. Es ist deshalb der Körper der Menschen selbst, von dem die Bedrohung durch Krankheiten ihren Ausgang nimmt.

Im Leib entstehen die schädlichen Materien, Verunreinigungen und Schmutzstoffe, wenn sie dort zu lange verweilen und in Fäulnis übergehen. Der Körper ist grundsätzlich schmutzig, weil er sich in permanentem

Fäulniszustand befindet. Diese Fäulnis ist nach den Vorstellungen der Mediziner nicht nur das Indiz einer Krankheit, sondern ein Teil der Bedrohung aus dem Inneren.[9] Das humoralpathologische Gefahrenkonzept mit seiner Entsprechung zwischen der Fäulnis des Körpers und der Luft war auch für die Mediziner des frühen 18. Jahrhunderts in Deutschland die Grundlage ihres Körperbildes.[10] Die Schmutzstoffe des Leibes wurden nach Ansicht des zu jener Zeit weitberühmten Arztes Christian Friedrich Richter »in eigenen Behältnissen gleichsam in Arrest genommen, und mit Bequemlichkeit aus dem Leibe heraus geworfen«.[11] Der gefährliche Körper mußte nach dieser Annahme ständig wie ein Arrestant kontrolliert werden, wenn er nicht krank werden wollte. Diese Aufsicht sei notwendig, »denn es wird ein jeder bekennen, daß der Urin, die beständige Ausdünstung des Leibes, der Schweiß, der ... schleimichte Stuhlgang, so von gesunden Leuten abgehen, nichts als Unreinigkeiten sind«, meinte Richter.[12] Innerhalb des humoralpathologischen Gefahrenkonzeptes rückten die Verdauungsorgane und deren Tätigkeit ins Zentrum der Aufmerksamkeit. Jeder Mensch mußte seine »Excretiones« genau beobachten. Der Arzt hatte diese Anstrengungen seines Patienten zu unterstützen, indem er durch Aderlaß und Schröpfen dem Überhandnehmen des Blutes entgegensteuerte oder durch Abführ- und Brechmittel die Unreinigkeit aus den Gedärmen des Patienten trieb.

Alle therapeutischen Maßnahmen der Mediziner waren darauf abgestellt, schädliche Flüssigkeit aus dem Körper zu schaffen. Eine Reinigung des Körpers konnte daher aus der humoralpathologischen Perspektive der wissenschaftlichen Medizin des frühen 18. Jahrhunderts zunächst nur bedeuten, die im Körper produzierten Gefahrenstoffe durch Anwendung verschiedener Mittel – modern ausgedrückt – zu »entsorgen«. Die Verunreinigung des Leibes war keine Krankheit, sondern ein Dauerzustand, eine permanente Gefahr für jeden gesunden Menschen. Die Gefahr für den Körper war jedoch mit der Ausscheidung der Schmutzstoffe keineswegs beseitigt. Nach dem humoralpathologischen Modell war das Gleichgewicht der Säfte auch von außen bedroht. Unter den sechs »res non naturalia« verstand man diejenigen Faktoren, die nicht zum Bau des menschlichen Körpers gehören, aber dennoch seine Gesundheit maßgeblich beeinflußten.

Der populäre Schweizer Arzt Simon André Tissot bezeichnete sie als »Speis und Trank, Luft, Bewegung und Ruhe, die Leidenschaften, der Schlaf und das Wachen, die Absonderung der Säfte und der Auswurf der Unreinigkeiten«.[13] Diese »nebennatürlichen Dinge« hatten nach den Vorstellungen der Mediziner großen Einfluß auf das innere Gleichgewicht der Säfte, von dem der Gesundheitszustand eines Menschen abhing. Die Gefahren, denen der menschliche Körper ausgesetzt war, wurden durch

Nahrung, Luft und Wasser von außen an diesen herangetragen. Beide Aspekte der Humoralpathologie, die Bedrohung durch innere und äußere Gefahren, bildeten einen Zusammenhang. Im medizinischen Gefahrenkonzept waren äußere und innere Verschmutzung aufeinander bezogen.

Einerseits galt es als lebensnotwendig, die bedrohlichen Schmutzstoffe aus dem Körper zu befördern. Die Zurückhaltung dieser Körperflüssigkeiten, der »Schweiße«, führt, wie Tissot während einer Epidemie in Lausanne festgestellt zu haben glaubte, in kürzester Zeit zum Tod: »Ich erschrak über die Geschwindigkeit, mit welcher diese Verhaltung tötete.«[14] Andererseits entstand dadurch das Problem, daß die unmittelbare Umgebung des Körpers, das Wasser und die Luft, mit Schmutzstoffen angereichert wurde. Es handelt sich ja bei den »Unreinigkeiten des Leibes« wie bei den verschiedenen Körpersäften nahezu ausnahmslos um Flüssigkeit. Die Tatsache, daß im Zentrum der Säftelehre nicht feste, sondern flüssige Stoffe standen, verstärkte den angstbesetzten Umgang mit dem Körper. Flüssige Stoffe waren nicht so leicht greif- und beherrschbar wie feste Stoffe. Flüssige Schmutzstoffe konnten sich mit dem lebenswichtigen Wasser vermischen bzw. waren dem Wasser ähnlich. Das Wasser nahm in der Vorstellungswelt der Zeit die Unreinigkeit des Körpers auf. Es galt als Transportmittel der schädlichen Stoffe, die den Körper krank machten. Die Herzogin von Orleans gab diesen Sachverhalt in einer prägnanten Sentenz wieder: »Große Herren und große Gewässer zur Nachbarschaft zu haben, da befindt man sich nie wohl bei«.[15]

Im humoralpathologischen Gefahrenkonzept war das Wasser als Ursache von Krankheiten einbezogen. Die »Verunreinigungen des Leibes« und die »Absonderungen der Säfte« gelangen aus dem menschlichen Körper in den Boden und vermengen sich dort mit Wasser. Das Wasser galt durchweg als schädlich, denn es drang als Feuchtigkeit durch alle Öffnungen in den Körper der Menschen ein. Dort entfaltete die Flüssigkeit ihre verhängnisvolle Wirkung. Man hatte die auflösende Kraft des Wassers mißtrauisch beobachtet: »Wasser dringt in alle Körper ein und löst diese auf«, schrieb Johann Heinrich Zedler in seinem »Universal-Lexikon«.[16] Die diesem Satz zugrundeliegende Logik leuchtet ein, wenn man die vorn beschriebenen Vorstellungen berücksichtigt: wenn der Körper mit Schmutz gleichgesetzt wird, dann löst Wasser nicht nur den Schmutz, sondern den Körper selbst auf. Deshalb wurde eine Vielzahl von Versuchen unternommen, dem lebensbedrohlichen Element Wasser durch komplizierte Methoden der Aufbereitung seine gefährliche Wirkung zu nehmen. So finden sich in Zedlers Lexikon seitenlang Rezepte zur Zubereitung von reinem Wasser zu medizinischen und anderen Zwecken.[17]

Die Furcht vor der Gefährlichkeit des Wassers war bis zur Mitte des 18. Jahrhunderts nicht nur im deutschen Sprachraum vorherrschend, sondern auch von französischen Gelehrten wurde angenommen, daß das Wasser in den Körper eindringt und ihn aus dem Gleichgewicht bringt. Hier hatte die Vorstellung des in den Körper eindringenden Wassers durch die Verbreitung der Pest seit dem 16. Jahrhundert neue Bedeutung erhalten.[18] Es waren besonders die stehenden Gewässer, welche die Luft durch aufsteigende Dünste verunreinigten. Das Wasser, urteilte Zedler, sei ein »schädliches Ding«, weil aus »sumpfigen oder scharfen Wassern faule oder angreifende Dünste« aufsteigen würden.[19] Diese zirkulierende Unreinigkeit kehrte nach der Vorstellung der Mediziner durch die Nase und den Mund in den Körper zurück. Vom Körper gelangten die Ausscheidungsstoffe in das Wasser und von dort in die Luft.

Unter den vorn angeführten »nebennatürlichen Dingen« galt die Luft im 18. Jahrhundert als der bedeutendste Einfluß auf die Gesundheit des menschlichen Körpers, weil die schädlichen Unreinigkeiten, die vom Körper ausgeschieden wurden, aus der Luft aufgenommen wurden.[20] Der Mediziner Christoph von Hellwig empfahl seinen Lesern deshalb, sich auf Hippokrates berufend, eine genaue Beobachtung der Luft. Wenn »die Luft unrein, oder durch pestilenzialische Dünste inficiret, so ist sie dem Menschen viel schädlicher als eine vergiftete Speise«, weil sie »alle Adern durchkreucht und tötet«.[21] Die Verunreinigung der Luft durch lebende oder tote Körper und deren Ausscheidungsstoffe im Boden wurde »Miasma« genannt.[22] Miasma entstand überall dort, wo faulende Ausscheidungsstoffe sich an der Luft zersetzen und in diese übergingen. Die Luft als Überträger von ansteckenden Krankheiten mußte deshalb nach Ansicht der Mediziner besonders beaufsichtigt werden. Die vom Körper ausgehende Verunreinigung zirkulierte als Schadstoff in der Luft und kehrte entweder direkt aus der Luft oder über den Umweg aufsteigender »mephitischer« Dünste aus Boden und Wasser in den Körper zurück.

Weil die Luft als die Quelle der Ansteckung betrachtet wurde, hatten die medizinischen Experten seit dem Beginn des 16. Jahrhunderts vor dem Besuch der Badstuben gewarnt, weil die feuchten Dünste nach ihrer Ansicht pestilenzialische Ansteckungsstoffe transportierten. Sie argwöhnten, daß die geöffneten Poren der Haut das Eindringen der Luft während des Badens ermöglichten und trugen so zu dem in der einschlägigen Literatur vielfach beschriebenen Rückgang der Badestuben nicht unerheblich bei. Die Forderung nach einer verbesserten Luftreinigung der Wohnungen durch Räucherung konnte dabei vor dem Hintergrund der Angst vor Wasser und Luft durchaus mit einer vehementen Ablehnung des Badens übereinstimmen.[23]

Wenn die Schmutzstoffe auf ihrem Weg vom Körper über das Wasser und die Luft wieder in den Körper zurückkehrten, mußten sie die Nase passieren. Die Identifikation von Geruch und Gefahr im Rahmen der medizinischen Theoriebildung begünstigte deshalb eine bis an die Grenzen der Hysterie gesteigerte Wahrnehmung, der die Angst vor dem in der Luft zirkulierenden Schmutz zugrunde lag. Der Bedrohung der Gesundheit durch die Fäulnis des Leibes und der Luft entsprach im medizinischen Gefahrenkonzept die Bekämpfung von Ansteckung und Gestank durch Maßnahmen zur Reinigung der Luft. Der Geruchssinn erlaubte eine Lokalisation des Gefahrenherdes. Was als krank oder gesund klassifiziert wurde, war vom Geruch abhängig.[24]

Daß Gerüche töten können, war deshalb eine in den einschlägigen Publikationen verbreitete Auffassung. Der Geruchssinn rückte ins Zentrum der Wahrnehmung, weil er im Rahmen des medizinischen Gefahrenkonzeptes mit Angst besetzt wurde. Er war zunächst ein medizinischer Sinn, denn er bewahrte vor dem Verlust des Lebens. Diejenigen Menschen, die in einen mit faulendem Wasser gefüllten Brunnen hineinkrochen, kamen, wurde berichtet, alsbald ums Leben. Roch man an Wein, der sich in Gärung befand, drohte ein tödlicher Schlagfluß. Selbst »der Dampf von einem ausgelöschten Lichte hat etlichemal unrichtig Gebären, böses Wesen und den Tod selbst verursachet«.[25] Die Geruchswahrnehmung, Schmutz und Angst bildeten eine Einheit in der Vorstellungswelt der Experten.

Nichts entging der gesteigerten Aufmerksamkeit der riechenden Ärzte. Nicht nur, daß der Geruch das Vorhandensein und den Grad der Verunreinigung anzeigte. Er wirkte unmittelbar auf das Wohlbefinden. Das wird besonders in einer häufig kolportierten Geschichte deutlich, die der Mediziner Johann Ackermann noch am Ende des 18. Jahrhunderts in seiner Neubearbeitung von Bernhard Ramazzinis »Untersuchung von den Krankheiten der Künstler und Handwerker« (1705) wiedergab: »Ein starker fünfzigjähriger Kloakfeger, von guter Leibesbeschaffenheit und guter Gesichtsfarbe, mußte mit andern des nachts die Kloaken eines Krankenhauses reinigen. Bei dieser Arbeit glaubte er plötzlich, da er allein war, ein weißes Gespenst zu sehen, zitterte am ganzen Leib, verdrehte den Mund, wurde von seinem wiederkommenden Gesellen so gefunden und ins Bett gebracht. Er starb wenige Tage darauf an allgemeinen Konvulsionen.«[26]

Die Angst vor dem gerochenen Schmutz fand hier ihre Verkörperung in der Erscheinung eines »weißen Gespenstes«. Der Geruchssinn wäre kein kulturelles Muster im erwähnten Sinn, wenn sich dem Gestank nicht die Vorstellung des guten Geruchs entgegensetzen ließen. Um den krankmachenden Gestank zu vertreiben, mußte man sich die Nase verstopfen, oder ihr gute Gerüche zuführen. Christian Friedrich Richter empfahl deshalb in Pestzeiten die Räucherung zur Reinigung der Luft in den Wohnungen. Diese Räucherung galt ihm als Bestandteil der »äußeren Reinlichkeit«, denn es sei nötig »in denen Häusern und Gemächern alles rein und sauber zu halten, und keinen Stank noch Fäulnis zu dulden, weil sich die Unreinigkeit der Luft gerne dahin ziehet, und davon ihre Nahrung nimmt«.[27] Räucherungen mit Wacholder oder anderem stark riechenden Pflanzenwerk waren kein Spezialwissen der Mediziner, sondern gehörten zum Gemeingut der Gebildeten der Zeit. Auch der Philosoph Christian Wolff hatte empfohlen, »die Luft in denen Gemächern durch Ausräuchern zu reinigen«, und die »Nürnberger Kunst- und Werckschule«, ein populärer Haushaltsratgeber des frühen 18. Jahrhunderts, gab Rezepte für »gut Rauchwerk zur Pestzeit, so die in die inficierte Häusser kommen, Gemächer und Kleider, etc. von pestilentzialischen Gestank damit zu reinigen«.[28]

Mit den Empfehlungen des Räucherns wurde dem schlechten Geruch der »Duft« entgegengesetzt. Die Doppelwertigkeit der Geruchstaxonomie im Gefahrenkonzept der Medizin stimmte mit der Entgegensetzung von »unrein« und »rein« überein. Wie der Gestank aus unreiner Quelle kam, zeigte der gute Geruch Sauberkeit und Gesundheit an. Er reinigte nicht nur die Wohnungen, sondern auch den Körper. Dieser »gute Geruch« fand seine Verankerung als Attribut der Schönheit der Person im wohlriechenden Körper: »Das Riechen meinet und zeiget, wie eine schöne Person nicht übel riechen könne«, schrieb der Arzt Christoph v. Hellwig in seinen »Heimlichkeiten des Frauenzimmers«, die 1746 bereits in der sechsten Auflage erschienen waren.[29]

Der verwendete Schönheitsbegriff gründete sich wie die Vorstellung von der Gesundheit auf die sinnliche Wahrnehmung, ganz wie der Philosoph Alexander Gottlieb Baumgarten die Ästhetik als Wissenschaft der Sinneserkenntnis der Logik als Wissenschaft der Verstandeserkenntnis gegenübergestellt hatte. Die Schönheit ist, so Baumgarten, »die Vollkommenheit der sinnlichen Erkenntnis als solcher«. Man könne Schönheit »gleichsam schmecken«, schrieb Baumgarten.[30] Was man schmecken kann, kann man hier ergänzen, das läßt sich auch riechen. Da die »unteren Erkenntnisvermögen«, zu denen die sinnliche Wahrnehmung zählt, nur durch Anleitung der Vernunft ihre gehörige Schärfe erlangen können, gehören die Beachtung der Regeln der Gesundheit und der Schönheit zusammen.

Die vormoderne Ästhetik ist die Wissenschaft von der Wahrnehmung mit dem Ziel der Vollkommenheit der sinnlichen Erkenntnis. Auch Normen und Wertvorstellungen sind Ergebnisse einer ästhetischen Anstrengung. Das Ideal der »Reinheit«, repräsentiert im guten Geruch, ist der sinnlich wahrnehmbare Ausdruck des »Schönen«. Man konnte vornehme und reiche Personen an ihrem guten Körpergeruch erkennen. Sinnliche und unsinnliche, alltägliche und außeralltägliche Formen der Wahrnehmung waren in der Alltagspraxis noch nicht streng voneinander geschieden. Die Ästhetik der Vormoderne lebte aus der Geltungskraft der sinnlichen Erkenntnis. Der »gute« Geruch war noch nicht als animalischer Gestank abgelehnt.[31]

Die Formen der Reinigung des Körpers in der ersten Hälfte des 18. Jahrhunderts waren deshalb in ihrer Bedeutung noch ganz auf die unmittelbare, sinnliche Wahrnehmung abgestellt und noch nicht von der kognitiven Erkenntnis, wie später im Rahmen der klassizistischen Ästhetik, verdrängt. Die Ästhetik der starken Gerüche trug die Erfüllung des Bedürfnisses nach Gesundheit und Schönheit in sich. Körperliche Sauberkeit bedeutete nicht wie heutzutage die Abwesenheit von starkem Geruch, sondern man hatte »gut« zu riechen, das heißt bestimmte akzeptierte Geruchsarten zu teilen, wenn man als sauber gelten wollte. Das Parfüm konnte deshalb als individuelles Reinigungsmittel gelten, weil die Reinigung des Körpers durch Wohlgerüche den sinnlichen Bezug zur Schönheit garantierte. Guter Geruch und »riechende Delicatessen« gehörten zur schönen Erscheinung.

Die Aufladung des Geruchssinns mit Schmutz und Angst einerseits und mit Gesundheit und Schönheit andererseits, erweiterte die Bedeutung der gültigen Geruchstaxonomien, in denen der jeweilige Körper mit seiner Umgebung eine Einheit bildete, um einen entscheidenden Faktor. Schlechter Geruch galt mit der Verbreitung des medizinischen Gefahrenkonzepts nicht nur als fremd, sondern auch als gefährlich. Die Vorstellung der Geruchsverwandschaft hatte schon immer auch eine grundlegende soziale Bedeutung. Befleckung und Gestank wurden auch aus gesellschaftlichen Gründen abgelehnt. Ästhetische Urteile sind auch soziale Urteile. Der gute Geruch ist immer der sozial geteilte Geruch, er sichert die Zugehörigkeit zu einer sozialen Formation. Er garantiert die sinnliche Aufmerksamkeit des anderen. Nur durch die Zuschreibung von riechbaren Eigenschaften durch den anderen bekommt die eigene Person Konturen. Deshalb erforderte der gute Ton in den höheren Ständen eine gewisse körperliche Sauberkeit, verstanden als Ensemble von Wohlgerüchen, und es war »demnach keine Sünde, sich nett und reinlich zu halten«, wie Christoph v. Hellwig bemerkte.[32]

Reinlichkeit und Nettigkeit bedeuten hier, im Zusammenhang von Praktiken der wasserlosen Körperpflege, gut zu riechen. Die Präferenz der Mediziner für den starken Geruch half, einen eigenen, distinguierten Geruch der feinen Leute zu formen. Der Geruch trennte von Menschen, die in einer anderen Geruchsumgebung lebten. Paullini wußte von einem Schinderknecht zu berichten, der in dem Wohlgeruch einer Apotheke ohnmächtig wurde und erst durch die vertrauten Gerüche eines »Secrets« wieder zu Kräften kam. Einem Bauern widerfuhr nach anderen Berichten dasselbe Ungemach. Auch er konnte nur durch den vertrauten Geruch des Kuhmistes wieder zu sich gebracht werden.[33]

Angehörige desselben Standes rochen gleich, oder, anders gesagt, jeder Stand hatte seinen eigenen Geruch. Die ursprüngliche Geruchstaxonomie war auf die soziale Sphäre bezogen, um Gemeinsamkeiten einer gleichen Geruchswelt oder die soziale Distanz zu erriechen. Die soziale Bedeutung des Geruchssinnes, verstanden als grundlegende Ablehnung des Geruchs der niederen Stände, die Simmel in dem Satz »Die soziale Frage ist nicht nur eine ethische, sondern auch eine Nasenfrage« zusammengefaßt hatte, ist kein Produkt der Moderne gewesen, sondern war bereits zu Beginn des 18. Jahrhunderts entwickelt. Zu dieser Entwicklung hatte das medizinische Gefahrenkonzept nicht wenig beigetragen.[34]

Gerade weil schlechte Gerüche zu Beginn des 18. Jahrhunderts allgemein verbreitet waren, verlangte man nach starken Mitteln zur Herstellung des guten Geruchs. Der Geruchssinn trennte nicht mehr nur das Eigene vom Fremden, sondern auch das Gesunde vom Kranken. Daß arme Leute anders riechen, hatte man bisher hingenommen. Nun aber, da es als erwiesen galt, daß »gemeiniglich die Pest bei gemeinen Leuten überhand nimmt, die entweder sich nicht halten können, wie sie sollen, oder bei denen es in ihren Häusern und Wohnungen sehr unreine ist«, wie Christian Wolff in seiner Gesellschaftslehre schrieb, wurden verstärkt Formen der sozialen Ausgrenzung über den Geruchsinn möglich.[35] Mit der Neudefinition des Geruchsinns durch medizinische Experten war eine neue Ebene der Beschäftigung mit dem schlechten Geruch und mit seiner Ursache, dem Schmutz, erreicht. Jetzt roch auch das Altbekannte nicht mehr nur fremd und unangenehm, sondern auch gefährlich.

Zwar hatte jedes Ding und jeder Mensch weiterhin seinen eigenen Geruch. Nur galt der schlechte Geruch jetzt als gesundheitsschädlich. Genau genommen hatte sich nicht der Geruchssinn sensibilisiert: der Schmutz riecht immer gleich. Es hatten sich aber die Assoziationsfelder des Geruchssinns erweitert, die jedem Ding zugeordnet wurden. In der Vorstellungswelt der Mediziner, die sich während der Frühen Neuzeit entwikkelt hatte, wurde der Schmutz zunehmend mit Krankheit und Gefahr in Verbindung gebracht. Die ersten Ansätze der »Revolution der Geruchswahrnehmung« in der zweiten Hälfte des 18. Jahrhunderts, die Alain Corbin untersucht hat, gingen nicht von der Hofgesellschaft oder von den Anstrengungen der städtischen oder staatlichen Behörden aus, sondern lassen sich in Ansätzen in den Entwürfen der medizinischen Experten erkennen.[36]

In den zitierten populären Gesundheitsratgebern zeigt sich die Gleichstellung von Krankheit und Schmutz. Im Rückgriff der Medizin des 18. Jahrhunderts auf das ältere humoralpathologische Gefahrenkonzept wurde der Geruchssinn zunehmend mit Angst besetzt. Schlechte Gerüche rochen nicht mehr einfach nur unangenehm, sondern sie bildeten eine konkrete Gefahr für die Gesundheit des einzelnen. Sie konnten zum Tod führen. Es war deshalb keineswegs so, daß riechende Orte per se zur Säuberung oder

Desodorierung drängten, denn der Geruch war ursprünglich nur Platzhalter des Gewohnten. Der Geruch mußte zuerst von Spezialisten, hier den Medizinern, als gefährlich eingestuft werden.[37]

Die Nase bildete das wichtigste Arbeitsinstrument der Mediziner. Vom individuellen Körper bis zum kollektiven Körper der Stadt wurde alles Übel errochen. Der spezielle Geruch der Ausscheidungsstoffe des menschlichen Körpers sollte die Krankheiten erkennen helfen. Der Geruch, daneben aber auch die Farbe, das Gewicht und sogar der Geschmack der Ausscheidungsstoffe wurden genau überprüft. Die Vorstellung, daß sich der Ausgang einer Krankheit aus dem Geruch des Urins des Patienten vorhersagen lasse, war weit verbreitet. Solche extremen Vorstellungen wurden zwar einige Jahrzehnte später von aufgeklärten Medizinern als Quacksalbereien heftig bekämpft, zeigen aber die Bedeutung des Geruchssinnes als Klammer zwischen der traditionellen Heilkunde und Volksmedizin bis ins 19. Jahrhundert.[38]

An der gestiegenen Aufmerksamkeit der Mediziner für die Gefahren des Körpers und der mit diesem in Kontakt stehenden Stoffe Wasser und Luft läßt sich für die erste Hälfte des 18. Jahrhunderts eine zunehmende Beschäftigung der Experten mit dem Körper erkennen. Es verstärkte sich ein distanzierter, rationaler Umgang mit dem Körper. Die Selbstbeobachtung war nicht nur eine konfessionell gebundene Praxis, sondern diente der Abwehr von Gefahren. Die Identifikation des Schmutzes mit dem Körper bot den Anlaß zu dieser Beschäftigung. Man untersuchte und beobachtete die individuellen Prozesse der Ausscheidung, die zur kollektiven Verschmutzung des öffentlichen Raumes beitrugen. Dabei mischte sich der Wissensstand der Mediziner und der Laien zunehmend, wie die zitierten, vielfach aufgelegten Werke zeigen.

Entscheidend ist die gestiegene Aufmerksamkeit im Hinblick auf Verunreinigung und Schmutz. Erst nachdem der Schmutz als gefährlich erkannt wurde, konnte Reinlichkeit als Gegenprogramm zu Angst und Beunruhigung durch drohende Gefahren aufgebaut werden. Der individuelle Körper wurde von den Medizinern als Ursprungsort der Verunreinigung der Luft und des Wassers ermittelt. Das Wasser galt als untaugliches Mittel zur Reinigung des Körpers. Es klingt für heutige Ohren paradox, aber in den Augen der damaligen Medizin galt es als durchaus vernünftig, ja als Zeichen besonderer Reinlichkeit, Wasser vom Körper fernzuhalten.

Wenn es darum ging, den Körper zu reinigen, dachte der Arzt wie auch der Gebildete dieser Zeit nicht etwa an einen mit Wasser gefüllten Eimer oder gar an einen Badezuber, sondern an sein »heimliches Gemach«, an gute Verdauung, an Tabakklistiere und andere Abführmittel. In einer der seit dem Mittelalter in Deutschland sehr verbreiteten medizinischen Belehrungsschriften, der »Salernitanischen Schule«, wurde in einer von Christian

Gottlieb Schwenke bearbeiteten Ausgabe aus dem Jahr 1750 zum Thema »Reinigung des Leibes« angemerkt, daß Gesundheit und langes Leben durch geordnete Entleerung des Körpers erhalten werden könnten. Diese Sorge um die »innere Reinlichkeit« führte dazu, daß zur Reinigung des Körpers nicht Wasser, sondern Mäßigkeit, Ruhe und gottgefälliger Lebenswandel empfohlen wurden.[39]

Selbst warme Bäder, deren Gebrauch ab und an genannt wurde, dienten nicht der äußeren Reinlichkeit, sondern sie waren »zur Eröffnung und Stärkung der Unterteile des Leibes« gedacht. Der Nutzen von Teil- und Ganzkörperbädern ist dem Ziel der Unterstützung der Ausleerung und »zur Austreibung der Unreinigkeiten in Gedärmen« untergeordnet. Daneben sollten warme Bäder den Schweiß aus dem Körper treiben, die Blutzirkulation befördern und durch das Anschwellen der Adern den Aderlaß erleichtern.[40] Die generelle Skepsis gegen das Baden des Körpers blieb davon unberührt. So schrieb der Oxforder Gelehrte Robert Burton in seiner »Anatomie der Melancholie« (1651), daß Bäder die Körpersäfte verderben und deshalb zur Verstärkung der Schwermut, ja des Wahnsinns beitragen könnten.[41]

Das Wasser war als Reinigungsmittel der Haut noch nicht erkannt, sondern diente höchstens als Hilfsmittel zur inneren Reinigung des Körpers. Besonders hinsichtlich der Maßnahmen zur Pestprophylaxe zeigen sich Parallelen zwischen dem medizinischen Gefahrenkonzept und den Vorstellungen einer anderen maßgeblichen Expertengruppe, den Priestern. Christian Friedrich Richter merkt an, daß die Pest auch eine Sündenstrafe sei. Deshalb reinige man sein Herz »von faulen und toten Werken« und säubere sich von »inwendigem Unrat«.[42] Gerade weil man den Körper als Schmutzquelle erkannt hatte, konnte er gar nicht reinlich gehalten werden. Folgerichtig wurde von Richter nicht etwa die Reinigung des Körpers mit Wasser, sondern die Reinhaltung seiner Umgebung: der Wohnungen, des Hauses und der Stadt gefordert.[43] Durch die Kontrolle über die gefährlichen Elemente Wasser und Luft suchte man Gefahren vom Körper abzuwenden, um den fatalen und lebensbedrohlichen Kreislauf des Schmutzes zu unterbrechen.

2. Von der Eitelkeit der Welt und vom »Wohlgeruche Christi«

Der vorn zitierte Ausspruch des Arztes Christian Franz Paullini über den Körper als »garstigen Misthaufen« ist auch in einer anderen Hinsicht bemerkenswert: er ist gar nicht von Paullini selbst, sondern den Schriften des »honigfließenden« Kirchenlehrers Bernhard von Clairvaux entnommen. Es handelt sich bei dieser Textstelle um ein beliebtes Wanderzitat des 17. Jahrhunderts, das wegen seines drastischen Ausdrucks auch von anderen religiös inspirierten Bußpredigern der Zeit aufgegriffen wurde, um die »Eitelkeit der Welt« zu geißeln.[44] Am gemeinsamen Gebrauch des Zitats lassen sich grundlegende Gemeinsamkeiten von Medizinern und Klerikern beider Konfessionen im Hinblick auf den menschlichen Körper ablesen. Die Vorstellungen des Religiösen und der Naturwissenschaften waren um 1750 und danach nicht streng voneinander geschieden. Einige der hier zitierten Mediziner des frühen 18. Jahrhunderts hatten vor der Ausübung ihrer ärztlichen Tätigkeit auch Theologie studiert und waren deshalb mit den religiösen Vorstellungen von Reinheit und Verunreinigung bekannt.[45]

Den Fixpunkt dieser ebenfalls angstbesetzten Vorstellungen vom menschlichen Körper bildete lange Zeit die Anthropologie des Asketen und religiösen Eiferers Bernhard von Clairvaux, der körperliche Reinlichkeit zugunsten einer strengen Observanz des eigenen Fleisches weithin ablehnte, weil nach seiner Überzeugung der Leib die Seele behindere. »Den Leib als die pars inferior darf der Mensch vernachlässigen, er darf ihm bestimmt keine zu große Sorge widmen«, hatte er geschrieben. Wollust, Neid und eitle Ruhmsucht galten dem Heiligen als »unreine und übelriechende Gedanken«, zu denen auch rudimentäre Formen der Körperpflege überleiten würden. Durch die Gleichstellung von Körperlichkeit und Sinnlichkeit witterte er überall in der irdischen Existenz der Menschen Gefahren für die gottgeweihte Seele und wurde damit zum Urvater aller Anhänger zwanghafter Selbstkontrolle.[46]

Zwar wurde in der katholischen Kirche des Mittelalters kein ausdrückliches Verbot des Badens für Erwachsene ausgesprochen. Man vertraute statt dessen auf die Vorbildwirkung von Persönlichkeiten wie dem heiligen Jakob, der angeblich niemals in seinem Leben gebadet hatte. Auch bei der Person des heiligen Franz zählte man den Schmutz zu den Insignien der Frömmigkeit. Eine Enthaltung von Formen der Körperpflege, die mit Sinnlichkeit in Verbindung gebracht wurden, galt als Zeichen religiöser Vervollkommnung. Hohe Kirchenmänner enthielten sich jeglichen Waschens, um Buße zu tun.[47]

Es wäre aber falsch, bei der bekannten These von der »theologischen Körperfeindschaft« stehen zu bleiben. Die Haltung Bernhards bildete auch in der katholischen Sittenlehre eine Extremposition. Dem Ideal einer völligen Weltabgewandheit und einer weitgehenden Vernachlässigung des Leibes läßt sich die pragmatische Position des Kirchenvaters Augustinus gegenüberstellen, der in seinen Schriften das Baden zur Pflege der Gesundheit empfohlen hatte. Klosterfrauen sollten allerdings nur einmal im Monat baden und auch ihre Kleidung nicht allzuoft waschen, »damit nicht ein zu großes Verlangen nach Reinheit der Kleider der Seele eine innere Beschmutzung zuziehe«. Nur bei einer Krankheit solle man von dieser Regel eine Ausnahme machen.[48] Darüber hinaus enthielten die Klosterregeln durchaus Vorschriften zur Reinigung des Körpers, und die Bade- und Waschgelegenheiten vieler mittelalterlicher Klosteranlagen, etwa im schwäbischen Blaubeuren, waren vorbildlich. Vielleicht ging es den Klosteroberen aber weniger um Körperpflege als um die Zügelung der fleischlichen Begierden der Mönche durch kalte Bäder und Waschungen.[49]

Sowohl bei Augustinus als auch bei Bernhard von Clairvaux kann man eine Gleichstellung von Körperlichkeit, Sinnlichkeit und Schmutz feststellen. Die augustinische Vorstellung einer spezifischen Verbindung von Körper und Seele korrespondiert – zumindest was das zugrundeliegende Schema der Gegenüberstellung von innerer und äußerer Gefahr angeht – durchaus mit dem bereits genannten medizinischen Gefahrenkonzept. Auch die religiöse Metaphorik des 17. und 18. Jahrhunderts bezog sich in beiden Konfessionen auf die angstbesetzte Vorstellung einer Verunreinigung der Seele durch den Leib. Gesundheit und Reinheit wurden gleichgesetzt.

Auch hier bezogen sich die Ängste nicht zuerst auf die Krankheit des Körpers, sondern auf die Krankheit der Seele. Körper und Kleidung wurden dabei gleichermaßen verteufelt. Der Ratzeburger Superintendent Hartmann predigte in seinem Werk vom »Alamode-Teuffel« (1675) gegen die »Hoffart in Kleidern« im Ton der traditionellen literarischen Hofkritik. Der Körper galt ihm als »ein elender Madensack, dessen Kleider nichts anderes sind als Sündendeckel«. Der Damenwelt hielt er vor, daß die beliebte weiße Schminke das Antlitz vergifte und verunreinige. Auch die Perückenmode der Männer sei ein »verlarvtes Scheinwesen«. Die Welt des absolutistischen Hofes galt ihm als das Zentrum des Blendwerks, »eine Zusammenstoßung der Laster, eine Latrine der Schand ... eine Cloak des Unflats«.[50]

Die Wahl der Begriffe aus dem Umfeld von »rein« ist nicht zufällig. Um sich von der eitlen Welt des Scheins abzugrenzen, werden Vokabeln angeführt, die größtmögliche Distanzierung ermöglichen. Die Gleichung: »Äußerlich sauber = schmutzige Seele« als grundlegendes Argumentationsmuster religiöser Gesellschaftskritik waren in Predigerkreisen auch im frühen 18. Jahrhundert verbreitet. Dem lag das zentrale Motiv der christlichen Ethik, der Dualismus von Innenwelt und Außenwelt, zugrunde, der als bipolares Orientierungsmuster in den vielfältigen politisch-gesellschaftlichen Krisensituationen des 17. Jahrhunderts eine Renaissance erlebte. Der Körper und die Kleidung wurden als Zentren der Äußerlichkeit mit Gestank, Sünde und Unreinheit in Verbindung gebracht. Die Voraussetzung des ewigen Lebens, das Seelenheil, lag in der »Reinigkeit des Herzens«. Diese konnte nur erreicht werden durch Abkehr von der Welt. Evangelische Christen beteten deshalb mit Arndts populärem »Paradieß-Gärtlein« (1715) zu Jesus als dem »Liebhaber der Reinigkeit« um Abwendung von dem »giftigen Gestank unserer vielfältigen und schweren Sünden«.[51]

Die katholische Sittenlehre unterschied sich wenig von den vorn angeführten Autoren. Die Schminke verdeckte auch hier nach Meinung der Autoren das Angesicht Gottes unter einer Schicht weißer Farbe. Sie sei »nichts als ein Sporn der Eitelkeit und ein Zunder der Geilheit« wurde behauptet. Der Verfasser einer Erbauungsschrift mit dem Titel »Eckel der Welt« (1730) fährt fort: »Die falsche Weiße, so da auf das Angesicht geklebet und herumgeschmieret wird, ist sie nicht ein Kennzeichen, daß die Seel keine wahre Reinigkeit mehr hat?«[52]

Nicht nur das Gesicht, sondern auch der ganze Körper stand unter Verdacht. Als Beispiel der verbreiteten Klagen über die Aufmerksamkeit auf den Körper sei hier aus den Schriften des Trierer Moralpredigers Hunolt zitiert. Auch er beklagt in seiner »Sitten-Lehr« (1760) die zu große Beschäftigung mit dem Leib, dem »Sack voller Unrat«, und die Vernachlässigung der Seele durch die einseitige Bevorzugung des Äußeren. Er hielt in seinen Kanzelpredigten den sauberen Augsburger Bürgern einen Spiegel vor: »Den Leib waschet, kleidet, butzet, kräuslet, zieret man ... nur um anderen Augen zu gefallen«, kein Fleckchen werde im Gesicht und an den Händen geduldet ohne es abzuwaschen, kurz, die Gesundheit und das prächtige Aussehen des Leibs werde dem Wohlstand der Seele vorgezogen.[53]

Der Geruchssinn diente auch der katholischen Geistlichkeit als Gradmesser von Gefahrenlagen, hier aber in seiner Bedeutung um das Riechen der Sünden des Luxus und der Eitelkeit erweitert. Der Wiener Prediger Cyrillus Riga etwa hielt eine längere Predigt ausschließlich über den Geruch. Der Geruchssinn sei, meinte er, keineswegs unschuldig, sondern vielmehr werde, wie die anderen Sinnesorgane, auch die Nase durch den Menschen zur Sünde mißbraucht. »Nichts ist heikler als die Nasen. Der mindeste üble Geruch, oder Gestank, fallt ihr beschwerlich, gleich rupfft man die Nasen.« Die Miasmentheorie wurde zur höheren Ehre Gottes umgedeutet, wenn Riga predigte, daß es vor allem die Leiber der Menschen und »garstige Neblen« seien, »welche öfters viel schädliche Krankheiten, ja wohl gar Seuche und Pestilentz verursachen«. Diese gefährlichen Gerüche versuche man durch Salben und wohlriechende Wasser zu überdecken und damit von der Sündhaftigkeit des Leibes abzulenken.

Zur Verdeutlichung erlaubte der Prediger Riga seinen Zuhörern einen Blick in das Alltagsleben eines frustrierten Beichtvaters. Die reichen Sünder, klagte er, kämen in den Beichtstuhl wie zum Hochzeitsbankett, »auf dem Kopf gekraußt, gepudert, mit Pomade und anderen Quacksalbereien beschmieret, mit Haar-Puder über und über bestaubt, mit allerhand wohlriechenden Wässern, Bisam und Balsam, angenetzt und abgesalbt«. Um das Maß vollzumachen, nähmen einige vornehme Büßerinnen im Beichtstuhl aus purer Langeweile sogar ihre Tabaksdose heraus, um ein wenig Tabak zu schnupfen.[54]

Die Theologen erweiterten das medizinische Gefahrenkonzept um die Gefahren, die der Seele drohten. Kritisiert wurden die gefährlichen »guten« Gerüche des Körpers, die nach der Meinung der Heilsexperten von der Seele ablenkten. In dieser Skepsis gegen starke Gerüche läßt sich in der Argumentation der Theologen das Äquivalent zur medizinischen Theoriebildung erkennen. Der Geruchssinn war auch ein religiöser Sinn. Von den Kanzeln herunter wurde der starke künstliche Geruch der Gemeindemitglieder als eitel abgelehnt, noch bevor die Mediziner gegen Mitte des 18. Jahrhunderts begannen, vor den Gefahren der starken Gerüche zu warnen. Die Kleriker hatten ihr eigenes Kategoriensystem, das von der Gleichung: »Duft der Welt« = »Gestank der Seele« bestimmt wurde.

Deshalb produzierten die religiösen Experten in einer Welt der starken Gerüche ihren eigenen »guten« Geruch, um den Gläubigen über die Verschiedenheit der Gerüche einen Eindruck von der Hölle und vom Paradies zu vermitteln. Die kirchliche Zeremonie der liturgischen Räucherung (»Inzensation«) wurde besonders bei Beerdigungen oder an hohen kirchlichen Feiertagen angewandt.[55] Der Weihrauch als »Wohlgeruch Christi« bildete als Symbol des Gebets die Verbindung zu Gott. Man nahm auch an, daß die Leichen von Heiligen besonders gut riechen würden. Der »Geruch der Heiligkeit« bildete nach dieser Vorstellung die Brücke von der diesseitigen zur jenseitigen Welt. Der Heilige schaut ins olfaktorische Paradies, das Gegenbild zur stinkenden Wirklichkeit.[56]

Die geistliche Kontrolle des guten Geruchs hatte zwar einen metaphysischen Endzweck, die Verlagerung der Aufmerksamkeit weg vom Äußerlichen und hin zum Seelenheil. Die Forderungen der Kleriker, die von den Kanzeln gepredigt wurden, waren aber auch richtungsweisend für ein neues Körperbewußtsein. Während der Frühen Neuzeit wurde die mittelalterliche Vorstellung einer heilsamen Vernachlässigung des Leibes aufgegeben. Die Gleichung »äußerlich sauber = innerlich schmutzig« war nicht mehr einfach umkehrbar. Ein vernachlässigter, schmutziger Körper und ebensolche Kleidung waren im 18. Jahrhundert, im Gegensatz zur mittelalterlichen Vorstellungswelt, kein Zeichen der Heiligkeit mehr.

Das zeigte sich auch in der Einstellung zum Waschen und zur Pflege der äußeren, sichtbaren Körperteile und der Kleidung, die sich aus den zitierten Predigtbüchern herauslesen läßt. Man hielt sich an die Regel des Augustinus, der die Reinlichkeit des Körpers als Mittel der Gesundheit empfohlen hatte und erinnerte sich auch an den hl. Bernhard, der »zwar in Kleidern die Armut, aber doch keineswegs den Schmutz, oder Unsauberkeit« geliebt habe.[57] Zwar habe man Krankheiten aller Art als Strafe Gottes für unmoralischen Lebenswandel tapfer zu ertragen. Auch wurden die Kranken in den unter katholischen Gläubigen verbreiteten »Krancken-Praktika« ermahnt, den Tod gern zu leiden.[58] Trotzdem galt die Bewahrung der Gesundheit des Leibes als wichtig, denn der Leib bildete die Behausung der Seele.

Um sich vor Krankheiten zu schützen, solle man zum einen »den Leib-Arzten in Ehren halten«, zum anderen die Sittengebote der Kirche beachten. Beide Expertengruppen versicherten sich gegenseitig ihrer Autorität. Die medizinischen Regeln einer vernünftigen, mäßigen Lebensordnung wurden übernommen und von den Kanzeln verkündet.[59] So war es auch möglich, die Forderung nach einer einfachen, unprätentiösen Sauberkeitspraxis in beiden Konfessionen zu etablieren. Der erwähnte evangelische Prediger Hartmann empfahl den Frauen, sich nicht das Gesicht mit Schminke zu beschmieren, sondern sich statt dessen mit Wasser zu waschen und auch »das Haupt von Schweiß und anderem Unflat« zu reinigen. Sauberkeit und Einfachheit galten den Predigern um 1700 als Zeichen des frommen Lebenswandels. Auch von katholischer Seite »soll man eine solche Eingezogenheit in Kleidung beobachten, die nicht lächerlich herauskomme, und eine so bequeme Sauberkeit, die nichts Überflüssiges an sich habe«.[60] Die Prediger des 18. Jahrhunderts wendeten sich nicht gegen eine einfache Reinigung des Äußeren, sondern gegen zeitintensive und aufwendige Formen der Körperpflege, weil sie ihrer Meinung nach von den geistlichen Übungen und von der Aufmerksamkeit auf die Seele ablenkten.[61]

Die Vermeidung von Eitelkeit und Luxus bedeutete daher nicht eine Verdammung jeglicher Reinhaltung des Äußeren, sondern eine reine Seele fand nach Meinung der Prediger ihren Ausdruck in einem reinen Körper. Mit moderner Hygiene hatte das religiöse Gefahrenkonzept aber wenig zu tun. Die Forderung nach Sauberkeit bezog sich ausschließlich auf die sichtbaren Teile des Körpers. Da die Kleidung die Außengrenze des Körpers markiert, mußten auch die Kleider sauber gehalten werden: »So hat auch Gott der Herr kein Belieben und Wohlgefallen an einem unreinen und unsauberen Kleid«.[62] Die Wahrnehmung und Interpretation von Schmutz, Verunreinigung und Körper durch die Vertreter beider Konfessionen mündete in die Propagierung einfacher Formen der äußeren Reinheit.

3. Doppelte Disziplinierung? Zur Bedeutung der Gefahrenkonzepte vom schmutzigen Körper und der schmutzigen Seele

Der Historiker Gerhard Oestreich hat als Ergänzung zu Max Webers Rationalisierungsthese ein idealtypisches Modell zum Wandel absolutistischer Herrschaftsformen vorgeschlagen, das er mit den Begriffen »Sozialdisziplinierung« bzw. »Fundamentaldisziplinierung« umschreibt. Er betonte darin für die Frühe Neuzeit das Regulierungsinteresse der städtischen Obrigkeit. Deshalb sei die städtische und staatliche Verordnungspraxis ein Beleg für die planmäßige Umgestaltung sozialer Gruppen. Dieser schubweise fortschreitende Prozeß erreiche mit der Fundamentaldisziplinierung im Programm des aufgeklärten Absolutismus seinen Höhepunkt. Im Unterschied zum frühen Absolutismus würden hier strukturelle Veränderungen in allen Schichten der Bevölkerung wirksam. Das Disziplinierungsinteresse des Staates ziele auf eine Änderung des moralischen Bewußtseins und des sittlichen Verhaltens.[63]

Die vorgestellten Gefahrenkonzepte machen dagegen deutlich, daß das staatliche Eingreifen für Disziplinierungsprozesse nicht allein verantwortlich gemacht werden kann, sondern daß verschiedene Expertengruppen spezifische Vorstellungen vom Umgang mit dem Körper entwickelten und verbreiteten. Das Wissen um medizinische Gesundheitsgefahren trug zur Disziplinierung genauso bei, wie die frühneuzeitlichen Formen der Kirchenzucht.[64] Wenn es stimmt, daß sich im Rahmen der kulturellen Modernisierung die einzelnen Bestandteile eines Zentralbegriffs aus der Bündelung der Ziele verschiedener Disziplinierungsprozesse herleiten lassen, ist es sinnvoll, die »Sündenzucht« (H. Schilling) als spezifisch kirchlichen Beitrag zur frühneuzeitlichen Disziplinierung der Körper und der Seelen hervorzuheben.[65]

Das medizinische Gefahrenkonzept stellte den Körper, das religiöse Modell der Verunreinigung stellte die Seele in den Mittelpunkt. Sowohl die medizinischen als auch die religiösen Experten setzten den Körper mit Schmutz und Sünde gleich, allerdings mit dem Unterschied, daß das medizinische Heilwissen den inneren Körper, die Religion die Körperoberfläche als Gefahrenquelle lokalisierte. Deutlich werden diese Gemeinsamkeiten und Unterschiede in Zedlers Universallexikon unter dem Stichwort »Waschen« zum Ausdruck gebracht: »Unser Unflat an dem Leibe ist eben, wie unsere Sünde, die wir an uns haben, erblich und würcklich; Der bricht durch die Schweißlöcher heraus, befleckt hernach den ganzen Leib: Und ob man sich gleich alle Tage etlichemal wäschet, findet man doch immer

Unflat, und das reinste Wasser wird trübe. So gehet es uns auch an der Seelen.«[66]

In beiden Konzepten wurden die diffusen Ängste der Menschen in der Frühen Neuzeit in binär aufgebaute Bedrohungsvorstellungen gebündelt und nach dem Schema von »Innenwelt – Außenwelt« auf den Körper und die Seele projiziert. Beide Expertengruppen forderten zur Abwehr von Gefahren einen bewußten Umgang mit dem Körper. Damit waren die vorgestellten Körperkonzepte im Vergleich zum mittelalterlichen Körperbild »modern«, indem sie den individuellen Körper objektivierten und ihn der menschlichen Vernunft unterwarfen. Die Expertengruppen der Mediziner und Theologen unterschieden sich damit von der mittelalterlichen Vorstellung des Körpers als Belastung der Seele, die in der Theologie Bernhards ihren reinsten Ausdruck gefunden hatte. Die seit der Renaissance nachweisbare Entzauberung des Todes in der Gleichstellung von Gesundheit und langem Leben bildete eine Vorstufe zur Sicht auf den Körper als Arbeitsinstrument.[67]

Alte Sichtweisen waren deshalb nicht außer Kraft gesetzt, sondern in den dargestellten Gefahrenkonzepten »eingebaut«: die mittelalterliche Vorstellung der Allgegenwart des Todes sowie die Gleichstellung von Krankheit und Sünde läßt sich in beiden Konzepten bis ins 18. Jahrhundert nachweisen. Während die Ärzte einen vernünftigen Umgang mit dem Körper um der Gesundheit willen wünschten und deshalb außer der inneren Reinigung des Leibes zur Reinhaltung der unmittelbaren Umgebung des Körpers rieten, ging es den Predigern darum, die Funktionen des Körpers um der Seele willen zu bewahren. Daneben galt ein reines Äußeres auch als Ausdruck einer reinen Seele. Funktions- und Ausdruckszusammenhänge beider Argumentationsstränge sind im Gedanken einer Verknüpfung von äußerer und innerer Reinheit ineinander verschränkt. Beide Gefahrenkonzepte sind im Begriff der »Reinigkeit« verbunden. Zedler nennt darunter zuerst die »wesentliche und ursprüngliche, die sich in Gott befindet«, danach die »leibliche, natürliche, äußerliche, wenn man z. E. seinen Leib oder andere Dinge badet, und vom Unflat mit Wasser säubert«.[68]

Die Entwicklung von jeweils eigenständigen Geruchstaxonomien bildete ebenfalls eine Gemeinsamkeit beider Gefahrenvorstellungen. Sie markierten den Übergang von den theoretischen Gefahrenvorstellungen zum praktischen Umgang mit Gefahren. Der medizinische Geruchssinn galt dem Erkennen von Gesundheitsgefahren und baute auf der Gleichstellung von Geruch und Schmutz. Die spezifische Geruchswahrnehmung der Prediger zeigte sich in der Gleichstellung von Geruch und Sünde. Beide Geruchskonzepte boten zum Ausgleich spezielle Formen der Aromatherapie, die auf der Unterscheidung von »Gestank« und »Duft« beruhten. Die Mediziner empfahlen die Behandlung des Körpers mit Wohlgerüchen, ebenso der unmittelbaren Umgebung, der Kleidung und der Wohnung.

Die Prediger sprachen vom paradiesischen »Geruch der Heiligkeit« und vom »Wohlgeruch Christi« als spiritueller Entgegensetzung zum Gebrauch von Puder und Parfüm und forderten für den Alltag eine einfache, geruchsneutrale Sauberkeit des Körpers und der Kleidung. Daß der Geruchssinn im Mittelpunkt beider Strategien der Ordnung von Wahrnehmung stand, bedeutete auch, daß beide Konzepte für eine Umsetzung in die gesellschaftliche Praxis gedacht waren. Die Sinne stellten den Zusammenhang von Innen- und Außenwelt her. Jeder Geruch hatte seinen sozialen Ort. Diese Orte des schlechten Geruchs wurden kontrolliert, disqualifiziert und nach Möglichkeit beseitigt.[69] Eine Besetzung des Geruchssinns mit den jeweils dominierenden Gefahrenvorstellungen sollte das Verhalten der Individuen konkret beeinflussen.

Blickt man auf die beschriebenen Gefahrenkonzepte, dann zeigen sich außer den Gemeinsamkeiten auch Unterschiede. So wird im religiösen Gefahrenkonzept der Zusammenhang von Wasser und Schmutz nicht eigens hervorgehoben. Im Gegenteil: hier hat das Wasser seine traditionelle liturgische Bedeutung als Mittel zur inneren Reinigung unverändert beibehalten. Während man dem Wasser bis zur Mitte des 18. Jahrhunderts im medizinischen Bereich keine zentrale Bedeutung beimaß, ja es als Bedrohung des Lebens und der Gesundheit ansah, behielt das Wasser in der christlichen Religion seine uralte Bedeutung als »Symbol der Neuwerdung« (M. Eliade) bei. Das Wasser galt in beiden Konfessionen als »fons et origo«, als die Quelle und der Ursprung allen Lebens. Es war das Symbol der äußeren und inneren Reinheit. Besonders das fließende Wasser galt als Träger reinigender und sühnender Kräfte. Die biblische Geschichte von der Sintflut bewahrte diese moralische Bedeutung des Wassers als Reinigungsmittel von den Sünden der Menschen. Die Taufe war deshalb auch das Symbol der Neuwerdung. Um die Menschen von ihren Sünden reinigen zu können, mußte das Wasser geweiht werden. Diese mythische Kraft des Wassers zur Abwaschung von Sünden war ein Hauptbestandteil der inneren Reinigung.[70]

Das Wasser als Symbol der Reinheit fand seine Verkörperung im religiösen Bild der reinen Jungfrau: »Die jungfräuliche Reinigkeit soll sich in allem gleichförmig erzeigen, und das Kleid soll den Jungfräulichen Leib nicht verleumden«, wie der Prediger Riga forderte.[71] Dieses ursprünglich religiöse Symbol der Ineinssetzung von Wasser und Weiblichkeit wird sich später im bürgerlichen Tugendideal der reinlichen Hausfrau wiederfinden. Die Ineinssetzung von Keuschheit, Reinheit und Reinlichkeit zeigt auch, daß im religiösen Denken die äußere Reinigung mit der inneren Reinheit verknüpft war. Das Wasser hatte daher im Christentum nicht nur eine symbolische Bedeutung, sondern es transportierte mit der symbolischen Aufladung auch seine praktische Nutzanwendung. So faßt ein Kompendium der katholischen Riten die doppelte Bedeutung des Wassers in der Weiheformel des österlichen Taufwassers folgendermaßen zusammen: »Damit es neben der näturlichen Reinigung, so zu Waschung der Leiber gebraucht werden kann, auch kräftig sei die Seelen zu reinigen.«[72]

Wichtig ist es hervorzuheben, daß sich hinsichtlich der Bedeutung des Wassers zwischen den beiden großen Konfessionen keine Unterschiede feststellen lassen. Die besonders in der Aufklärungszeit hervorgehobene Differenz zwischen reinlichen evangelischen und schmutzigen katholischen Glaubensgenossen muß andere Wurzeln haben. Wichtiger ist der Unterschied zwischen den medizinischen und religiösen Gefahrenkonzepten für die Entwicklung gruppenspezifischer Praxisformen der Körperpflege, der mit der unterschiedlichen Verbreitung dieser Gefahrenkonzepte im gesellschaftlichen Raum im Zusammenhang steht. In den folgenden Abschnitten muß es deshalb darum gehen, die Strategien der inneren Reinigung des Körpers und der Seele als Bestandteile vormoderner Reinigungspraxis auf der Grundlage der genannten Gefahrenkonzepte zu erörtern, um Abstände und Gemeinsamkeiten zum späteren bürgerlichen Wertmuster »Reinlichkeit« herausarbeiten zu können. Die Vorstellung von Disziplinierung bliebe einseitig und unvollständig, wenn Denkmuster, Angstvorstellungen und Vorschriften nicht auf die konkreten Felder des sozialen Raumes bezogen würden. Erst im Rahmen dieser Konstellation aus Denkmustern und Praxisformen zeigen sich auch die Unterschiede zwischen den Gefahrenmodellen und der Alltagswirklichkeit der Akteure. Erst wenn deutlich wird, daß die traditionellen Reinigungsvorstellungen der Experten an bestimmte soziale Formationen geknüpft waren, ergibt die Schlußfolgerung einen Sinn, daß die Bürger sich erst neue verbindliche Gefahrenkonzepte und die dazugehörigen Praxisformen erwerben mußten.

II. Wasser und Schmutz, Puder und Parfüm, Reinlichkeit und Ordnung

Drei getrennte Körperkulturen um 1750

Die sich im Laufe des 18. Jahrhunderts entwickelnden Vorstellungen der Bürger von Reinlichkeit waren nicht aus der Luft gegriffen. Vielmehr existierten in den drei Kulturen der ständischen Gesellschaft: Bauern, Bürger, Adel, jeweils spezifische Formen des Umgangs mit dem Körper und der Kleidung, die nicht nur vor dem Hintergrund der allgemeinen materiellen Lebensverhältnisse betrachtet werden müssen, sondern auch mit jahrhundertealten religiösen und medizinischen Vorstellungen von Schmutz und Verunreinigung jeweils geschlossene Systeme des Denkens und Handels bildeten. Während man heute etwa über die Formen der wasserlosen Reinigung mittels Puder und Parfüm in der Welt des höfischen Adels recht gut Bescheid weiß, ist der Zusammenhang der schichtspezifischen Reinigungspraxis mit den im Hintergrund wirkenden Gefahrenkonzepten weniger bekannt.[1]

Diese Modelle paßten sich der durch den Alltag vorgegebenen Körpererfahrung an und verstärkten die sozial differenzierten Auffassungen von Schmutz, Wasser und Sauberkeit. Die Warnungen der Stadtärzte und Prediger vor den Gefahren des Wassers und der Luft wie auch vor den Gefahren der Seele formten das kollektive Bewußtsein der Menschen im Alten Reich. Es geht deshalb im folgenden darum, unterschiedliche Systeme des Umgangs mit dem Körper und die jeweils zugehörigen Vorstellungen einander zuzuordnen. Diese klassenspezifischen Systeme der Körperkultur bildeten später die Grundlage, auf der die Bürger als Vertreter einer neuen Gesellschaftsform ihre eigenen kulturellen Standards entwickelten.

1. Die Körperkultur der ländlichen Unterschichten

a) »Waschen und Beten«. Das heilende Wasser

Das 17. und 18. Jahrhundert war eine Zeit der ausgeprägten Frömmigkeit. Kostbare Kirchenausstattungen, Wallfahrten und barocke Formen der Heiligenverehrung waren in den katholischen Territorien Süddeutschlands weit verbreitet. Zwar wurden diese Formen der veräußerlichten Frömmigkeitspraxis im Protestantismus abgelehnt, die Kirchen beider Konfessionen waren aber wohlgefüllt. Der Einfluß der christlichen Lehre beider Glaubensrichtungen auf die Vorstellungswelt der Gläubigen aus den städtischen und ländlichen Unter- und Mittelschichten im 17. und 18. Jahrhundert ist daher kaum zu überschätzen.[2]

Durch die religiösen Riten der Taufe oder Weihe des Osterwassers, sowie die sonn- und feiertäglichen Kanzelpredigten war das theologische Modell der Bewahrung der Seele und der besonderen Bedeutung des Wassers für die innere Reinigung sowie die Forderung nach einer gottgefälligen einfachen Sauberkeit des Körpers, wie sie von den Kanzeln gepredigt wurde, in allen Kreisen der Bevölkerung bekannt. Das galt besonders für den bei weitem größten Teil der Bevölkerung, der medizinische Ratgeber weder kaufen noch lesen konnte und zudem dadurch, daß er auf dem Land wohnte und arbeitete, von nahezu allen Formen der Verbreitung des akademisch-medizinischen Heilwissens ausgeschlossen war.

Hier hatte das Wasser seine uralte Bedeutung als Mittel der inneren Reinigung beibehalten, besonders das fließende Wasser wurde als Träger reinigender und sühnender Kräfte betrachtet. Um Personen von ihren Sünden zu reinigen, mußte das Wasser geweiht werden. Die Berufung auf die mythische Kraft des »aqua benedicta«, des geheiligten Wassers zur Abwaschung von Sünden war die Grundlage der von den Theologen geforderten inneren Reinigung. Durch den Ritus der Taufe, der Weihe des Osterwassers und ihre Einbindung in die ländliche Festkultur war die reinigende Kraft des Wassers in allen Kreisen der christlichen Bevölkerung bekannt. Zudem war es üblich, sich beim Eintritt in das Wohnhaus genauso wie beim Betreten des Kirchenraums mit Weihwasser zu befeuchten und das Kreuzzeichen zu machen.[3] In der Karwoche oder nach einem Begräbnis wurde in ländlichen Gegenden der profane Umgang mit dem lebensspendenden Element Wasser eingestellt, indem man auf das Wäschewaschen verzichtete.[4]

In beiden Konfessionen galt, wie sich aus der Analyse des religiösen Gefahrenkonzepts ergeben hatte, die äußere Reinigung des Körpers als Spiegel der inneren Reinheit. Diese Verbindung der religiös-moralischen mit der lebenspraktischen Ebene wurde bisher eher dem angelsächsischen Kulturkreis zugerechnet: »cleanliness next godliness«, Reinlichkeit ist die Vorbedingung zur Gottseligkeit, war dort die geläufige Formel des religiösen Puritanismus.[5] Das Wasser hatte aber, wie bereits gezeigt wurde, überall in Europa im Christentum nicht nur eine symbolische Bedeutung, sondern auch einen praktischen Nutzen. Im weitgehend durch religiöse Strukturen geprägten Alltag der unteren Schichten der Bevölkerung war diese doppelte Bedeutung des Wassers tief im Bewußtsein verankert. Deshalb wurde in den von der medizinischen Theoriebildung nicht erreichten ländlichen und städtischen Unterschichten dem Wasser im 17. und 18. Jahrhundert besondere Bedeutung zugemessen. Es war nicht nur selbstverständlicher Bestandteil des Alltagslebens, sondern Aberglaube und religiöse Beeinflussung durch die Kirche bestimmten gleichermaßen den Umgang mit diesem Element als etwas Besonderem, Außeralltäglichem.

In der Literatur zum Badewesen lassen sich vereinzelt Berichte finden, die diesen Zusammenhang bestätigen. Alfred Martin berichtet, daß das Osterwasser gegen den Strom geschöpft wurde und in der Folge vor Ungeziefer genauso wie vor Hexen schützen sollte. Das Waschen mit wunderwirkendem Wasser galt außer der inneren Reinigung auch äußeren Zwecken: In Osterode im Harz wurden noch 1788 die Kinder mit Taufwasser gewaschen, um Ausschläge der Haut und des Kopfes zu verhüten. Fließende Gewässer dienten als Ort der inneren und äußeren Reinigung des ganzen Körpers. Dabei wurde der Quelle als Ursprungsort der heilenden Kraft des Wassers besondere Bedeutung zugemessen.

Noch im Jahr 1728 fanden sich deshalb die Gläubigen am Fest des heiligen Johannes des Täufers in Warmbrunn und anderen Badeorten ein, um dort ein rituelles Reinigungsbad zu nehmen. Das Johannisbad sollte ursprünglich die Wirkung des Taufaktes erneuern und festigen. Man badete sich oder seine Kinder an solchen Orten weniger aus Gründen der Sauberkeit, sondern um die mythische Kraft des Wassers als Mittel gegen eine Vielzahl von Krankheiten zu verwenden. Volksmedizinische und abergläubische Vorstellungen griffen hier ineinander. Der Volksbrauch knüpfte in weiten Teilen Mittel- und Süddeutschlands auch das Baden des ganzen Körpers an religiöse Festtage: die Osterzeit, Pfingsten, den Johannistag oder Fronleichnam. An diesen Tagen, die zum gemeinsamen Bad bestimmt waren, wurde oft tagelang ununterbrochen gebadet. Diese, seit alters her übliche Badepraxis fand ihren Niederschlag in dem Sprichwort : »Wer am längsten badet, der lebt am längsten«.[6]

Abergläubische Praktiken dieser Art bestimmten die Lebenswirklichkeit der ländlichen Unterschichten und teilweise auch der kleinbürgerlichen Stadtbewohner bis weit in das 19. Jahrhundert hinein, wenn man auch die rituell-magische Bedeutung des ländlichen Badens nicht überbewerten sollte. Wolfgang Kaschuba hat darauf hingewiesen, daß die Verbindung von Badezeit und religiösen Festen eher als von dem Wunsch nach geselligem Vergnügen überlagerte mythische Bedeutungsreste aus früheren Zeiten zu interpretieren seien. Religiöse Feiertage sind deshalb als traditionelle Zeitmarken für ländliche Badefeste zu verstehen.[7]

Trotzdem gilt, daß das Baden als religiöse und gesundheitliche Pflicht wie als geselliges Vergnügen gleichermaßen angesehen wurde, wenn auch eine Trennung der Motive heute nur schwer möglich ist. Die meisten Menschen seien »sich nur alle hohe Festtage einmal zu reinigen gewohnt«, klagte der Mediziner Johann Sigmund Hahn zu Beginn des 18. Jahrhunderts. An diesen Tagen stand die Reinigung des ganzen Körpers im Vordergrund. Schon Guarninonius hatte berichtet, daß die Tiroler Handwerker am Samstag ins Schwitzbad laufen, um sich vom Alltagsschmutz der Woche zu reinigen und dadurch auf den Sonntag vorzubereiten. Das galt noch um 1730 allgemein für Handwerker. Auch Zedler erwähnte die Verbreitung der »Badeschichten«, »weil die Handwerker des Sonnabends insgemein eher von ihrer Arbeit gehen, als sonst, und alsdem sich des Badens bedienen«.[8]

Trotz des Vertrauens auf die innerlich und äußerlich reinigende Wirkung des Wassers war der konkrete Umgang mit dem feuchten Element häufig angstbesetzt. In den Gefühlen der Angst der Badenden vor dem Wasser läßt sich die Verbindung von religiösem Gefahrenkonzept und konkretem Körperverhalten belegen. Karl Philipp Moritz berichtete in seinem autobiographischen Roman »Anton Reiser« von den Badegewohnheiten seines Prinzipals, des Braunschweiger Hutmachers Lobenstein: »Es war eines Abends in der Dämmerung, da Lobenstein in einem dunklen abgelegenen Gemache sich eines warmen Kräuterbades bediente, wobei ihm Anton zur Hand sein mußte. Da er nun in diesem Bade schwitzte und große Angst ausstand, so sagte er zu Anton mit einer Stimme, die ihm durch Mark und Beine drang: Anton! Anton! hüte dich vor der Hölle!«[9] Mögen die Gefühle der Angst und Beklemmung durch den pietistischen Eifer des Hutmachers verstärkt worden sein, zeigt sich in der durch die innere und äußere Reinigung des Körpers hervorgerufenen Angst vor dem Wasser die Übereinstimmung mit der religiösen Pflichterfüllung.

Daß die Angstgefühle beim Kontakt des Körpers mit Wasser nicht konfessionell gebunden waren, wird auch an einer Begebenheit deutlich, die der Tiroler Handschuhhändler und fahrende Hofnarr süddeutscher Provinzfürsten Peter Prosch in seinen Erinnerungen, einem der wenigen authentischen Zeugnisse von Unterschichtsangehörigen des 18. Jahrhunderts, wiedergibt. Prosch wurde in jungen Jahren vom Fürsten Thurn und Taxis als Bedienter angenommen und auf Befehl seines Herrn vor dem versammelten Dienstpersonal erst einmal in eine Badewanne gesteckt. Er schilderte diese Szene, die sich wohl in einer Waschküche abgespielt haben dürfte, mit den drastischen Worten: »Es gingen mir die Augen über, und unten ließ ich das Wasser, und vor Ängsten habe ich geschwitzt: also gingen dreierlei Wasser von mir.«[10]

Der junge Prosch empfand die Prozedur als »Marter« und schloß mit den Worten: »Ich werde gewiß in meinem Leben nicht mehr so andächtig gereiniget.« Diese Äußerung des Handschuhhändlers bezog sich wohl nur auf das Baden. Denn daß sich Prosch ohne Bedenken gewaschen hat, geht aus einer Notiz an anderer Stelle seiner Autobiographie hervor. Hier beschreibt er das Wiedersehen mit seiner Frau nach langer Abwesenheit: »Sie brachte mir warmes Wasser, und wir wuschen uns.« Daß das Waschen des Körpers seinen Platz unter den sexuellen Gewohnheiten der Unterschichtsangehörigen einnahm, berichtete auch Ulrich Bräker, der »arme Mann im Toggenburg«, in seinen Erinnerungen.[11]

Leider wird die körperliche Hygiene der Unterschichtsangehörigen ebenso wie Fragen der Sexualität in den Quellen zu selten erwähnt, um sichere Aussagen über einen bestehenden Zusammenhang treffen zu können. Man kann aber vermuten, daß die Verbindung von Reinlichkeit und Sexualität weniger mit körperlicher Scham und Selbstkontrolle, sondern vielmehr mit dem Gefühl der sexuellen Lust oder Unlust verbunden war. Der fremde, starke Geruch des anderen Körpers führt unwillkürlich zur Distanzierung durch Ekelgefühle. Ob man auch hier von einem Zusammenhang zwischen hygienischer und religiöser Pflichterfüllung sprechen kann? Immerhin erging sich Bräker mehrmals in Versicherungen seiner »reinen«, keuschen Liebe.[12]

Die Prediger hatten, wie vorn gezeigt wurde, eine einfache körperliche Sauberkeit als äußeres Zeichen von Reinheit und Keuschheit gewertet, und man könnte auch hier durchaus auf eine Verbindung zwischen dem religiösen Gefahrenkonzept und den praktischen Hygienemaßnahmen der Unterschichten schließen. Betrachtet man die wenigen Belege, die einen Blick auf die Körperkultur der Unterschichten um 1750 erlauben, zeigt sich darin ein ungebrochenes Verhältnis zum Wasser und zum Waschen des ganzen Körpers. Man badete, so scheint es zumindest bisher, nicht in erster Linie zum Vergnügen, sondern um seines Seelenheiles willen und um sich vor chronischen Krankheiten zu schützen oder Altersbeschwerden zu lindern.[13]

b) Seelbäder, Badestuben und »wildes« Flußbaden

Die genannten Beispiele bieten Hinweise darauf, daß gerade in den ländlichen und städtischen Unterschichten, bei Bauern und kleinen Handwerkern, die mittelalterliche und frühneuzeitliche Badekultur um 1600 keineswegs ein abruptes Ende fand.[14] Die Gründe für den zwar regional unterschiedlichen, im Trend aber eindeutigen Rückgang der Badekultur sind bekannt: Das Zusammenwirken des Scham- und Peinlichkeitsgefühls beim gemeinsamen Bad der Geschlechter, die Befürchtungen der jeweiligen Obrigkeit, daß die Badstuben politische und soziale Unruheherde seien, sowie die steigenden Badepreise, die durch die im 15. Jahrhundert angeblich einsetzende Holzverknappung hervorgerufen wurden, gehören zu den oft genannten Gründen eines Rückgangs der Badestuben zu Beginn der Frühen Neuzeit, der für viele deutsche Städte belegt ist. Die Warnung der Mediziner vor gesundheitlichen Gefahren durch die Übertragung ansteckender Krankheiten wegen des Eindringens des Wassers in den Körper wurden mit der Analyse des humoralpathologischen Gefahrenkonzepts schon ausführlich erörtert. Die während des 17. Jahrhunderts häufig auftretenden Hungerkrisen, dazu Kriegswirren und die Ausbreitung von Geschlechtskrankheiten wie der Syphilis trugen zum Rückgang der Badestuben ein Übriges bei.[15]

Es spricht indessen viel für die Annahme, daß die Badekultur im 16. Jahrhundert nicht einfach aufhörte, sondern sich sozial differenzierte. Die Reichen und Wohlhabenden scheuten unter dem Einfluß der Warnungen der Mediziner, wie auch aus Gründen der sozialen Distinktion das Bad, das als Ort der Geselligkeit mit dem niederen Volk gemein machte, während die breite Bevölkerungsmehrheit in den Städten und auf dem Land ihre traditionellen, religiös begründeten und auf volksmedizinisches Erfahrungswissen gestützten Badegewohnheiten beibehielt. Die Gefahrenkonzepte beruhten teilweise auf der im 16. Jahrhundert einsetzenden Entwicklung, die zu einem Rückgang des mittelalterlichen und frühneuzeitlichen Badewesens geführt hatte und trugen in der folgenden Zeit zu einer sozialen Differenzierung des Badewesens bei. Dieser Prozeß der kulturellen Distanzierung kann nicht mit einer Unterdrückung der traditionellen Körperkultur der Unterschichten gleichgesetzt werden, wenn es auch an Versuchen der Behörden, die »Johannisbäder« zu unterbinden, nicht gefehlt hat.[16]

Das Bedürfnis nach einem warmen Bad bestand in der Landbevölkerung in Nord- und Süddeutschland auch nach 1700 fort. Wie man sich die Einrichtung dieser von den Angehörigen der städtischen Unterschichten, Gesellen und kleinen selbständigen Handwerkern und von Tagelöhnern beiderlei Geschlechts besuchten Bäder der kleineren und größeren Städte vorzustellen hat, beschreibt Zedlers Universallexikon 1733: »Ein niedriges Gemach, an dessen einem Ende ein Ofen, neben diesem Ofen aber ein Kessel mit heißem, und ein Kübel mit kaltem Wasser ist.« An den Wänden fanden sich umlaufende Bänke, manchmal auch hölzerne Badezuber.[17] In der Reichsstadt Schweinfurt bestanden die beiden im 16. Jahrhundert gemeinsam von den Bürgern errichteten und kurz darauf privatisierten Badestuben bis ins Jahr 1750 fort. Sie hatten, wie eine Quelle aus dem Jahr 1799 berichtet, »von Fremden und Einheimischen großen Zugang. An Wochenmärkten war gewöhnlich der Zufluß der benachbarten Bauern beiderlei Geschlechts ungemein groß. Seit beinahe 50 Jahren haben die Besitzer dieser Bäder ohne Zweifel aus Mangel an Zugang ganz und gar aufgehört, ihre Badstuben zu heizen.« Auch in der Reichsstadt Nürnberg existierten die alten Badestuben, etwa das 1577 gegründete »Wildbad«, bis ins 19. Jahrhundert fort.[18]

Die meisten dieser Badestuben dienten als Schwitzbäder, weil sie preisgünstiger als Wannenbäder waren. Wenn also einige Abbildungen von Bädern aus dem frühen 18. Jahrhundert Schwitzbäder zeigen, so ist das ein Beleg dafür, daß es sich um Bestandteile der Körperkultur der Unterschichten handelte.[19] Auch auf dem flachen Land, besonders in der Region Schwaben, existierten weiterhin öffentliche Schwitzbäder. Es handelte sich dabei teilweise um recht improvisierte Einrichtungen »neben dem Ofen in einem Zimmer der oberen Etage«, die trotzdem, wie gegen Ende des 18. Jahrhunderts von amtsärztlichen Visitatoren berichtet wurde, »ehestens sehr stark besucht« wurden.[20] Außer den Schwitzbadestuben finden sich auch Belege für ein Fortbestehen der alten »Seelbäder«. Zwar geht aus den Akten der Ortsarchive oft nicht hervor, ob die Seelbäder wirklich noch als Bäder gehalten, oder ob sie durch andere Formen des Almosens abgelöst wurden, wie das in der zweiten Hälfte des 18. Jahrhunderts zunehmend der Fall war.[21] Man kann aber davon ausgehen, daß in kleineren Landstädten die Seelbäder auch zu Beginn des 18. Jahrhunderts noch in ihrer traditionellen Form abgehalten wurden. So wurden im Markt Frickenhausen bei Würzburg die Seelbäder erst 1764 eingestellt.[22]

In der kleinen Landstadt Königshofen im Grabfeld wurden noch 1752 viermal im Jahr Seelbäder vom Bader und seinen Bediensteten abgehalten. Sie wurden aus der Stadtkasse weiter finanziert, obwohl der städtische Bader die Belastung, die ihm und seinen Gesellen durch die Zubereitung des Bades für die Stadtarmen entstand, gerne los sein wollte.[23] Auch in dem Städtchen Gerolzhofen, das zum Fürstbistum Würzburg gehörte, wurden bis zur Mitte des 18. Jahrhunderts wöchentlich einmal unentgeltliche Bäder für die Armen zubereitet, »wozu dieselben durch einen Knaben eingeladen wurden, der an einer Barbierkette klingelte«. Kurze Zeit später wurden auch hier die Seelbäder aufgegeben.[24] Man kann annehmen, daß die Kontinuität der Seelbäder nicht nur auf der religiös begründeten Traditionspflege der städtischen Obrigkeiten und ständischer Korporationen, sondern auch auf dem Interesse der städtischen Unterschichten an einer Reinigungspraxis beruhte, die auf religiösem Heilwissen und altem Herkommen gründete.

Die dritte Form der Badekultur der Unterschichten bildete im 17. und 18. Jahrhundert das »wilde« unbeaufsichtigte freie Flußbad. Das Baden unter freiem Himmel war für junge Handwerksgesellen, Bauern, Mägde und Knechte eine willkommene Gelegenheit, Körperpflege und Vergnügen zu verbinden. Männer und Frauen aller Altersstufen gingen zum Ärger der Obrigkeit mitten in der Stadt nackt ins flache Wasser: »Es ist eine ohnehin schon allzuviel bekannte Sach, mit was allgemeiner Ärgernuß und Beschämung Ehr- und Tugend-liebender Gemüter, teils junge- teils auch erwachsen- und gestandene Leute, beiderlei Geschlechts, sich öfters bishero ganz ohne Scheu, zu ihrer selbstigen und anderer sündhaften Verführung, in öffentlichen Flüssen und anderen Wässern, auf eine höchst- erfrechte und vermessene Art gebadet haben«, monierte die Bamberger Obrigkeit in einer Verordnung vom 5. Juni 1737. Eine Vielzahl ähnlicher Verbote aus anderen Städten belegen die Verbreitung des Badens in Flüssen.[25]

Die Bamberger Verordnung nannte mit der Wahl der Begriffe »Sünde«, »Scham«, »Öffentlichkeit«, »Vermessenheit« exemplarisch die Gründe der Obrigkeit, das freie Flußbad unter Strafe zu stellen: Den Katalog der Regelverstöße eröffnete der Hinweis auf das Tabu, seinen unbekleideten Körper in der Öffentlichkeit zu zeigen. Nacktheit und Öffentlichkeit bildeten Gegensätze, weil hier »sündhafte Verführung« drohte. Daneben wurde auch der grundsätzliche Verstoß gegen die öffentliche Ordnung moniert. Es war weniger der hedonistische Charakter des Flußbades, sondern mehr die Verletzung des in den Oberschichten fortgeschrittenen Zwangs zur Intimität, der, neben der Vorsorge vor dem Ertrinken, die Verbotspraxis der Obrigkeiten bestimmte.[26]

Die Darstellung der Badekultur der Unterschichten liefert erste Hinweise auf getrennte Hygienepraxen um 1700. Während die Oberschichten auf das Baden generell verzichteten, nutzten viele Angehörige der Unter- und Mittelschichten die verschiedenen traditionellen Formen der Ganzkörperreinigung bis weit ins 18. Jahrhundert hinein weiter. Erst mit der Etablierung des bürgerlichen Reinlichkeitsbegriffs seit 1750 fand diese ländliche Badetradition ein abruptes Ende.[27] Prozesse der Intimisierung und Distanzierung waren für die Trennung in zwei getrennte Systeme der Körperkultur verantwortlich: »Man findet auch fast in allen Städten öffentliche Badstuben, worein die Weibsbilder von schlechten Stande zu gehen und sich daselbst zu baden pflegen«, meldete das »Frauenzimmerlexikon« im Jahr 1715. Vornehme würden dagegen zu Hause baden. Auch das Baden der Kinder in Badewannen« sei nur unter »gemeinen Weibern« Brauch.[28]

Es kann, vergleicht man diese Zustände mit der Badekultur des Mittelalters, um 1700 für Wohlhabende kein Vergnügen gewesen sein, in den übervölkerten Badestuben voller Feuchtigkeit und üblen Dünsten, ein Bad zu nehmen. Im Vergleich zu mittelalterlichen Badestuben fehlte den bei Zedler beschriebenen Etablissements die Gelegenheit zu gepflegter Geselligkeit und Unterhaltung. Aufenthalts- oder Ruheräume werden in den Quellen nicht erwähnt. Man badete oft in dunklen, feuchten und unsauberen Verschlägen. Zedler führte auch die in solchen Stuben herrschende Unsauberkeit an: Der »Badstuben-Wust«, wird hier ausgeführt, sei ein Gemenge aus »Schweiß und Kot, den man in Bad-Stuben sammlet«. Diese stoffliche Verbindung wurde in Form einer Salbe als Heilmittel gegen Nieren- und Hüftweh gepriesen – ein Hinweis auf die Rezepturen der »Dreckapotheke«.[29]

Der hier sichtbar werdende Konnex zwischen Wasser und Schmutz bildete einen tragenden Bestandteil des Hygieneverständnisses der Unterschichten und einen wichtigen Grund für die soziale Differenzierung des Badewesens. Die Vorstellungen von der Heilkraft des Wassers und des Schmutzes waren unter der Landbevölkerung weithin bekannt. Ein eindrucksvoller Beleg ist die Verbreitung von Paullinis berühmt-berüchtigter »Dreckapotheke«, die erstmals 1698 erschienen war und seither in einer Vielzahl von Auflagen als Volksbuch während des gesamten 18. Jahrhunderts ihre Leser fand. Der Untertitel: »Wie nemlich mit Koth und Urin fast alle ... Krankheiten ... glücklich curieret werden« war ihr Programm.[30] Vorstellungen dieser Art waren ursprünglich ein Bestandteil der allgemeinen medizinischen Tradition. Schon der griechische Arzt Galen hatte Ziegenmist gegen Aussatz und Krätze verordnet.[31] Der Mediziner Paullini richtete sich gezielt an die Bevölkerungsschichten, die Dreck im Überfluß besaßen: an die Landbevölkerung. Seine Lobpreisung des Düngers in der Vorrede seines Werkes (»So lange wir Dreck haben, haben wir auch Brot«), dürfte zumindest von den Landleuten, die lesen konnten, wohlwollend aufgenommen worden sein. Zwar bemühte sich der (anonyme) Verfasser des zweiten Teils der »Dreckapotheke« um den Nachweis, daß das Werk »nicht allein Bauren Medici und alte Weiber« angehe, doch blieb die Verbreitung wohl auf den ländlichen Raum beschränkt.[32]

Auf dem Land war der Schmutz nach landläufiger Meinung am rechten Ort. Die akademisch gebildeten Mediziner aus den Städten waren weit und zudem teuer. Daher schien eine Ersatzmedizin für die ländlichen Unterschichten sinnvoll, die auf der heilenden Wirkung von Urin und Kot beruhte. Gegen faule Zähne, Schmutzkrankheiten wie Krätze oder »schuppichte Räudigkeit« sowie gegen das viele Ungeziefer in den Haaren und am

Körper wurden verschiedene Arten von tierischen und menschlichen Exkrementen gepriesen. Es ist nicht einfach, authentische Berichte über eine Anwendung der Rezepte der Dreckapotheke im 18. Jahrhundert aufzufinden. Immerhin berichtet Ulrich Bräker in seinen Erinnerungen, daß sein Großvater, nachdem er sich den Daumen an einem Dorn geritzt hatte, »frischwarmen Kühmist« auf die Wunde band. Daraufhin entzündete sich die ganze Hand. Nun machte der Großvater nach Bräkers Ansicht einen verhängnisvollen Fehler, als er zum Brunnen ging und den Mist unter der Röhre wieder abwusch. Der alte Mann bekam nun die »Wassersucht« und starb fünf Monate später.[33]

Daß man dem Schmutz besondere Heilkräfte zuschrieb, ist nicht verwunderlich. Schließlich bildete der alltägliche Umgang mit Schmutzstoffen oder Wasser in den städtischen und ländlichen Unterschichten bei beiden Geschlechtern die notwendige Grundlage der beruflichen Existenz. Die Berufsgruppen der Gerber, Seifensieder, Nachtkärrner, Kerichtfeger und Lohnwäscherinnen hatten ebenso wie Bader und Perückenmacher ständig mit den Stoffen Wasser, Staub und Schmutz zu tun. Die Wäscherinnen, schreibt etwa das Frauenzimmerlexikon, »sind arme Tagelöhnersweiber, so die Woche über auf die Wäschen, um das Geld, in die Häuser zu gehen pflegen, die schwarze Wäsche allda einweichen, brühen, schmieren, waschen, ausspülen, aufschlagen, treugen und rollen helfen«.[34] Am Beispiel der Wäscherinnen kann man ablesen, wie der Umgang mit Wasser und Schmutz in der ständischen Gesellschaft eine soziale Trennungslinie durch die Gesellschaftsschichten bis in die einzelnen Haushalte hinein zog.

Faßt man die Elemente der Sauberkeitspraxis der ländlichen und städtischen Unterschichten zusammen, läßt sich feststellen, daß allen Formen der Körperpflege ein unbefangener Umgang mit dem Wasser als Reinigungsmittel und mit verschiedenen Schmutzstoffen, die als Heilmittel angesehen wurden, zugrundeliegt, weil sie die Grundlage der materiellen Existenz bildeten. Die Verbindung von Körper, Wasser und Schmutz bildete die Basis des vormodernen Umgangs der Unterschichten mit dem Körper. Erst vor diesem Hintergrund wird die Bereitschaft der Angehörigen der Oberschichten verständlich, eigene Formen der Körperreinigung zu entwickeln, die den größtmöglichen Abstand zu den Gefahrenstoffen und ihren sozialen Trägergruppen hielten. Die Wahrung der sozialen Distinktion und die Angst vor Gesundheitsgefahren ließ in diesen Schichten der Reichen und Vornehmen Formen der Körperreinigung entstehen, die ein in sich geschlossenes System der Körperkultur bildeten und die der Körperkultur der Unterschichten der Städte und auf dem Land diametral gegenüberstanden. Die unterschiedlichen, aber im Rahmen der sozialen Distinktion aufeinander bezogenen Körpersysteme bestanden nebeneinander und lassen sich nach dem Stellenwert, der dem Wasser beigemessen wurde, unterscheiden.

2. Die vormoderne Reinigungspraxis der Eliten. Sauberkeit ohne Wasser

Blickt man auf die konkrete Umsetzung des medizinischen Gefahrenkonzepts im Umgang mit dem Körper, muß man zuerst einmal nach der Verbreitung im gesellschaftlichen Raum fragen. Hier stehen die Eliten der ständischen Gesellschaft im Vordergrund, der Hofadel und das wohlhabende Bürgertum der Städte. Es handelte sich dabei um Personengruppen, die über genügend Muße verfügten, denn über der Morgentoilette beider Geschlechter verging leicht der Vormittag. Man benötigte ferner eine Anzahl von Dienstboten, denn man wusch sich nicht selbst, sondern ließ sich waschen, kleiden und frisieren.[35] Schließlich mußte man erhebliche finanzielle Mittel aufwenden, um repräsentative, aufwendig gearbeitete Toilettengegenstände und Körperpflegemittel erwerben zu können. Besonders die Grundstoffe für Parfüms mußten über weite Entfernungen herangeschafft oder teuer hergestellt werden. Die Bekämpfung der schlechten Gerüche erforderte Zeit und Geld. Besonders durch den hohen materiellen Aufwand eigneten sich die im folgenden geschilderten Reinigungspraxen als Mittel der sozialen Distinktion.

In Manierenbüchern und Gesundheitsratgebern vor 1750 wird der Einfluß des medizinischen Gefahrenkonzepts deutlich. Es handelt sich um Sachbücher, deren Autoren es sich zum Ziel gesetzt hatten, die Angleichung von Verhaltensanforderung und Verhaltenswirklichkeit in einem zusammenhängenden sozialmoralischen Charakter zu erreichen. Als Anleitung zu richtigem Handeln kamen sie den Bedürfnissen und den gelebten Verhaltensweisen ihrer wohlhabenden und gebildeten Leser entgegen. Das didaktische Ziel war der Spiegeleffekt bei Lesern beiderlei Geschlechts, die sich in den dargebotenen Beispielen wiedererkennen sollten.[36] Weil die medizinischen und pädagogischen Ratgeber des frühen 18. Jahrhunderts nicht nur etablierte Normen festigten, sondern auch auf drohende Gefahren hinwiesen, war vor allem in den gesellschaftlichen Eliten die Angst vor dem Wasser und die Sensibilisierung gegen schlechte Gerüche am größten.

Keineswegs wurde dem Körper zu Beginn des 18. Jahrhunderts zuwenig Aufmerksamkeit geschenkt. Der »gute Hausvater« Florinus riet seinen Lesern 1722, »seinen Leib als der Seelen Werkzeug und Wohnung, soll er nach allem Vermögen, bei Leben und Kräften zu erhalten trachten, zu dem Ende denselben die Notdurft im Essen, Trinken, Kleidern, Ruh, Pflege und Arznei, da ers nötig hat, gönnen und widerfahren lassen«.[37] Der angstbesetzte Leib verlangte besondere Aufmerksamkeit. Hinter der »Faszination der Fäulnis« (A. Corbin), welche die Menschen des Ancien régime bewegte, steckte das Gefühl der Bedrohung des Lebens von innen, durch körpereigene Flüssigkeiten und von außen, durch Luft und Wasser. Deshalb wurden Formen der Reinigungspraxis entwickelt, die sich mit den unsichtbaren Gefahren, die nur durch die Nase wahrgenommen werden konnten, beschäftigten.

Der sichtbare Schmutz war ein Symbol der unsichtbaren Bedrohung. Die medizinischen Ansteckungstheorien und die Vorstellungen einer dem Körper drohenden Fäulnis hatten spezifische Praxisformen der wasserlosen Reinigung des Leibes von innen heraus hervorgebracht. So hatte etwa der bekannte Mediziner Friedrich Hoffmann zur Krankheitsprophylaxe geraten, die Reinigung des Körpers durch häufiges Ausspucken zu fördern: »Wenn man mit Inficierten zu tun hat ... muß man öfters ausspeien und niemals den Speichel hinunterschlucken«. Auch der Arzt Paullini orakelte: »Atem und Speichel machen große Veränderungen » und warnte vor dem gemeinsamen Trinken aus einer Kanne, weil durch den Speichel Krankheiten übertragen werden könnten.[38]

Auch die Ratschläge der Manierenliteratur der Zeit zielten darauf, die gefährlichen körpereigenen Stoffe so schnell und unauffällig wie möglich zu entsorgen, um gesellschaftliche Rücksichten mit dem medizinischen Gefahrenmodell in Einklang zu bringen. Einige Vorschriften waren dem Auswurf des Speichels gewidmet. Zwar galt häufiges Ausspucken als grobe Unhöflichkeit, »welche einen Menschen verächtlich und unleidlich machet bei jedermann«.[39] Das Ausspucken galt jedoch andererseits als wichtig zur Erhaltung der Gesundheit des Leibes. Daher wurde empfohlen, sich entweder zum Fenster hinaus zu erleichtern oder sein Schnupftuch zu benutzen. »Ist es aber bloßer Speichel, und das Zimmer darinnen du dich befindest ist sonst nicht gar zu rein; so kannst du wohl mit auf die Seite gebogenem Haupte ... auf die Erde speien und solches mit dem Fuß bedecken«, empfahl der Verfasser eines »Hand- und Reisebuchs« (1755) seinen Lesern.[40]

Die Geste des Bedeckens bzw. Austretens mit dem Fuß war nicht nur geeignet, den aufsteigenden Ekel beim Anblick solcher Sekrete zu unterdrücken, sondern diente gleichzeitig der Vernichtung des Gefahrenstoffs. Hier kollidierte aber die Einsicht in Gesundheitsgefahren mit gesellschaftlichen Konventionen, was besonders in der Fremde zu Unannehmlichkeiten führen konnte. Wer in fremden Zimmern auf den Boden spuckte, dem drohten handgreifliche Auseinandersetzungen mit der Hausfrau oder Magd, in Holland mehr noch als in Deutschland: Als der Diener des reisenden Gelehrten Erich Pontoppidan in einem Rotterdamer Bürgerhaus wie gewohnt auf den Boden spuckte, bekam er Ärger mit der Dienstmagd »welche ihn darob häßlich anfuhr, daß er auf den Fußboden oder Diele seinen Speichel fallen lasse. Sie gab ihm hernach eine eigene Schale zu diesem Gebrauch, welches ihm aber weit ungereimter oder unangenehmer fürkam.«[41] Auch der reisende Kavalier Karl Ludwig v. Pöllnitz beklagte sich über die häuslichen Sitten der Amsterdamer: »Inwendig aber darf man niemals ausspeien, sollte man auch vom Schleim ersticken, falls man nicht ein Kästlein mit Sand, so zu diesem Gebrauch gewidmet, allda antrifft.«[42]

Das Ausspucken in geschlossenen Räumen als Akt der inwendigen Reinigung des Leibes war, wie sich daran ablesen läßt, im frühen 18. Jahrhundert im deutschen Sprachraum in allen Schichten der Bevölkerung verbreitet, ganz im Gegensatz zur Verwendung der Spuckkästchen. Dieses Hygienemöbel scheint um 1700 in Deutschland nicht gebräuchlich gewesen zu sein. Die Vorstellung des Aristokraten Pöllnitz, »am Schleim zu ersticken«, ist ein deutlicher Hinweis auf die Verbreitung des medizinischen Gefahrenkonzepts in den oberen Schichten der Bevölkerung. Der Schmutz kam von innen und mußte permanent entfernt werden, sonst drohte ein plötzlicher Tod.

Wie das Hinunterschlucken des Speichels galt auch die Zurückhaltung von Bauchwinden als ungesund. Nicht nur aus Gründen der Schicklichkeit, sondern auch weil es sich um Gefahrenstoffe handelte, sollte man sich der Blähungen nicht öffentlich, sondern heimlich entledigen und nur in höchster Not »durch Husten den Schall vertuschen«, wie in einer Neubearbeitung der berühmten Manierenschrift des Erasmus »De civilitate morum puerilium« aus dem Jahr 1714 empfohlen wurde.[43] Als die größte Gefahr für die Leiber der Reichen und Vornehmen galt aber die Verstopfung des Darmes. Der bevorstehende Zusammenbruch der alten Herrschaftsformen wurde, scheint es, von den Angehörigen der herrschenden Schichten zuallererst am eigenen Körper erfahren. Aller Überfluß der Mangelgesellschaft des 18. Jahrhunderts sammelte sich in den Körpern der Spitzen der Gesellschaft.

Geht man davon aus, daß das medizinische Gefahrenkonzept in den höheren Kreisen der Gesellschaft in seinen Grundzügen bekannt gewesen ist, muß der Gedanke an Verstopfung, an eine Vergiftung von innen, für die feinen Leute des frühen 18. Jahrhunderts eine schreckliche, lebensbedrohende Vorstellung gewesen sein. Der Schweizer Stadtphysikus Johann Georg Zimmermann verriet in seinem bekannten Werk »Vom Nationalstolz« auch eigene Ängste, wenn er schrieb: »... warum ist man auf seinen Verstand stolz, da auch bei dem größten Geiste ein dicker Klumpen Kot im Unterleibe oder nur ein von Winden aufgetriebener Darm der Seele göttliches Licht auslöscht?«[44]

Liest man heute die entsprechenden Publikationen zur Gesundheitsvorsorge der Eliten, gewinnt man den Eindruck, daß die Angehörigen dieser Schichten vorrangig mit Verdauungsproblemen zu kämpfen hatten. Blähungen und Bauchwinde reizten die Nerven der Gepeinigten und ihrer Umgebung. Fehlende körperliche Bewegung förderte zusammen mit zu fetter, grober und schwerverdaulicher Nahrung die Entkräftung des Magens und der Därme. Bekannte Mediziner wie Simon André Tissot predigten den Geplagten von den Gefahren der Fäulnis: »Die fließenden Feuchtigkeiten bleiben stecken, verderben und werden scharf.«[45]

Angesichts dieser Ängste wurde zur Körperpflege der Oberschichten zuförderst eine geregelte Nahrungszufuhr empfohlen, eines der Grundelemente der klassischen Diätetik. Die Hamburger moralische Wochenschrift »Der Patriot« (1724) empfahl zur Körperpflege nicht etwa die Verwendung von Wasser, sondern meinte: »Wenn der Magen nicht mit überflüssiger Speise und Getränke angefüllet, ein mäßiger Schlaf und Bewegung unterhalten ... wird, so braucht es hierin keine weitere Pflege.« Eine geregelte Nahrungszufuhr und geregelte Verdauung bildeten nach den landläufigen Vorstellungen die ausreichende Basis der Körperpflege. Jeder Tag hatte nach der Empfehlung der Manierenbücher mit der Erleichterung des Leibes zu beginnen und zu enden.[46]

Die von bürgerlichen Ärzten und Zeitschriften gepriesene diätetische Lebensordnung wurde jedoch selten befolgt. Die Mäßigkeit war nicht das Klassenziel der feinen Leute des 18. Jahrhunderts. Selbst wenn, wie am Preußischen Hof unter Friedrich I. oder am Wiener Hof unter Josef II., ein Großteil der Speisen von der königlichen Tafel wieder abgetragen und billig verkauft wurde, also die symbolische Präsenz der Speisen die Funktion der Nahrungsaufnahme im Rahmen des Zeremoniells überwog, blieb doch für die Angehörigen des Hofes Gelegenheit genug, sich zu überessen.[47] Der Berner Arzt Langhans, der selbst am französischen Hof Erfahrungen mit aristokratischen Patienten gesammelt hatte, schilderte in seinem Ratgeber »Von den Krankheiten des Hofes und der Weltleute« (1770) ironisch das gewöhnliche Verhalten seiner Kollegen am Beispiel der Beschwerden eines jungen Hoffräuleins, das nach einem reichlichen Abendessen über Blähungen und Mattigkeit der Glieder klagte: »Hierauf wird augenblicklich ein Brechmittel verordnet, welches den Magen glücklich ausleert, daß das Fräulein auf die folgende Nacht schon wieder im Stande ist, eine zweite kleine Überessung zu wagen, die aber hernach mit einigen gelinden Purgiermitteln gehoben wird.«[48] Die Mediziner hatten sich in ihren Maßnahmen auf die gesundheitlichen Probleme ihrer vornehmen Patienten eingestellt, manchmal auch zu deren Mißfallen: »Außer Aderlassen, Purgieren, Klistieren, in Sauerbrunnen gehn und Eselsmilch trinken, brauchen sie nichts«, schimpfte die Herzogin von Orleans 1715 über Ärzte und Apotheker. Die Frau wußte, wovon sie redete. Einige Jahre zuvor waren ihr während einer Erkrankung von Pariser Ärzten insgesamt 72 Klistiere verabreicht worden.[49]

Die ärztliche Behandlung des Adels zielte fast ausschließlich auf die Erweichung von »gespannten Fasern« des Körpers ab. Zur inneren Reinigung wurden bei Bedarf auch warme Voll- oder Teilbäder verordnet, die ausschließlich die Verdauung anregen sollten und nicht der Hautreinigung dienten. Die Verabreichung von Klistieren bildete jedoch als Magenbad das allgemein empfohlene Hauptreinigungsmittel.[50] Auch hier bestimmte die Angst vor dem Wasser die Art der Reinigung. Tabakklistiere waren eine Spezialität der Zeit. Um den erwünschten Effekt zu erzielen, wurde der Rauch »durch einen hierzu aus Leder gemachten Schlauch in den Hintern gebracht«, wie Zedlers Lexikon berichtete.[51] Auch hier ging es darum, Schmutz und Unrat aus dem Körper zu entfernen. Deshalb wurden Tabakklistiere häufig in Verbindung mit einem Aderlaß verordnet. Für die erfolgreiche Anwendung eines Tabakklistiers war starker, schwarzer Tabak notwendig, der dem Patienten wenigstens eine Stunde lang ununterbrochen eingeblasen werden sollte. Verabreicht wurde dieses Reinigungsmittel dem Patienten entweder stehend, auf einem Geburtsstuhl sitzend oder auf der Seite liegend. Auch in der Beschreibung der Verabreichung eines solchen Klistiers zeigt sich der angstbesetzte Umgang mit dem Körper: »Der Kranke ward darauf sehr unruhig, beängstigt, der Leib schwoll auf, die Schmerzen vermehrten sich, und als nach einer halben Stunde der Rauch wieder abging, befand sich der Kranke sogleich wieder besser.« Die Angst vor Verdauungsproblemen wurde jedoch angesichts der beschriebenen drastischen Maßnahmen von der Angst vor Klistieren noch übertroffen: »Lieber tot, als klistiert«, war die verbreitete Auffassung.[52]

Blickt man auf die angeführten Techniken zur inneren Reinigung des Leibes, läßt sich eine weitgehende Übereinstimmung der medizinischen Gefahrenkonzepte mit dem praktischen Verhalten der oberen Schichten der ständischen Gesellschaft um 1750 feststellen. Das Wasser als Reinigungsmittel wurde abgelehnt, nicht etwa, weil man dem Körper zu wenig, sondern weil man ihm sehr viel Aufmerksamkeit schenkte. Die Reinigungspraxen der feinen Leute in Deutschland waren nicht nur auf das Sichtbare oder den äußeren Schein beschränkt, wie Georges Vigarello für Frankreich festgestellt hat.[53] Vielmehr hatte die Aufmerksamkeit gegenüber den Gerüchen und den Gefahren der Fäulnis auch Folgen für die angestrebte innere Reinigung des Leibes.

Die Mediziner forderten ihre Leser auf, genau auf die zugeführte Nahrung und eine regelmäßige Verdauung zu achten. Dieser Zusammenhang von Ernährung und Körperreinigung zeigte sich auch darin, daß in den innerhalb der Eliten verbreiteten Reisenessesaires um 1700 außer Hygieneartikeln auch das Gerät zum Essen und Trinken aufbewahrt wurde.[54] Die von den Medizinern wie den Theologen gleichermaßen verbreitete Angst vor einer inneren Verunreinigung des Leibes und vor den Gefahren der Fäulnis und des Gestanks des Leibes für seine Umgebung führte zu Reinigungspraxen, die das Überdecken und Verbergen von innerem Schmutz und Unrat bezweckten und damit den Bestand an Techniken zur Gefahrenabwehr erweiterten.

b) Strategien der äußeren Reinigung. Duftwasser und Schnupftabak

Wie vorn gezeigt worden ist, erklärt die aus der Rückschau getroffene Feststellung einer Antipathie gegen das Wasser für sich genommen nichts, wenn sie nicht auf dahinterstehende Gefahrenkonzepte, auf die materiellen Lebensbedingungen und die Bereitschaft zur sozialen Distinktion bezogen wird. Für die Feststellung einer eingeschränkten Benutzung des Wassers bei den gesellschaftlichen Eliten genügen oft einige Hinweise auf die geringe Größe der Waschschüsseln und Kannen, die mit der Größe des damaligen Eßgeschirrs verglichen worden sind.[55] Die geringe Größe des Waschgeschirrs erklärt sich daraus, daß darin nicht etwa gewöhnliches Wasser, sondern kostbare Essenzen wie Wein, Milch, Duftwässer oder aufwendige Mischungen aus diesen Flüssigkeiten gereicht wurden. Flüssigkeiten galten nach dem medizinischen Gefahrenkonzept grundsätzlich als gefährlich und mußten erst durch differenzierte Handhabung beherrschbar gemacht werden, bevor sie den Körper berühren durften.

Die so zubereiteten »Handwasser« konnten etwa aus Bisam, Benzoe, Laudanum, Rosenwasser und Weingeist bestehen.[56] Sie dienten mehreren Zwecken. Zum einen der Reinigung der sichtbaren Teile des Körpers, des Gesichts, des Halses, der Arme und Hände von Schmutz und Unrat am Morgen oder vor dem Essen, zum andern der Parfümierung dieser Körperteile, um den Körpergeruch zu unterdrücken, zum dritten der Förderung der inneren Reinigung des Körpers. Um die Haut des Gesichts, wie es dem Schönheitsideal der Zeit entsprach, weich und glatt, zart, weiß und glänzend zu machen, wurde besonders den Frauen empfohlen, sich morgens und abends mit kaltem »Schnee- oder Lilienconvallien-Wasser« zu waschen. Schmutzerweichende Seifen beim morgendlichen Handbad wurden nur bedingt empfohlen, denn Seife »nutzt nicht eher als zur Not, den Schmutz wegzunehmen, denn sonsten machts vor der Zeit runzlicht und schäbig«.[57]

Die Seife diente seit dem Spätmittelalter als Kleiderreinigungsmittel, weniger zur Körperreinigung. Besonders die kostbaren Duftseifen dienten weniger der Beseitigung von Schmutz, sondern ihr Gebrauch sollte die Nerven stärken und Sommersprossen beseitigen. Die beliebte, mit Zucker, Gewürzen und Rosenöl versetzte venetianische Seife wurde entweder zum Händewaschen verwendet, oder aber in ein kleines Leinenbeutelchen gefüllt, um sich damit die Haut abzureiben. Diese kostbaren Seifen hatten wenig mit den stinkenden, aus Talg, Asche, ungelöschtem Kalk und Lauge gesottenen Seifen gemein, die zum Waschen der Wäsche verwendet wurden. Sie sind vielmehr dem Parfüm zuzuordnen.[58]

Wie die Seife hatte auch das Wasser eher den Charakter von Parfüm denn eines Waschmittels im heutigen Sinn. »Destilliertes und abgezogenes Schminck-Wasser«, u.a. aus Ziegenmilch und dem »Fleisch von Taubenbrüsten« hergestellt, war viel zu teuer, um es zum Händewaschen zu benutzen. Es war, gerade wenn es stark riechende Essenzen wie Bisam enthielt, zur Überdeckung von schlechtem Geruch, mithin zur Desensibilisierung gedacht.[59] Außer den beschriebenen Maßnahmen, die alle darauf beruhten, den im Körper entstandenen und an dessen sichtbaren Teilen haftenden Schmutz zu entfernen, existieren zahlreiche Formen der Körperreinigung, die sich nicht auf die Entfernung des Schmutzes aus dem Körper, sondern, gemäß der medizinischen Vorstellung von einem Wechselverhältnis von äußerer und innerer Verunreinigung, gegen das Eindringen flüssiger oder fester Schmutzstoffe von außen, aus der Luft und aus dem Wasser, richteten. Das Ziel dieser Reinigungsformen war die Errichtung eines individuellen »cordon sanitaire«, der den Körper vor dem eindringenden Schmutz schützen sollte.

Der Körper der Reichen und Gebildeten, der ängstlich vor Flüssigkeit, besonders vor dem Wasser, geschützt wurde, begann über kurz oder lang zu riechen: ein neuer Beweis für die Fäulnis des Leibes. Da nach dem medizinischen und theologischen Gefahrenkonzept der Geruchsinn nicht nur auf unreine und sündige Orte und Gedanken aufmerksam machte, sondern schlechte Gerüche auch gesundheitliche Gefahren mit sich brachten, war es naheliegend, eine Technik der Desensibilisierung zu entwickeln, denn was sich der Wahrnehmung der Riechenden entzog, das war auch nicht gefährlich. Wenn die Wirklichkeit nach dem Willen und der Vorstellung der Menschen zurechtgedacht wurde, genügte eine Täuschung der Sinne, um sie zu verändern.

Das wichtigste Material zum gleichzeitigen Verstopfen und Reinigen der Nasen bot der Schnupftabak. »Die Welt hat eine possierliche Mode angenommen. Das ist der unmäßige Gebrauch des Schnupftabacks«, urteilte der Verfasser eines satirischen Traktates über das Tabakschnupfen und weiter: »Taback schnupfen alle Nationen. Taback schnupft man in allen Ständen, vom höchsten bis zum niedrigsten. Ich habe bisweilen mit Verwunderung gesehen, wie große Herren und ihre Laquayen, die vornehmen Leute und die vom gemeinen Pöbel, ... ihre Tabatiere mit sonderlicher Grandezza herausnehmen, und damit hantieren. Taback schnupfet beiderlei Geschlecht ... Taback schnupft man so häufig, daß die Nase im Gesicht mehr einem heimlichen Gemach, als einer Nase ähnlich siehet, so unvernünftig, daß man den Staub um Nase und Mund vor einen Zierrat hält, da doch, solange die Welt gestanden hat, alle vernünftigen Menschen ein besudeltes Angesicht vor schädlich gehalten haben, so unsinnig, daß auch die Kraft zu riechen und die Gesundheit des Leibes muß verloren gehen.«[60]

Von Frankreich her hatte sich während des 17. Jahrhunderts die Mode des Tabakschnupfens in der vornehmen Welt Europas ausgebreitet und das Rauchen verdrängt. Schnupftabaksdosen waren beliebte Geschenke. Kavaliere und Hofdamen trugen solche Dosen aus wertvollem Material sichtbar herum, um sie bei Bedarf sofort zur Hand zu haben: »Heutzutage wird er aus Gewohnheit von jedermann, so gar von Weibern geführet, und eine zierliche Tabaksdose unter die zu einer galanten Kleidung gehörigen Stükke gerechnet«, bemerkte Zedler über den Schnupftabak. Auch Amarantes' »Frauenzimmerlexikon« erwähnte die aus kostbaren Materialien wie Silber, Elfenbein, Schildpatt, Horn und kostbaren Hölzern bestehenden Behältnisse. Graf Brühl, der ein Faible für alles Übertriebene hatte, soll angeblich 800 Dosen besessen haben.[61] Über die unangenehmen Begleiterscheinungen des übermäßigen Tabakschnupfens äußerte sich die Herzogin von Orleans angewidert: »Nichts in der Welt ekelt mich mehr als der Schnupftabak; er macht häßliche Nasen, durch die Nase reden und abscheulich stinken.«[62]

Dem Eigengeruch des Tabaks steuerte man durch Zusätze von verschiedensten Duftstoffen, Kräutern, Blumen und wohlriechenden Ölen entgegen.[63] Geschnupft wurde besonders häufig an den Orten, wo viele Menschen zusammenkamen, etwa in Kirchen. Dort waren die schlechten Gerüche wegen der im Innenraum bestatteten Leichen am schlimmsten. Dort kamen die Damen und Herren der feinen Gesellschaft, sehr zu ihrem Mißfallen, auch mit dem gemeinen Volk in Kontakt. Man stelle sich den Geruch von hunderten ungewaschener Menschen in einem Raum vor: Der Griff nach der Tabaksdose erscheint dann durchaus als sinnvoller Ausweg aus den Qualen, die dem Geruchssinn bereitet wurden.

Wenn die Damen, wie der Prediger Riga bemängelte, an diesen heiligen Orten ihre Schnupftabaksdosen herausnahmen, dann hat das weniger mit Langeweile oder Mode, viel dagegen mit Angst vor gesundheitlicher Gefahr und mit sozialer Distinktion zu tun.[64] Man kapitulierte vor dem Übermaß an schlechtem Geruch, indem man die Nasen kollektiv verstopfte, um die gefährliche Luft am Eindringen in den Körper zu hindern. Die Reinigung des Körpers ist hier gleichbedeutend mit der Abwehr des eindringenden Schmutzes. Der gefährliche Schmutz wurde durch Niesen aus dem Körper entfernt oder durch die Betäubung des Geruchssinns ungefährlich gemacht.

Den Körper als Ausgangspunkt der Verschmutzung konnte man, das war aus der Analyse des medizinischen Gefahrenkonzepts deutlich geworden, gar nicht sauberhalten. Also mußte der Geruch des faulenden Fleisches kaschiert werden. Der Reinigungseffekt stellte sich ein, wenn der schlechte Geruch überdeckt war. Einzelne Bereiche des Körpers, besonders seine sichtbaren oder stark riechenden Teile, wurden deshalb sorgfältig desodoriert. Das Parfümieren des Körpers, der Haare und der Kleidung mit intensiven Duftstoffen, hatte außer der Funktion, schlechte Gerüche zu verbergen auch die Bedeutung, den Körper zu reinigen. Sie waren deshalb, zusammen mit Schminke, Pomade und Puder nicht nur Produkte im Dienst des schönen Scheins, sondern erfüllten auch einen praktischen Zweck.

Um 1700 repräsentierte in der vornehmen Welt ein starker, mit künstlichen Mitteln hervorgerufener Moschus- oder Ambraduft nicht nur Gesundheit, sondern diese wurde eigentlich erst durch das Parfümieren mit starken Gerüchen erreicht. Aus der Perspektive der Handelnden fiel deshalb im Akt der Desensibilisierung, der schon am Beispiel des Tabakschnupfens dargestellt wurde, der Schein mit der Wirklichkeit zusammen. Die starken Gerüche des Moschus, Ambra und Zibet, die aus animalischen Substanzen gewonnen wurden, umgaben die damit behaftete Person mit einer schützenden Aura und hielten die überall lauernden schlechten Gerüche fern. Im Akt des Parfümierens und in der so entstandenen »Aura« offenbart sich der Zusammenhang von Körpergeruch und Umgebung. Die »Aura«, die Walter Benjamin als Wechselwirkung von Nähe und Ferne beschrieben hat, machte die Abhängigkeit der Person von ihrer räumlichen und sozialen Umgebung deutlich.[65]

Der gemeinsame Geruch ermöglichte die Abgrenzung von Mitgliedern anderer sozialer Schichten. Je stärker der Geruch des Körpers, der Kleidung und der umgebenden Personen wahrgenommen wurde, desto stärker mußte der künstliche, durch Duftstoffe hervorgerufene Eigengeruch sein. Umgekehrt galt: je geringer der Geruch der Umgebung, desto geringer die Intensität künstlicher Gerüche. Sank die Geruchsschwelle der Umgebung, etwa in der freien Natur oder durch die zunehmende Verwendung von Wasser zur Reinigung des Körpers und seiner Umgebung, mußte der penetrante Moschusgeruch als Gestank erscheinen. Hier werden erste

Verschiebungen vom Kult der Künstlichkeit zum Kult des Natürlichen sichtbar.

Gegen die Mitte des 18. Jahrhunderts wurden in den einschlägigen Ratgebern zur Gesund- und Schönheitspflege weniger die starken animalischen Düfte genannt, die noch im 17. und frühen 18. Jahrhundert beliebt waren, sondern man parfümierte sich vorzugsweise mit dem aus pflanzlichen Grundstoffen gewonnenen Rosenwasser.[66] Bevor jedoch Moschus-, Ambra- oder Zibetdüfte zusammen mit anderen künstlichen Gerüchen begannen, den Argwohn der guten Gesellschaft zu erregen, galt das Parfüm zusammen mit den wesensverwandten Stoffen Schminke und Puder als grundlegendes Element der vormodernen Reinigungspraxis. Sie bildeten die Trias dessen, was im Verständnis der Zeitgenossen als schön galt und seinen Ausdruck im guten Geruch fand.

Ein besonderes Problemfeld stellten die oberen Öffnungen des Körpers dar, die mit dem faulenden Leib in direkter Verbindung standen. War die Nase das Einfallstor des schlechten Geruchs, galt der Mund als eines der Hauptventile des Gestanks nach außen: »Woher kommt es« fragte der Arzt Langhans, »daß so viele vornehme Franzosen so übel aus dem Munde riechen, daß man es neben ihnen nicht ausstehen kann, wenn sie nicht beständig mit Ambra und anderen wohlriechenden Sachen durchdrungen oder bestreuet sind, als eben von einer Fäulung der starken Menge Fleisches im Magen ...?«[67]

Die Aufmerksamkeit auf den Kopf und das Gesicht, wie sie in den Manierenbüchern und Gesundheitsratgebern zutage tritt, hat deshalb auch mit den dort befindlichen Körperöffnungen zu tun. Auf unzumutbare Gerüche reagierte man mit Ekelgefühlen. Der Verfasser der »galanten Ethica« (1728) schrieb deshalb mit etwas grobem Sprachwitz: »Wenn man sich den Mund und die Zähne nicht ausspület, da kömmt denn zuweilen ein solcher lieblicher Orangen-Geruch, daß fast ein jeder, so dieselbe angenehme Gegend berühret, in das Cammer-Gericht nach Speyer appellieren möchte«[68] Das Ausspülen des Mundes am Morgen wurde deshalb durchgängig empfohlen, allerdings warnte man auch hier vor Übertreibung: »Daß man solches immerfort tut, stehet unartig«. Vor allem in Gegenwart anderer Leute solle man sich die Mundwäsche verkneifen.[69]

Der Tag begann für den Kavalier nach der tendenziösen Beschreibung in Johann Christoph Gottsched's »vernünftigen Tadlerinnen« am späten Vormittag mit der Mundpflege. Der dort beschriebene reiche Kaufmannssohn »nimmt sein Zahnpulver und spület sich den Mund aus. Sein Perüquier kommt, er setzt sich und läßt sich das Haar fast täglich nach einer anderen Manier kräuseln.« Schließlich besieht er vor dem Spiegel das geschminkte, weiße Angesicht. So wird es Mittag.[70] Die im Adel praktizierte Hygienepflege geriet in Zusammenhang mit der Wahrnehmung von Unsauberkeit frühzeitig in die bürgerliche Kritik: Gottsched hatte 1725 die tägliche Toilette der Frauen aus der Oberschicht am Beispiel der mißratenen Corinna mit folgenden Worten getadelt: »Die Haare schmieret sie mit Jasmin, sie streut Puder darüber ... Darauf sieht sie nicht anders aus als eines Müllers Magd, die einen halben Tag in dem dicksten Staube gestanden. Sie schabt den Puder mit Messern vom Gesichte und wenn sie die Kleider ausschüttelt, wird der Boden ihres Zimmers weißer als die Straße ist, wenn es eine Nacht durch geschneiet hat.«[71]

Das Fetten der Haare mit Schweineschmalz blieb jedoch während des gesamten Jahrhunderts die notwendige Grundlage, um eine Haftung des aus parfümiertem Weizenmehl bestehenden Haarpuders zu gewährleisten. Daß das Pudern der Haare ausdrücklich als Bestandteil der Körperpflege verstanden wurde, läßt sich an folgendem Zitat ablesen: »Ja man haltet es dermahlen für eine notwendige Sauberkeit, daß man sich das Haupt mit wohlriechendem Puder bestreue. Da es doch wahrhaftig eine große Torheit ist, daß man Staub auf den Kopf streue, welcher, da er mit dem Schweiß vermengt wird, nicht anders als Kot und Unflat dem Kopf verursacht. Allein, alle tun es.«[72]

Man schätzte in beiden Geschlechtern außer der parfümierenden auch die austrocknende Wirkung des Haarpuders. Das Bestäuben der Haare diente der Entfettung und damit der Trockenwäsche. So ließ sich den Feinden des Haarpuders der Ratschlag des »Handbuchs für Reisende« (1755) entgegenhalten: »Die schmalzigen Haare reibe mit Puder aus, damit sie nicht glänzen als wann Fürniß dran geschmieret wäre«.[73] Das Pudern, meinte Max v. Boehn in seiner Kulturgeschichte der Mode, ziehe ganz von selbst das Schminken nach sich. Wenn das Gesicht weiß grundiert war, zog man die Brauen mit Schwarz nach, malte die Adern blau, und dann wurden die Lichter mit Rot aufgesetzt.[74] Rot und weiß waren die Grundfarben der feinen Welt. Man schminkte sich aus Gründen der sozialen Distinktion: »Damit es das Ansehen habe, als wär man nicht ein gemeiner Kot-Sack, wie andere Leut.«[75] Die Schminke war, ebenso wie das Haarpuder und die Duftwasser, parfümiert und so in die Desensibilisierungsstrategien einbezogen. Zudem galt die weiße Schminke als Synonym für Reinheit und Tugend. Nur durch Schminke konnten die sichtbaren Partien der Haut, an die ja kein Tropfen Wasser dringen durfte, rein und glänzend gehalten werden.

Diese Form der Körperpflege der Oberschichten erscheint aus heutiger Sicht paradox, folgte aber einer eigenen sozialen Logik. Der Gebrauch von Wasser war verpönt, weil es als Reinigungsmittel der armen Leute galt. Gerade deshalb konnte die reine, weiße Haut zum Ideal der Vornehmen werden, weil hier der Aufwand am größten war und Reichtum und Muße sich in einer aufwendigen Gesichtsmaske am besten ausdrücken ließen. Mit dem Schminken zeigte sich auch der Zusammenhang des Riechbaren und des Sichtbaren. Die vormoderne Körperpflege der Eliten, die sich auf sinnliche Wahrnehmung gründete, mußte nicht nur riechbar, sondern auch sichtbar sein. Die verschiedenen Formen der äußeren Darstellung ließen es als notwendig erscheinen, daß die Angehörigen der höheren Stände »fast eine kleine Apotheken von Salben, Puder, Schminken und Anstrich mit und an sich herumtragen«.[76]

Das Mitführen eines Arsenals von kostbaren Reinigungsgeräten wie Duftkissen, Taschenriechdosen, Schnupftabaksdosen, Zahnstocherbüchschen zeigt einen Sauberkeitsbegriff, der auf sinnlicher Wahrnehmung nicht nur durch die Nase, sondern auch durch das Auge, beruhte. Die einzelnen Symbole der Sauberkeit wurden sichtbar am Körper getragen. Den Mitgliedern der eigenen sozialen Gruppe wurde dadurch gezeigt, daß man sich an die Regeln hielt, selbst wenn sie, wie das Stochern in den Zähnen oder das Kämmen des Haares, nur im Stillen ausgeübt werden durften. Bevor eine soziale Praxis tabuisiert werden kann, erreicht sie mit der symbolischen Präsenz eine Art Zwischenstufe des Verschwindens. Darüber hinaus verdeutlicht die kostbare Ausführung der Reinigungsgeräte auch, daß nur eine kleine, wohlhabende Schicht der Gesellschaft sich die aufwendigen Formen der Reinigung des Körpers überhaupt leisten konnte.

Überblickt man die vormoderne Hygienepraxis der Eliten vor 1750, werden umfassende Gemeinsamkeiten zwischen den aristokratischen und wohlhabenden bürgerlichen Schichten innerhalb der Länder Europas deutlich. Die kulturellen Einflüsse des französischen Hofes und die vielfältigen verwandtschaftlichen Beziehungen zwischen den Familien des europäischen Hochadels wie auch die Reisefreudigkeit des wohlhabenden Bürgertums der Kaufleute in den großen Städten lassen es zu, von Gemeinsamkeiten der vormodernen Körperpflegepraxen innerhalb der Eliten der damaligen Zeit zu sprechen. Die Angst vor dem Wasser war nicht nur in Frankreich, sondern auch in den deutschen Ländern des frühen 18. Jahrhunderts die Grundlage der Praxis der Körperpflege.

Das auf antiken humoralpathologischen Annahmen basierende medizinische Gefahrenmodell bot für die Angehörigen der Oberschichten außer der Möglichkeit der sozialen Distinktion durch aufwendige Körperpflegeformen genügend Anlaß, auf die Anwendung von Wasser zu verzichten.[77] Die Bedeutung der Körperpflege zeigt sich in der Notwendigkeit, die Person und deren soziale Zugehörigkeit nach außen darzustellen. Man reinigte sich nicht für sich selbst, sondern für andere, und zwar in der Entgegensetzung zu Wasser und Schmutz, den Reinigungs- und Heilmitteln der Unterschichten. Noch deutlicher als an den dargestellten Formen der Körperreinigung, die auf der Ablehnung und Unterdrückung schlechter und gefährlicher Körpergerüche basieren, läßt sich dieser Zusammenhang an den Formen der Reinigung ablesen, die Mechanismen der sozialen Distinktion nach unten, zu den Unter- und Mittelschichten hin, im Medium der höfischen Repräsentation zum Ausdruck bringen. Die höfische Kleidungweise steht deshalb im Mittelpunkt des nächsten Abschnitts.

c) Im Reich der Blicke. Die Funktion der Kleidung in der höfischen Gesellschaft

Wie sah die Kleidung der Oberschichten im frühen 18. Jahrhundert aus? Betrachtet man Bildmaterial aus jener Zeit, fällt die auf den ersten Blick kaum durchschaubare Komplexität der verschiedenen Kleidungsstücke ins Auge. Man blickt auf ein Gewirr der Festlegungen. Die vielen Knöpfe, Bänder, Tressen, Aufschläge, Rüschen, Falten und Quasten greifen ineinander wie die Glieder eines Kettenhemdes. Die Kleidung erscheint als Panzerung, die beabsichtigte Schwergängigkeit hat Methode: »Entweder binden wir unsere Haare enge an dem Haupte zusammen, oder wir schnallen unter einer Perücke all unsere Kopfadern enge ein; unsern Hals umgibt ein elender Strick« beschrieb der Enzyklopädist Krünitz kritisch die Hauptmerkmale der Herrenkleidung des 18. Jahrhunderts und er fuhr fort: »Unsere Hemden umgürten Hals und Vorderarme; ein enges Wams umpanzert unsern Rumpf; ein Paar Beinkleider umspannen unsere Lenden; Riemen umgürten unsere Knie, und unsere Füße zwingen wir in Schuhe, welche, nebst allem Gefühle, beinahe alle Bewegung ersticken.«[78]

Die Gewohnheit beider Geschlechter, den Körper in die Kleidung einzuschließen wie in einen Panzer, erscheint aus dem Blickwinkel der Abwehr diffundierender chaotischer Stoffe wie Luft und Wasser als eine Fortführung der beschriebenen Praxis des Puderns und Parfümierens. Man wollte seinen Körper nach außen gegen die gefährliche Luft abdichten. Die Kleidung diente, wie das vor den Mund gehaltene spitzenbesetzte Schnupftuch, zunächst dem Zweck, die unreine Luft am Eindringen zu hindern. Deshalb widmete sich Zedler der Frage: »Ob das Halten des Schnupftuches für den Mund bei trüber, neblichter, und ungesunder Witterung was helfe?« und mokierte sich über Mitglieder der feinen Gesellschaft, die »entweder den Hals voller Gewürznelken oder das Schnupftuch vor der Nase haben«.[79]

Unter dem Aspekt der Reinhaltung des Körpers verdient das Hemd besondere Aufmerksamkeit. Es handelte sich meist um ein bis über die Knie reichendes Gewand aus grobem oder feinem Leinenstoff. Als einziges Unterbekleidungstück vereinigte es die Funktionen von Unterhemd, Unterhose und Unterrock.[80] Es war das Kleidungsstück, das dem gefährlichen, schmutzproduzierenden und krankmachenden Körper am nächsten lag.

Betrachtet man die dem Körper zugewandte Seite des Hemdes, diente der Wechsel dieses Kleidungsstücks zunächst dem individuellen Wohlbefinden. Nicht zuletzt, weil er stark schwitzte, pflegte Ludwig XIV. sein Hemd mehrmals täglich zu wechseln.[81] Gemessen an der Häufigkeit des Ungeziefers in der Leib- und Bettwäsche auch in den Wohnungen des Adels verwundert es nicht, wenn die Bevölkerungschichten, die es sich leisten konnten, bestrebt waren, ihre Hemden regelmäßig zu wechseln. Der Hemdenwechsel in der französischen Aristokratie wird deshalb auch mit der Abwehr von Ungeziefer in Verbindung gestanden haben.[82]

Vor dem Hintergrund der wasserlosen Reinigungspraxis ergibt diese Form der Körperreinigung durchaus einen Sinn, denn sie war effektiver als die aus vielen Hinweisen in kulturhistorischen Werken über diesen Zeitraum bekannten »Flöhflecken« oder »Flöhfallen«, die besonders von den Frauen der Gesellschaft unter der Wäsche direkt auf der Haut getragen wurden.[83] Der Hemdenwechsel und der Gebrauch der Flohfallen verschafften vielleicht Linderung, jedoch keine Erlösung von den Qualen durch Ungeziefer. Es gehörte deshalb zu den guten Manieren, wenn man darauf verzichtete, sein Gegenüber auf Läuse und anderes Getier, die über dessen Gesicht und Kleidung liefen, hinzuweisen. »Stelle dich lieber, als sähest du es nicht«, wurde in den einschlägigen Ratgebern empfohlen.[84]

Angesichts der Allgegenwart des Ungeziefers am Körper und in dessen unmittelbarer Umgebung ist es nicht verwunderlich, wenn diese Plagegeister auch in das beschriebene medizinische Gefahrenkonzept mit einbezogen wurden. Läuse und Flöhe am Körper wurden nicht klaglos hingenommen, sondern der Umgang mit Parasiten war angstbesetzt wie der Umgang mit anderen Schmutzstoffen. »Wie viele große Herrn« fragte der Arzt Paullini, »sind von Läusen gefressen worden?«, und er fährt fort, daß alle Natur »würmicht und voll Ungezifer« sei.[85] Der Gelehrte war ein Anhänger der Lehre von der »pathologia animata«, einer Art Proto-Bakteriologie, die sich auf die Vorstellung gründete, daß sich lebende Krankheitsstoffe im Körper befanden und der vom Körper ausgehende Schmutz sich in Form von Ungeziefer in dessen Umgebung verbreitete.[86] Wenn der Körper als Ausgangspunkt der Verunreinigung seiner Umgebung gedacht wurde, dann war es nicht nur bequem, sondern auch sinnvoll, durch häufigen Wechsel des Hemdes gefährlichen Geruch und das ebenso lästige wie gefährliche Ungeziefer zu entfernen.

Da das Hemd als eigentliche Körpergrenze nach außen galt, war folgerichtig der Wechsel dieses Kleidungsstücks die effektivste Reinigungsform des Körpers. Es ist nicht einfach, darüber Aussagen zu treffen, wie oft die Angehörigen der gesellschaftlichen Eliten ihre Hemden tatsächlich gewechselt haben. Zunächst gab es keine festen Regeln, sondern man wechselte das Hemd, wenn man sich unwohl fühlte. In der französischen

Aristokratie scheint man sein Hemd bereits im 16. Jahrhundert sogar täglich gewechselt zu haben. Diese Reinigungspraxis konnte aber einfach das Abwechseln von Tag- und Nachthemd, nicht das Anlegen eines frischen Hemdes meinen.[87]

In Deutschland wechselte man vor 1750 sein Hemd in der Aristokratie und im wohlhabenden Stadtbürgertum erstaunlich häufig: »Die meisten Menschen haben die Gewohnheit, diesen Wechsel alle acht Tage vorzunehmen«, schrieb der anonyme Verfasser eines Aufsatzes mit dem bezeichnenden Titel »Vom Nutzen der Reinlichkeit für die Gesundheit«, der 1757 in einer moralischen Wochenschrift erschienen war.[88] Sollte diese Bemerkung zutreffen, wäre das eine beachtliche Frequenz, denn der Wechsel ist in erster Linie abhängig von der Anzahl der zur Verfügung stehenden Hemden und damit vom Wohlstand des Besitzers. Weil häufiges Waschen viel Zeit erforderte und zudem die Kleidung verdarb, wurde auch in den wohlhabenderen bürgerlichen Haushalten nur drei bis viermal im Jahr gewaschen.

Man kann folglich davon ausgehen, daß für ein wöchentliches Wechseln und anschließendes Waschen des Hemdes mindestens zwölf Hemden pro Person nötig waren. Tatsächlich schrieb die Kaiserin Katharina II. in ihren Memoiren von einem Dutzend Hemden, das ihren gesamten Wäschebestand ausmachte, als sie nach Rußland kam.[89] Hierbei scheint es sich um den Mindestbestand an Hemden, über den ein Angehöriger der vornehmen Welt verfügen mußte, gehandelt zu haben. Georges Vigarello führt für den französischen Adel und das dortige wohlhabende Bürgertum gegen Ende des 17. Jahrhunderts einen Durchschnittsbestand von dreißig Hemden pro Person an.[90]

Jedes Hemd hatte aber zwei Seiten: eine unsichtbare, nach innen, dem Körper zugewandte und eine sichtbare, der Welt zugewandte Seite. Diese repräsentative Außenseite des Hemdes, erkennbar an blendend weißen Spitzenkragen und -manschetten, diente dazu, Rangunterschiede in der höfischen Gesellschaft sichtbar zu machen. Die spitzenbesetzten Kleider und Hemden waren deshalb kostspielige Luxusartikel des höfischen Adels im frühen 18. Jahrhundert.[91] Bereits unter der Herrschaft des »Sonnenkönigs« Ludwig XIV. wurde diese soziale Funktion des Hemdes auf die Spitze getrieben, indem das morgendliche Ankleiden in das Gesamtkunstwerk der Repräsentation mit der Person des Fürsten im Zentrum einbezogen wurde.[92]

Um 1700 hatte in der Kleidungsweise der höfischen Gesellschaft ein Wandel eingesetzt, den man weniger mit dem später einsetzenden bürgerlichen Reinlichkeitsdiskurs und den Warnungen der Ärzte vor Ungeziefer, als vielmehr mit der Struktur der Hofgesellschaft selbst in Verbindung bringen muß. Hier war um 1700 ein Freiraum entstanden, der jedem

Mitglied des Hofes erlaubte, seinen Rang individuell zu zeigen. Der Spiegel als Symbol der Epoche weist noch heute auf diesen Wandel hin. Die Spiegelkabinette der Schlösser schienen die anwesenden Personen zu vervielfältigen. Man konnte sich von allen Seiten beobachten. Neben der Funktion, Würde und Wohlhabenheit auszudrücken, diente die äußere Reinheit der Kleidung dem Ziel, die Übereinstimmung mit geltenden Verhaltensregeln zu zeigen. Wie Puder und Schminke trug auch die Kleidung durch eine eigentümliche »Versachlichung des Körpers« (R. Sennet) zur Formierung eines einheitlichen Sozialcharakters bei. Die Reinheit der Wäsche und der Oberbekleidung galt als Zeichen der Zugehörigkeit zur Hofgesellschaft und der Abgrenzung vom Rest der Bevölkerung.[93]

Als Mitglied der höfischen Gesellschaft wurde nur akzeptiert, wer »in einem ehrbaren Kleide erscheinet, an welchem alles sauber und ordentlich, aber nichts nachlässiges und liederliches zu spüren ist«, wie Julius Berhard von Rohr in seiner Anleitung zur »Ceremoniel-Wissenschaft« (1728) geschrieben hatte. »Propre«, so der Oberbegriff für diese Kleidungsweise, hieß nicht nur reinlich, sondern auch geschmückt, prächtig.[94] Saubere Wäsche war deshalb ein zentrales Element der höfischen Kleidung. Tschirnhauß' »getreuer Hofmeister« (1727) kleidete seine Kritik an unsauberer Hofkleidung in eine lehrhafte Geschichte: »Vor acht Jahren kam ein reisender Teutscher Kavalier auf seiner Retour aus Frankreich in eine Teutsche Fürstliche Residenz; ging des andern Tages passablement angekleidet nach Hofe, und ließ sich dem Fürsten präsentieren. Als er des folgenden Tages in seinem gestrigen Hemde wieder bei Hofe erschien, so fingen die Hofdamen allbereits untereinander an über seinen Aufzug und malproprete zu raisonnieren. Wie er aber den dritten Tag, mit eben dem Hemd wieder dahin kam, und mit zwei Damen al' hombre spielte, sagte die eine zu der andern, als von der Kleidung gesprochen wurde: Es ist doch nichts, was über propere Wäsche geht. Die andere verfügte darauf: Es wäre vor kurzer Zeit ein reisender Kavalier mit dreitägiger Wäsche nach Hofe gekommen, zu dem hätte Madame N. gesagt: Monsieur, ich beklage sie recht sehr, daß sie keine Wäscherin in der Stadt erfragen können ... so will ich ihnen eine gute Waschfrau zuweisen lassen, damit sie künftighin in reinlicher Wäsche bei Hofe erscheinen können.«[95]

Die Empfehlung der freundlichen Aristokratin wird ihre Wirkung nicht verfehlt haben. Auch wer seine Oberkleidung nicht sauber hielt oder diese gar in Gesellschaft beschmutzte, machte sich lächerlich: Ein Anekdotenbuch von 1759 erzählte von einer adligen Dame, die von ihrem Bräutigam vor versammelter Gesellschaft verspottet wurde, weil er, wie er sagte, ohne zu fragen erkennen könne, was seine Braut gerade gegessen habe.[96] Nicht nur am Hof, sondern auch auf der Reise mußten die Angehörigen der Aristokratie auf saubere Kleidung achten. Schließlich befand sich der Reisende höheren Standes auch hier in der Öffentlichkeit. Es konnten sich jederzeit Situationen ergeben, die eine saubere Erscheinung notwendig machten, etwa eine Vorstellung bei Hofe oder eine Einladung zu wichtigen Persönlichkeiten des jeweiligen Ortes.[97]

In der bürgerlichen Literatur wurde die höfische Verbindung von Sauberkeit und Luxus kritisiert. In den bereits erwähnten »Vernünftigen Tadlerinnen« des moralschweren Dichters Gottsched hieß es satirisch über die Nachahmung adliger Verhaltensweisen durch wohlhabende Patrizier: »Die Wäsche muß täglich weiß sein«.[98] Diese Luxuskritik bedeutete jedoch nicht, daß die bürgerliche Nachahmung des galanten Kleidungsideals durchgängig abgelehnt wurde. Die Hamburger moralische Wochenschrift »Der Patriot« schrieb: »Kleide dich ehrbar und reinlich. Ein unsauberes Kleid zeiget ein träges Gemüt«.[99] Saubere Leibwäsche zeigte zu Beginn des 18. Jahrhunderts auch bei wohlhabenden Stadtbürgern die Zugehörigkeit zur guten Gesellschaft und daneben die Verbindung mit den bürgerlichen Sekundärtugenden Arbeit, Leistung und Erfolg. Dies bedeutete nicht einfach eine Übernahme des ursprünglich aristokratischen Modells der sozialen Distinktion durch die Bürger, sondern eine eigenständige Verwendung dieses Verhaltensmusters unter der Leitidee der Sparsamkeit und Häuslichkeit. Die bloß äußerliche Sauberkeit des Hofadels unterschied sich wesentlich von der Reinlichkeit der Bürger. Man muß deshalb fragen, welche Reinlichkeitsvorstellungen innerhalb der Mehrheit des alten Stadtbürgertums, den kleinen Kaufleuten und Gewerbetreibenden um 1750 vorherrschten.

3. Reinlichkeit und Ordnung im alten Stadtbürgertum

a) Wohn- und Lebensverhältnisse in den Städten

Die Mißstände der öffentlichen Reinlichkeit in den deutschen Städten des 18. Jahrhunderts sind bekannt. Die Klage des Würzburger Fürstbischofs, der in einer Straßenreinigungsverordnung aus dem Jahr 1732 davon sprach, daß »ganz ohngescheut nach eines jeden selbstigen Gefallen offene Schütt- und Mistgruben gemacht, aus den Häusern tote Mäus, Katzen und Ratten und von den Gärten allerhand Abraum ... auf die Gassen und Straßen geworfen, offene Mistung aufgeschlagen, dann unter die Tor und Schwibbögen allerlei abscheuliche Unsauberkeiten getragen und ausgeschüttet ... anbei auch die auf die Gassen und Straßen gehenden Kuchel und Abfluß sehr unsauber gehalten« würden, steht für viele gleichlautende Quellen aus diesem Zeitraum.[100]

Die Ursache für die Verschmutzung des öffentlichen Raums ist in den durch eine kontinuierliche Bevölkerungszunahme verursachten beengten Wohnverhältnissen im Stadtgebiet zu suchen. In den Städten des Alten Reichs, das heißt in den etwa 4000 Orten mit einem spezifischen Angebot an handwerklichen Produkten, Waren und Dienstleistungen, mit eigenem Recht und Obrigkeit, lebten gegen Ende des 18. Jahrhunderts etwa 7 Millionen Menschen, also etwa ein Viertel der Bevölkerung.[101] Unter diesen Gemeinwesen befanden sich autonome Reichsstädte und große Fernhandelszentren, fürstliche Residenzstädte und kleine Landstädte, regionale Handels- und Gewerbezentren wie dörfliche Marktflecken mit kommunalem Güteraustausch. Das Problem der Verunreinigung des öffentlichen Bereichs war ein strukturelles Problem aller Gemeinwesen der Frühen Neuzeit, unabhängig von ihrer Einwohnerzahl. Die großen Städte waren jedoch in der Wahrnehmung der Zeitgenossen die Zentren der Verschmutzung. Der mit der Zunahme der Stadtbevölkerung verbundene wachsende Verkehr und Handel hatte im Verlauf des 18. Jahrhunderts zu einer immer stärkeren Verschmutzung der öffentlichen Straßen und Plätze geführt. So verdreifachte sich zum Beispiel die Bevölkerungszahl Berlins in den Jahren von 1685 bis 1709.[102]

Je mehr die Bevölkerung in einzelnen Städten über die Jahrhunderte anwuchs, desto höher und enger wurde dort die Bebauung der Häuser und Hinterhöfe und desto schlimmer die Verunreinigungen der Straßen und Plätze, denn die Anhäufung menschlicher und tierischer Körper auf engstem Raum produzierte täglich eine Unmenge von Fäkalstoffen, deren Beseitigung ein unlösbares Problem für die meisten Kommunen bildete. »Wo auch viel Fahren, Gehen und Reiten wäre, da wäre auch viel Handels und Wandels großer Verkehr- und Nahrung«, beschrieb der Kameralist Paul Jacob Marperger im Jahr 1719 in seiner Schrift »Von Reinigung Der Gassen und Strassen In Grossen und Volckreichen Städten« diesen Sachverhalt.[103]

Besonders »Lutetia Parisiorum, die große Haupt-Stadt Paris« wurde in den zeitgenössischen Quellen häufig als Beispiel einer unglaublichen Verschmutzung genannt. »Die Kotige« [wohl von lat. »lutum« = Kot, Dreck, Schlamm] nannte man diese Metropole des 18. Jahrhunderts. Christian Franz Paullini gab diesen Allgemeinplatz der Zeit des späten 17. und frühen 18. Jahrhunderts wieder, wenn er im Vorwort zu seiner »Dreckapotheke« (1696) fragte: »Woher hat aber Lutetia seinen stolzen Namen als vom Dreck?« Auch die Berichte aus anderen europäischen Großstädten gleichen sich in der Beschreibung der Städte als großen Kloaken. Karl Ludwig v. Pöllnitz beschrieb die Sümpfe in den Vorstädten von Paris und verglich die dortige Verunreinigung mit der großen Unsauberkeit Londons. Auch Erich Pontoppidan schrieb in einem »Quodlibet von Wien« vom dortigen »Gestank und Kot in allen Gassen«.[104]

Die Wohnkultur der zünftigen Handwerker, der mittleren Beamten und der Hofbediensteten in den kleineren und größeren Städten Süddeutschlands war durch die bestehende Bauart der Wohnungen und durch die Anlage der Städte vorgegeben. Da die meisten Bürgerhäuser nicht frei, sondern eng umbaut standen, konnten nicht alle Stuben und Kammern die gleiche Größe haben. Schmale Giebelseiten und tiefe Bauweise machten die Räume eng und dunkel. Um Heizmaterial zu sparen, wurden die kleinen Fenster während der Heizperiode selten geöffnet.[105] Für Abortanlagen war in den engen Behausungen der städtischen Handwerker häufig kein Platz vorhanden. Das »Secret« im Hinterhof, meist neben oder über dem Misthaufen war deshalb allgemein üblich.[106] Die ebenfalls gebräuchlichen Abtritte in den Quergängen zwischen den Häusern wurden häufig von den Bewohnern mehrerer Häuser gemeinsam benutzt.

Ging es um die Reinigung dieser Lokalität, war Streit zwischen den Parteien an der Tagesordnung. Wo jede Möglichkeit fehlte, seinen Abtritt zu nehmen, wie in Berliner Mietwohnungen um 1700, wurden Kübel von eigens dazu bestellten Tagelöhnerinnen morgens und abends gegen Bezahlung aus dem Haus getragen und in die Spree geleert.[107] Wegen der beschriebenen Raumnot, aber auch aus Bequemlichkeit waren unterschiedliche mobile Hygienemöbel wie Handbecken, Handfässer, Räucherbecken, Gießkannen, Nachttöpfe und Nachtstühle, vereinzelt sogar Badewannen und Badebecken verbreitet. Zedlers Lexikon nannte unter dem Stichwort »Kammer-Becken« das »einem jeden wohlbekannte Geschirre ... welches gemeiniglich seinen Stand unter dem Bette, oder gleich nahe bei demselben in einer Schlafkammer zu haben pfleget«.[108]

Das Gießfaß zählte im 16. Jahrhundert in süddeutschen Haushalten zum festen Inventar der Stube. Durch das Aufdrehen eines Hahnes konnte man sich ein wenig Wasser über die Hände laufen lassen. Darunter befand sich auf einem Unterschränkchen ein Becken, das die Flüssigkeit auffing. Neben der Stubentüre hing das »allgemeine Handtuch« über einem Stab. Diese Gießfässer waren zu einer umfangreicheren Reinigung des Körpers nicht geeignet. Sie verschwanden deshalb in Süddeutschland während des 18. Jahrhunderts.[109] Die Wände der engen Stuben und Kammern des kleinen und mittleren Bürgertums waren gekalkt, die Böden gedielt und mit Sand bestreut. Dazu wurde mit einem »Sand-Sieb« der vorher gewaschene und reine Sand »klar und rein gesiebet und ausgestreuet ... damit der Unflat nicht so gleich an dem Fußboden haften kann«, wie das Frauenzimmerlexikon schrieb.

Man kann sich vorstellen, daß die Staubentwicklung in diesen Wohnräumen zur Verschlechterung der Luft nicht wenig beitrug. An Stelle der Naßreinigung wurde eine Räucherung mit Wachholder und anderen geruchsintensiven Kräutern empfohlen und wohl auch praktiziert, wie das in

Inventaren gelegentlich auftauchende »Räucherbecken« zeigt. In vornehmen Haushalten waren kostbare Parfümbrenner in Gebrauch, die für eine Verbesserung der Raumluft sorgen sollten, denn das Öffnen der Fenster garantierte in den Städten des frühen 18. Jahrhunderts keineswegs einen Zustrom an frischer Luft.[110]

Bei den weniger wohlhabenden Einwohnern trug die Verbindung von Wohnung und Arbeitsraum sowie die zur Nahrungssicherung notwendige Viehhaltung zur Verschlechterung der hygienischen Wohnzustände bei. Die Gewerbeproduktion und Subsistenzwirtschaft der meisten stadtbürgerlichen Haushalte war mit der Produktion einer Fülle von natürlichen Abfallstoffen verbunden. Viele Handwerke hatten weniger einen »goldenen« als einen schmutzigen Boden. Der Mediziner Johann Christian Ackermann berichtete aus den Werkstätten der Tuchmacher über »Gefäße, in welche die Arbeiter insgesamt harnen, und den Harn darin so lang stehen lassen, bis er fault, wo sie ihn alsdann erst brauchen«. Auch die Gerber verunreinigten die Stadt, indem sie das stinkende Wasser, in das die Häute eingelegt waren, einfach auf die Straße kippten. Aus den Werkstätten der Seifensieder und Lichterzieher schließlich »verbreitet sich ein äußerst ekelhafter, mancherlei Zufälle verursachender Gestank«.[111]

b) Städtische Verordnungen zur öffentlichen Reinlichkeit

Alle flüssigen oder festen Schmutzstoffe, die sich in den Häusern und Höfen der Bürger ansammelten, landeten über kurz oder lang auf den öffentlichen Straßen und Plätzen und führten zu den vorn beschriebenen unhygienischen Zuständen. Es war deshalb seit dem Bestehen der Städte eine der zentralen Aufgaben der städtischen Obrigkeit gewesen, für eine wirksame Reinigung des urbanen Raums zu sorgen. Wirtschaftsexperten wie der Kameralist Marperger, Architekten wie Joseph Furttenbach, aber auch Philosophen wie Christian Wolff hatten auf die Notwendigkeit städtischer Verordnungen zur Straßenreinigung hingewiesen.[112]

Vor dem Hintergrund der Kenntnis des humoralpathologischen Gefahrenmodells hatten besonders die Stadtärzte vom 16. Jahrhundert ab auf die lebensbedrohliche Verbindung von Stadt und Krankheit aufmerksam gemacht. Der Frankfurter Stadtarzt Joachim Struppius hatte in seiner 1573 erschienenen »Nützlichen Reformation zu guter Gesundtheit«, dem ersten deutschen Lehrbuch der öffentlichen Hygiene, in einem eigenen Kapitel auf »allerlei Sauberkeit und Reinigung der Luft und Städte« hingewiesen. Er hatte darin ein Bündel von Forderungen zur Reinhaltung der Luft in den Städten vorgelegt. Die Straßenreinigung an festen Wochentagen, das Verbot des Ausgießens von Flüssigkeiten, das nächtliche Entsorgen des

Abtrittinhalts, die Entfernung von Nutztieren aus dem städtischen Kernbereich und das Verbot der Beerdigung in Kirchen gehörten zum Kernbestand seiner Forderungen.[113]

Die Gassenordnungen des frühen 18. Jahrhunderts waren (wie die ähnlich strukturierten Pestordnungen) in den meisten deutschen Städten nach dem immer gleichen jahrhundertealten Schema aufgebaut. Zu Beginn warnte die Obrigkeit vor dem krankmachenden Gestank und tadelte die mangelnde Bereitschaft der Bürger zur Sauberhaltung der Gassen und die laxe Befolgung der bisherigen Verordnungen. Dann wurden die Bürger verpflichtet, ihren häuslichen Unrat entweder in den Höfen aufzubewahren oder in ordentlichen Haufen vor der Türe abzulegen, damit er von Landwirten abgeholt werden konnte. An bestimmten Tagen in der Woche, besonders an Samstagen und vor Festtagen, sollten die Straßen gekehrt werden. Das Ausgießen von Flüssigkeiten aller Art wurde streng verboten. Marktbesucher sollten verursachte Verunreinigungen selbst beseitigen. Misthaufen an öffentlichen Plätzen wurden nicht geduldet. Den Beschluß dieser Verordnungen machten regelmäßig eine Strafandrohung bei Zuwiderhandlung.[114]

Drei argumentative Schwerpunkte der Behörden lassen sich besonders hervorheben: Zum einen die Tendenz zur Privatisierung des Schmutzes. Der von den einzelnen Haushalten produzierte Schmutz durfte nicht mehr an öffentlichen Orten gelagert werden. Auch das Ausgießen von Flüssigkeit aus dem Fenster und das Ablegen von Unrat auf der Straße wurden als eine Verletzung der öffentlichen Sphäre angesehen.[115] Die städtische Obrigkeit trieb mit ihrer Verordnungspolitik die Trennung der öffentlichen von privaten Räumen voran. Der Schmutz wurde als Kennzeichen der Vermischung der Bereiche betrachtet. Schon im 16. Jahrhundert wurde vom Würzburger Stadtrat gefordert, »welcher ein heimlich Gemach wollte haben, sollt dasselbig inwendig seines Hauses haben«. Auch für die Stadt Zürich lassen sich diese Tendenzen zur Verhäuslichung der Defäkationsvorgänge schon frühzeitig belegen. Das der städtischen Mandatspolitik zugrundeliegende medizinische Gefahrenkonzept unterstützte den Prozeß der Privatisierung des Schmutzes..[116]

Zum anderen läßt sich eine Verknüpfung von Sauberkeitszyklen und religiösen Vorstellungen beobachten: »Am Sonntage die Straßen und Märkte solcher Gestalt rein sein mögen«, befahl eine Brandenburgische Verordnung um 1700.[117] Hier zeigt sich eine Verbindung von obrigkeitlichen und kirchlichen Reinigungsvorstellungen. Die schmutzige Stadt galt als das Sinnbild des durch die Sünden der Menschen verschmutzten Erdkreises. Der Zusammenhang von Hygiene und Moral bedeutet, von der Seite der Moral aus betrachtet, die Instrumentalisierung stadthygienischer Maßnahmen zur Aufrechterhaltung einer universalen Vorstellung von der

Ordnung des Daseins. Dieses Bestreben fand seinen Ausdruck darin, die Gesundheitsvorsorge in die allgemeine Lebensordnung der Kommune einzubinden.

Schließlich ist die verstärkte soziale Kontrolle der städtischen Unterschichten und Randgruppen durch die Behörden hervorzuheben. Die Bettelei wurde in Pestzeiten verboten, »weil das Bettelgesind ... sich unsauber hält und unordentlich lebt«, wie es in der Wiener Pestordnung hieß. Auch die Behörden der Reichsstadt Nürnberg befahlen, daß die Einwohner der Stadt sich »der Beherbergung fremder und der Contagion halber berüchtigten Personen sich allerdings zu enthalten« hätten.[118] Darin findet sich in den städtischen Gefahrenkonzepten zur Abwehr von Schmutz und Unreinlichkeit frühzeitig eine Verbindung von Schmutz und sozialer Distanzierung. Die Bedrohung durch kranke Personen wurde zunehmend der Bedrohung durch Arme gleichgesetzt.

Maßnahmen zur Reinlichkeit erschienen so im Stadtbereich auch als Aufforderungen zur sozialen Distinktion der Stadtgemeinde von den städtischen Unterschichten. Kontumazanstalten nach italienischem Muster wurden in Pestzeiten seit dem 17. Jahrhundert verstärkt gefordert und auch eingerichtet. An diesen Orten sollten verdächtige Waren und Personen, besonders Stadtarme, in Quarantäne genommen werden.[119] Auch bei der Verbindung von Sauberkeit und sozialer Kontrolle spielten religiös motivierte Vorurteile eine Rolle. Die Würzburger »Judenordnung« vom 1. Juni 1750 bezog sich auf das angeblich »unflätige Hauswesen« der Juden, die »sogar Krankheiten verursachen« konnten. Die Wahrung der Sauberkeit der Stadt diente hier zum Vorwand für Disziplinierungsmaßnahmen wie der Visitation der einzelnen Haushaltungen und schließlich der Androhung der Ausweisung von »unreinen« Andersgläubigen.[120]

Die Bedeutung der Regelhaftigkeit der städtischen Polizeyordnungen erschließt sich dann, wenn man sie in Bezug zum allgemeinen Begriff der »Ordnung« als Grundlage menschlichen Zusammenlebens setzt. Nimmt man den Begriff »Ordnung« in seiner Bedeutung als festgesetzte Regel und »Stufenfolge, Reihenfolge«, wird der Grund deutlich, warum die Pest- und Gassenordnungen in regelmäßigen Abständen erneuert wurden. Diese Praxis zielte auf das Zusammengehörigkeitsgefühl und die Aufrechterhaltung des sozialen Friedens der Bürger in den Städten. »Ordnung« meint hier »äußerliches Geordnetsein«, mithin einen Zustand der Aktzeptierung sozialer Herrschaft. Die Ordnung bildete das zentrale Motiv der traditionellen Sozial- und Machtstrukturen. Die Aufsicht über die Straßen in den Städten diente der Darstellung obrigkeitlicher Gewalt. Zur Kontrolle der Straßen gehörte deshalb auch ihre Reinhaltung. Die reinliche Stadt bildete nach außen den Ausdruck dieser Ordnung. Wenn man diese elementare Bedeutung des Begriffspaars »Ordnung und Reinlichkeit« berücksichtigt, lassen sich die Versuche der städtischen und auch staatlichen Obrigkeiten zur Entfernung des Schmutzes mit dem modernen Staatsbildungsprozeß in Verbindung bringen und damit dem Staat eine Rolle bei der Veränderung von Geruchstaxonomien zumessen.[121]

Der Schmutz war ein Ausdruck der Bedrohung dieser lebenswichtigen Ordnung, weil er das soziale Gefüge der Stadtbewohner störte. Die Maßnahmen zur öffentlichen Reinlichkeit verbanden sich im Bewußtsein der Stadtbewohner mit der öffentlichen Kontrolle durch die Obrigkeit. Ihr Bemühen um Ruhe, Ordnung und Gesundheit fand seinen Ausdruck in einer umfassenden Regelung zur Kontrolle des öffentlichen Lebens, die in weiten Teilen den Bedürfnissen der Stadtbürger entgegenkam, denn die unsichere Lebens- und Arbeitssituation eines Großteils der kleinbürgerlichen Stadtbevölkerung verlangte ein hohes Maß an Verhaltensnormierung und Disziplin. »Es liebet nur ein reiner Geist, was Reinligkeit und Schönheit heißt«, hieß es im beliebten und verbreiteten Weigelschen Ständebuch (1698) unter der Abbildung eines »Kehrichtführers«.[122]

Überblickt man die Maßnahmen zur Reinigung der Städte, läßt sich hier ebenso wie für die ländlichen Unterschichten und die aristokratischen und stadtbürgerlichen Eliten eine Verbindung von täglicher Hygienepraxis und Gefahrenkonzepten ausmachen. Während für die ländlichen Unterschichten die religiöse Bedeutung des Wassers Vorrang hatte und im höfischen Adel das medizinische Gefahrenkonzept in distinktive Verhaltensweisen umgesetzt wurde, läßt sich aufzeigen, daß besonders in den mittleren Schichten der ehrbaren Stadtbürger, deren Leben von einem hohen Maß an gegenseitiger sozialer Kontrolle und Verhaltenssicherheit bestimmt war, die medizinischen und religiösen Gefahrenvorstellungen einer Bedrohung durch den Schmutz auf dem Umweg über die Kontrollversuche der Behörden verstärkt Eingang gefunden haben.

Diese zünftigen Handwerker waren vorrangig an kollektiven Verhaltensweisen orientiert. Gemeinsame Bedürfnisse und Interessen, Qualitätsanforderungen und Preisbestimmungen bestimmten die Handlungen. Das stark entwickelte Sicherheitsdenken wie auch die Orientierung an Normen der Sparsamkeit und Ordnung wurden durch die teilweise recht kümmerlichen wirtschaftlichen Verhältnisse notwendig. Einfachheit und Enge bestimmten nicht nur die Lebensverhältnisse, sondern auch den Bewußtseinshorizont dieser Schichten.[123] Dieser außenorientierte Lebenszuschnitt, die soziale Zwischenlage des Kleinbürgertums im Gefüge der ständisch differenzierten Stadtgesellschaft machten seine Angehörigen für kollektive, obrigkeitlich verordnete Reinigungsrituale, etwa des samstäglichen Straßenkehrens, besonders empfänglich.

Die gemeinsame Reinigung des städtischen Raumes zeigte das Bedürfnis nach Stabilität wie auch die Bereitschaft zur Konformität mit den gemeinsamen Normen und zur Unterordnung unter die obrigkeitliche Gewalt. An diese kleineren und mittleren selbständigen Hausbesitzer und Gewerbetreibenden richteten sich die obrigkeitlichen Gassenordungen und Regelungen zur Kehrichtabfuhr. Die häufige Wiederholung der Gassenordnungen führten dazu, daß besonders das städtische Zunftbürgertum (und das aus diesem hervorgehende spätere Kleinbürgtum) das Begriffspaar Ordnung und Reinlichkeit im Verlauf des frühen 18. Jahrhunderts in seinen Normhorizont integrieren konnte.

Die deutschen Städte des 18. Jahrhunderts bildeten durch die Kombination medizinischer und lokalobrigkeitlicher Intervention einen weiteren Kristallisationspunkt des traditionellen Reinlichkeitsverständnisses. Auf örtlicher Ebene etablierte sich frühzeitig eine Zusammenarbeit der Experten, welche die wenig später einsetzende staatliche Hygienepolitik vorwegnahm. Die medizinischen Vorstellungen vom menschlichen Körper als Ansteckungsherd, die Vorstellung eines Kreislaufs des Schmutzes förderten das Engagement der Behörden, die Reinlichkeit des öffentlichen Raumes zu erreichen und damit den Kreislauf von Körper, Schmutz, Krankheit und Tod zu durchbrechen.

Überblickt man diese drei Schwerpunkte des Reinlichkeitsverständnisses der verschiedenen Kulturen in der ständischen Gesellschaft, fallen außer den erwähnten Unterschieden auch Gemeinsamkeiten ins Auge. Zum einen die Abhängigkeit der praktischen Verhaltensweisen der Körperpflege von den religiösen und den medizinischen Gefahrenkonzepten. Beides zusammen sorgte für den festen Halt der Einzelnen im sozialen Kollektiv. In allen beschriebenen Bereichen stand nicht das Individuum im Vordergrund, sondern der kollektive Körper im öffentlichen Raum. Ob das wilde Flußbad, ein Hofball oder der Marktplatz, immer ging es darum, sich innerhalb einer Gruppe von Gleichstehenden als zugehörig zu zeigen.

Das Wasser war zumindest in den gesellschaftlichen Eliten nicht als Reinigungsmittel erkannt, sondern galt selber als flüssiger Unrat. Die Stadt als kollektiver Körper praktizierte wie der Adel eine kollektive Trockenwäsche. Die Vorstellung einer Reinigung des Körpers und der Stadt unter Verzicht auf das verdächtige Medium Wasser ist deshalb so bemerkenswert, weil sie die Grenze des traditionellen zum modernen Reinlichkeitsverständnis markiert. Der Prozeß der kulturellen Modernisierung und die damit verbundene Umwertung der Werte konnte nur beginnen, wenn auf der Basis struktureller Veränderungen in der Gesamtgesellschaft die überlieferten Gefahrenkonzepte einer fundamentalen Kritik durch die Experten unterzogen wurden. Die Karten wurden neu gemischt. Es waren die Angehörigen alter und neuer Expertengruppen, die das Individuum und seine Fähigkeiten in den Mittelpunkt ihrer Betrachtungen stellten.

Zweiter Teil

III. Strukturen des Wandels

1. Durch Aufklärung zur »bürgerlichen Gesellschaft«. Der Wandel der Kommunikationsstrukturen

Die Aufklärung ist nicht nur ein Konglomerat von Ideen, sondern sie ist von ihrer sozialen Trägerschicht, den bürgerlichen Gruppen und ihrem Lebensstil »Bürgerlichkeit« nicht zu trennen. Diese neuen bildungs- und wirtschaftsbürgerlichen Schichten begannen im Verlauf des 18. Jahrhunderts zusammen mit der absolutistischen Beamtenschaft die alten, reformunfähigen städtischen Oberschichten zu verdrängen und soziale und kulturelle Neuerungen durchzusetzen. Die philosophische Aufklärung trat seit dem Beginn des 18. Jahrhunderts mit dem Programm an, die vernünftige Ordnung der Welt zu erkennen. Christian Wolff verkündete im Jahr 1721 seinen Lesern: »Mein gegenwärtiges Vorhaben ist, gründlich und ausführlich zu zeigen, wie die Menschen mit vereinigten Kräften ihre Glückseligkeit befördern können.«[1] Die Idee der Glückseligkeit wurde mit einer Aufwertung von Vernunft und Kritik verbunden. Kritik bezog sich in der frühen deutschen Aufklärung weniger auf eine grundsätzliche Änderung der äußeren Herrschaftsverhältnisse, sie zielte vielmehr auf die kulturellen Ausdrucksformen dieser Herrschaft, besonders auf den repräsentativen Lebensstil des höfischen Adels und der städtischen patrizischen Oberschichten, die ihm nacheiferten.[2]

Die mit der Forderung Wolffs nach einer Verbindung von Moral und Politik angestrebte Kodifizierung neuer Verhaltensmuster war der Ausdruck eines Rationalisierungsprozesses, der die bewußte Umgestaltung der Menschen von innen nach außen zum Ziel hatte. Alle Wertbegriffe wie Ordnung, Fleiß, Sparsamkeit orientierten sich an der Mittellinie der Mäßigkeit. An dieser Achse wurden Bewußtsein und praktisches Verhalten aufeinander bezogen. Der redliche Bürger verzichtete auf jeden Aufwand. Sein Motto war die tugendhafte Weltzugewandtheit und maßvolles Behagen auf der Basis erworbener materieller Sicherheit. Ohne klare Vorstellungen war diese Leitidee von den Intellektuellen der Aufklärung nicht durchsetzbar:

»Aufklärung in allen Ständen besteht eigentlich in richtigen Begriffen von unseren wesentlichen Bedürfnissen«, notierte Georg Christoph Lichtenberg gegen Ende des Jahrhunderts der Aufklärung.[3] »Begriffe« meint hier nichts anderes als »auf den Begriff bringen«, inhaltlich bestimmte Verhaltensregeln, die mit den Bedürfnissen der sozialen Praxis übereinstimmen sollten.

Die diskursive Entwicklung neuer normativer Verhaltensmuster gehörte zum Kernbestand der deutschen Aufklärung, die sich auch in Deutschland seit dem Beginn des 18. Jahrhunderts durchzusetzen begann. Alte Tugenden wurden der Kritik unterworfen, neue Werte rückten ins Zentrum der Vorstellung von einer vernünftigen Gesellschaft. Die Praxisbezogenheit dieser Tugenden macht ihre Verbreitung im sozialen Raum erforderlich. »Erziehung zur Bildung« kann man deshalb dieser Epoche als Motto voranstellen. Das Erziehungsprogramm der Aufklärung war zwar der Idee nach für alle Menschen gedacht, in der Praxis aber auf bestimmte bürgerliche Schichten eingegrenzt, deren soziale Zwischenlage zwischen standes- und klassengebundenen Intentionen die Befolgung des neuen Wertekanons »Bürgerlichkeit« notwendig machte. »Bildung« meinte also die Fähigkeit des Individuums, sich in einer neuartigen, kollektiv gestalteten Lebenssituation, in der Gemeinschaft mit anderen Bürgern zurechtzufinden.

Will man für den Zeitraum von 1750 bis 1800 von Bürgern sprechen, dann muß man berücksichtigen, daß es sich dabei zunächst um sehr heterogene Gruppen handelte, die nur eine Minderheit von 5 bis 15% der Gesamtbevölkerung der deutschen Staaten im 18. und frühen 19. Jahrhundert stellten. Die Forderung nach einem neuen Menschenbild wurde nicht von den Angehörigen des alten Stadtbürgertums (Kleinbürgertum, Kaufmannschaft, Stadtpatriziat), sondern von neuen bürgerlichen Gruppen getragen. Neben dem zunächst zahlenmäßig kaum in Erscheinung tretenden Wirtschaftsbürgertum aus Manufaktur- und Fabrikbesitzern ist das Bildungsbürgertum *die* soziale Aufsteigerschicht des 18. Jahrhunderts. Dieses Bildungsbürgertum war keine homogene soziale Gruppe, sondern es umfaßte verschiedene Berufsklassen unterschiedlicher Herkunft: akademisch gebildete Verwaltungsbeamte, Juristen, Theologen, Professoren, Lehrer und Ärzte. Auch jüngere Adlige waren in den expandierenden Bürokratien des Staats und der Städte in wachsender Zahl beschäftigt. Diese Funktionseliten wiesen einige Gemeinsamkeiten auf: Universitätsstudium, Expertenwissen, soziale Exklusivität und einen spezifischen Lebensstil, der eine Abgrenzung nach oben und unten im sozialen Raum zum Ausdruck brachte.

Dieser Lebenstil der »Bürgerlichkeit« umfaßte charakteristische Gemeinsamkeiten der Auffassung von Privatheit und Öffentlichkeit, von Haus und

Familie, von der Regulierung der Affekte und von individueller Aufstiegsorientierung, vom Erwerb materieller Besitztümer und schließlich auch vom Umgang mit dem eigenen Körper. Wollte man Glückseligkeit, das höchste Ziel der frühen Aufklärung, erlangen, mußte man zuallererst die »Erhaltung und Wiederherstellung der Leibes-Gesundheit« beachten, wie Christian Thomasius in seinem »Entwurf der Politischen Klugheit« (1710) gefordert hatte.[4] Die diesen Lebensstil tragenden neuen bildungsbürgerlichen Gruppen bildeten, wie gesagt, kein homogenes Sozialmilieu. Ihre Vertreter lebten in großen und kleinen Städten und auf dem Land. Gemeinsam war ihnen die Mischung aus ständischen und klassenspezifischen Einflußfaktoren, aus lokalen ständischen Privilegien und Abhängigkeiten vom überregionalen Arbeitsmarkt. Vor diesem sozialen Hintergrund werden die Ziele der Aufklärer verständlich: Religionskritik, Adelskritik und Kritik der ständischen Ungleichheit sowie die Forderung nach menschlicherer Gesetzgebung, verbesserter Verwaltung, Pressefreiheit, Rechtsgleichheit entstanden aus konkreten Erfahrungen mit der absolutistischen Verwaltung und Gesellschaft.

In dieses neue Bürgertum wurde man nicht mehr nur hineingeboren, sondern man mußte sich in beiden Geschlechtern auch seinen Platz erwerben. Dazu war Bildung notwendig, sowohl im engeren Sinn von Ausbildung und Fachwissen als auch in der ständigen Selbstvervollkommung durch spezifische Verhaltensmuster: Arbeit, Leistung, Mäßigung. Diese Bedeutung von Menschenbildung im weiteren Sinn machte das Erziehungsprogramm der Aufklärung aus. Der Kampf gegen Vorurteile und Luxus, sowie die Befreiung aus dem Korsett der Tradition sind die Themen der vorwiegend männlichen Bildungsbürger, die selbstbewußt den sozialen und kulturellen und politischen Wandel mitgestalteten.

Dazu bediente man sich einer Vielzahl teils neuartiger Kommunikationsformen: moralische Wochenschriften, Tageszeitungen, Kalender, Almanache und Romane erreichten einen umfangreichen literarischen Markt, der zur Vermittlung neuer Tugenden zwischen Experten und Publikum und zu einer bis dahin unerreichten Expansion der bürgerlichen Öffentlichkeit beitrug. Die Vielzahl der lokalen Leihbibliotheken, Lesekabinette und -gesellschaften, der Theater und geselligen Vereine gehörten ebenso zum dichten Kommunikationsnetz wie die Geheimbünde der Freimaurer und Illuminaten, die im Verborgenen ihre Ziele zu erreichen suchten, und die offenen »patriotischen Gesellschaften«, freie Gelehrten- und Bürgervereinigungen, die Vorträge und Preisfragen zu gemeinnützigen Zwecken und zur praktischen Umsetzung zivilisierter Verhaltensmuster veranstalteten und durch eigene Zeitschriften in Stadt und Land verbreiteten. Hier trafen sich bildungsbürgerliche Funktionseliten mit Wirtschaftsbürgern und den progressiven Angehörigen des alten Stadtbürgertums und des ländlichen

Adels und sprachen über Probleme aus Politik und Gesellschaft und ihre mögliche Lösung.

Das Ziel dieser und anderer moralisch-sittlicher Anstalten war außer der Lösung von konkreten Sachproblemen die Selbsterziehung und Selbstdisziplinierung der bildungsbürgerlichen Eliten. Die mannigfaltigen Vereinigungen der Bildungsbürger waren jeweils für sich genommen Modelle einer noch zu verwirklichenden »Bürgerlichen Gesellschaft« der Freien und Gleichen, die den Kern des neuen, reformorientierten Staatswesens bilden sollte: »Auch der Staat ist eine Gesellschaft von Bürgern, die sich vereiniget haben, mit vereinbarten Kräften ein gewisses Bestes zu erreichen«, wie der österreichische Reformer Joseph v. Sonnenfels sich ausdrückte.[5]

Diese euphorischen Bekenntnisse dürfen weder über den realen Ausschluß von bildungslosen Kleinbürger- und besitzlosen Unterschichten von der diskursiven Geselligkeit der Bürger noch über die insgesamt geringe Verbreitung der Lesefähigkeit hinwegtäuschen. Zwar sprengte die entstehende bürgerliche Öffentlichkeit die engen Grenzen der einzelnen Städte und Territorien, die Stadt als sozialer Raum und darin etwa 10% gebildeter Leser markierten aber die Grenzen der Aufklärung. Wohlstand und Muße als Grundbedingung der Teilnahme an der bürgerlichen Öffentlichkeit schlossen, auch wegen der teilweise hohen Mitgliedsbeiträge für Lesegesellschaften, städtische Handwerker bereits weitgehend aus und sorgten für soziale Distanz.

Es scheint auf den ersten Blick ein Widerspruch, daß die Aufklärung einerseits die grenzenlose Verallgemeinerung von bürgerlichen Tugenden meinte, andererseits vielfältige soziale Distanzierungen nach unten im sozialen Raum bewirkte. Hier handelte es sich aber um zwei Seiten derselben Münze. Die aktive Teilnahme am Diskurs um die Entstehung neuer Tugenden und die Lösung drängender Gesundheits- und Erziehungsprobleme war an diejenigen männlichen Bürger gebunden, die nicht nur Bereitschaft zur Kooperation mit den alten Herrschaftsstrukturen bekundeten, sondern auch bereits über die nötige Verinnerlichung der neuen Verhaltensmuster Ordnung, Fleiß und Leistungsbereitschaft verfügten.

2. Der Wandel der Familienformen

Außer dem allgemeinen Problem der Weitergabe von Wertmustern war die Vermittlerrolle der Pädagogen bei der Durchsetzung neuer Wertvorstellungen besonders durch strukturelle Veränderungen innerhalb der neuen gesellschaftlichen Gruppen notwendig geworden, in deren Gefolge die sozialen Figurationen der Kernfamilie und als Folge davon die Kindheit zu neuen Schwerpunkten bürgerlichen Lebensgestaltung aufgestiegen waren. Soziale und kulturelle Gründe waren für den Wandel der Familienform gleichermaßen ausschlaggebend. Die neuen bildungsbürgerlichen Schichten der Justiz-, Hof- und Domänenräte, der akademischen Mediziner, Prediger und Lehrer unterschieden sich von der Lebenswelt der alten stadtbürgerlichen Handwerker und Kaufleute, aus der sie oft hervorgegangen waren, nicht nur durch ihre individuelle Aufstiegsorientierung, ihr rationales Handeln und ein entsprechendes neues Körperbewußtsein, sondern auch durch eine Trennung der Berufsrolle vom Privatleben.

Die tendenzielle Ablösung des bislang dominierenden Modells der traditionellen Hauswirtschaft als Produktions- und Erwerbsgemeinschaft durch die bürgerliche Kleinfamilie war auch durch die medizinische Reform des Körperbewußtseins und die Zurichtung des Individuums auf die Maximierung von Erwerbschancen durch Arbeit und Leistung unterstützt worden. Der saubere, gesunde Körper galt als Grundvoraussetzung für die gesteigerte Kraft zum Erwerb. Eine Folge der Intensivierung und Rationalisierung der Erwerbstätigkeit war die Suche nach einem Ausgleich und das Verlangen, Rückzugsorte der Ruhe und Erholung zu schaffen. Dabei waren die beiden Räume einander funktional zugeordnet. Die Fluchtpunkte der Intimität sollten durch die Trennung der Bereiche Arbeit und Familie die nötige Basis für Regeneration im häuslichen Kreis gewährleisten.

Der Rückzug vom kollektiven Leben ins Private war aber auch ein Ersatz für die mangelnde Integration der Bürger in das Sozialgefüge der traditionellen Gesellschaft. Die Familie bildete eines von mehreren Feldern des geselligen Lebens für den modernen Bürger. Schließlich hatte sich auch der Lebensraum der Mehrheit der Bürger, die Stadt, verändert. Das Wachstum der Städte und die Zunahme der dortigen Bevölkerung ließen Unsicherheit und ein Gefahrenpotential entstehen, die einen verstärkten Rekurs auf den familiären Binnenraum zur Folge hatten. Die Konzentration der Bürger auf ihre Familie hatte durch die Betonung der gefühlsmäßigen Bindungen der Ehepartner Auswirkungen auf das Verhältnis von Mann und Frau zueinander.

Eine emotionalisierte Partnerwahl, die Hervorhebung von Liebe, Zärtlichkeit und Freundschaft trat neben die bisher ausschlaggebenden Kriterien der standes- oder vermögensgleichen Heirat, ohne sie vollständig zu ersetzen. Mit der Differenzierung der Geschlechterrollen war der Mann zunehmend auf die Sphäre des Öffentlichen festgelegt, während der Aufgabenbereich der Frau sich immer mehr auf den familiären Binnenraum beschränkte. Durch die Ausgliederung des Gesindes aus dem familiären Kernbereich wurden Eltern und Kinder zu seinen Zentralfiguren, wobei sich eine gefühlsbetonte Atmosphäre von der traditionellen, instrumentell auf Zuarbeit der ganzen Hausgemeinschaft angelegten Familienform unterschied.[6]

Dieser nur kurz skizzierte Wandel der Familienformen hatte auch Veränderungen für die Rolle der Kinder wie der Rolle des Jugendlichen beider Geschlechter und die Auffassungen vom Charakter der Kindheit und Jugend zur Folge. Der Wandel der Familienstruktur und der Wandel der Kindheit waren eng miteinander verbunden.[7] Strukturell hing diese Herausbildung erster Formen der bürgerlichen Kindheit im späten 18. Jahrhundert mit der Entlastung der Kinder des wohlhabenden Bürgertums von der Erwerbsarbeit zusammen. Die Kindheit galt nun als Übergangszeit, als Vorbereitung auf die Erwachsenenrolle.[8] Durch die Trennung der Produktions- von der Reproduktionssphäre und die dadurch bedingte Emotionalisierung des Binnenbereichs ergaben sich aber fünf Problemkreise, welche die ökonomische Basis der Erwerbsarbeit, den innerfamiliären Zusammenhalt und schließlich das Selbstbewußtsein der Einzelnen als soziale Gruppierung betrafen.

Erstens war durch *Erfahrungsverluste* der behütete bürgerliche Nachwuchs von der Produktionssphäre und damit von der bisherigen Quelle der Erfahrung und Einübung in die Erwachsenenrolle ausgeschlossen. Durch den Prozeß der Vergesellschaftung in kleinen, selbstbezogenen Familieneinheiten verlor das Kind den Kontakt zur Arbeitswelt. Zentrale Fragen des menschlichen Lebens, etwa die Bedeutung der Erwerbsarbeit und die Wahl des späteren Berufs, das Verhältnis der Geschlechter zueinander und die Einbindung in das bestehende ständische System der sozialen Ungleichheit mußten deshalb auf dem Erziehungsweg vermittelt werden.

Zweitens war in den kleinen familiären Einheiten mit der angestiegenen Gefühlsverbundenheit und Intimität auch eine steigende Befriedung des Innenraums eine *Affektkontrolle und Zivilisierung* gefordert. Neue Verhaltensweisen zwischen Eltern und Kindern mußten einerseits aufeinander abgestimmt werden, die Personen mußten sich andererseits auf engstem Raum voneinander abgrenzen, um ihre Individualität zu wahren. Deshalb spielte die Erziehung der Individuen zur Triebunterdrückung mit dem Ziel der Schaffung des »wohltemperierten Bürgers« (U. Nassen) eine wichtige Rolle. So stand in einem Anstandsbuch mit dem Titel »Moderne Höflichkeitsregeln« (1788) zu lesen: »Du sollst keinen anderen Affekt in dir aufkommen lassen als die Begierde, alle deine Affekte zu zähmen, und keine andere Lust lieb gewinnen, als das Vergnügen allen Lüsten abzusagen, und selbe zu verachten.«[9]

Drittens verlangten die skizzierten Individualisierungsprozesse nach einer *Generalisierung* neuer Wertvorstellungen zunächst innerhalb, dann außerhalb der Familie und nach verstärkter Gewichtung von spezifisch bürgerlichen Formen der Vergesellschaftung und deren Verankerung im

Zentrum der einzelnen Persönlichkeit. Die Allgemeingültigkeit moralischer Normen wurde notwendig, weil sie die Aufnahme der Wertmuster für den Einzelnen vereinfacht und Verhaltenssicherheit im persönlichen und geselligen Umgang schuf. Ein verbindliches Moralsystem erzeugte in Zeiten gesellschaftlichen Wandels Sicherheit und Zusammenhalt unter sozial Gleichen, weil es anstelle noch ungenügend verankerter allgemeiner Rechtsnormen tritt.[10] Berechenbarkeit und Stabilität sind Grundvoraussetzungen eines funktionierenden Wirtschaftslebens. Die ausgetauschte Währung, die Tugenden, sind nach Maßgabe der ökonomischen und sozialen Vernunft frei konvertierbar: Sprache, Gebärden und Habitus sollen normiert werden, alte Unterschiede der bürgerlichen Gruppen sollen abgeschliffen und neue, etwa ökonomische und soziale Ungleichheiten durch gemeinsame Verhaltensmuster der »gesitteten Stände«, worunter der Pädagoge Johann Heinrich Campe das Bildungsbürgertum und den niederen und höheren Adel, »die Fürsten mit eingeschlossen«, verstand, überdeckt werden.[11]

Viertens gab es das Problem des *Informationsanstiegs.* Mit dem sozialen Wandel und den daraus sich ergebenden Problemen einer Modifizierung sozialer Rollen stieg der Grad an neuen Informationen, die an die nachfolgende Generation weitergegeben werden mußten. Der geforderte neue Umgang mit dem Körper hatte den Grad des notwendigen Wissens erhöht und gleichzeitig verändert. Vieles, was man bisher an Informationen aus der Umgebung aufgenommen hatte, war nicht mehr gültig. Der Vorgang der Enkulturation mußte in Zeiten der Grundlegung eines neuen gruppenspezifischen Habitus besondere Bedeutung gewinnen, weil bürgerliche Wertvorstellungen immer wieder aufs neue gelernt werden mußten. Sekundäre Tugenden wie Ordnung, Fleiß und Sparsamkeit sind dem Menschen nicht angeboren, sondern müssen im Erziehungsprozeß verinnerlicht werden.

Fünftens stellte sich das Problem der *geschlechtsspezifischen Differenzierung.* Abhärtung und sozialer Aufstieg sollten für den Mann, Reinlichkeit und Ordnung im Haushalt für die Frau als verbindliche Normen gelten. Der Mann benötigte die nach außen sichtbare körperliche Reinlichkeit zum sozialen Aufstieg, die Frau als Zeichen eines geordneten Haushaltes, moderner Kindererziehung und für die kontinuierliche Beziehung der Ehepartner zueinander. Das neue, von den medizinischen Experten im Diskurs des Bildungsbürgertums etablierte Modell eines auf Reinlichkeit gegründeten individuellen und leistungsstarken Körperbewußtseins mußte auch in den nachfolgenden Generationen verankert werden, wenn die Aufstiegsorientierung und der Leistungswille Bestandteil eines neuen, auch nach außen erkennbaren bürgerlichen Habitus werden sollte. Die Notwendigkeit des sozialen Aufstiegs wurde zur Tugend umgedeutet.

Die Wünsche der aufgeklärten Bildungsbürger waren keine Kopfgeburten, sondern Reaktionen auf ihre veränderte Lebenswirklichkeit. Die Aufstiegsorientierung des Einzelnen, der Erwerb von Tugenden, die jeder im Verlauf seines Lebens erlernen mußte, um zur Gemeinschaft der Bürger zu gehören, waren eine existentielle Notwendigkeit. Haus, Ehe und Familie wurden deshalb nicht nur zum Ersatz für ständische Bindungen, sondern auch durch die Trennung von Arbeitsplatz und Wohnung zum geschützen Innenbereich, wo die Kinder die nötige Zuwendung zum Aufbau wichtiger Einstellungen und Motivationen fanden.

Die neue bürgerliche Kernfamilie setzte sich zwar vom bisher gültigen normativen Grundmuster des »ganzen Hauses« als Einheit von Produktion und Konsumtion ab, in der neuen bürgerlichen Familie wurde aber auch produziert: hier war der Ort der konkreten Umsetzung bürgerlicher Tugenden. Die Ausdifferenzierung der Geschlechtscharaktere erweiterte die Aufgaben der Frauen: Häuslichkeit, Fleiß, Sittsamkeit und besonders Reinlichkeit waren nicht mehr nur, wie in der Hausväterliteratur, funktionale Tugenden im Sinn eines reibungslosen Betriebsablaufs, sondern sie wurden zu Elementen des bürgerlichen Lebensstils aufgewertet, der in der folgenden Zeit auch für andere Gesellschaftsschichten bestimmend war.

3. Auf dem Weg zum bürokratischen Verwaltungsstaat

Außer den Veränderungen in Teilbereichen der Gesellschaft ist die gewandelte Rolle des Staates der entscheidende Faktor des beginnenden kulturellen Modernisierungsprozesses gewesen. Beide Faktoren griffen ineinander, da die neuen Bildungsbürger häufig mit administrativen Aufgaben im Herrschaftsapparat betraut waren. In der beginnenden Epoche des aufgeklärten Absolutismus hatte sich auch die Politik der Landesherren gewandelt. Sowohl in einigen kirchlichen Herrschaftsgebieten Süddeutschlands als auch in den bevölkerungsreichen Staaten Preußen und Österreich kommt dem Prozeß der inneren und äußeren Staatsbildung, besonders des Ausbaus des staatlichen Verwaltungsapparates und der Intensivierung der Herrschaftstechnik Bedeutung zu. Die Verwaltungswissenschaften bildeten den Kern dieser Politik der Reglementierung mittels rationaler Methoden der Effizienz und der zentralen Planung.

Im Vordergrund standen zentrale Problemlösungen der Entwicklung des Landes mit bürokratischen Mitteln. Auf wirtschaftlichem Gebiet wurden die Staatseinnahmen zentralisiert, um eine Übersicht über den Staatshaushalt zu erhalten. Auf dem Gebiet der Sozialpolitik ging es darum, mit Hilfe des Instruments der Polizeyordnungen eine planmäßige Umgestaltung des

Alltags der Menschen in möglichst vielen Bereichen zu erreichen. In den Schriften der Verwaltungsreformer verlagerte sich der Akzent von der bloßen Erhaltung des Bestehenden, wie sie in den städtischen Polizeyordnungen im Vordergrund gestanden hatte, zur Vermehrung des Vermögens des Staates durch gezielte Wirtschafts- und Bevölkerungspolitik. Als Mittel dazu nannte der Kameralist Johann Heinrich v. Justi in seiner »Staatswirtschaft« (1758) eine »gelinde Regierung«, eine »vernünftige Freyheit für die Untertanen« und einen »guten Nahrungszustand« der Bevölkerung. Von einem staatlich geförderten Manufakturwesen sollten Bevölkerung und Kassen des Landesherren gleichermaßen profitieren.

Ein wichtiges Element der Förderung des wirtschaftlichen Wandels durch staatliche Direktiven bildete auch der Ausbau der Verkehrswege. Politische Grenzen, landesherrliche Geldnöte und hohe Bau- und Unterhaltskosten verhinderten zwar vielerorts den Bau von »Kunststraßen«. Je nach der Tat- und Finanzkraft des Landesfürsten waren jedoch schon in der Mitte des 18. Jahrhunderts erhebliche Verbesserungen im Straßenbau eingetreten. Das Land Württemberg nahm hierbei eine Vorreiterrolle ein. Schon 1750 hatte dort die Verbesserung des Straßenbaus nach dem Vorbild der französischen Chausseen mit dem Ausbau der Straße zwischen Ludwigsburg und Stuttgart begonnen. Württembergische Straßen zählten um 1800 mit etwa 300 km ausgebauter Strecke zu den besten im Alten Reich. Mit diesen Maßnahmen war auch eine Intenisivierung der Kontrolle der Untertanen verknüpft. Joseph v. Sonnenfels formulierte das Programm des aufgeklärten Absolutismus wenige Jahrzehnte zuvor so: »Die unumschränkte Gewalt ist diejenige, die bis in das Innerste dringt, und nicht weniger über den Willen als die Handlungen ausgeübet wird«.[12]

Bis zum Ende des Alten Reiches waren diesen staatlichen Reformansätzen enge Grenzen gesteckt: Die traditionellen gesellschaftlichen Machteliten des Adels und des Klerus verteidigten ihre Einflußsphären ebenso wie die Gremien der städtischen Selbstverwaltung. Viele der kleinräumigen, autonomen Reichsterritorien wurden von den Reformmaßnahmen der führenden Staaten ebensowenig erfaßt wie die Alltagswelt eines Großteils der städtischen und ländlichen Bevölkerung, deren traditionelle Volkskultur gegen die Disziplinierungsbemühungen von oben vorerst resistent blieb. So sind etwa die großangelegten Reformen in Österreich unter Joseph II., mit Ausnahme der Neuordnung des Rechts- und Militärwesens, schon unter ihm und seinem Nachfolger Leopold II. weitgehend abgeblockt und durch vielfältige Formen der Bevormundung und Überwachung ersetzt worden. Die Wirkung des Refomabsolutismus erstreckte sich deswegen zunächst auf eine Modernisierung des bürokratischen Herrschaftsapparates größerer Territorialherrschaften und auf die berufliche und gesellschaftliche Aufwertung einer kleinen Funktionselite akademisch gebildeter Beamter vom Fürstendiener zur Amtsperson mit teilweise weitreichenden Befugnissen. Ein wichtiger Grund für die vorläufige Schwerfälligkeit der Reformen ist die riesige Schuldenlast und wachsende Neuverschuldung der meisten Staaten Süddeutschlands und Österreichs gewesen.

Im Zuge der territorialen Neuordnung Europas im Zeitalter Napoleons erfuhr die absolutistische Reformpolitik einen neuen Anschub, der sich in den deutschen Staaten sehr unterschiedlich geltend machte. Während sich in Preußen eine starke Bürokratie zumindest auf Regierungsebene etablieren konnte, erlangten die von Napoleon erzwungenen, vom Staat durchgesetzten Maßnahmen der »defensiven Modernisierung« besonderes Gewicht durch die territoriale Neuordnung und inneren Reformen im Süden und Westen Deutschlands. Die Säkularisierung der geistlichen Besitztümer und die Mediatisierung kleinerer Standesherrschaften bedeuteten für die meisten süddeutschen Staaten einen bedeutenden Landgewinn. Hier wurde erst jetzt eine moderne und effektive Verwaltungsstruktur im Sinn einer Systematisierung und Rationalisierung von staatlicher Herrschaft bis in den lokalen Bereich aufgebaut. Dazu zählten die Verstaatlichung der selbständigen Gemeindeverwaltung, die Einschränkung adeliger Herrenrechte, die staatliche Aufsicht über alle öffentlichen Angelegenheiten sowie ein dichtes Netz von Verordnungen und Vorschriften, die nicht nur die Städte, sondern auch ländliche Gebiete einbezogen.

Besonders die Reform der Erziehungspolitik, etwa die Einführung der allgemeinen Schulpflicht (in Bayern 1802) ist hier zu nennen: Volksschule und Kirche wurden als staatliche Instrumente der Volkserziehung bewußt vereinnahmt, die finanziellen Grundlagen des Bildungssystems neu geordnet und eine einheitliche Kultusbürokratie geschaffen. Mit Maßnahmen zu religiöser Toleranz und der Einführung eines konstitutionell-repräsentativen Verfassungswesens trat der Staat in Süddeutschland auch als Motor der gesellschaftlichen Modernisierung und als Partner des aufstrebenden Bürgertums auf.

Die Einführung der allgemeinen Wehrpflicht in Bayern mit dem Konskriptionsgesetz von 1812 erlaubte erstmals einen umfassenden Zugriff auf breite Teile der Landbevölkerung. Trotz zahlreicher Umgehungsmöglichkeiten durch die Söhne finanzkräftiger Eltern führte die Dienstpflicht langfristig zu einer Aufwertung des Militärs und militärischer Verhaltensmuster. Weiter enthielt das Reformbündel eine Neuordnung der Agrar- und Gewerbeverfassung. Die Entlassung der ländlichen Bevölkerung aus alter Abhängigkeit und Dienstverpflichtung und die Umwandlung von Sach- in Geldleistungen markierte als »Bauernbefreiung« den langlebigen Übergang zur marktorientierten Agrarwirtschaft. In Süddeutschland und Österreich wurde dieser bereits um 1780 begonnene Reformprozeß erst um die Mitte des 19. Jahrhunderts abgeschlossen. Auch Maßnahmen zur

Gewerbereform wurden mit der Schwächung der Zünfte und der Aufhebung der inneren Zollgrenzen in Bayern 1808 zügig in Angriff genommen, man verzichtete jedoch auf eine generelle Liberalisierung der Wirtschaftsverfassung.

Zeigen all diese Maßnahmen zwar die Vorreiterrolle des Staates, darf man doch nicht übersehen, daß eine allgegenwärtige Bürokratie in Zeiten schneller Veränderungen auch bremsen konnte. Aus Angst vor der Übervölkerung erließ etwa die Regierung in Bayern Heirats- und Niederlassungsbeschränkungen für Besitzlose, umständliche Zensurverordnungen erschwerten die Ausbreitung einer bürgerlichen Öffentlichkeit. Auch auf wirtschaftlichem Gebiet hemmte das Mißtrauen der Behörden die notwendige Kapitalkonzentration in Aktiengesellschaften in industriellen Großprojekten und damit die wirtschaftliche Entwicklung des Landes. Immerhin: Mit der Bürokratiereform setzte sich in allen Ländern eine bürgerliche Beamtenschaft als Herrschaftsinstrument des bürokratischen Absolutismus durch. In viele staatliche Verordnungen flossen deshalb Ideen und Vorstellungen ein, die sich erst seit wenigen Jahrzehnten in den heterogenen Schichten des deutschen Bürgertums etabliert hatten.

Auf dem Gebiet des Gesundheitswesens wurde mit der Einführung der Blatternimpfung auf Staatskosten in Bayern 1807 ein großer Schritt nach vorne getan, wenn auch die hygienischen Verhältnisse der Landbevölkerung bis weit ins 19. Jahrhundert hinein noch katastrophal blieben. Mit der Einrichtung großer Reformkrankenhäuser (von denen weiter unten ausführlich gehandelt wird) stellten vielerorts spätabsolutistische Landesherren die Gesundheitspolitik in den Mittelpunkt der Maßnahmen zur Erhaltung der Arbeitskraft. Die teilweise Umsetzung von Programmpunkten der »medizinischen Policey«, die verbesserte Kontrolle der ärztlichen Ausbildung und des Hebammenwesens, eine straffe Verordnungspolitik zur Seuchenprophylaxe und Gewerbehygiene, schließlich auch die etwa in Franken anbefohlene Verbreitung von Schriften zur Gesundheitserziehung auf dem Land trugen dazu bei. Der Anteil der Etablierung neuer Reinlichkeitsnormen und der Beitrag der bürgerlichen Reformmedizin ist der Gegenstand der folgenden Abschnitte.

IV. Die Herausbildung eines neuen Körperbildes in der Medizin zwischen 1750 und 1800

Die sozialen, wirtschaftlichen und kulturellen Veränderungen standen in enger Wechselwirkung mit veränderten Vorstellungen vom menschlichen Körper und von seinen Funktionsweisen. Die alten medizinischen und religiösen Gefahrenkonzepte des Mittelalters und der Frühen Neuzeit hatten ausgedient. Schmutz und Verunreinigung standen nicht mehr für kollektive Gefahrenlagen, sondern die Pflege des individuellen Körper als Arbeitsinstrument stimmte mit den Erfahrungen der aufstiegsorientierten Bürger überein. Gesundheit und Leistung wurden miteinander verknüpft. Der Zentralbegriff Reinlichkeit rückte in den Mittelpunkt des neuen medizinisch-moralischen Diskurses, weil er den neuen bürgerlichen Schichten den Aufbau eines komplexen Weltbildes ermöglichte, in dessen Mittelpunkt der gesunde, leistungsfähige Körper stand. Der Beitrag der medizinisch-naturwissenschaftlichen Fachdiskurse zur psychosozialen Konstituierung der bürgerlichen Gesellschaft läßt sich um das zentrale Argument der Reinhaltung des Körpers und seiner Umwelt herum gruppieren. Die Teilnehmer am Diskurs über Reinlichkeit waren Mediziner, die sich dezidiert als Angehörige der sozialen Formationen des Bürgertums verstanden. Bürgerliche Moral und bürgerliche Medizin sind ab 1750 nicht zu trennen.[1]

Das Ziel der Mediziner war deshalb die Verbreitung der neuen Erkenntnisse vom Körper in der Gesamtgesellschaft durch Popularisierung im Rahmen der Kommunikationsgemeinschaft wie durch die Instrumentalisierung der spätabsolutistischen Staatsmaschine.[2] Der Sozialtypus des zweifach – innerlich und äußerlich – kontrollierten Bürgers wurde auf der Grundlage eines neuen Verhältnisses zum Körper geformt. Seit 1750 arbeiteten die medizinischen Experten an einem neuen Koordinatensystem von Krankheit und Gesundheit als verbindliches Orientierungsmuster individuellen Verhaltens. Im Gesundheitsdiskurs der Aufklärung war der Körper nicht mehr, wie in den humoralpathologischen Gefahrenkonzepten der Frühen Neuzeit, den drohenden Gesundheitsgefahren passiv ausgesetzt, sondern durch die Analyse der Gefahrenstoffe Luft und Wasser wie auch die Neubestimmung des Wechselverhältnisses Körper-Umwelt durch die Erweiterung der Hautfunktion vom einfachen Reinigungsorgan zum Ort wechselseitiger Diffusionsprozesse wurden die argumentativen Grundlagen zur Durchsetzung einer neuen Reinlichkeitspraxis geschaffen.

1. Leistung und Emfindsamkeit. Zur doppelten Funktionsbestimmung der Haut

Im Verlauf des frühen 18. Jahrhunderts entfernte sich die medizinische Theoriebildung von der alten Vorstellung vom Maschinenmenschen. Die Vertreter des biomechanistischen Gefahrenkonzeptes, wie der Arzt Friedrich Hoffmann, hatten den Körper vorrangig als Transportsystem von Schmutzstoffen gesehen und folglich die innere Reinigung des Körpers in den Vordergrund des ärztlichen Wirkens gestellt. Die neuen psychodynamischen Lebenskonzepte, die auf den Überlegungen der Mediziner Albrecht von Haller und Georg Ernst Stahl zur Affektenlehre gründeten und, vermittelt durch die verbreitete Erregungstheorie des Brownianismus, in Hufelands diätetisch fundierten Lebenskraftkonzept um 1800 ihren Höhepunkt fanden, drängten nun in den Vordergrund der medizinischen Theoriebildung.[3]

Man hatte im Gefolge der Frühaufklärung begonnen, den Körper nicht als seelenlose Maschine, sondern als lebendigen Organismus zu betrachten. In diesem Zusammenhang wurde die Aufmerksamkeit der Experten auf ein Körperteil gelenkt, das bisher (aus den vorn angeführten Gründen) wenig Interesse gefunden hatte: die Haut des Menschen. Die neue Beurteilung der Haut als Außengrenze des Körpers durch die Medizin der Aufklärungszeit war das Resultat der Neubewertung des menschlichen Körpers überhaupt. Dieser wurde nicht mehr durch die Kleidung, sondern durch die Haut geschützt und umfaßt. Sie galt nun als das »Kleid des ganzen Menschen«, wie der Begründer der Wasserheilkunde, Johann Sigmund Hahn im Jahr 1754 schrieb.[4] Die Neubewertung der Haut und des Wassers war eng miteinander verbunden. Daher gilt es zunächst, die Funktionsbestimmung der Körperoberfläche näher zu betrachten.

Für die zweite Hälfte des 18. Jahrhunderts lassen sich zwei neuartige Argumentationslinien hinsichtlich der Funktionsbestimmung der Haut unterscheiden. Beide bringen die enge Anbindung des medizinischen Diskurses an gesellschaftliche Veränderungen zum Ausdruck. Das war zum einen die Verknüpfung der Reinigungsfunktion der Haut mit Aktivität und Bewegung, zum andern die mit der Erkenntnis der Doppelfunktion der

Haut einhergehende Wechselwirkung des individuellen Körpers mit seiner Umgebung. Das »Bürgerliche« an der neuen Aufmerksamkeit für die Haut war die Verknüpfung mit der Tugend der Arbeitsamkeit. Der arbeitende Körper rückte in den Vordergrund der Betrachtung. Die Verschiebung der fachmedizinischen Aufmerksamkeit von den inneren Körperfunktionen nach außen hing mit der moralischen Aufwertung des arbeitenden, leistungsfähigen Körpers im Bürgertum eng zusammen.

Wurde der passive, träge Kollektivkörper des Adels durch Brechmittel und Klistiere gereinigt, reinigte sich der Bürger durch Bewegung. Die Haut mußte deshalb elastisch, biegsam und luftdurchlässig sein. In den Debatten der medizinischen Experten über die Bedeutung der Haut spiegelt sich die neue Leistungsethik der bürgerlichen Schichten. Die Haut galt als »Fortgang der Gedärme«, wie der Mediziner Karl Wilhelm Friedrich Struve 1754 urteilte.[5] Entscheidend ist die um 1750 feststellbare Schwerpunktverlagerung der Aufmerksamkeit der Ärzte von der inneren Reinigung des Körpers durch den Darmtrakt, der sich die Medizin bis dahin verschrieben hatte, zu dessen äußerer Reinigung durch die Haut. Diese galt seither als »Hauptweg der Natur«.[6]

Diese Schwerpunktverlagerung wurde möglich durch die Verknüpfung der Faktoren Reinigung und Bewegung. Mit der beginnenden Hochschätzung von Arbeit und Leistung betonten die bürgerlichen Ärzte die Notwendigkeit und die Bedeutung des Schwitzens. Der arbeitende, fleißig tätige Körper gab beständig Feuchtigkeit ab. Die Arbeit oder Bewegung überhaupt war der Gesundheit förderlich, weil mit dem Schweiß Unreinigkeit aus dem Körper geschwemmt wurde.[7] Andererseits bestand der Schweiß nach Meinung der Ärzte aus einer öligen, schmutzigen Feuchtigkeit. Denn die aus der Haut austretenden Dünste »feuchten die Haut an und vermischen sich mit dem Staube und Schmutze«. Es entstehe eine Schmutzrinde, welche die Schweißlöcher der Haut zunehmend verstopfe.[8] Diese Schmutzrinde galt nicht länger als Schutz der Haut, sondern umgekehrt als nachteilig für die Gesundheit.

Der von der Haut ausgeschiedene Schmutz war Ausdruck eines zwar gesunden, aber gefährdeten Körpers. Deshalb sollte jeder Mensch auf seine Ausdünstung achten. Die Reinigung der Körperoberfläche hielt die Haut und damit den gesamten Körper gesund und arbeitsfähig. Man wartete nicht mehr bis zum Eintreten des Krankheitsfalles, sondern man war in der Lage, vernünftig und vorausschauend seine Gesundheit durch Reinhaltung der Haut zu bewahren.[9] Die Lehre von der Erhaltung der lebensnotwendigen Hautfunktion durch die Reinlichkeit wurde in den folgenden Jahrzehnten zum tragenden Element der medizinischen Vorstellungen vom Körper und dessen Gesunderhaltung. »Man kann unmöglich gesund sein und bleiben, wenn die Ausdünstung unterbrochen wird«, hatte der fürstliche Leibarzt Franz Anton May 1793 in seinen »Medizinischen Fastenpredigten« geschrieben.[10] Der berühmte Mediziner Hufeland schließlich war der Meinung, daß die gesunde Haut täglich »über drei Pfund überflüssige und schädliche Feuchtigkeiten ausdampft«. Auch hier begegnet die Verbindung von Haut und Arbeit: Je mehr der Körper des Menschen in Tätigkeit versetzt werde, desto stärker sei die Ausdünstung, die man ja in flüssiger Form bei arbeitenden Menschen beobachten könne, meinte Hufelands Fachkollege, der Würzburger Medizinprofessor Senfft. Die Haut sei nicht mehr bloße Schale und Schutz des Körpers, sondern »ein von der Lebenskraft in Tätigkeit erhaltenes und belebtes Organ«.[11]

Um die Jahrhundertwende hatte noch eine weitere Erkenntnis zur Aufwertung der Haut beigetragen. Die Lehre von der Ausdünstung der Haut wurde durch die aufgekommene Lehrmeinung erweitert, daß die Haut nicht nur Feuchtigkeit ausdünste, sondern auch Luft einsauge: Der Göttinger Physikprofessor Georg Christoph Lichtenberg bezeichnete deshalb die Haut als das eigentliche Organ des Ein- und Ausatmens. Der Mensch, meinte er, atme mit dem ganzen Körper, ohne es zu wissen.[12] Auch Hufeland nannte die »höchstwunderbare Organisation, gewisse Teile der uns umgebenden Luft einzusaugen« als wichtige Funktion der Haut.[13] Durch die Haut stehe der Mensch mit der den Körper umgebenden Welt in der unmittelbarsten Verbindung. Die Haut wurde als »Membran« angesehen, die den Körper mit den umgebenden Stoffen Luft und Wasser verband. Diese Membran wurde nach Vorstellung der Mediziner durch »aushauchende« und »absorbierende« Gefäße gebildet. Die aus der Hautfunktion abgeleiteten Transpirations- und Absorbtionsvorgänge bildeten die Grundlage für die Forderung der Experten nach einer Reinigung der Körperoberfläche.[14]

Hufeland machte die Aufmerksamkeit auf eine geregelte Hautfunktion zur Basis seiner Lehre von der Lebenskraft. In seinem vielgelesenen Werk von der »Kunst, das menschliche Leben zu verlängern«, einem der Höhepunkte medizintheoretischer Konzepte des 18. Jahrhunderts, hatte er geschrieben, daß ohne gesunde, offene, gestärkte und belebte Haut keine Wiederherstellung und Erhaltung der Lebenskraft möglich sei. Die Selbstheilungkräfte des menschlichen Körpers, für Hufeland das Hauptprinzip des langen Lebens, konnten ohne gesunde, reine Haut nicht in Gang gesetzt werden, denn die Haut sei das »Hauptorgan der Crisen, d. h. der Naturhilfe in Krankheiten«. Die Pflege und Kräftigung der Haut war für Hufeland deshalb eine grundlegende Frage der Kultur.[15]

Mit diesen Formulierungen wies er über die Grenzen der medizinischen Theoriebildung hinaus. Wenn er an anderer Stelle davon schrieb, daß in der Haut »ein großer Teil des Gefühls unserer Existenz« und »ein Teil unserer Humanität« liege, deutet das auf die vorn genannte Verbindung von

Gesundheit und Moral und damit im weiteren Sinne auf die Verbindung von Reinlichkeit und Bürgerlichkeit um 1800 hin.[16] Neben der Verbindung der Hautfunktion mit den Tugenden der Arbeit und Leistung, existierte noch ein zweiter Schwerpunkt: Nicht Stärke und Kraft, sondern Empfindung, Zartheit und Gefühl standen hier im Vordergrund.

Im Jahr 1753 hatte der Arzt Albrecht von Haller in seiner Arbeit »De partibus corporis humani sensibilibus et irritabilis« die Empfindungskraft und Reizbarkeit der Nerven als Grundlage alles menschlichen Lebens interpretiert.[17] Zusammen mit dem einige Jahrzehnte später aufkommenden »Brownianismus«, dessen Begründer, der schottische Arzt John Brown, mit seiner Theorie von der Reizbarkeit des Organismus große Beachtung unter Medizinern und Laien fand, war die Lehre von der Nervenreizung (»Sensibilität«) für die Beurteilung der Hautfunktion von großer Bedeutung, denn die Haut galt als der Sitz von »unendlich vielen und kleinen Nervenfasern«, wie sein Kollege Senfft dies ausdrückte.[18] Die Dichte, Feinheit oder die Härte von Körpern wurde durch die Haut gefühlt. Durch ihre Elastizität reagierte die Haut auf Hitze und Anstrengung mit vermehrter Ausdünstung, auf Kälte, Furcht, Schrecken, Nervenschwäche und Trägheit mit unterdrückter Ausdünstung.[19] Um eine geregelte Ausdünstung zu erhalten, müsse man sich sowohl vor Kälte als auch vor Hitze in acht nehmen, hatte Franz Anton May deshalb geraten.[20]

Die Popularität der Erregungslehre um 1800 läßt sich erklären, wenn man die gesellschaftliche Bedeutung berücksichtigt, die der Haut im Zeitalter der Empfindsamkeit zugewiesen wurde. War die Haut das Organ der Empfindung, war umgekehrt die Mode der Empfindsamkeit einer der Gründe für die Hochschätzung der Haut nicht nur innerhalb der Ärzteschaft. Albrecht von Haller war nicht nur ein wichtiger Vertreter der wissenschaftlichen Theorie der Nervenreizung, sondern auch der Verfasser des empfindsamen Gedichtes »Die Alpen« (1729), das großen Einfluß auf die zeitgenössische Dichtung ausübte. Unter empfindsamen Bürgern rückte die Haut als Organ der sinnlichen Wahrnehmung neben Augen und Nase. Über die Haut wurde nicht nur die Beziehung des Individuums zur unbelebten Natur geregelt, sondern die Haut war auch ein geselliges Organ.

Ob zarte Berührung des anderen in traulicher Zweisamkeit oder der Kuß beim tränenvollen Abschied: Die Rolle der Empfindsamkeit im Bürgertum bei der Zügelung heftiger Leidenschaften und dunkler Triebe fand ihre Entsprechung in der verstärkten Aufmerksamkeit für die Haut und die Oberfläche des Körpers.[21] So ging die genaue Beobachtung der Hautfunktion auch hier Hand in Hand mit der Propagierung moralischer Wertvorstellungen. Der Arzt Weikard wußte ein »schreckliches Anektdötchen« von den Folgen des »unreinen Küssens« zu erzählen. Er verband die gesundheitlichen Gefahren der körperlichen Ausdünstung mit den moralischen Gefahren eines lockeren Lebenswandels in der ausführlichen Beschreibung der Fährnisse eines Kavaliers, der sich durch den mit unreinem Atem begleiteten Kuß einer Frau von zweifelhaftem Rufe schreckliche Entzündungen an den Augen und arthritische Schmerzen in den Gliedern zugezogen habe.[22]

Die Kehrseite der geselligen Funktion der Haut, die Einsaugung von Gefahrenstoffen, diente neben der Warnung vor unerlaubter Triebabfuhr auch der Aufrechterhaltung sozialer Distanz. Weikards Fachkollege May warnte die Mütter von Säuglingen davor, ihre Kleinen von unsauberen Kindsmägden küssen zu lassen. Das hätte unweigerlich Ausschläge zur Folge. Die gleiche Vorsichtsmaßregel verbiete es, Kinder mit Dienstboten in einem Bett schlafen zu lassen, da deren scharfe Ausdünstungen die Haut der Kinder krank machten.[23] In Scherfs »Archiv der medizinischen Polizey« wurde bereits die Frage diskutiert, ob das gemeinsame Trinken evangelischer Christen aus dem Abendmahlskelch nicht Anlaß zum Austausch gefährlicher Krankheitsstoffe gebe.[24]

Die Haut war durch ihre Doppelfunktion nicht nur nötig zur Gesunderhaltung des arbeitenden Körpers, sondern stand auch im Zentrum des bürgerlichen Affekthaushaltes und bürgerlicher Moral als Mittler sozialer Kontakte und sozialer Gefahren. Nicht nur die individuelle Gesundheit, sondern auch die Berücksichtigung sozialer Unterschiede war zum wesentlichen Teil an die Gewährleistung der Hautfunktion geknüpft. Die doppelte Funktionsbestimmung der Haut war für die Herausbildung eines gemeinsamen bürgerlichen Habitus von zentraler Bedeutung. Beide Geschlechter wurden von den Gesundheitsexperten in die Pflicht genommen, wenn es um die Pflege dieses wichtigen Organs ging.

2. Die Versachlichung des Umgangs mit der Luft. Pneumatische Chemie und »Luftgüteprüfungslehre«

Die Entdeckung der Hautfunktion als Organ des Ein- und Ausatmens stand im Zusammenhang mit den im gleichen Zeitraum intensivierten naturwissenschaftlichen Untersuchungen der Wirkungen der Luft auf den Organismus. Die Luft galt um 1800 unter Experten, um das Resultat dieser Entwicklungen vorwegzunehmen, nicht mehr als eine einfache, elementare Substanz, sondern als ein aus unterschiedlichen Elementen zusammengesetztes »Gas«, ein Begriff, den laut Krünitz der zu Beginn des 17. Jahrhunderts tätige Brabanter Arzt Johann Baptist van Helmont zuerst gebraucht hatte.[25]

Die maßgebliche Parallele zur Bestimmung der Hautfunktion bildete die Entdeckung des Doppelcharakters der Luft. Diese wurde nicht mehr vorrangig als Gefahrenquelle gesehen, vor der man sich mit Räucherung schützen müsse, sondern mit der Entdeckung der Atmungsvorgänge als lebensnotwendig und gesundheitsfördernd erkannt. Die Phlogistontheorie des Hallenser Klinikers Georg Ernst Stahl erwies sich als wichtiger konzeptioneller Anstoß zur Unterscheidung verschiedener Luftarten. Darin hatte Stahl die Eigenschaften aller Stoffe auf ihre jeweilige Brennbarkeit, auf den Gehalt zurückgeführt. Das »Phlogiston« galt ihm als die Grundsubstanz bei Verbrennungsvorgängen.

Aber erst durch die Experimente des englischen Predigers Joseph Priestley und die Beiträge des deutschen Forschers Scheele gelang die Isolation und Identifizierung des Sauerstoffs und die chemische Erklärung von Verbrennungsprozessen.[26] Damit war die Grundlage zur Erklärung von chemischen Atmungsvorgängen gelegt. Beim Atmen wurde, hatte Priestley festgestellt, der atmosphärischen Luft der Anteil an Lebensluft entzogen und Stickluft zurückgelassen. Auch ein gesunder Mensch verderbe durch Ausatmen die umgebende Luft mit Brennstoffen. Die große Anzahl der in Städten wohnenden Menschen verdarb folglich die Luft entsprechend stärker. Andererseits hatten die Untersuchungen ergeben, daß der Körper aus der Luft den Grundstoff seiner Lebenskraft ziehe.[27]

Die Folge des wissenschaftlichen Nachweises des Doppelcharakters der Luft war eine Zergliederung in unreine und reine, brennbare und nicht brennbare Bestandteile. Die Chemiker des 18. Jahrhunderts begannen die Gefahrenquelle »Luft« durch analytische Zergliederung gleichsam aufzulösen. Man unterschied Luftarten, die zum Atmen geeignet waren, von solchen, die dem Körper schädlich waren. Der Aufschwung der pneumatischen Chemie in den Jahren 1760 bis 1800 war eine gesamteuropäische Erscheinung. In Deutschland wie in England und Italien wurden von verschiedenen Gelehrten Versuche unternommen, die Luft in Behältern einzufangen, sie in ihre Bestandteile zu zerlegen und diese Luftarten zu klassifizieren. Es entstand eine eigene Terminologie. »Schwefelleberluft«, »urinöse Luft«, »Sumpfluft«, »Stickluft«, »fixe Luft« und »Lebensluft« waren Begriffe, mit denen versucht wurde, die Gefahren aus der Luft exakt zu bestimmen. Ohne Kenntnis dieser Luftarten könne, so meinte Krünitz 1801, keine zweckmäßige und vernünftige Gesundheitslehre stattfinden.[28]

Bei der Aufzählung der bekannten Luftarten fällt es nicht schwer, hinter den von Krünitz genannten zwei Hauptgruppen der einatembaren und mephitischen Luftarten die alte humoralpathologische Unterscheidung zwischen »reiner« und »unreiner« Luft wiederzuerkennen. Damit lag einer der Gründe für das Interesse der Forscher auf der Hand: Die Analyse der Luftarten wurde als notwendige Folge der neuen Aufmerksamkeit auf den

Körper vorgenommen. Der Mediziner Ackermann bezeichnete die Frage nach der Reinheit und Gesundheit der atmosphärischen Luft als »Grundfrage des Menschengeschlechts« und der Herausgeber von Landrianis Untersuchungen über die Luftgüte hatte 1778 geschrieben: »Die künstlichen verschiedenen Luftarten machen in unseren Zeiten einen der fürnehmsten Lieblings- Gegenständen der Naturforscher aus.«[29]

Es finden sich jedoch in der deutschsprachigen Literatur nur selten Hinweise auf die Entwicklung einer eigenen »geruchsbezogenen Sprache« (A. Corbin) oder einer Ordnung der Bestandteile der Luft nach Gerüchen unter den Wissenschaftlern. Man kann vielmehr umgekehrt feststellen, daß das bisherige Instrument zur Luftgütemessung, die menschliche Nase, nicht mehr als taugliches Mittel zur Früherkennung von Gefahren galt. Um die Eigenschaften der Luft zu prüfen und die nützlichen von den schädlichen Luftarten zu unterscheiden, hatte sich in der zweiten Hälfte des 18. Jahrhunderts in vielen europäischen Ländern eine eigene Forschungsrichtung entwickelt, welche die Nase durch technische Instrumente zu ersetzen strebte. Der die Nähe von Gefahren anzeigende Geruchssinn galt nicht als tauglich zur distanzierten, objektiven Beurteilung von Gefahren.

Der Sehsinn als Distanzsinn ersetzte im wissenschaftlichen Diskurs den Geruchssinn. Man untersuchte die Luftarten nicht auf ihren Geruch hin, sondern man ging viel differenzierter vor: die Farbe, die Schwere, die Dichte und die Brennbarkeit der Luftarten stand im Mittelpunkt des Interesses der Forscher. Die sogenannte »Sumpfluft« wurde in Flaschen gefüllt und zur Explosion gebracht. Um den Grad der Luftgüte zu bestimmen, empfahl der Mediziner Ackermann »eine empfindliche Waage, an deren einem Arme eine Schale hängt, und an dem anderen ein metallenes Gefäß angebracht ist«. Durch das Verbrennen von Weingeist sollte der Reinheitsgrad der Luft bestimmt werden können.[30] Die meisten auf die Prüfung der Luftgüte bezogenen Experimente waren jedoch mit technischen Schwierigkeiten verbunden. Georg Forster, der als Kasseler Professor der Naturkunde mit seinem Freund Sömmering im Herbst 1783 bei Lichtenberg in Göttingen weilte, berichtete in einem Brief an seinen Vater von einem gescheiterten Experiment mit einem »Kubus brennbarer Luft«.[31]

Eine erste Möglichkeit zur exakten Bestimmung der Luftgüte schien, im Gegensatz zu den bisherigen Versuchen, erstmals mit dem von Priestley erfundenen und von den italienischen Gelehrten Fontana und Landriani verbesserten »Eudiometer« gegeben. Dieses Instrument bestand im wesentlichen aus einem mit einer Meßskala versehenen und gut verschließbaren Glaskolben. Darin mischte man aus der Auflösung von Metall in Salpetersäure gewonnene »Salpeterluft« mit der zu prüfenden Luft. In der chemischen Reaktion entstanden braunrote, mit bloßem Auge gut unterscheidbare Dämpfe. Auf einer Skala ließ sich dann der Reinheitsgrad der Luft, beziehungsweise der Anteil der brennbaren »fixen« Luft in der »Lebensluft« ablesen.[32]

Mit dem »Eudiometer«, einer Art Geigerzähler des 18. Jahrhunderts, machten sich die Gelehrten auf die Jagd nach schlechter Luft. Endlich schien ein Instrument gefunden zu sein, das die Ungenauigkeiten des Geruchssinns durch jederzeit wiederholbare objektive Prüfung ersetzen konnte. Naturwissenschaftler in ganz Europa unternahmen Versuche mit dem »vortrefflichen« Fontanaschen Luftgütemeßgerät, wie Lichtenberg in einem Brief an Amelung lobte.[33] Die Gelehrtenstube war nur der Ausgangspunkt der Expeditionen in unbekannte und bekannte Geruchswelten. Die Forscher bestiegen hohe Berge, drangen in Sümpfe, Wüsten und Wälder vor und schreckten auch vor der Luftgütemessung in Großstädten nicht zurück.

Besonderes Interesse fanden belebte Plätze: Fontana untersuchte die Londoner Stadtluft in verschiedenen Höhenlagen: dicht am Boden der Straßen, im zweiten Stockwerk und auf den Dächern der Häuser und fand sie auf jeder Höhe »durch den Atem so vieler tausend Menschen, durch die Feuerungen in den Fabriken u. dgl. mit Brennstoffen verunreinigt«. Diese Äußerung zeigt bereits, daß die Resultate der Anstrengungen zur exakten Messung der Luft insgesamt recht dürftig waren und nicht weit über die Nasenproben der alten Stadtärzte hinausgingen. Eine zeitgenössische Zusammenfassung der Ergebnisse der Luftgütemessung zählte auf, daß See- und Bergluft reiner sei als Landluft und diese wiederum gesünder sei als die Luft über Sümpfen und Morästen, die eine große Menge von phlogistischer Materie ausdünsteten.[34]

Ein ganz anderer Eindruck der Ergebnisse der Luftmessung ergibt sich jedoch, wenn man die Bemühungen der Forscher mit den strukturellen Veränderungen der Gesellschaft zusammenbringt. Die den Körper umgebenden Stoffe wurden erstmals mit dem Maß bürgerlicher Wertvorstellungen gemessen: Genauigkeit, Pünktlichkeit und Regelmäßigkeit bestimmten den Umgang mit der Natur. Der Gefahrenstoff Luft wurde damit zum Bestandteil der geordneten Welt. So hatte zum Beispiel der Göttinger Professor Pickel mit der »strengsten Pünktlichkeit« dreimal täglich um acht Uhr morgens, zwölf Uhr mittags und vier Uhr nachmittags mit Fontanas Eudiometer die Göttinger Luft gemessen und die jeweiligen Ergebnisse auf »eudiometrischen Tafeln« festgehalten. Sein Kollege Lichtenberg hatte Wetterbeobachtungen hinzugefügt.[35]

Außer neuen Formen der Beherrschung mit der Natur kann man als wichtigstes Ergebnis der empirischen Prüfung der Luftgüte den Nachweis betrachten, daß volkreiche und unsaubere Städte und die dortige ungesunde Luft zu epidemischen Krankheiten führten. Besonders in den dortigen

Krankenhospitälern, so hatten die eudiometrischen Untersuchungen ergeben, war die Luft wegen der Menge ausdünstender Körper mit schädlichen Stoffen angefüllt. Damit war ein wichtiges Argument für die Krankenhausreform in Deutschland gegeben.[36] Die Luftmessungen lieferten nicht nur mit den bisherigen Erfahrungen übereinstimmende Resultate, sondern, aus der Perspektive der Durchsetzung neuer Normen und Wertvorstellungen betrachtet, die wissenschaftliche Begründung für die Durchsetzung eines neuen Gruppenverhaltens und die Grundlagen einer veränderten Einstellung zur Umwelt.

Die Entdeckung des Verborgenen hatte den gesellschaftlich erwünschten Effekt der Bestätigung des Bekannten. Die Analyse der Luftarten bestätigte in der Praxis die Bürger in ihrem Bestreben nach Reinlichkeit und Ordnung. In der Heranziehung des Unsichtbaren als Begründung des Sichtbaren zeigen sich die Parallelen des naturwissenschaftlichen Reinlichkeitsdiskurses mit dem moralischen Diskurs, wo Reinlichkeit als Ausdruck von Unschuld und Tugend galt. Daß man seine Zimmer und die Straßen der Städte sauber zu halten hatte, war nicht mehr nur eine moralisch-religiöse Forderung oder das Ergebnis hergebrachter humoralpathologischer Vorstellungen, sondern galt jetzt als mit modernen wissenschaftlichen Methoden nachgewiesen.

Im rationalistischen Zeitalter der Aufklärung lieferten die Gelehrten damit die naturwissenschaftliche Begründung für die Aufrechterhaltung des Tugendmodells von Reinlichkeit und Ordnung. Die Begründung für das neue Interesse der zeitgenössischen Forschung an der Luft in jener Zeit darf nicht nur, wie Corbin mutmaßt, in der gestiegenen Angst vor dem Tod, vor Zersetzung und Fäulnis gesucht werden (diese Angst leitete schon die städtischen Behörden der Frühen Neuzeit bei ihren Reinigungsmaßnahmen), sondern war, wie schon die gestiegene Aufmerksamkeit für die Hautfunktion zeigte, mit der Dynamik der sozialen Formierungsprozesse des deutschen Bürgertums und dem sich daraus entwickelnden neuen Körperbewußtsein dieser Schichten ursächlich verbunden.[37]

Doch der Effekt der Bestätigung des Bekannten bildete nur die eine Hälfte der Auswirkungen der wissenschaftlichen Beschäftigung mit der Luft. Die Luftgüteprüfungslehre diente auch als Begründung zur Intensivierung von Luftreinigungsmaßnahmen, zur Hereinnahme neuer Mittel und der Verabschiedung alter Methoden. Wohlgerüche eigneten sich, so konnte man bei Krünitz nachlesen, nicht nur wenig zur Luftreinigung, sie waren sogar schädlich. Die verbreitete Räucherung verzehre lediglich »reine« Luft und sei ebenfalls abzulehnen. Mit Schießpulver könne man schließlich die Luft vollständig verderben, anstatt sie zu reinigen.[38]

Als Nutzanwendung der chemischen Zergliederung der Luft und der gewonnenen Erkenntnis, daß der Mangel an Sauerstoff Krankheit und Tod verursache, wurde versucht, die Luft in geschlossenen Räumen in ihre Bestandteile aufzulösen und die schädlichen Luftarten zu vernichten. Dazu schienen den Chemikern der Einsatz scharfer Mittel besonders geeignet. Weinessig, Kalk, Salpeter, Schwefelpulver, Kochsalzlösungen und Essigsäure wurden zum Gebrauch für »alle Klassen der Bürger« empfohlen. Dem Eifer der Experten bei der Ausrottung schädlicher Luftarten waren hinsichtlich der Schärfe der angewandten Mittel kaum Grenzen gesetzt: nur vom Einsatz von Salzsäuredämpfen in Krankenhäusern wurde abgeraten, da jene »nicht so gut von den Patienten vertragen werden«.[39]

Besonders die mechanischen Mittel zur Luftreinigung und -reinhaltung hatten Konjunktur, weil hier der Freisetzung des Erfindungsgeistes keine Grenzen gesetzt schienen. Als individuelles Mittel der Luftreinigung muß zunächst der Fächer als Bestandteil der Abendtoilette der vornehmen Dame Erwähnung finden. Er bildete nicht nur ein verbreitetes Modeaccessoire, sondern er ermöglichte empfindsamen weiblichen Gemütern in der von Kerzenrauch und Parfüm geschwängerten Atmosphäre abendlicher Tanzveranstaltungen und in den Salons zumindest die Illusion der Zufuhr von frischer Luft. An denjenigen Orten allerdings, wo, wie in Krankenhäusern und Kasernen, Schiffen und Bergwerken, Angehörige der Unterschichten die Luft verpesteten, wurden neuartige Mittel der Luftreinigung angewandt. Der dänische Militärarzt J. D. Herholdt zählte in seiner »Übersicht der mechanischen und chemischen Mittel zur Reinigung der Luft« (1802) über 34 verschiedene Luftreinigungssysteme vom Blasebalg über bergwerkserprobte Zugwerke, Zugöfen, Lufttonnen, Luftpumpen, Lufttrichter, Feuermaschinen und anderes mehr zum Gebrauch für öffentliche und private Räume auf.[40]

Die Experten bemühten sich frühzeitig um eine Systematisierung und verbindliche Kriterien der Reinigung der Luft. Der Mediziner Schreger unterschied in seiner »Balneotechnik« (1803) zwei Haupttypen von Ventilatoren, zwischen Saug- und Druckwerkzeugen zur Luftreinigung. Beide Typen sollten die ungesunde Luft entfernen und gleichzeitig reine Luft zuführen, ohne die Zimmertemperatur zu verändern. Außerdem sollte der Luftreiniger einfach zu handhaben, dauerhaft und preisgünstig sein.[41] Diese Beschäftigung mit der Luft hatte schließlich Auswirkungen auf die Vorstellungen über die gesunde Einrichtung von Krankenhäusern. Jeder Krankensaal solle, so wurde gefordert, »eine Insel in freier Luft vorstellen«, da durchziehende Luft die Unreinigkeiten am besten verwehen würde.[42]

Die Entdeckung der Luftarten hatte jedoch nicht nur dafür gesorgt, daß die Gelehrten der Luft ablehnend entgegenstanden. Die zusammengesetzte Luft war nicht mehr nur Gefahrenquelle, sondern konnte selbst zur Gesundheit und zur Reinigung des Körpers beitragen. Die Beurteilung der Luft als Flüssigkeit, die den Körper des Menschen umgab, führte zur

Propagierung des Luftbades durch die Mediziner. Die Einrichtung »gemeiner Luftbäder« wurde besonders wegen des Sauerstoffgehaltes der Luft gefordert. Die »freie Bewegung des Körpers in der freien atmosphärischen Luft« wurde als Bestandteil der Ganzkörperwäsche empfohlen und sollte am besten in der freien Natur und nackt, oder »höchstens ganz leicht, nur mit einem Hemde, oder einem weiten, luftigen Gewande aus Mousselin bekleidet, das über den Busen sich schließt«, genossen werden, wie das »Kosmetische Taschenbuch für Damen«(1811) empfahl.[43] Der Physiker Lichtenberg, der die modische Anwendung des Luftbades in der englischen Oberschicht während seiner Reisen nach England kennengelernt hatte, beschrieb in einem Aufsatz die wohltuenden Wirkungen dieser Badeform auf die Gesundheit im allgemeinen und die Haut als Atmungsorgan im besonderen. Es sei in seiner Wirkung dem kalten Bade ähnlich. Als Gewährsmann führte Lichtenberg Benjamin Franklin an. Dieser hatte angeblich seinen Körper täglich eine Stunde vor dem Ankleiden gelüftet.[44]

Die Vorschläge zum Luftbad verdienen vor allem deshalb Erwähnung, weil sie einen weiteren Beleg für die Nähe des naturwissenschaftlich-medizinischen Diskurses zur bürgerlichen Lebenswelt bieten und die Vernetzung zwischen neuen Erkenntnissen der pneumatischen Chemie und des neuen Umgangs mit dem Körper aufzeigen. Ähnlich wie bei der Neubewertung der Hautfunktion wirkten im Hintergrund dynamische Vorstellungen von Bewegung und Wechselwirkung, die sich als Reflex der Experten auf die Erfahrung gesellschaftlichen Wandels deuten lassen. Ob Ventilatoren oder Luftbäder, ob maschinelle Bewegung der Luft oder natürliche Bewegung des individuellen Körpers, der aktive Umgang mit der Luft bestimmte im ausgehenden 18. Jahrhundert das Bild. Am Beispiel des Luftbades wird die Fülle der Lebensluft zur Metapher der Befreiung von der beengenden höfischen Kleidungsweise und damit zum Symbol der politischen Freiheit.

3. »Mann, Weib, Ding kann ohne Schaden, Lustig trincken, lustig Baden.« Der neue Umgang mit dem Wasser

a) Das Wasser als Hautreinigungsmittel

Auch bei der Neubewertung des Wassers stand der Aspekt der Bewegung im Vordergrund. Das stehende Wasser hatte von jeher als Gefahrenquelle und Ursprungsort für Miasmen gegolten. Dagegen begannen bereits um 1700 einige Ärzte, dem frischen, fließenden Wasser verstärkt gesundheitsfördernde Kraft zuzuschreiben. Zunächst stand die innere Anwendung des Wassers im Vordergrund.[45] Gegen Mitte des 18. Jahrhunderts traten dann verstärkt Mediziner auf, die das Augenmerk von Fachkollegen und gebildeten Laien auf die äußere Anwendung des fließenden Wassers lenkten. Es waren Mitglieder der schlesischen Ärztefamilie Hahn, die zum Abbau der Hemmschwelle, die Haut mit Wasser in Verbindung zu bringen, entscheidend beigetragen haben.

Der Ahnherr der Dynastie, Sigmund Hahn (gest. 1742), hatte in seinen Schriften das Baden des gesamten Körpers in kaltem Wasser empfohlen und auch durch seine anderweitigen, damals unkonventionellen Heilerfolge mit kaltem Wasser überregionale Beachtung gefunden.[46] Hier wird, am Beispiel des Wassers, ein neues, universales naturwissenschaftliches Prinzip erkennbar, das auch in die Medizin Eingang gefunden hatte. Nicht mehr die Berufung auf die antike Medizin des Hippokrates und Galen, sondern das gleichermaßen vernunft- und erfahrungsgeleitete Handeln nach Versuch und Irrtum bestimmten die Einführung neuer Praktiken im Umgang mit dem Körper.

Sein Sohn Johann Sigmund Hahn, ebenfalls praktischer Arzt, faßte die Lehren des Vaters in seinem Werk »Unterricht von Krafft und Würckung des frischen Wassers« zusammen. Es erschien erstmals im Jahr 1738 und erlebte in den folgenden Jahrzehnten bis weit ins 19. Jahrhundert hinein zahlreiche Auflagen.[47] Für die Verbreitung eines neuen Körperbewußtseins in Deutschland können Hahns in einfacher Sprache abgefaßten Empfehlungen zum Waschen und Baden in kaltem Wasser nicht hoch genug veranschlagt werden. Als Empiriker empfahl Hahn die Nutzung des gewöhnlichen, jedermann zugänglichen Fluß- oder Brunnenwassers zur Hautpflege, »trotz aller Lästerungen und Widerstrebungen mancher in Vorurteilen steckender«.[48]

Die Verbindung zwischen der geschilderten sowohl moralischen als auch sensitiven Funktionsbestimmung der Haut und der beginnenden Hochschätzung des Wassers zeigt sich schon in seiner Charakterisierung dieses Elements. Neben der Geruchlosigkeit und Flüssigkeit hob Hahn besonders die Elastizität des Wassers hervor. Besonders diese Eigenschaft des Wassers entsprach der neuen Beurteilung der Haut. Vor allem der arbeitende, bewegliche Körper war nach Hahns Vorstellung auf eine dehnbare Hülle angewiesen. »Bei der vielerlei Bewegung unserer Glieder«, schrieb Hahn, müsse die Haut feucht und elastisch gehalten werden. Ohne »Anfeuchtung« würde die Haut dagegen trocken und spröde.

Den hauptsächlichen Nutzen des Wassers sah der Schweidnitzer Arzt in dessen Anwendung für die Reinigung der Haut. Das Wasser zeichne sich durch das »Vermögen, zu reinigen und abzuwaschen« aus. Nicht mehr nur die sichtbare Haut stand im Vordergrund von Hahns Betrachtung, sondern die gesamte Körperoberfläche müsse gereinigt werden, nicht nur wegen des gesellschaftlichen Ansehens, sondern auch wegen der Heilwirkung von Hautausschlägen und Ungeziefer. Schließlich sei auch die Geruchlosigkeit des Wassers von Vorteil, weil so der schlechte Körpergeruch entfernt werden könne.[49]

Zum Grundelement der modernen Körperpflege konnte das Wasser nur deshalb werden, weil es keinen Geruch hatte. Hahns Pionierleistung zur Durchsetzung einer neuartigen Praxis der Körperhygiene gründete sich vor allem auf zwei Punkte: Zum einen darauf, daß er erstmals den ganzen Körper in seine Forderung nach Reinlichkeit einbezog. Nicht nur die Hände, das Gesicht und die Füße sollten gewaschen werden, sondern der ganze Leib könne von den Angehörigen beider Geschlechter gefahrlos ins Wasser getaucht werden, meinte Hahn. Das könne man an den Gewohnheiten fremder Völker, der Indianer, Türken, Russen, aber auch an den einheimischen Unterschichten, etwa den Fischern, täglich sehen. Spätestens hier gab sich Hahn als aufgeklärter Bürger zu erkennen, der die Körperkultur der Unterschichten vorbehaltlos als fortschrittlich pries, soweit sie mit den neuen Wertmaßstäben übereinstimmte.[50]

Die bürgerliche Haltung Hahns zeigt sich aber auch in seinem Bestreben, Puder und Parfüm als Zeichen der Reinlichkeit durch das geruchlose Wasser zu ersetzen und vor allem in seiner bedingungslosen Hochschätzung des Ganzkörperbades in kaltem Wasser. Er polemisierte heftig gegen zeitgenössische Vorurteile der Gebildeten, daß das Waschen des Kopfes zu Kopfschmerzen und Schlaganfällen führe, oder daß Erkältungen die notwendige Folge jeder Entblößung des Körpers im Freien seien. Das Titelkupfer seines Hauptwerkes trägt deshalb die Textzeile: »Man, Weib, Ding kann ohne Schaden Lustig Trincken lustig Baden«.[51]

Hahns Ausgangspunkt war die Bedeutung der Haut für die Gesundheit des Körpers und damit für die Erhaltung der Arbeitskraft. Dabei trug er der Doppelfunktion der Haut Rechnung, indem er die Temperatur des Wassers mit den Werten der Arbeit und Leistung einerseits und der Empfindsamkeit andererseits in Zusammenhang brachte. Warmes Wasser, meinte Hahn, nehme zwar Unreinigkeiten geschwinder von der Hautoberfläche, ziehe jedoch die Haut zusammen und mache »die lebendige Haut spröde, rampicht, runtzlicht«. Warmes Wasser treibe besonders bei arbeitenden Personen den »garstigen Schweiß und bockentzenden Gestank« in die Haut zurück, wo daraufhin Stockungen und Fäulnis zu befürchten seien. Darüber hinaus verderbe es die subtilen Gefäße der Haut und mache »die Nerven memmisch«. Kaltes Wasser dagegen nehme der Haut den Schmutz und härte ab. Zur äußerlichen Reinigung der Haut sei kaltes Wasser deshalb vorzuziehen.[52] Hahn legte damit den Grundstein einer jahrzehntelang in Medizinerkreisen hitzig geführte Debatte über den Nutzen und Nachteil kalter und warmer Bäder. Bereits 1757 schlug der Verfasser des anonymen Wochenblattartikels »Vom Nutzen der Reinlichkeit« die genau entgegengesetzte Argumentationsrichtung ein: Er empfahl warme Fußbäder, weil sie den Geruch schneller von der Haut entfernten und die Ausdünstung förderten. Kaltes Wasser verhindere dagegen die Ausdünstung und führe zu »sehr üblen Zufällen«.[53]

Für die Durchsetzung der Grundnorm Reinlichkeit ist dieser Gelehrtenstreit deshalb von Bedeutung, weil beide Seiten die Förderung der Reinigung der Haut zur Grundlage ihrer jeweiligen Präferenz machten. Trotz der übereinstimmenden Überzeugung der Notwendigkeit des Badens zur Körperreinigung schieden sich die Geister vor dem Hintergrund der zeitgenössischen Erregungslehre wie der Einführung neuer Tugenden besonders an der Frage der richtigen Temperatur des zum Baden verwendeten Wassers. Wegen der Gefahr der Überreizung wie auch der Reizarmut sei die Frage nach kalten oder warmen Wasserbädern eine »sehr wichtige Unterscheidung«, wie der bekannte Pyrmonter Badearzt Heinrich Matthias Marcard urteilte.[54]

b) Kaltes Wasser, Abhärtung und soziale Gleichheit

Unter den Befürwortern des kalten Bades in der zweiten Hälfte des 18. Jahrhunderts war es vor allem der Wiener Arzt Pascal Joseph Ferro, der das kalte Bad als Universalmittel zur Abhärtung des Körpers und gegen Weichlichkeit und Schwächlichkeit des Stadtbürgertums pries und sich explizit auf seinen Vorgänger Johann Siegemund Hahn bezog.[55] Ferro war fasziniert von den im englischen Bürgertum als Stärkungsmittel gebrauchten kalten Bädern in Flüssen. Der Hinweis auf das englische Bürgertum geschah nicht zufällig. Es galt auch anderen bürgerlichen Autoren in Deutschland als Modell für die Verbindung von Körperkultur und wirtschaftlichem Wohlstand, sozialem Prestige und nationaler Einheit.[56]

Es war das Ziel von Ferros ungewöhnlich gründlicher Untersuchung der Geschichte und des medizinischen Nutzens kalter Bäder, der Verweichlichung und der »überall eingerissenen Nervenschwäche« des Stadtbürgertums in Deutschland entgegenzuwirken. Das kalte Bad war für Ferro nicht allein ein medizinisches, sondern ein soziales Heilmittel: als Ausdruck der Moral einer neuen, überlegenen sozialen Formation, die den Charakter der Nation zu prägen beanspruchte: »Große Nationen baden in Flüssen.«[57] Der Allgemeinheitsanspruch, den Ferro mit der Forderung nach Einrichtung kalter Flußbäder verband, war nicht nur auf kurzfristige medizinische Heilerfolge berechnet, sondern zielte auf den Aufbau und die Verbreitung neuartiger bürgerlicher Verhaltensmuster. Ähnlich wie bei Hahn lag das Verdienst des Mediziners Ferro in dem aus praktischen Erfahrungen mit dem kalten Wasser gewonnenen Abbau von populären Vorurteilen, die die jahrhundertelange Einschätzung des Wassers als Gefahrenstoff mit sich gebracht hatte. Die Ängste vor dem Wasser wurden allesamt als unbegründet zurückgewiesen.[58]

Außer dem Abbau der im empfindsamen Bürgertum herrschenden Vorurteile gegen das Baden des ganzen Körpers in kaltem Wasser war es ein besonderes Verdienst von Ferro, als einer der ersten auf den besonderen Nutzen des Schwimmens hingewiesen zu haben. Das Schwimmen sei unter den »verfeinerten Menschen« in den Städten zu einer beschwerlichen Kunst geworden, klagte er und forderte deshalb vermehrten Schwimmunterricht. Er hatte in seinem Wiener Badeschiff einen eigenen Schwimmkasten, »sich bequem zu bewegen und im Schwimmen zu üben«, eingeführt.[59] Ähnlich wie sein Vorgänger Hahn sah Ferro den hauptsächlichen Nutzen des kalten Bades in der Reinigung der Haut. Das »Einschmieren mit wohlriechenden Salben« sei nicht nur ein Zeichen der Verweichlichung, sondern überziehe die Haut mit Schmutz. Durch das kalte Wasserbad würde die Ausdünstung der Haut gefördert und der Schmutz aus den Poren entfernt. Als einzig sinnvolle Badeform zur Hautreinigung ließ Ferro das Flußbad, teils in Verbindung mit dem Spritzbad gelten.[60]

Durch seine Empfehlung des Schwimmens, überhaupt der Bewegung während des Badens, könnte man seine Forderung nach einer neuen Körperpraxis gleichermaßen als Metapher der sozialen Mobiliät als auch des neuen physischen Habitus des Bürgertums interpretieren. Es ist deshalb nicht verwunderlich, daß Ferros berühmter Kollege Johann Peter Frank sich die Ansichten des Wiener Arztes und Badeunternehmers zu eigen machte. Frank pries in seinem »System der medizinischen Polizey« mehrmals die Badeanstalt des »geschickten Doktors Ferro« als beispielhafte Einrichtung für das »in jeder Absicht so heilsame und beinahe jedem lebenden Geschöpfe unentbehrliche Baden«.[61]

Ähnlich wie Ferro argumentierte Frank im Abschnitt »Von der Reinlichkeit der Privatmenschen«, daß das Schwimmen und Baden in kaltem Wasser zur »kraftvollen Bewegung des Körpers« der Jugend beitrage und die vorzeitige Geschlechtslust vermindere. Das war im Rahmen dieser Argumentation ein zentrales Element. Außer der Schwächung des Organismus durch Onanie bedrohte ein ungeregeltes Triebleben die individuelle Kontrollfähigkeit des Einzelnen und mittelbar die zentralen Reproduktionsinstanzen des Bürgertums, Ehe und Familie. Das Ziel der breitangelegten und hysterische Züge aufweisenden Antimasturbationskampagne medizinischer Experten war außer der Stärkung des Körpers die Kanalisierung des Trieblebens in der Ehe. Kältemedizin und Kältepädagogik griffen ineinander, wenn Reinlichkeit und Ordnung als wichtigste Mittel gegen die Onanie gepriesen wurden.[62]

Frank forderte, »um die Bürger einer großen Stadt zu mehrerer Reinhaltung ihres Körpers zu bewegen«, die Einrichtung kalter Bäder in jeder Stadt als Aufgabe der »medizinischen Policey«. Er verknüpfte darüber hinaus den Wunsch nach der Pflege »deutscher Mannhaftigkeit und Spannkraft« sowie moralische Forderungen nach Sittsamkeit beim Baden mit medizinischen Erkenntnissen und obrigkeitlichem Handeln zum nationalpädagogischen Programm eines geordneten Lebens. Auch andere medizinische Schriften würdigten Ferros Kaltbadeanstalt und den Patriotismus ihres Begründers und empfahlen die Nachahmung.[63]

In den Konzepten von Ferro und Frank zur Nutzanwendung des kalten Wassers kam den Badenden selbst nur die Rolle von Objekten im großen Prozeß der Erziehung zum Bürger zu. Die Propagierung des einheitlichen kalten Bades verweist neben dem unverhüllten Disziplinierungsinteresse auch auf einen radikalen Umgang mit dem Körper, den man auf die Formel bringen kann: »Vor dem kalten Wasser sind alle Menschen gleich.« Das kalte Wasser kannte keine ständischen Rangunterschiede. Es war wegen seines Charakters als kostenloses, unaufwendig zu handhabendes Reinigungsmittel dem bislang üblichen aristokratischen Kult des repräsentativen Äußeren entgegengesetzt. Die Befürworter des Kaltbadens, Ferro und Frank, neigten zur autoritären »Gleichmacherei« im Dienste der Ausformung eines einheitlichen bürgerlichen Sozialcharakters, während die Befürworter des warmen Bades dem Bedürfnis nach Befriedigung des individuellen Wohlbefindens zu entsprechen suchten. Der medizinische Diskussionsstand spiegelte damit die ambivalente Haltung des aufgeklärten Bürgertums zwischen Verallgemeinerung von Wertvorstellungen und der Tendenz, die neuen Verhaltensnormen in den Dienst der Individualisierungs- und Distanzierungsbemühungen zu stellen.

c) Warmes Wasser, Empfindsamkeit und Individualität

Mehr noch als bei anderen Disziplinierungversuchen waren die genannten Vertreter des Kaltbades auf die freiwillige Bereitschaft der Badewilligen angewiesen, sich dem neuen Ritus des reinlichen Körpers zu unterwerfen. Berücksichtigt man die Witterungsverhältnisse in Nord- und Mitteleuropa, dann wird sofort klar, warum die kompromißlose Haltung Ferros und Franks in ein Sackgasse führte. Bei der herrschenden Empfindlichkeit des Stadtbürgertums mußte die Badelust schon an kälteren Sommertagen zurückgehen, von den übrigen Jahreszeiten nicht zu reden. Die von Ferro an erster Stelle geforderte Reinigung der Haut und die Abhärtung des gesamten Körpers verlangten aber eine von der Witterung und der Jahreszeit unabhängige Kontinuität des Badens. Der Appell an eine Abhärtung des Körpers und die damit einhergehende Erhöhung der individuellen Leistungsfähigkeit war wegen dieses Widerspruchs nicht geeignet, die Kluft zwischen Theorie und Praxis zu überbrücken. Die ausschließliche Empfehlung des Kaltwasserbades wurde nicht zuletzt wegen der mangelnden Praktikabilität auch von Ferros Medizinerkollegen zumeist als einseitig abgelehnt.

Besonders die Annahme einer nervenreizenden Wirkung des kalten Wassers verlangte eine strikte medizinische Aufsicht. Deshalb hatten selbst Ferro und andere Anhänger des Kaltbades vor dessen Anwendung ohne Hinzuziehung eines Arztes gewarnt: »Wenn wir uns in ein kaltes Bad begeben, so setzen wir unsern Körper verschiedenen gewaltsamen Wirkungen des kalten Wassers aus«, schrieb der Arzt Bergius, ein Befürworter des kalten Bades. Sein Kollege, der Brückenauer Badearzt Zwierlein, ergänzte, das Baden sei kein »Karnevalsvergnügen«, und der Arzt Aronsson schrieb gar, daß kalte Bäder tödlich schwächen könnten: »kalt ist der Vernichtung knöcherne Hand«. Wegen dieser Gefahren für die Gesundheit empfahlen die weitaus meisten Mediziner um 1800 zur Reinigung der Haut die Wiedereinführung lauwarmer Bäder in Deutschland.[64]

Der eigentliche »Gegenspieler« Ferros war jedoch der Oldenburger Leibmedicus und Pyrmonter Badearzt Heinrich Matthias Marcard, der dem warmen Bad eine große Zukunft voraussagte. Marcard glaubte, durch Versuche mit Leder- und Pergamentriemen, die er in verschieden temperiertes Wasser getaucht und anschließend getrocknet hatte, nachweisen zu können, daß warme Bäder keineswegs den Körper schwächten, wie Ferro und andere behaupteten.[65] Er leitete aus seinen experimentellen Versuchen und praktischen Erfahrungen als Badearzt vielmehr die These ab, daß auch warme Bäder den Körper stärken könnten. Damit war Marcard ein entscheidender Coup gelungen: Er nahm den Kaltbadeaposteln ihr entscheidendes Argument, die stärkende Wirkung des kalten Bades, aus der Hand, indem er die gesundheitlichen Wirkungen des Warmbades mit dessen unbestreitbaren Vorzügen Annehmlichkeit und kontinuierliche Anwendung auch im Winter, verband. Seine These, daß die warmen Bäder vornehmlich der Hypochondrie (oder, wie der populäre Ausdruck lautete, dem Nervenfieber), entgegenwirkten, kam den Wünschen der Bürger und Bürgerinnen nach einer Verknüpfung von Körperreinigung, Gesundheit und Vergnügen entgegen.[66]

Kalte Bäder ließ Marcard nur mehr als Arzneimittel gelten. Hier kündigte sich im Jahrzehnt vor 1800 eine entscheidende Wende in der Bewertung des kalten Wassers an. Die kalten Bäder wurden in Verbindung mit den vorn angesprochenen Theorien der Nervenreizung immer mehr zu einem Mittel rein medizinischer Anwendungen und, etwa bei dem Homöopathen Samuel Hahnemann, in Verbindung mit der Heilung von Geschwüren gebracht. Durch den starken Reiz der Kälte werde, so Hahnemann, die Haut zusammengezogen und die Entzündung gehemmt. Von einer Reinigung des Körpers war in diesem enggefaßten Bedeutungshorizont des kalten Wassers, aus dem die spätere Hydrotherapie hervorgehen sollte, nicht mehr die Rede. Die Anwendung des Wassers als Heilmittel wurde für die spätere Entwicklung des Kurbadewesens zu einem zentralen Bestimmungsgrund (Prießnitz !). Solche Kurbäder wurden aus Gründen der Geselligkeit und der Gesundheitspflege aufgesucht, die Reinigung der Haut spielte hierbei keine Rolle mehr.[67]

Dagegen macht die Empfehlung vieler Mediziner, die Badetemperatur individuell dem Badenden anzupassen, noch einmal die Abhängikeit des medizinischen Diskurses von der Entwicklung der bürgerlichen Wertmuster deutlich. Die genaue Bestimmung der Badetemperatur sei »sehr relativ«, meinte Schreger in seiner »Balneotechnik«, da sie von der »individuellen Empfindlichkeit« abhängig sei. Die Bestimmung der Badewärme müsse deshalb dem Einzelnen überlassen bleiben. Die Ärzte könnten lediglich Richtwerte vorgeben, die sich an der Körperwärme orientierten. Diese Richtwerte müßten anhand eines Badethermometer exakt eingehalten werden.[68]

Zur Bevorzugung des lauwarmen Bades durch die Ärzteschaft hatte der Mediziner Christoph Wilhelm Hufeland entscheidend beigetragen. Zeitgleich mit der zweiten Auflage von Ferros Schrift über die kalten Bäder war im Juliheft des »Journals des Luxus und der Moden« (1790) eine seiner populärsten Schriften: »Nöthige Erinnerung an die Bäder und ihre Wiedereinführung in Teutschland« erschienen.[69] Hufeland stellte die Reinigung der Haut als Mittel zur Erlangung von Schönheit und langem Leben in den Mittelpunkt seiner Betrachtung. Es gebe keinen Zweifel, daß Menschen mit einem Gefühl für Reinlichkeit auch einen »freieren, reineren und offeneren Sinn« haben würden.[70] Es seien gerade Angehörige der städtischen Mittelschichten vom Handwerker bis zum Gelehrten, deren sitzende und eingeschlossene Arbeitsweise zu Hypochondrie und Überempfindlichkeit führen würde. Zur Erhaltung der Hautfunktion seien die lauwarmen Bäder den Bedürfnissen dieser Schichten am angemessensten, weil diese regelmäßig, von den Jahreszeiten unabhängig genommen werden könnten. Die Stärke Hufelands lag in seinem Bemühen um Ausgleich: »Kälte zieht zusammen und stärkt, die Hitze löset auf und schwächt«, stand in der »Nöthigen Erinnerung« zu lesen. Das kalte Bad wurde von Hufeland als Stärkungsmittel, das warme Bad jedoch als Reinigungsmittel empfohlen.[71]

Dieses Bemühen um Vermittlung verdeutlicht das Grundelement des medizinischen Diskurses über die richtige Körperreinigung in der Zeit der

Aufklärung. Die bedeutendsten Ärzte interessierten sich weniger für innerwissenschaftliche Streitfragen, sondern es ging ihnen um Probleme der praktischen Umsetzung in den entsprechenden sozialen Schichten, hier im städtischen Bürgertum. Um seine Forderung nach dem regelmäßigen Bad durchzusetzen, bediente sich Hufeland des Modebewußtseins der führenden bürgerlichen Schichten als Instrument, um neue Gewohnheiten über die Vorbildwirkung der Reichen und Wohlhabenden in die bürgerliche Gesellschaft einzuführen.

Daß Hufeland sowohl das kalte als auch das warme Bad ins Zentrum seiner Lebenskraftlehre stellte und so eine Verbindung zwischen Körperpflege und einer umfassenden neuartigen Gestaltung des Lebens erreichte, gewann großen Einfluß auf die Einstellung seiner Kollegen. Auch andere Mediziner machten sich Hufelands Credo zu eigen, »in dem lauwarmen Bade das wirksamste und leichteste Verlängerungsmittel des menschlichen Lebens gefunden zu haben«.[72] So gesehen galt in Deutschland nicht, was Vigarello für Frankreich festgestellt hatte, daß das kalte Wasser gewissermaßen »bürgerlich«, warmes Wasser dagegen »aristokratisch« genannt werden könne.[73] Hierzulande empfahlen die medizinischen Experten gleichermaßen den Gebrauch von kaltem und warmem Wasser zur Reinigung des Körpers.

Das grundlegend Neue dieses wissenschaftlichen Streits um den Nutzen des Wassers wird deutlich, wenn man ihn mit den angstbestimmten Gefahrenkonzepten medizinischer Experten der Frühen Neuzeit vergleicht. Das Element Wasser wurde nicht einfach umgedeutet, sondern es bekam, wie die Haut oder die Luft, eine doppelte Bedeutung zugewiesen: Außer dem Nutzen zur Hautreinigung bestand die alte Vorstellung des eindringenden Wassers fort. Unter Berufung auf berühmtere Zeitgenossen wie Benjamin Franklin und Marcard vertrat der Badearzt Zwierlein die Auffassung, daß der Körper über »besondere einsaugende Gefäße oder Saugadern« verfüge, die gleich den Venen oder Blutadern direkt zum Herzen führten. Der Körper sauge durch die Haut nicht nur Luft, sondern auch Wasser ein.[74]

Auf diese Weise könne ein erwachsener Badender innerhalb einer Stunde bis zu vier Pfund Wasser zu sich nehmen. Die Folge sei eine Verdünnung des Blutes, die Erschlaffung des gesamten Organismus und eine vermehrte Anfälligkeit gegenüber Krankheiten.[75] Auch Zwierleins Kollege Aronsson warnte vor der »Einsaugung des Wassers«, die während der ersten Viertelstunde des Bades am stärksten sei und eine »Art von Überreizung« verursache.[76] Deshalb solle man sich auch an das warme Bad allmählich gewöhnen. Auf der Grundlage der einsaugenden Fähigkeit der Haut erwuchsen für die Badenden nach der Ansicht der Mediziner neue Gefahren, denn einerseits drohte schmutziges Wasser in den Körper zu gelangen, andererseits machte der Körper das Wasser unrein. Ansteckende Krankheiten wie die Krätze, die

Blattern, die Pest gelangten, so glaubte man, durch das Aufsaugungsvermögen der Haut in den Körper.[77]

Weil das Wasser Krankheiten von einem Individuum auf das andere übertragen könne, warnten Zwierlein und andere die Badenden vor einer mehrfachen Verwendung des Badewassers. Es sei besonders schädlich, wenn Dienstboten und Kammerjungfern das Badewasser ihrer Herrschaften benutzten, um Kosten für ein eigenes Bad zu sparen. Der Körper des Badenden mache das Wasser unrein und faulig.[78] Übertriebene Sparsamkeit könnte schließlich auch den Bürgern selbst zum Verhängnis werden, schrieb Aronsson. Zweimal im gleichen Wasser zu baden sei nicht nur schädlich, sondern auch für jeden gebildeten Menschen ekelhaft. (Das war kein Wunder, denn derselbe Autor gab den Ratschlag: »Tritt das Urinieren während des Badens ein, so muß man es in der Badewanne verrichten.«)[79]

Die medizinische Theorie des warmen Badens trug deshalb die Forderung nach sozialer Distanzierung, nach Intimisierung und Vereinzelung in sich. Die Konsequenz der Gefahren des Bades war die Forderung der Mediziner nach speziellen Räumlichkeiten, die eine optimale Anwendung des Bades unter der Kontrolle des Arztes möglich machten: das Bad in der Einzelkabine der Badeanstalt. Der medizinische Diskurs war trotz der Hinweise auf die Gefahren des Wassers nicht mehr angstbestimmt und an die Unwägbarkeiten einer unberechenbaren inneren und äußeren Natur gebunden. Auch das eindringende Wasser war durch die Kontrolle der Experten beherrschbar. An Hufelands Lebenskraftkonzept und seiner Betonung der Schönheit läßt sich, wie an Ferros und Franks Überlegungen zum Nutzen des Wassers zur Erhaltung der Leistungsfähigkeit, der Versuch der Einbindung dieses ehemaligen Gefahrenstoffs in ein geschlossenes Konzept des Umgangs mit dem Körper feststellen. In diesem Konzept, das auf der Neubewertung der Gefahrenstoffe Luft und Wasser wie auch auf der Bedeutung der Haut als Reinigungsorgan aufbaute, ging es nicht mehr nur um spezielle Techniken der Reinigung des Körpers, sondern um »Reinlichkeit« als Zentralbegriff eines neuen Lebensstils.

V. Der Begriff der Reinlichkeit im Zentrum der neuen Diätetik

1. Schmutz und Müßiggang sind aller Laster Anfang. Zur Kritik des aristokratischen »Rouge et Blanc« in der Medizin um 1750

»Der Anfang eines neuen Geschichtsabschnitts«, hat der Kulturhistoriker Egon Friedell geschrieben, »ist also in jenen Zeitpunkt zu setzen, wo der neue Mensch konzipiert wird.«[1] Die medizinischen Programme, um die es in diesem Abschnitt geht, zielten auf die Propagierung eines neuen, einheitlichen Lebensstils auf der Basis des neuen Körperbewußtseins. Erst in der Verknüpfung von Gesundheit und Moral, von Leib und Seele liefen die Fäden der Herausbildung eines neuen Gruppenhabitus, Mechanismen sozialer Abgrenzung gegen Adel und Unterschichten und schließlich Bestrebungen nach Professionalisierung zusammen. Der neue Zentralbegriff »Reinlichkeit« bildete die argumentative Plattform dieser Bestrebungen.[2]

Das Ziel der Mediziner war die Normierung des Körpers durch die Kontrolle der Köpfe. Dabei gründete sich der Deutungsanspruch der Mediziner weniger auf die Hybris des Expertenmonopols, vielmehr wurde im neuen Gesellschaftsmodell des aufgeklärten Bürgertums die Aufgabe der Systematisierung von Gesundheitsaspekten von außen an den Berufsstand herangetragen. »Wenn viele ihre Anmerkungen zusammentrügen, würde man mit der Zeit viel Heilsames für das menschliche Geschlecht herausbringen«, hatte der Christian Wolff in seinem System der Moral (1720) mit Blick auf die Ärzteschaft seiner Zeit gefordert.[3] Es waren nicht die Mediziner, sondern die um 1720 auf der Höhe ihrer Interpretationsmacht stehenden Philosophen der Frühaufklärung gewesen, die in einer Vorwegnahme der künftigen gesellschaftlichen Entwicklung einen neuartigen Umgang mit dem Körper gefordert hatten. Es sei ja schließlich die Natur selbst, hatte Wolff geschrieben, die den einzelnen Menschen zur Vervollkommnung im geselligen Zusammenschluß verpflichte. Die Voraussetzung für das gemeinsame Streben nach Glückseligkeit sei für jeden einzelnen Menschen die Beachtung der Pflichten gegen die Seele und den Leib gleichermaßen. Vor die Formel »Gesundheit als Menschenrecht« (A. Labisch) wurde die Pflicht des Einzelnen gegen die Gesellschaft gestellt.[4]

Der Körper in Bewegung war die Voraussetzung der wirtschaftlich selbständigen Existenz des Bürgers. Für den Rationalisten Wolff war die gesellschaftliche Glückseligkeit nur durch Arbeit zu erreichen: »Müßiggang lehret nichts Gutes, als aller Laster Anfang.«[5] Durch Faulheit und Trägheit drohten neue Gefahren, weil diese Laster mit Krankheit verbunden wurden. Die Gesundheit war die Voraussetzung für die individuelle Leistung und den sozialen Aufstieg der bürgerlichen Funktionseliten, deren Vertreter eine »Menge von Geschäften« zu bewältigen hatten, wenn sie in der sich verändernden Gesellschaft ihre beruflichen Ziele erreichen wollten.[6] Damit der Körper diesen Aufgaben gewachsen war, mußte jeder Bürger und jede Bürgerin für sich selbst zentrale Regeln der Körperkontrolle beachten. Die grundlegende Argumentationslinie der Konstrukteure und Distributoren neuer Tugenden beruhte deshalb auf der Gleichung: Reinlichkeit = Gesundheit = Arbeitsfähigkeit.

Den Beginn des Zeitalters der modernen Körperhygiene in Deutschland und der damit einhergehenden Neukonzeption des Menschen durch die Einführung neuer Tugenden markiert die im Jahr 1731 erschienene Dissertation des Leipziger Arztes Johann Zacharias Platner: »De morbis ex immunditiis«. Er hatte darin den Versuch unternommen, die verschiedenen religiösen, medizinischen und sozialen Bedeutungsebenen der inneren und äußeren Reinheit, wie sie sich im Verlauf der Frühen Neuzeit entwickelt hatten, in einer zentralen Tugendnorm zusammenzufassen. Bis zum Erscheinen von Hufelands Schrift »Nöthige Erinnerung an die Bäder« (1801) blieb Platners Traktat, wenn auch nicht die einzige, so doch die maßgebliche Schrift zu diesem Thema.[7]

Es war die darin vorgenommene Verknüpfung von moralischen und gesundheitlichen Argumentationen, welche die Schrift des Leipziger Arztes eine Generation später mit der durch den Arzt Schwenke herausgegebenen deutschen Übersetzung: »Tractat von der Reinlichkeit« (1752) zu einem programmatischen Entwurf des neuen bürgerlichen Habitus werden ließ. Den neuen Zentralbegriff entnahm Platner nicht zufällig dem stadtbürgerlich-obrigkeitlichen Konzept der »Reinlichkeit und Ordnung«, indem er nachwies, daß die Reinlichkeit »so wohl eine anständige Tugend, als ein ungemein heilsames Mittel der Gesundheit sei«. Er hatte damit im Namen des Bürgertums Anspruch auf eine neue verbindliche Form des Umgangs mit dem Körper erhoben.[8]

Das alte, aus der antiken medizinischen Tradition überkommene Konzept von der richtigen Ordnung des Lebens (»Diätetik«) bildete für Platner die Hülle, die es galt, mit neuem Inhalt zu füllen. Der Rückgriff auf bewährte Vorbilder sollte in Zeiten eines verstärkten sozialen Wandels die Einführung neuer Verhaltensweisen erleichtern. Jedes einzelne der »nicht natürlichen Dinge«: Schlafen und Wachen, Arbeiten und Wohnen, Essen und Trinken wurde an die jeweils passenden Aspekte der neuen Reinlichkeitspraxis gebunden. Damit stellte Platner die alte medizinische Tugendlehre vom Kopf auf die Füße: »Denn wenn diese [die Reinlichkeit] nur fehlet, haben weder Luft, Nahrung und alle übrige Dinge ihren heilsamen Nutzen, und müssen eher den größten Schaden anrichten.«[9]

Zunächst unterzog Platner das herrschende repräsentative Körperpflegesystem, die wasserlose Reinlichkeit im Zeichen von Puder und Schminke, das System des »Rouge et Blanc«, einer radikalen Kritik: Im zeitgemäßen Ton der Sittenpredigt gegen die »Torheiten gewisser Weibspersonen« mahnte er eine einfache Reinigung des Körpers und der Kleidung an. Diese setzte er als Grundlage der »natürlichen Schönheit« in Gegensatz zur »gefärbten Schönheit«. Die Arbeitsamkeit galt als die erste Zierde der Bürgersfrau. Nur diese »natürliche Schönheit« sei der Ausweis des Fleißes und der guten Sitten. Auch sei eine »honette und mäßige Kleidung« den »gezwungenen und kostbaren Nettigkeiten« des bisher als vorbildlich geltenden aristokratischen Habitus vorzuziehen.[10]

Die Entgegensetzung »Natürlichkeit« gegen »Künstlichkeit« stand als Metapher für die Abgrenzung der neuen Tugendanforderungen: Arbeit, individuelle Leistung und Gesundheit gegen die Kultur der herrschenden Eliten und ihrer wirtschaftlichen Basis, dem System des arbeitslosen Einkommens aus Grundrenten. Das Einkommen ohne Arbeit und davon abhängig Trägheit und Wollust, Luxus und Krankheit, stammten für Platner aus derselben Quelle. In der neuen Diätetik um 1750 wurde geraten, die Schminke durch Seife zu ersetzen. Die gängigen Formen der Kosmetik wurden nicht mehr, wie im religiösen Gefahrenkonzept, als Blendwerk des Teufels verdammt, sondern galten als Relikt einer gesellschaftlichen Ordnung, die sich überlebt hatte.

Außer der aristokratischen Schminkpraxis unterzog Platner auch die Gewohnheit des Parfümierens einer grundlegenden Kritik nach dem Leitsatz »Bürger riechen nicht«. Durch die Gleichsetzung von Krankheit und schlechten Gerüchen brach Platner mit dem aristokratischen Modell der Körperpflege durch Wohlgeruch. Die sinnliche Wahrnehmung wurde reorganisiert und auf eine neue Grundlage gestellt, die eine Abgrenzung nach oben im sozialen Raum zum Ziel hatte. Das subjektive Gefühl des Ekels bekam eine besondere Rolle unter den Affekten zugewiesen. Der Ekel eignete sich zum Gradmesser sozialer Distanzen. »Jeder weiß, was der Ekel vor Gewalt in uns habe, welcher vor sich allein öfters die größten Unruhen in der Haushaltung unseres Körpers erwecken kann« meinte Platner.[11]

Der »Gestank« als Ursache des Ekels war für Platner die »vornehmste

Krankheit, so aus Unterlassung der Reinlichkeit entstehet«.[12] Diese »Pest des Geruchs« war ihm zuerst ein soziales Problem: »Leute, die ein übler Geruch anmeldet, sind so wohl bei Tische, als in Gesellschaften nicht sonderlich angenehm«.[13] Die schädliche Krankheit des Körpergeruchs entstehe aus »kranker Liebe« oder »geheimen Begierden« oder sonstiger fehlerhafter und unmoralischer Lebensführung. Legt man hier die Gleichsetzung von Parfüm und Gestank zugrunde, dann wird die moralische Stoßrichtung der Propagandisten des neuen Körperbewußtseins deutlich. Der Mangel an Tugenden macht krank, daher ist Gesundheit ein Kennzeichen von sittlichem Lebenswandel. Ein moralischer Mensch hat einen gesunden und reinlichen Körper.

Der aristokratischen Form der Körperpflege durch Schminke und Puder setzte Platner das stadtbürgerliche Ideal der Verknüpfung von äußerer Reinlichkeit und Moral entgegen. Die Reinlichkeit sei ein »Zeichen der Tugend und Ehrbarkeit«. Das galt besonders für das weibliche Geschlecht, denn das eigentliche »Wesen der Unsauberkeit« bildete für Platner die »wollüstige Lebensart« und »unnatürliche und verborgene Lüste« der Frauen. Auch hier zeigt sich die Angst der Experten vor der ungeregelten Triebstruktur.[14] Die Profanisierung des religiösen Ideals der reinen Jungfrau zielte deshalb auf ein neues Frauenbild, das sich statt am höfischen Ideal der vornehmen »Dame« am Aufgabenbereich der bürgerlichen Hausfrau orientierte.

Die Kontrolle des weiblichen Geschlechts diente der Bewahrung der normativen Eckpfeiler des städtischen Bürgertums: Ehe, Haus, Familie. Sie gerieten durch Unsauberkeit in Gefahr. Häusliche Unordnung galt als Zeichen der gefährdeten Geschlechterordnung. Die Propagierung von Regeln der Reinlichkeit in Häusern und Zimmern war für Platner deshalb ein besonderes Ziel. Die Reinlichkeit sei nicht nur eine öffentliche, sondern, da sie die Einhegung der sinnlichen Natur des Menschen gewährleistet, auch eine private Tugend. Nicht nur auf der Straße und in Gesellschaft, sondern auch im einzelnen Haushalt müsse Ordnung und Reinlichkeit herrschen. Kurz, die »Liebe zur Reinlichkeit gehöret zu den wohlanständigen Sitten«.[15]

Die Aufforderung Platners zur Reinlichkeit richtete sich nicht mehr an die repräsentative Reinheit des Äußeren im Rahmen höfischer Distinktion, sondern auf die Herstellung von Intimität. Die Reinlichkeit drang in die kleinsten Kabinette, die Orte, wo der Mensch mit sich alleine ist, in den Abtritt, das Schlafzimmer oder den Alkoven. Der eigentliche Schauplatz des Intimen aber ist der Körper selbst.[16] Die Schamgrenze wurde neu festgelegt. Man sollte nicht mehr, wie im religiösen Gefahrenkonzept vorgeschrieben, einzelne Körperteile schamhaft ignorieren, sondern sich ihnen im Gegenteil verstärkt zuwenden. Permanente Selbstbeobachtung und Selbstkontrolle ergänzten das aristokratische System der Bewertung des Eigenen durch den anderen. Jeder Mann und jede Frau, unabhängig von ihrem Stand, sollten selber auf Reinlichkeit achten. Der Ausgangspunkt der Beweisführung zum Nutzen der Reinlichkeit war für den Arzt Platner nicht etwa die Gesundheit, sondern das individuelle Moralbewußtsein.

Platners »Tractat« kann als Programm eines neuen Lebensstils gelten, weil die Positionierung von Reinlichkeit als universaler Verhaltensnorm im Zentrum der vernünftigen Lebensordnung eine Anpassung an langlebige säkulare Wandlungsprozesse ermöglichte, und weil sein »Tractat« im Kern die universalen Praktiken der Disziplinierung als wechselseitiges Ineinandergreifen von Techniken der Selbst- und Fremdkontrolle, wie sie schon in der frühneuzeitlichen Stadt vorhanden waren: Parzellierung, Hierarchisierung, Klassifizierung und Ausgrenzung, auf den Körper selbst bezog.[17] Man könnte einwenden, daß die zufällige Existenz einer einzigen Abhandlung eine derartige nachträgliche Bedeutungszuweisung nicht rechtfertige. Zum Beleg, daß die Platnersche Abhandlung um 1750 keine Außenseiterposition einnahm, sondern Teil eines breit angelegten Diskurses mit dem Ziel der Verankerung einer neuen Verhaltensnorm im Bürgertum durch Experten war, sei ein anonymer Aufsatz angeführt, der im Jahr 1757, nahezu zeitgleich mit dem »Tractat«, unter dem Titel »Vom Nutzen der Reinlichkeit für die Gesundheit« in der Hamburger Wochenschrift »Der Physikalische und oekonomische Patriot« erschienen war.[18]

Die Übereinstimmung mit Platners Tractat ist, was die Grundkonzeption des Aufsatzes angeht, frappant. Auch hier wurde die Verbindung von privater und öffentlicher Reinlichkeit angemahnt, die individuelle Reinlichkeitspflege stand aber im Vordergrund. Analog zur Verlagerung der Aufmerksamkeit von der Kleidung auf die Haut wurde auch das bisherige Kleiderreingungsmittel Seife zum Instrument der Hautreinigung deklariert. Der Anonymus forderte, »sich täglich ein oder mehrere Male mit Seife zu waschen«, um das Verstopfen der Poren der Haut zu verhüten. Das Waschen der sichtbaren Teile des Körpers sei ein Stück der Reinlichkeit, »das man ebenfalls um der Gesundheit willen beibehalten muß«.

Wichtig ist hier hervorzuheben, daß weder bei Platner, noch in dem zitierten anonymen Aufsatz die Reinigung des ganzen Körpers durch das Bad im Vordergrund stand. Nur die »Problemzonen« des Körpers, der Kopf, das Gesicht, der Hals, die Hände und Füße, also die sicht- und riechbaren Körperteile, sollten gewaschen werden. Parallel zur Neubewertung der Luft und der Haut war auch die Aufmerksamkeit der Experten auf einen regelmäßigen Wechsel der Wäsche gestiegen. Dabei vermieden die Mediziner die Vorgabe verbindlicher Regeln, sondern sie rieten zur individuellen Selbstbeobachtung. Es sei nicht sinnvoll, das Hemd ohne Rücksicht auf die persönliche Verfassung oder die Jahreszeit regelmäßig, etwa alle acht Tage zu wechseln. Schließlich könne man bei anstrengender Tätigkeit auch einen täglichen Wechsel des Hemdes nötig haben.[19]

Das galt auch bezüglich der Haare, die weder mit Salben noch mit Puder verunreinigt werden sollten. Perücken galten in den frühen Gesundheitsprogrammen aber noch als sinnvoll, weil sie den Kopf warm und trocken hielten und auch dem Mann zur Zierde dienten. Darunter sollte man die Haare kurz halten, um das Waschen des Kopfes zu erleichtern und ein Einnisten von Ungeziefer zu verhüten.[20] Die Ärzte versuchten zunächst ihre Forderungen nach einer Sauberkeit des Kopfes mit den gesellschaftlichen Konventionen in Einklang zu bringen. Neben Haut und Haaren sollten auch hier die Sinnesorgane Augen, Ohren, Nase und Mund besonders reinlich gehalten werden. Das Ausspucken wurde auch jetzt noch aus gesundheitlichen Gründen empfohlen, weil dies zur »Reinlichkeit des Mundes und Atems« beitrage.[21]

Blickt man auf die Vorstellung von Körperreinigung in den frühen diätetischen Programmen der Jahrhundertmitte, dann fällt die Abhängigkeit und die gleichzeitige Ablehnung vom bisherigen System der Körperpflege im Adel auf. Zwar wurde die Verwendung von Puder und Schminke scharf verurteilt, andererseits beschränkte man die Reinigungsforderung auf bestimmte Körperteile. Wichtig war in der Frühzeit die Konstituierung der Reinlichkeit als Zentralbegriff. Erst in den diätetischen Programme um 1800 wurde der Übergang zur modernen Körperpflegetechnik vollzogen.

2. Die Desodorierung des Körpers im Rahmen der Diätetik als Wissenschaft um 1800

Der Mediziner Graumann definierte in seinem »Diätetischen Wochenblatt für alle Stände« (1781) die Diätetik als »die Wissenschaft, welche uns lehrt, wie wir durch den rechten Gebrauch und ordentliche Anwendung der Dinge, die außer uns sind, und die in uns selbst vorkommen und entstehen, unsere Gesundheit zu erhalten und uns vor Krankheiten sichern und bewahren können«.[22] Die Wissenschaftlichkeit bedeutete, daß die einzelnen Punkte des Körperreinigungsprogramms aufeinander bezogen und in einen systematischen Zusammenhang gestellt wurden. Es ging nun um eine möglichst effektive Reinigung des gesamten Körpers.

Persönliche Hygiene galt als Mittel zur Gesundheitspflege wie zum sozialen Avancement. Der Mediziner Struve schrieb in seiner »Gesundheitslehre« im Abschnitt von der Reinlichkeit, daß diese mit der Ordnungsliebe und der »Pünktlichkeit in den Geschäften« verbunden sei. Unreinlichkeit führe dazu, daß »mancher bei vieler Gelehrsamkeit und Kopf dennoch nicht sein Fortkommen findet«.[23] Obwohl Struve sein Werk als »Handbuch für alle Stände« pries, ist es nicht schwer, im ersten Falle die Geschäftsmoral der Besitzbürger und im zweiten Fall die Aufstiegsorientierung der Bildungsbürger, also die neuen Formationen des Bürgertums in Deutschland als Adressaten der Reinlichkeitsforderungen zu erkennen. Es war das Ziel der Verfasser der Diätetiken, eine lückenlose Gebrauchsanleitung zur Wartung des neuen Menschen bereitzustellen. »Es ist kein Teilchen am menschlichen Körper, welches nicht seiner besonderen Sauberkeit bedarf«, schrieb Weikard in seiner Abhandlung »Von der Unreinlichkeit« (1780). Wie der fromme Gläubige seine Seele nach Sünden durchforstete, so sollten die Bürger an ihrem Körper nach Schmutz suchen.

Die exakte Selbstbeobachtung gelang im Zeichen der Intimität nur durch die Augen. Diese galten als »der Spiegel, welcher der Seele die äußeren Gegenstände vorstellt, und sie selbst den Blicken anderer abspiegelt«.[24] Der Sehsinn und nicht der Geruchssinn dominierte die sinnliche Wahrnehmung und gewährleistete die Kontrolle des schmutzigen Körpers. Der Geruchssinn, vor 1750 der entscheidende Sinn zur Früherkennung sozialer Gefahren, wurde mit dem, was er anzeigte, nämlich mit der Gefahr selbst, identifiziert und deshalb abgelehnt. Die Diätetiker bezogen sich dabei auf Immanuel Kants hierarchisches Modell der sinnlichen Wahrnehmung.[25]

Kant hat in seiner »Anthropologie in pragmatischer Hinsicht« (1798) den Sehsinn als edelste Sinneswahrnehmung gepriesen, da dessen Organ, das Auge, »am wenigsten afficirt« werde und deshalb der reinen Anschauung am nächsten komme. Dagegen sei der Geruchssinn »mehr subjektiv als objectiv« und, wichtiger noch, »der Freiheit zuwider«, weil er die Anderen zur Wahrnehmung des Gestanks zwinge. Den Gestank hatte Kant wiederum mit Schmutz gleichgesetzt. Dessen »Einnehmung durch den Geruch« führe zu Ekel und Ablehnung. Deshalb sei der Gestank auch der Geselligkeit zuwider. Kant kam deshalb zu dem drastischen Urteil, daß der Geruchssinn der »undankbarste« und »entbehrlichste« aller menschlichen Sinne sei. Als niederer Sinn leiste er keinen Beitrag zur fortschreitenden Kultur.[26]

Hier wird die Perspektive des kulturellen Modernisierungsprozesses, die Befreiung von Zwängen der Natur und der alten Gesellschaftsordnung deutlich, und sei es nur die Freiheit, seine Augen vor dem Anblick des Schmutzes oder der sozialen Not zu schließen. Die Auffassung, daß der Geruchssinn, weil der Freiheit, Vernunft und Geselligkeit zuwider, kein bürgerlicher Sinn sei, steht nicht unbedingt in Kontrast zu der im Zuge der

Theorie vom Zivilisationsprozeß vertretenen These eines Anstiegs der »geruchlichen Sensibilität«.[27] Man muß hier zwischen der Ebene des Bewußtseins und der praktischen Handlungsebene unterscheiden. Die Abwertung des Geruchssinns unter den Experten ist deshalb von hoher Bedeutung für die diskursive Verwendung des Begriffs der Reinlichkeit, weil durch die Identifikation von Geruch und Gefahr mit der beabsichtigten Eliminierung der Gesundheitsgefahren auch der Geruchssinn seine Bedeutung verlor.

Umgekehrt schlug die diskursive Abwertung des Geruchssinns auf der Ebene des praktischen Alltagshandelns in eine übersteigerte Sensibilisierung um. Die Toleranzschwelle gegenüber Gerüchen war so weit gesunken, daß man sich der Wahrnehmung schlechter Gerüche überhaupt verweigerte, auch das Reden über den Gestank wurde tabuisiert. Der Versuch der totalen Desodorierung des Körpers durch Wasser und Seife wurde so zu einem Kennzeichen der bürgerlichen Hygiene um 1800.

Die neuen Erkenntnisse der Doppelfunktion und der Wechselwirkung von Haut, Luft, Wasser im kalten oder warmen Bad beherrschten den medizinischen Diskurs in den Jahrzehnten vor der Jahrhundertwende so stark, daß der Brückenauer Badearzt Zwierlein in der Vorrede seines Kompendiums »Über die neuesten Badeanstalten« (1803) schreiben konnte: »Seit zwölf bis fünfzehn Jahren ist mehr vom Baden ... geschrieben, gedruckt und gelesen worden, als in fünfzig Jahren vorher.« Tatsächlich ist der große Bestand an ärztlicher Ratgeberliteratur zum richtigen Baden, von populären, mehrfach aufgelegten und überregional verbreiteten Werken bis hin zu lokal verbreiteten Kleinschriften, schwer zu überblicken.[28] Die Ärzte prägten damit in den bürgerlichen Schichten nicht nur ein neues Körperbewußtsein, sondern sie kamen auch einem breiten Bedürfnis der Badenden nach Information entgegen.[29]

Ärzte und Interessenten (der Begriff Patienten wäre zu eng gefaßt, da sich die medizinischen Baderatgeber keineswegs nur an Kranke richteten) trafen sich im Bedürfnis nach Vereinheitlichung einer neuen sozialen Praxis. Im Hintergrund der Empfehlungen zum richtigen Baden stand der planmäßige Aufbau eines neuartigen Gruppenprofils. Deshalb waren sich die nachfolgend angeführten Autoren im Grunde darüber einig, daß das Bad für gesunde Menschen vorrangig der Reinigung der Haut diene. So faßte Krünitz den Zweck des Badens bündig in den Satz: »Diejenige Art des Badens, welche am meisten gewöhnlich ist, geschieht der Reinlichkeit wegen.«[30]

Daß die Debatte um die Notwendigkeit des Badens zur Hautreinigung zum Abschluß gekommen war, läßt sich auch an daran ablesen, daß Marcard bereits in den 1780er Jahren den Versuch einer allgemeingültigen Definition des Bades machte, die auch von anderen Badeärzten übernommen wurde. Er verstand darunter das »absichtliche Eintauchen des bloßen, oder leicht bedeckten Körpers, oder eines Teils desselben in Wasser, hauptsächlich zur Reinlichkeit, zum Vergnügen oder zur Gesundheit«.[31] Auch hinter der rein medizinischen Anwendung, den sogenannten »Kunstbädern« (vegetabilische, elektrische, galvanische Dunst-, Rauch- , Sumpfbäder und andere), von denen man die »natürlichen« oder »einfachen« Bäder, etwa Flußbäder oder einfache Wasserbäder, unterschied (auch das gewöhnliche Wannenbad galt, wenn Seife verwendet wurde, als »Kunstbad«) stand eine veränderte Einstellung zum Wasser und zum Körper, nämlich die Bereitschaft der Experten wie der interessierten Laien zum Experiment, der Aufgeschlossenheit gegenüber innovativen Verhaltensweisen.[32]

Damit die neue Tugendnorm als Ausdruck des kollektiven Habitus der sozialen Formation »Bürgertum« gelten konnte, war es notwendig, den Umgang mit dem Wasser und dem Baden so genau wie möglich festzulegen. Das gewöhnliche Reinigungsbad war das Vollbad mit Seifenzusatz. Nach der Empfehlung der Mediziner sollte es, wenn keine in die Erde eingelassenen, gekachelten »Steinbäder« zur Verfügung standen, am besten in einer metallenen oder hölzernen Badewanne genommen werden. Zur Hautreinigung sollten Waschseife oder auch venetianische Seife mit dem Bad abgekocht werden. Auch könne man sich mit einem seifengetränkten Lappen den Körper abreiben.[33]

Erstaunlich sind die empfohlenen Badefrequenzen: »Jede Dame sollte, Jahr aus, Jahr ein, wöchentlich ein- womöglich auch zweimal baden, um doch wenigstens der Schminke zu entbehren«, hatte der Mediziner Renard geschrieben. Andere Mediziner forderten um 1800 das tägliche Bad als Ideal der Reinlichkeit, nur mehrmals am Tage zu baden sei des Guten zuviel. Hufeland meinte schließlich, daß lauwarme Reinigungsbäder »täglich, wenigstens wöchentlich einigemal genommen werden« könnten, und zwar am besten das ganze Jahr hindurch in den Morgenstunden oder am Abend, weil da der Reinigungseffekt für die Haut am größten sei. Die passende Badetemperatur sollte mit Hilfe eines Thermometers festgestellt und individuell angepasst werden. Nüchtern, ruhig und völlig nackt solle man bis an den Hals ins Wasser eintauchen und etwa eine halbe Stunde bis eine Stunde unter ständiger Bewegung im Wasser verweilen.

Die Lage des Körpers in der Wanne »sei horizontal mit erhöhtem und entblößtem Kopfe« (Schreger), außer dem Kopf dürfe kein Körperteil aus dem Wasser ragen. Beim Aussteigen aus der Wanne müsse man sich vor Zugluft hüten und sofort, noch in der Wanne stehend, einen erwärmten Bademantel umwerfen, danach vorgewärmte, frische Wäsche anziehen und, je nach Witterung sich schnell ins Bett begeben oder einen Spaziergang machen. Für kalte Bäder galten im Prinzip die gleichen Regeln. Sie sollten aber allenfalls sechs bis zehn Minuten dauern und am besten morgens, nach leichtem Frühstück genommen werden. Bei kühler Witterung sollten Damen auf kalte Bäder verzichten.[34]

Überblickt man diese Baderegeln, fällt die Detailbesessenheit der Autoren auf. Nichts entging der Aufmerksamkeit der Experten. Ähnlich wie der Körper des Aristokraten beim Tanz oder bei Tisch wurde die Körperhaltung des Bürgers im Bad genau vorgeschrieben. Diese Detailliebe zeigt, daß es bei der Propagierung des warmen und kalten Bades um die Einführung einer neuartigen Verhaltensweise ging. Auf der normativen Ebene wurden Maximalforderungen an das Reinlichkeitsverhalten des Einzelnen aufgestellt. Selbst die Geschlechtsteile wurden in ihrer Funktion als Ausscheidungsorgane genau benannt und Waschungen und Teilbäder angeraten. Diese Aufmerksamkeit gegenüber den Geschlechtswerkzeugen galt nicht für alle Autoren: während der katholische Autor Feiler sich im Kapitel »Verhalten in Hinsicht auf die Geschlechtsverrichtungen« in lateinische Sentenzen flüchtete, um die vorgezeichneten Grenzen der Schamhaftigkeit nicht zu überschreiten, kannte der anonyme Autor der populär geschriebenen Abhandlung »Von der Reinlichkeit« kein Tabu.

Herr und Frau Biedermeier wurden darin über die Unsicherheit von Präservativen, Vorsichtsmaßnahmen bei außerehelichem Geschlechtsverkehr mit unreinlichen Personen sowie über die genaue Beschaffenheit der Geschlechtsorgane und deren Reinigung informiert. Auch Bidets wurden empfohlen.[35] Die Angst vor einer Ansteckung im Intimbereich muß auf Seiten der Experten wie der Rezipienten so groß gewesen sein, daß hier die Aufmerksamkeit auf Reinlichkeit zur Hintanstellung eines anderen zentralen Gebotes, der Schamhaftigkeit, führte. Schließlich bedrohte die Verbreitung von Geschlechtskrankheiten die physische Reproduktionsfähigkeit des Bürgertums. Die Aufmerksamkeit gegenüber der körperlichen Reinlichkeit erlaubte eine Anpassung an die Doppelmoral der bürgerlichen Geschlechterbeziehung. Die reine, keusche Liebe regiert innerhalb der Ehe, die Reinlichkeit im Intimbereich sollte die schlimmsten Folgen heimlicher Lust lindern helfen.

Jedes neuartige Verhaltensmuster verlangt nach einer präzisen Anleitung zur praktischen Einübung in geeigneten Räumen und nach einer Kontrolle durch Experten. Die Herstellung von Kontrolle und Intimität bestimmte die Experten auch bei der Ablehnung des freien Flußbades und der Forderung nach geeigneten Badeanstalten, die eine ganzjährige Verbabreichung von warmen und kalten Bädern in Einzelkabinen möglich machten. Wenn Hufeland an den Schluß seiner Denkschrift zum Gebrauch warmer Reinigungsbäder die Forderung nach der Wiedererrichtung öffentlicher Badehäuser und Bäder setzte, schwebte ihm diese Einheit von Kontrolle und Intimität vor.

Sein Kollege Aronsson nannte die Gründe für die Einrichtung eines öffentliche Bades: »Zu jeder Jahres- und Tageszeit ist es zugänglich. Jedes Alter, jedes Geschlecht, jeder Stand kann es brauchen, für jedes Bedürfnis ist im Voraus gesorgt; erfahrene Männer leiten den Gebrauch; hinlängliche Bedienung, Sorgenfreiheit, Geistesruhe, guter Rat unterstützen seine Annehmlichkeiten.« Die Absonderung jedes einzelnen Badenden galt nicht nur aus moralischen Gründen, sondern auch aus gesundheitlichen Erwägungen als wichtig. Deshalb wurde gefordert, daß die Betreiber von Badeanstalten besonders auf reine Luft in den Badezimmern zu achten hätten, damit »niemand die zurückgebliebene Atmosphäre seines Vorgängers einschlucken darf«. Deshalb dürfe auch keinesfalls gebrauchte Badewäsche von Badegästen mehrmals benutzt werden.[36]

Die Ausübung der neuen Formen der Ganzkörperhygiene in der Öffentlichkeit sollte unter allen Umständen vermieden werden. Der Mediziner Weikard berichtete schockiert, daß er in der Stadt Aachen »vielmal« gesehen habe, wie sich dort vornehme französische Damen in aller Öffentlichkeit des Bidets bedienten.[37] Im Zeichen der Verbindung von Gesundheit und Moral sollte das Endziel der ärztlichen Verhaltenskontrolle, die reinliche Erscheinung, zwar allseits präsentiert werden, nicht aber der Weg, der dorthin führte. Obwohl der Körper im Zentrum der bürgerlichen Gesundheitslehre stand, wurde auch den Fragen der Umgebung des Körpers viel Raum gewidmet. Besonders der Wechsel der Kleidung und die Beschaffenheit der Stoffe wurde diskutiert. Der Grund für die Empfehlungen von Weikard und anderen zum häufigeren Wechsel der Kleidung und der Wäsche lag in der gestiegenen Bedeutung der Luft und der Haut für die Gesundheit des Menschen.

Mit der Bedeutung der Haut rückte auch die Aufmerksamkeit der Experten auf die richtige, vernünftige Kleidung in den Vordergrund. Das schmutzige Hemd sollte nicht mehr nur, wie es die bisherige Elitentradition vorschrieb, aus Gründen des gesellschaftlichen Ansehens der Person gewechselt werden, sondern um die Haut rein und den Körper gesund zu erhalten. Man glaubte, daß wegen der Doppelfunktion der Haut der Körper die Unreinigkeit aus schmutziger Wäsche resorbiere, der Schmutz sich mit den Säften im Körperinneren vermenge und so Krankheiten entstünden. Weil der in der Wäsche hängende Schmutz nach der Vorstellung der Mediziner durch die Wärme aufgelöst und von den »Wassergefäßchen« der Haut eingesogen werde, wurde der Hemdenwechsel besonders empfohlen.[38]

Die ideale Kleidung, da waren sich die Reformer einig, müsse billig, leicht zu waschen, dauerhaft und einfach sein. Enge Kleidung führe zur Einschnürung aller Lebensfunktionen und zu Stockungen des Blutkreislaufs. Die Befreiung des bürgerlichen Körpers fing deshalb bei der Kleidung an, welche die so nötige Beweglichkeit verhinderte. Man orientierte sich deshalb nicht länger an den Kleidungssitten der aristokratischen Eliten. Entscheidend für die Reformmediziner um 1800 war die Waschbarkeit und der Luftgehalt der verschiedenen Kleiderstoffe. Das Hemd galt als wichtigstes Kleidungsstück, weil es direkt auf der Haut auflag. Es sollte mindestens zweimal in der Woche gewechselt und außerdem jeden Abend mit einem Nachthemd vertauscht werden, wurde geraten. Andere Experten forderten analog zum täglichen Bad zumindest im Sommer den täglichen Wäschewechsel.[39]

Außer der Kleidung gehörte schließlich auch die Reinhaltung der Wohnungen zur privaten Reinlichkeitspflege. Auch hier galt das Prinzip der Bewegung und Befreiung von allem Einengenden. »Unsere Häuser sind unsere Gefängnisse«, gab der Verfasser der Abhandlung »Von der Reinlichkeit« die gängige Expertenmeinung treffend wieder. Weil man als Stadtbewohner den Großteil seiner Zeit in der Wohnung verbringe, müsse sie so gesund wie möglich sein. Als allgemeine Regeln zur Reinhaltung der Zimmer galten hohe und lichte und trockene Räume. Besonders die Schlafräume und die Betten sollten trocken und sauber sein. Der Nachtstuhl dürfe nicht in den Zimmern stehenbleiben.[40] Auch die Nahrungsaufnahme wurde vorrangig aus dem Blickwinkel der Reinlichkeit betrachtet. Jeder Hausvater sollte auf reines Wasser aus überdeckten und gefaßten Brunnen, auf sauberes Geschirr bei Tisch und in der Küche, sowie auf unreine oder verdorbene Lebensmittel achten. Eßwaren sollten nicht an schmutzigen Stellen im Haushalt gelagert werden.[41]

3. Ärzte als Pädagogen

a) Die »Physische Erziehung der Kinder«

Das Programm der »Physischen Erziehung« war ein fester Bestandteil des medizinischen Programms der späten Aufklärungszeit. Im Zeitraum von 1780 bis 1820 sind ungefähr 160 Monographien zu diesem Thema im deutschen Sprachraum erschienen. Diese Konjunktur findet ihre Erklärung in dem Bestreben, den generativen Übergang des neuen Wertmusters Reinlichkeit zu sichern. Hufeland schärfte den Müttern ein: »Reinlichkeit ist das halbe Leben für Kinder; je reinlicher sie gehalten werden, desto besser gedeihen und blühen sie.« Deshalb sei eine vernünftige physische Erziehung, die besonders die Hautfunktion der Kinder erhalte und das Waschen und Baden nicht vernachlässige, die Vorbedingung eines langen Lebens. Der Abhärtungsgedanke machte den eigentlichen Kernpunkt der physischen Erziehung aus.[42]

Schon Jean Jaques Rousseau hatte in seinem psychologischen Erziehungsroman »Emile« (1762) gefordert, auch die physischen Bedürfnisse der Kinder zu berücksichtigen, indem er den Nutzen kalter Bäder gleich nach der Geburt pries, die für Gesundheit und Reinlichkeit gleichermaßen notwendig seien. Überhaupt galt ihm die Reinlichkeit als erstes Mittel zur Abhärtung des Körpers und damit zur Konstituierung des autonomen, selbstbewußten bürgerlichen Individuums. Obwohl Rousseau bekanntlich ein scharfer Kritiker des ärztlichen Standes war, machten sich viele Mediziner in Deutschland seine Erziehungsvorschläge zur Reinlichkeit zu eigen, weil sie damit an einen umfassenden philosophischen Versuch zur körperlichen und seelischen Grundlegung des neuen Menschen anknüpfen und damit den Zusammenhang mit der bürgerlichen Reformbewegung herstellen konnten. Der neue Körper mußte, so hatte Rousseau gefordert, hart, beweglich und leistungsfähig sein. Ein verzärtelter Körper sei Ausdruck einer unterlegenen, dekadenten Moral. Das galt für beide Geschlechter. Verweichlichte Frauen würden dem Staat Krüppel statt Bürger gebären, hatte der Mediziner Ferro gemutmaßt.[43]

Die angestrebte Reinlichkeitserziehung sollte den demographischen Übergang von der vorindustriellen, durch hohe Geburten- und Sterbeziffern gekennzeichneten Welt zu modernen Strukturen mit niedrigeren Werten ermöglichen helfen. Die vernünftige und natürliche Erziehung, die etwa der Laubaner Arzt Samuel Gotthelf Crusius in seinem an Ärzte und Nichtärzte gerichteten Werk »Von den Mitteln, Kinder zu gesunden Menschen zu erziehen« (1796) einforderte, bezog sich programmatisch auf Rousseau und praktisch auf die hohe Kindersterblichkeit. Aus dieser Perspektive wurden die schon bekannten diätetischen Programmpunkte zur Reinlichkeitspflege (Körper, Kleidung, Wohnung) abgehandelt. Besondere Aufmerksamkeit verdienen die Bemerkungen von Crusius zum frühzeitigen Einsetzen der Sauberkeitserziehung. »Ein Kind kann mit zwanzig Wochen bis zum halben Jahre schon an die Reinlichkeit gewöhnet werden«, hatte der Arzt gefordert.[44]

Diese aus heutiger Sicht erstaunlich frühe Erziehung zur individuellen Körperkontrolle ist ein deutliches Indiz für die zentrale Bedeutung, die der körperlichen Reinlichkeit zugemessen wurde. Reinlichkeit war keine Sache der individuellen Entscheidung für bürgerliche Normen oder Wertvorstellungen mehr, sondern es ging den Medizinern auch um die Reproduktion des Bürgertums als soziale Einheit. Nachdem die erste Generation der Bürger seit 1760 mit den neuen Regeln vertraut gemacht wurde, ging es nun um die Weitergabe der neuen Hygienevorstellungen an die nächste Generation.

Der »Gesundheits-Katechismus« des Schaumburg-Lippischen Leibarztes und Hofrates Bernhard Christoph Faust richtete sich direkt an kleinere

Kinder, denen im Unterricht die einzelnen Kapitel vorgelesen werden sollten. Die Kinder sollten dadurch den Grundgedanken der Aufklärung, die selbsttätige Erfassung dessen, was wahr und gut ist, begreifen lernen, um »gesunde, verständige, tugendhafte und glückselige Menschen« zu werden. Grundlegend war für Faust die Verknüpfung der Tugenden der Religiosität, Gesundheit und Arbeit mit dem Ziel, weite Kreise an Fragen der Diätetik und der Reinlichkeitserziehung heranzuführen.[45] Zu diesem Zweck sollten die Schullehrer darauf achten, daß die Schulkinder im Sommer wöchentlich mehrmals in Flüssen badeten und sich regelmäßig Gesicht und Hände wuschen, denn Reinlichkeit mache die Arbeit leicht und das Leben lustig.[46]

Das Neuartige an Fausts Gesundheitskatechismus war, daß er, zumindest der Intention nach, über die Grenzen des Bürgertums und der bürgerlichen Gesundheitserziehung hinausreichte. Ihm ging es darum, alle Schulkinder, auch die auf den Dörfern, für ein neues Körperbewußtsein zu gewinnen. Die Mediziner stießen damit in den gesellschaftlichen Reproduktionsbereich vor. Der Hinweis auf die Rolle der Schullehrer macht auch die Grenzen des Programms der »physischen Erziehung der Kinder« deutlich: Die eigentliche Reinlichkeitserziehung war das Feld der aufgeklärten Reformpädagogik, nicht der Medizin. Mit der »Physischen Erziehung der Kinder« stieß die individuelle Diätetik mit der Körperhygiene im Zentrum an ihre Grenzen. Folgerichtig wurden neue Wege der Verbreitung von Reinlichkeitsnormen beschritten.

b) Inseln der Bürgerlichkeit auf dem Land. Zur Bedeutung der hygienischen Volksaufklärung und der »Pastoralhygiene«

Das Konzept der »Volksaufklärung« hing mit der Frage nach der Bürgerlichkeit der Aufklärung eng zusammen. Die Aufklärung ist einerseits Elitensache, andererseits besitzt sie als Ideologie keinen festen sozialen Ort in der ständischen Gesellschaft und weist in ihrem Geltungsanspruch über deren Grenzen hinaus. Die kulturelle Elite der Bürger als Träger der Bewegung verstand sich als Vormund der Gesellschaft. Der Wertetransport von oben nach unten im sozialen Raum hatte deshalb gleichermaßen disziplinierende und befreiende Funktion: Befreiung von den Zwängen der ständischen Gesellschaft und Disziplinierung der Unterschichten. Der Moralschriftsteller Johann Ludwig Ewald fragte angesichts der revolutionären Ereignisse in Frankreich, ob es nützlich sei, »dem Volke über alles nützliche Begriffe beizubringen?« Religionszweifel hätten beim »gemeinen Mann« nichts zu suchen. Dagegen sei es sehr wichtig, dem Volk »einige

Kenntnis vom menschlichen Körper mit darauf gebauten diätetischen Grundsätzen« beizubringen.[47]

Von der radikalen politischen Aufklärung aller Menschen über ihre Rechte und Pflichten waren spätestens seit dem Ausbruch der Französischen Revolution nur die Hinweise auf die Pflichten geblieben. Unter ihnen nahmen die Hinweise auf hygienische Lebensregeln breiten Raum ein, weil sie nach den Vorstellungen der bürgerlichen Mediziner die Arbeits- und Leistungsfähigkeit der Landbevölkerung und damit die Grundlage für den Wohlstand des Staates sicherten. Jedoch: War die »Volksaufklärung« tatsächlich ein Programm zur Aufklärung des »gemeinen Mannes«? Anstatt die mögliche Rezeption in der breiten Bevölkerung zu diskutieren, scheint es sinnvoller, diejenigen Kreise zu betrachten, an die die medizinischen Schriften zur Volksaufklärung unmittelbar gerichtet waren.

Die meisten Schriften zur medizinischen Volksaufklärung und zur Pastoralhygiene richteten sich explizit an bildungsbürgerliche Berufsgruppen. Fausts Gesundheitskatechismus erreichte seine hohe Popularität auch deshalb, weil er sich geschickt an die Schullehrer wendete und die äußere Form seiner Unterweisungen auf diese Gruppe von Distributoren abstimmte. Außerdem hatte in diesem Fall der Würzburger Fürstbischof die Austeilung der Gesundheitslehre an die Schullehrer seines Landes verfügt, nachdem er eine beträchtliche Anzahl von Exemplaren hatte ankaufen lassen.[48] Eine der populärsten medizinischen Volksaufklärungsschriften, Heinrich Felix Paulitzkys »Anleitung für Landleute« (1791) führte den Untertitel »Ein Hausbuch für Landgeistliche, Wundärzte und verständige Hauswirte«. Paulitzky meinte, daß niemand so viel Gutes stiften könne wie die Landgeistlichen, da sie die Lebensumstände der Landbevölkerung genau kannten und die Pfarrkinder auch Vertrauen zu ihnen hätten.

Auch der Medizinprofessor Senfft wendete sich in seinem »Gesundheitskatechismus für das Landvolk« (1781) »an die Herren Beamte, Pfarrer und Bader«, um »Unterkäufer«, wie er die Distributoren nannte, zu gewinnen.[49] Diese sollten sich zuerst mit den neuen Hygieneregeln bekannt machen, bevor sie jene an die Landbevölkerung weitergaben. Das Konzept der hygienischen Volksaufklärung und die darin verbreiteten Reinlichkeitsnormen zielte, kann man daraus schließen, nicht auf das »Volk«, sondern in Wirklichkeit auf die nicht nur sozial, sondern auch räumlich heterogenen, auf abgelegene Territorien verteilten Angehörigen des Bürgertums, selbst wenn, wie im Falle von Senffts Gesundheitskatechismus, die Bauern persönlich angesprochen wurden. Angesichts des nach unten weithin unüberbrückbaren Bildungsgefälles hatte die beabsichtigte Verbreitung neuer Hygienenormen unter der Landbevölkerung einen kulturellen Rückkopplungseffekt, nämlich die verstreuten Angehörigen des Bürgertums zusammenzuschließen. Sie trug damit zum Aufbau eines einheitlichen Wertehorizontes im Bürgertum bei.

Das galt auch für die sogenannte »Pastoralmedizin«, die von Seiten der aufgeklärten Mediziner und der staatlichen Obrigkeit gewünschte medizinische Hilfstätigkeit der Landgeistlichen, die in den Jahren 1780 bis 1800, parallel zur medizinischen Volksaufklärung, ihren Höhepunkt erreichte.[50] Die praktische Indienstnahme der Landgeistlichen durch die Medizin war die logische Konsequenz aus dem diätetischen Grundsatz der Einheit von Gesundheit und Moral einerseits und die geschickte Inanspruchnahme und Umdeutung der alten religiösen Kompetenz in Krankheitsfragen andererseits. In seinen »Fastenpredigten«, in deren Titel bereits die neue Doppelrolle des Leib- und Seelenarztes anklingt, hatte Franz Anton May außer den Pädagogen die »rechtschaffenen Geistlichen und Seelsorger« direkt angesprochen. Diese sollten von den Kanzeln die »Vorschriften für die Erhaltung einer standhaften Körper- und Geistesgesundheit« predigen.[51]

Um die Geistlichen zu gewinnen, argumentierten die Anhänger der Pastoralmedizin, daß die Gesundheit die Grundlage eines gottgefälligen Lebens sei. Deshalb müsse jeder Kleriker von sich aus ein Interesse an der Gesundheitspflege haben.[52] Um 1800 war die Diskussion um die ärztliche Rolle der Kleriker, trotz Befürchtungen der Entstehung einer neuen Gruppe von Pfuschern und Hinweisen auf die Unvereinbarkeit zwischen der praktischen Ausübung des Arztberufes und kirchlichen Moralvorstellungen, zugunsten der Befürworter eines eingeschränkten medizinischen Hilfsdienstes entschieden. Diese führten als schlagendes Argument die mangelnde medizinische Versorgung der Landbevölkerung ins Feld. Die Entwicklung führte deshalb von der ursprünglich umfassender gedachten Pastoralmedizin mit der verbesserten medizinischen Versorgung immer mehr in die Richtung der »Pastoralhygiene«, das heißt zu konkreten hygienischen Verbesserungen durch die Kleriker als moralischen Autoritätsinstanzen. Die Kompetenzerweiterung der Priesterrolle bedeutete eine stärkere Gewichtung von Erziehungsaufgaben.[53]

Zwar verhielt sich der Großteil der Geistlichkeit eher reserviert. Die Priester beider Konfessionen beugten sich jedoch zunehmend willig den Zielen der medizinischen Volksaufklärung, um das Landvolk durch moralische und praktische Unterweisungen zu Arbeit und Gehorsam anzuleiten und damit gefährliche Formen des Aufbegehrens zu unterbinden. Dieser von den Medizinern in Gang gesetzte und vom Staat weitergeführte Säkularisierungprozeß führte zu einer Annäherung von Teilen des aufgeklärten katholischen Klerus an die Normen und Verhaltensweisen des städtischen Bürgertums.[54] Auf dem flachen Land, in den Dörfern und kleinen Städten wurden deshalb um 1800 mit den Programmen zur Volksaufklärung und Pastoralhygiene die Voraussetzungen zur Bildung von Inseln der Bürgerlichkeit geschaffen.

Das läßt sich auch aus der Betonung des Nutzens der Reinlichkeit und den in den Lehrbüchern angeratenen Formen der Körperhygiene schließen, die mit den vorn genannten Reinigungsregeln der Diätetiken für das Bürgertum übereinstimmten. Der Hallesche Medizinprofessor Schreger gab in seinem »Handbuch der Pastoral-Medicin« (1823) folgende Körperreinigungsmaßnahmen vor: »Das Waschen muß aber mit frischem, kühlem, weichem Wasser geschehen. Wechseln mit kaltem und warmem macht die Haut leichter rissig, und stört ihre harmonische Wirksamkeit.« Auch das Haupthaar müsse täglich mit Seifenwasser gewaschen werden. Er untersagte ferner »jedes Waschen bei Erhitzung des Körpers und bei schwitzender Haut« und pries dagegen das laue Hausbad im Winter oder das warme Flußbad mit anschließendem Luftbad im Sommer. Hier sollten die Uferbadehäuschen gehörig gelüftet und den Blicken der Vorbeigehenden nicht zugänglich sein.[55]

Sowohl katholische als auch evangelische Geistliche, die bei ihren Krankenbesuchen häufig gesundheitlicher Gefährdung ausgesetzt waren, hatten ein praktisches Interesse an der Befolgung der Regeln der Körperhygiene für sich selbst, um auf diese Weise eine Art Schutzwall der Reinlichkeit um ihre Körper zu errichten. Der Gruppenegoismus des Bürgertums, sich und auch seine soziale Umgebung reinlich zu halten, galt auch für diejenigen einzelnen Angehörigen dieser sozialen Formation, die auf dem Land wohnten. Mit der gesunkenen Toleranzschwelle im Bürgertum der Städte und dem Bekanntwerden der neuen Verhaltensnorm Reinlichkeit unter den ländlichen Bürgern sank auch deren Toleranzschwelle. Es scheint, als sei die Angst vor einer Ansteckung durch die Armen die treibende Kraft der beabsichtigten Volksaufklärung gewesen. Deshalb wurde in den entsprechenden Ratgebern vor der ebenso verbreiteten wie ansteckenden parasitären Hautkrankheit Krätze gewarnt. Nur peinlichste Reinlichkeit an Körper und Kleidung könne hier vor Ansteckung schützen.[56]

Das Projekt der Ausweitung der diätetischen Lebensordnung auf die Gesamtbevölkerung führte auch deshalb immer wieder aufs Bürgertum zurück, weil man es nicht unterlassen konnte, an die persönliche Verantwortung des Einzelnen zu appellieren, anstatt die katastrophalen Lebensbedingungen der Landbevölkerung zu ändern. Die gutgemeinten Appelle an die Individuen mußten dann scheitern, wenn sich die potentiellen Adressaten gar nicht als selbstverantwortliche Individuen im städtisch-bürgerlichen Sinn verstanden, sondern an ihrer gewohnten Einbindung in den ländlichen Werteverband festhielten. Die aus der Verschiedenheit der ländlich-bäuerlichen und städtisch-bürgerlichen Kultur folgende Abstrahierung von den Lebensverhältnissen und der traditionellen Mentalität der

Dorfbewohner, unterschiedliche Moralsysteme und schließlich mangelnde Kontroll- und Sanktionsmöglichkeiten führten schon im ausgehenden 18. Jahrhundert zur Propagierung anderer Mittel, um die Durchsetzung der bürgerlichen Tugend Reinlichkeit in der Gesamtbevölkerung zu erreichen.[57] Das unter dem Motto »Befreiung durch Kontrolle« vorgelegte Programm der »Medizinischen Polizey« sollte alte und neue Moral, gewohnte Reglementierung und neue Wertvorstellung miteinander verbinden, indem es sich nicht mehr an Individuen, sondern an Kollektive richtete.

4. Der reinliche Leviathan. Die Körpermaschine im modernen Staat

a) Vom reinlichen Individuum zur reinlichen Nation

Die Verinnerlichung des Normwandels war gleichzeitig ein erster Schritt zur Eroberung der Öffentlichkeit. Das bevölkerungspolitische Engagment der Mediziner, das in der »Physischen Erziehung der Kinder« deutlich wurde, wies über das Bürgertum hinaus. Interpretiert man den symbolischen Gehalt der einzelnen Reinigungsforderungen für Erwachsene und Kinder, wie er aus den einschlägigen Diätetiken zutagetritt, so zeigt sich die Propagierung neuer Reinlichkeitsnormen als ein paradoxer Prozeß der Befreiung durch Disziplinierung.[58] Die Tugenden der Aufklärung: Freiheit, Gerechtigkeit und Vernunft, fanden ihre Entsprechung im reinlichen Körper. Die Entfernung des Schmutzes war Ausdruck der eingreifenden Vernunft.

Die Kehrseite des Individualisierungsschubs bildete ein gleichzeitig ablaufender umgekehrter Prozeß der Entindividualisierung. Wenn (in der Theorie) jeder seinen Körper reinlich hält, dann werden alle Körper gleich. Die inhaltlichen Bezüge der Gleichheit vor dem kalten Wasser und der sozialen Gleichheit sind bereits dargestellt und als Bestandteil der geforderten Demokratisierung des Alltagslebens gedeutet worden. Die Verallgemeinerung der neuen Reinlichkeitsnormen führte aber auch über den sozialen Kernbereich der neuen bürgerlichen Gruppierungen hinaus. Ein Indiz für die wechselweise Durchdringung von Individualisierungs- und Vergesellschaftungsprozessen bildet die Konjunktur von Maschinenmodellen im diätetischen Programm. Das Baden, meinte Hufeland, verbreite »über unsere ganze Maschine ein Gefühl von Leichtigkeit, Tätigkeit und Wohlsein«.[59]

Mit der Einführung des Vorstellung vom Körper als Maschine war keine Rückkehr zum alten mechanistischen Weltbild verbunden. Die Maschinenmetapher beruhte nicht auf der Vorstellung unbelebter, komplexer mechanischer Vorgänge, sondern wurde als bewegtes, lebendiges Ineinandergreifen von einzelnen aufgefaßt, als Beziehung der Teile zu einem dynamischen Ganzen und damit als Metapher des Vergesellschaftungsprozesses, dem die Individuen durch ihr Bewußtsein eine Richtung gaben. Der menschliche Körper, meinte Franz Anton May, sei eben »nicht nur bloße hydraulische Maschine«, sondern er habe eine »Menschenseele«. Der eigentliche Charakter dieser Menschenseele offenbarte sich in der Erweiterung der Forderungen nach individueller und öffentlicher Reinlichkeit zum nationalen Programm.

Wie die Organe als Teile des Maschinenkörpers sollten sich die Automatenmenschen als Teile der Staatsmaschine begreifen. Die Aufforderung der Ärzte zur Reinigung des Körpers bekam dadurch ein neues Gewicht. Von der individuellen Körperpflege, die bei Platner im Vordergrund stand, verschob sich die Argumentationsrichtung in der zweiten Hälfte des 18. Jahrhunderts immer mehr hin zur Pflege des Kollektivkörpers und zum Ideal der ebenso reinlichen wie leistungsfähigen Nation.[60] Das Programm einer neuen Lebensordnung galt nun als Ausdruck der bürgerlichen Identität als Kulturnation, die den politischen und liberalen Vorstellungen als ebenbürtig an die Seite trat. Nicht mehr die Stadt und ihre sozialen Trägerschichten waren der örtliche und soziale Bezugspunkt der Experten, sondern die Dynamik der gesellschaftlichen Entwicklung drängte zur Bildung größerer Einheiten.

In seinen Vorlesungen gründete Franz Anton May seine Argumentation zur Förderung der Reinlichkeit auf das Argument der notwendigen Förderung der »Physischen Kraft einer Nation« in allen ihren körperlichen und sittlichen Kräften, da die Nation die »Mutter des Heldenmuts, der Arbeitsamkeit, gesunder Bevölkerung, der inniglichen Vaterlandsliebe, der rastlosen Tätigkeit für das allgemeine Beste« sei. Arbeit, Bewegung und Leistung, die Grundlagen der individuellen Körperpflege, galten auch als die Grundlagen einer starken Nation. Um dem dynamischen Gehalt des diätetischen Programms Ausdruck zu verleihen, knüpfte man bewußt an das Zeitalter der Reformation an. Das reformatorische Dogma von der Heiligkeit der Arbeit, oder, um mit Max Weber zu sprechen, die »Entzauberung der Welt« durch die aus systematischer Selbstkontrolle, rastloser Berufsarbeit und sittlicher Lebensführung geformte innerweltliche Askese des kalvinistischen Protestantismus wurde zur säkularen Grundlage der neuen bürgerlichen Tugenden erklärt. Das Ethos des kapitalistischen Geistes fanden die Verfechter des neuen Reinlichkeitsbewußtseins im Bürgertum um 1800 beispielhaft in Benjamin Franklin verkörpert, in dessen »Tugendschema«, das neben Ordnung, Mäßigkeit, Fleiß und Genügsamkeit auch die Reinlichkeit umfaßte, das neue Programm der bürgerlichen Lebensführung nahezu komplett enthalten war. Franklin galt als der Prototyp des neuen Menschen und der neuen Bürgergesellschaft.[61]

Die Idee der Abhärtung gründete sich auf den Machtanspruch des Bürgertums in der Gesellschaft und deshalb auf den durch den Gebrauch kalter Bäder vermeintlich tauglicheren Kollektivkörper. Die Stärkung des bürgerlichen Körpers galt Ferro als Vorstufe zur Reklamierung des verdienten Platzes für das Bürgertum in der Gesellschaft. Neben dem aufgeklärten Fürsten sollte nicht ein träger, sittenloser Adel die Geschicke der Nation bestimmen, sondern die Vielzahl der tätigen Bürger. Gemeinsame Wertvorstellungen dienten als Begründung für eine Teilhabe an der politische Macht im Staat. Dem trug auch Hufelands Lebenskraftkonzept Rechnung.

Die gesellschaftspolitische Bedeutung der »Makrobiotik« wird erkennbar, wenn man die politische Konnotation berücksichtigt. Der Prozeß der Verlängerung des Lebens, nicht auf das Individuum, sondern auf das Kollektiv der Bürger bezogen, meinte dann die Verlängerung des Aufstiegs der neuen bürgerlichen Gruppen hin zur Verwirklichung des Ideals der »Bürgerlichen Gesellschaft«. Das neue Bürgertum hat sich um 1800 in der Gesellschaft etabliert. Nun galt es, das Erreichte dauerhaft zu sichern. Nur ein langes Leben verhieß den langen Genuß des erwirtschafteten Wohlstands. Elemente der Beharrung (Härte) wurden von Hufeland gegen Elemente der Bewegung (Empfindung) gesetzt.

Die Abkehr von der Empfindsamkeit war der Ausdruck einer sozialen Etablierung in den Spitzen des Bürgertums. Empfindsamkeit bedeutete aus dem Blickwinkel sozialer Veränderungen heraus gesehen die gesteigerte Verarbeitungsgeschwindigkeit von Umweltreizen, jedoch um den Preis des Scheiterns, der Preisgabe von Aktivität. Wer litt im Zeitalter der Empfindsamkeit nicht unter steter Unruhe, Lebhaftigkeit, Appetitlosigkeit und Überspannung? Viele glaubten schon aus modischen Gründen »Hypochondristen« zu sein. Georg Forster und Georg Christoph Lichtenberg waren ausgewiesene Hypochonder, von deren Stimmungsschwankungen ihre Briefwechsel Zeugnis geben.

Die im Zeitalter der Empfindsamkeit weitverbreitete Pflege hysterischer Verhaltensmuster läßt sich am besten an den zahlreichen empfindsamen Romanen ablesen. Nicht nur für die weiblichen Protagonisten war die Ohnmacht ein gängiges Mittel der Gefühlsäußerung, auch die Männer ließen sich, wie etwa Johann Martin Millers »Siegwart«, von ihrer Empfindsamkeit in die Tatenlosigkeit und schließlich in die Agonie treiben. Der ungewöhnliche Erfolg des Liebesthrillers aus priesterlicher Feder hatte seine Ursache darin, daß er das Grundmuster des Hysterischen offenlegte: Neben der Zugewandtheit gegenüber neuen Entwicklungen und einer gesteigerten Perzeptivität steht der Zusammenbruch der Betroffenen unter äußerem Anpassungsdruck.[62]

Das war die Gefahr, der sich Hufeland mit seiner Propagierung der körperlichen Reinlichkeit entgegenstellte. Die »Allgemeinheit der Nervenkrankheiten und der Hypochondrie« hatte er in seiner »Erinnerung an die Bäder« geschrieben, sei ebenso charakteristisch wie peinlich für seine Generation. Sie würde »den besten Köpfen Kraft und Tätigkeit lähmen«. Schwächliche Erziehung sei deshalb das maßgebliche Verkürzungsmittel des Lebens.[63] Die Reinlichkeit war umgekehrt die Kardinaltugend der Bürgernation: »Die unreinlichsten Nationen sind auch immer die dümmsten, verworfensten, unedelsten, und ich würde, wär ich ein Refomator, ihre Kultur damit anfangen, sie an körperliche Reinigkeit zu gewöhnen.«[64]

Die Verbindung von Reinlichkeit und Nation bezog ihre Kraft aus der Inanspruchnahme einer idealisierten kollektiven Vergangenheit. May sprach von der Wiedererweckung von »Ursitte und Körperkraft der alten Deutschen«. Durch die Hebung der »physischen Kraft einer Nation« auf der Basis einer gesunden Hautpflege wurde die Reinlichkeit erst zur Grundlage von »allen bürgerlichen Tugenden«. Auch Hufeland führte seinen Lesern die Badesitten der »alten Teutschen«, der »Helden mit den blauen Augen und goldgelben Haaren, die durch ihre ungewöhnliche Größe, ihre körperliche Stärke und ihren Heldenmut, die Bewunderung selbst der Römer auf sich zogen«, als Vorbild vor Augen: »Auch beim Baden waren sie nicht faul; sie schwammen und übten ihren Körper in mancherlei Bewegungen.« Selbst wenn, wie in Weikards Abhandlung »Von der Unreinlichkeit« nicht die alten Deutschen, sondern die Griechen als Vorbilder angeführt wurden, dann aus dem gleichen Grund, nämlich um die Anbindung an eine überlegene Kulturnation herzustellen und im speziellen die Lobpreisung der Kraft des männlichen Helden anzustimmen.[65]

Wenn Reinlichkeit als nationale Tugend galt, mußte sie auch für alle Deutschen gelten. Nun gab es um 1800, das war allen Experten klar, im deutschen Sprachraum wesentlich mehr »Deutsche« als »Bürger«. Die bisher zitierten diätetischen Programme erreichten nur einen Bruchteil der Bevölkerung, die gebildeten und wohlhabenden Bürger und Bürgerinnen der Städte und auf dem Land. Es mußte deshalb aus zwei Gründen an eine mögliche Ausweitung der Gesundheitsprogramme auf die Landbevölkerung und die städtischen Unterschichten, das »Volk«, gedacht werden. Der eine Grund ergab sich als Konsequenz aus der geschilderten Verbindung von Reinlichkeit und Nation. Wenn Reinlichkeit ein Zeichen »aller Deutschen« sein sollte, galt das erst recht für die große Mehrheit der nichtbürgerlichen Bevölkerungsschichten. Der andere nicht so leicht wahrnehmbare, aber genauso wichtige Grund war, konkrete Ansteckungsgefahren von den Stadtbürgern und ihren Familien fernzuhalten. Die Pflege der Reinlichkeit der Armen diene nicht zuletzt dem »Egoismus der Reichen«, hatte Weikard offenherzig geschrieben. Deshalb solle die Obrigkeit »wachsam sein, daß die schmutzigen Bauern auch mehr an Reinlichkeit gewöhnt würden, daß sie uns ihre Milch, Butter, Käse und andere Viktualien sauber lieferten«.[66]

Aufgeklärter Idealismus und Gruppenegoismus lagen bei den Versuchen zur Verbreitung von neuen Hygienenormen über das Bürgertum hinaus eng beisammen. Die Angst vor einer Ansteckung durch die Unreinlichkeit der unteren Schichten verbreitete sich parallel zur zunehmenden Verankerung der individuellen Hygienenormen im Bürgertum. Die Ansteckung durch Unterschichten drohte nicht nur durch schmutzige Nahrungsmittel, sondern auch durch die Nähe zu Dienstboten den Kindern der Bürger, der zukünftigen Trägerschicht der bürgerlichen Gesellschaft. Die Gefahr der Ansteckung von unten führte zu einer Schwerpunktverlagerung vom privaten auf den öffentlichen Bereich.

»Weil der gemeine Mann nicht so sehr sich der Reinlichkeit und Sauberkeit befleißiget wie der wohlhabende Bürger«, die Reinlichkeit des letzteren ihn jedoch nicht vor einer möglichen Ansteckung durch die Luft schütze, müßten geeignete Maßnahmen zur Gefahrenabwehr ergriffen werden, hatte Graumann gefordert.[67] Um 1800 hatte sich der Schwerpunkt des diätetischen Programms verlagert. Die Sorge einer Ansteckung von unten führte zu Konzepten der »Medizinische Polizey«, wie die aufgeklärte Auffassung von der Einbeziehung aller Individuen in die bürgerliche Gesellschaft zu Programmen der hygienischen »Volksaufklärung« und »Pastoralhygiene« geführt hatte. Auf beiden Wegen, mit Zwangsmaßnahmen und Überredungskunst, wurde versucht, die neuen Hygienenormen möglichst in der gesamten Gesellschaft zu verankern.

b) Das Panoptikum der Experten im Programm der »Medizinischen Polizey«

Mit der Verbreitung der neuartigen Reinlichkeitsnormen durch die Gesundheitsratgeber war die Kluft zwischen den Gebildeten aus den bürgerlichen Funktionseliten, dem reformorientierten Adel und den ungebildeten städtischen und ländlichen Unterschichten gewachsen. Das Programm der Medizinischen Polizey war, zumindest in dem großen Teil, der sich mit hygienischen Fragen beschäftigte wie die individuelle Diätetik, ein bürgerliches Befreiungsprogramm, im Sinn einer Befreiung von der Dominanz konkurrierender Wertvorstellungen des »Rouge et Blanc« wie von der Bedrohung durch Seuchen und Epidemien der Armen. Beide Programme, sowohl die individuelle Diätetik wie die im folgenden unter dem Oberbegriff »Medizinische Polizey« gefaßten Überlegungen sollten einen Schutzschild des Bürgertums, zusammengesetzt aus Mechanismen der Selbst- und der Fremdkontrolle, bilden.

Der Kampf um die kulturelle Hegemonie wurde so im sozialen Raum gleichzeitig nach oben und nach unten geführt. Mit der Betonung der Kontrolle der Unterschichten war das Programm der »Medizinischen Polizey« das Pendant zur fortschreitendenden Verbreitung neuer Körpernormen im Bürgertum. Die Hervorhebung der Reinlichkeit als Nationaltugend sprengte den individuellen Rahmen und machte den Weg frei für den Entwurf von Konzepten einer Hygienisierung der Gesellschaft durch die Instrumentalisierung des Staatsapparates. Hier kam das Selbstbewußtsein der Bürger als neuer tragender Schicht zum Ausdruck: »Die gesetzgebende Gewalt muß die Reinlichkeit, nach der ordentliche Bürger des Staats trachten, zu befördern suchen und den Faullenzer, den Saufbruder zur Erfüllung seiner Pflichten durch Zwangsmittel anhalten«, schrieb Graumann.[68]

An diesem Punkt des kulturellen Modernisierungsprozesses begann die Geschichte der modernen öffentlichen Gesundheitspflege. Der gewaltige Arm, der die Bewegung der einzelnen bündeln, die Strauchelnden aufrichten, die Unwilligen zwingen und auf ein gemeinsames Ziel, die Bürgernation, hin ausrichten sollte, war der Staat, genauer: der aufgeklärte absolute Monarch und sein bürokratischer Apparat als Objekt der Begehrlichkeit der bürgerlichen Experten. Die Staatsvorstellung der Mediziner, die hier sichtbar wird, beruhte auf der naturrechtlichen Festlegung der Rechte und Pflichten des Monarchen und seiner Regierung. Der Staat sollte den mündigen Bürgern rechenschaftspflichtig sein, ohne die Menschenrechte oder die freie Entfaltung der Person zu behindern. Sein starker Arm sollte nur dort eingreifen, wo die Macht der Sprache wirkungslos blieb: an den Grenzen der bürgerlichen Kommunikationsgemeinschaft.

Mögliche Sanktionen betrafen Pfuscher und Quacksalber, »Afterärzte« und Geschäftemacher in den Grauzonen der Expertenwelt genauso wie die Armen als die potentiellen Verbreiter von Seuchen und Epidemien. Der moderne Leviathan wies ein Janusgesicht auf: Er verhielt sich diszipliniert gegenüber bürgerlichen Interessen und trat disziplinierend den Abweichungen vom neuen bürgerlichen Wertekonsens entgegen. Das Programm der Medizinischen Polizey markiert daher einen Überschneidungspunkt zwischen der spätabsolutistischen Macht und der frühliberalen Utopie von der zivilen Bürgergesellschaft. Die Kodifizierung des neuen Wertekanons ging im Programm der Medizinischen Polizey der Kodifizierung von Rechtsnormen im preußischen »Allgemeinen Landrecht« von 1794 voraus.[69]

Die Mediziner erfanden mit dem Programm der Medizinischen Polizey keine neue Form, sondern sie bedienten sich eines eingespielten Programms der Machterhaltung und Machterweiterung, dessen Wurzeln bis in das Verordnungswesen spätmittelalterlicher Städte und die Politik des Frühneuzeitlichen Staates zurückreichten. Die Medizinalpolizei übernahm die Forderungen der Kameralisten des frühen 18. Jahrhunderts nach einer Vermehrung der wirtschaftlichen Macht des Staates und ergänzte sie im Bereich der kollektiven Gesundheitsvorsorge. Der Medizinalpolizist Zacharias Gottlieb Hußty definierte die Medizinische Polizey als »Teil der Bevölkerungswissenschaft«.[70]

Durch diskrete Präsenz und fürsorgliche Umfassung der Untertanen sollte die Macht des aufgeklärten Absolutismus die gesamte Bevölkerung zur Befolgung bürgerlicher Lebensregeln zwingen. Tendenziell wohnte der Verallgemeinerung von Gesundheit, wie schon bei der Beschreibung der Programme der medizinischen Volksaufklärung deutlich wurde, etwas zukunftsweisend Sozialstaatliches inne, da die aufgeklärte Gesundheitspolitik alle Menschen eines Staates umfaßte. Der Zweck der medizinischen Polizey, so hatte der Würzburger Professor der Staatsarzneikunde Thomas A. Ruland geschrieben, sei die »Erhaltung und Beförderung der Gesundheit der Staatsbürger und die Wiederherstellung derselben«. Deshalb müsse die staatliche Gerechtigkeitspflege durch staatliche Gesundheitspflege ergänzt werden.[71] Für die Medizinalpolizisten gab es in der Theorie keinen prinzipiellen Unterschied zwischen Bürgern und Bauern oder zwischen Wohlhabenden und Armen. Vor dem Richterstuhl der Göttin Hygieia waren alle Menschen gleich.

Andererseits kamen die Ärzte mit ihren Forderungen den Interessen der Bürger nach einer Kontrolle der Unterschichten und der moralischen Diskreditierung des Adels entgegen. Krankheit galt im Programm der Medizinischen Polizey wie in den vielen Gesundheitsratgebern als Überrest der alten Herrschaft taten- und sittenloser höfischer Aristokraten, die ein müßiges Luxusleben auf Kosten der armen Landbevölkerung führten. Das läßt sich an der Kritik an Luxus und Verschwendungssucht des Adels ablesen, die Johann Peter Frank, der Hauptvertreter des Programms der Medizinischen Polizey in Deutschland, in einer direkten Verbindung mit der Vergrößerung der Armut sah: »Verschwendung gebiert Armut und Armut Krankheiten.«[72]

Der Schmutz stellte in der vorbakteriologischen Ära den Zusammenhang zwischen Armut und Krankheit her. Die Medizinalpolizei war deshalb im wörtlichen Sinn eine umfassende, defensiv orientierte und auf den sozialen Kern des Bürgertums bezogene »Verteidigungskunst«, wie Frank geschrieben hatte.[73] Jeder Stand, forderte er, müsse seinen eigenen Reinlichkeitsstandard haben. Man könne nicht verlangen, daß das Kind eines Tagelöhners so reinlich gehalten werde wie ein vornehmes Bürgerkind. Franks Ziel war nicht die Übertragung elaborierter bürgerlicher Reinlichkeitsstandards, sondern die Einführung eines hygienischen Mindeststandards. Ein bestimmtes Maß an Reinlichkeit dürfe nicht unterschritten werden, schrieb er, sonst drohten Gefahren für die Allgemeinheit.[74]

Es handelte sich bei der Beschwörung der Ansteckungsgefahr durch Epidemien im Kern um kein medizinisches, sondern um eine soziales Argument. Die klassenübergreifende Gefahr der Seuche wurde deshalb von den Experten immer wieder als Argument zur Begründung von Polizeymaßnahmen herangezogen. Denn die Epidemien waren nicht nur ihrem allgemeinen Charakter nach auf gesellschaftliche Strukturen bezogen, sondern sie hielten sich auch nicht an die von den aufgeklärten Experten geteilte distinktive Doktrin der ständischen Gesellschaft, daß jeder Stand seine eigenen Krankheiten habe. Die Epidemie entspricht in der Medizin der Rolle der Revolution in der Politik: sie bedroht den sozialen Besitzstand.

Die Armut machte nicht nur die Armen krank (das wäre noch hinzunehmen gewesen), sondern auch die Bürger und bedrohte letztlich den Bestand der Gesellschaft. Die Beschwörung kollektiver Gefahren durch die Verbreitung von Schmutzstoffen durch die Luft erlaubte es, die Interessen der heterogenen Bürgerkreise zu bündeln und auf dieser Basis kollektive Maßnahmen zur Reinigung der Unterschichten einzufordern. Mit der Reinlichkeit glaubten die Medizinalpolizisten ein Universalmittel zur Heilung der medizinischen und sozialen Gebrechen der gesamten Gesellschaft gefunden zu haben.[75]

Außer den allgemeinen Interessen auf der Basis der bürgerlichen Wertegemeinschaft verfolgten die Mediziner aber auch ihre berufsständischen Ziele. Die Monopolisierung der in der Frühen Neuzeit mit den Klerikern geteilten Expertenrolle, die Etablierung eines wissenschaftlich begründeten Diskurses, der Gewinn der Definitionsmacht über die Körper aller Menschen durch enge Anbindung an die staatliche Exekutive (womit die Erweiterung der Patientenschar von den wenigen Reichen und Vornehmen auf breitere Bevölkerungsschichten begründet werden konnte) und, damit verbunden, die Durchsetzung gegenüber konkurrierenden Gruppen von Heilkundigen (Chirurgen, Hebammen, Bader), zuletzt die Einbindung in ein noch zu schaffendes öffentliches Gesundheitssystem bildeten die Eckpunkte der beginnenden Professionalisierung.

Hierbei spielte die Propagierung der Reinlichkeitsnormen eine wichtige Rolle, weil der Hinweis auf eine notwendige Körperhygiene nicht mehr, wie bisher, die Leidenserfahrungen des Patienten in den Vordergrund stellte, sondern umgekehrt der Arzt nun unabhängig von der individuellen Verfassung des Kranken neue Standards fordern konnte. Die Durchsetzung der Grundnorm Reinlichkeit bedeutete deshalb auch eine Änderung im Arzt-Patient-Verhältnis. Das Ziel dieser Entwicklung, die in den folgenden Jahren in die Errichtung des akademischen Faches der Staatsarzneikunde einmündete, war es, zu erreichen, daß »kein Stand ... mit dem Stand der Ärzte, wenn von gewichtiger Einwirkung in das Ganze der menschlichen Gesellschaft die Rede ist, die Vergleichung aushalten« könne.[76]

Aus den genannten Gründen gehörte ein differenziertes Reinlichkeitsprogramm zu den Kernforderungen der Medizinalpolizei. Dabei ging es den Medizinalpolizisten um eine möglichst systematische Zusammenstellung aller gesundheitsschädigenden Umweltfaktoren mit dem Ziel, den konkreten Handlungsrahmen für eine künftige staatliche Gesetzgebung abzustecken, die sich nicht mehr an Bürger alleine, sondern an alle Untertanen im Staat richten sollte. Die Medizinalpolizei sollte eine Scharnierfunktion zwischen Diskurs und sozialer Praxis einnehmen. Das umfassende »System einer vollständigen medicinischen Polizey«, das Johann Peter Frank in den Jahren 1779 bis 1827 in neun Bänden vorgelegt hatte, versuchte, diese Verbindung herzustellen.[77]

Franks detailbesessenes Modell einer paternalistischen Erziehungsdiktatur war nach wenigen grundlegenden Gesichtspunkten geordnet. Dabei ging es ihm und seinen Kollegen um die Vermittlung zwischen Expertenwissen und Behördenpraxis. Für den Prozeß der kulturellen Modernisierung ist es von besonderer Bedeutung, daß das Koordinatensystem Franks neben der Konstruktion künstlicher Räume auch über eine Zeitachse verfügte. Die Medizinische Polizey »begleitet den Menschen von der Geburt zum Tod« schrieb er.[78] Nach Lebensaltern geordnet stellte Frank die dominierenden Einflußkräfte der Obrigkeit auf Zwangskollektive von der Schule bis zum Friedhof vor. Es ging ihm darum, ein Modell der lückenlosen Überwachung zu entwerfen.

Dabei muß man jedoch differenzieren. Der eine Schwerpunkt seines »Systems« lag auf der Beschreibung der Wohn- und Arbeitsplätze des Bürgertums und der Auflistung der dortigen Gefahrenquellen, dem Schmutz der Straßen, Plätze und Gewerbe und der Ansteckungsgefahr, die von Kirchen und Friedhöfen ausging. Der zweite Schwerpunkt lag auf der Beschreibung imaginärer, im Zuge der eingeleiteten Reformen erst zu verwirklichender Räume. Die Realität wurde erweitert um idealtypisch gestaltete Schulen und Waisenhäuser, Kasernen und Krankenhäuser, in denen die Reinlichkeit mit dem Ziel der sozialen Kontrolle der Unterschichten eingeführt werden sollte.

Im ersten Fall handelte es sich um die Gestaltung des öffentlichen Raums, in denen die Gesetze des Handels, der Freiheit des Einzelnen und der Geselligkeit galten, im Fall der imaginären Räume galten die entgegengesetzten Prinzipien: der Entzug von Öffentlichkeit, Kontrolle und

Zwangsmaßnahmen durch die Obrigkeit. Der Grund der Einrichtung dieser Anstalten lag in der Möglichkeit zur effektiveren Verbreitung bürgerlicher Normen unter den Unterschichtsangehörigen, die sich den gutgemeinten Appellen der Volksaufklärer entzogen. Die imaginären Räume sollten eine Art Pufferzone um das Bürgertum herum bilden. Ihre reinliche Einrichtung trug Modellcharakter: Die virtuelle Welt sollte die Voraussetzung für die praktische Durchsetzung der neuen Hygienenormen im Sinne der Ausbreitung von Mindeststandards der Reinlichkeit in den verschiedenen bürgerlichen Schichten schaffen.

Die Bedeutung von Franks und Hußtys Äußerungen zur Städtehygiene lag weniger in den einzelnen Vorschriften zur Reinhaltung der öffentlichen Straßen und Plätze, die sich schon in den Programmen der frühneuzeitlichen Stadtärzte, etwa von Struppius, finden lassen. Die Stadt als Ganzes bekam einen neuen Stellenwert, denn sie galt nicht nur als Wohnort und Handelsplatz, sondern als Zentrum der bürgerlichen Kultur und als ein Gradmesser des Zivilisationsgrades insgesamt. Angesichts der städtischen Hygiene steht und fällt das »Urteil über die Unsauberkeit einer Nation« meinte Frank.[79] Die Stadt repräsentierte nicht mehr die Herrschaft weniger Patrizier oder des jeweiligen Landesherren, sondern sie wurde zum Träger bürgerlicher Wertvorstellungen. Deshalb wurde die Stadt als Metapher für den Körper genommen. »Die Gassen sind für eine Stadt das, was die Lungen für den menschlichen Körper«, schrieb Hußty.[80] Bildhafter Ausdruck und konkrete Funktion der öffentlichen Reinlichkeit lagen eng beieinander. Wie die Körper der Individuen, sollte auch die Stadt als Kollektivkörper gesund eingerichtet sein. Die Stadt als Produktionsraum des Schmutzes sollte nach den neuen kulturellen Maßstäben des Bürgertums zur Stadt als sauberem Lebensraum umgestaltet werden. Unreine Gewerbe und ihre Abfallstoffe, Dunghaufen und jegliche Form des Unrats sollten von den Straßen entfernt werden.[81]

Wie der individuelle Körper entsprechend der diätetischen Lehre als Austausch- und Zirkulationsmedium zwischen den körpereigenen Flüssigkeiten und den Elementen Wasser und Luft betrachtet wurde, galt der öffentliche Raum der Stadt als Ort des Warenverkehrs und des Gütertauschs. Die Betrachtung der Stadt als Körper bedeutete analog zur individuellen Diätetik die Kontrolle der Funktionskreisläufe: der kollektiven Nahrungsaufnahme und der Ausleerung. Wie Frank eine Befreiung des individuellen Körpers von Schnürbrust, Reifrock und Perücke, Schminke und Parfüm forderte, wünschte er analog die Befreiung des Kollektivkörpers Stadt von einengenden Wällen und Gräben, die eine Luftzirkulation verhinderten. Die Gassen sollten begradigt und vergrößert, Sackgassen durchbrochen werden, Gärten und Alleen der Reinhaltung der Luft dienen.[82]

In der individuellen Diätetik wurde die »Ernährung« in Vorschriften zur Lebensmittel- und Gewerbehygiene übersetzt. Die Gewährleistung sauberen Trinkwassers, sauberer Luft und des täglichen Bedarfs an Grundnahrungsmitteln sollte sichergestellt sein.[83] Zukunftsweisend war auch die Beachtung, die Frank den Wasserläufen in Stadtnähe schenkte. Diese sollten nicht wie bisher zur Einleitung jedweden festen oder flüssigen Unrats benutzt werden, sondern das fließende Wasser sollte umgekehrt zur Reinigung der Wohnungen und der privaten Abtritte herangezogen werden. Mit der Ergänzung der bisher einseitig gehandhabten städtischen Abwasserentsorgung durch eine zentrale Wasserversorgung wurde damit bereits in der Theorie des ausgehenden 18. Jahrhunderts der entscheidende Schritt zur späteren »Assanierung« der Städte getan. Die Verbesserung der Kanalisation und geregelte Wasserzufuhr waren die Aufgaben der Zukunft.[84] Der schlechte Zustand der Abtritte wurden von Frank für die Verbreitung von Ruhr und Faulfieber verantwortlich gemacht. Deshalb empfahl er die Desinfizierung des Abtritts mit Kalk oder Weingeist, die regelmäßige Entleerung der »heimlichen Gemächer« und eine stabile Bauart derselben.[85]

Außer der Reinhaltung der Umgebung der Menschen war auch die Kontrolle der Körperpflege der Stadtbewohner eine Aufgabe der Obrigkeit. In jeder Stadt sollten nach Franks Vorschlägen die Polizeibehörden für die Einrichtung von öffentlichen Kaltbadeplätzen und geschlossenen Warmbadeanstalten sorgen, um die Reinlichkeit der Bevölkerung zu gewährleisten. In kleineren Städten genüge auch die polizeiliche Aufsicht über abgesteckte Badeplätze an Flüssen und die Bereitstellung von Kähnen und langen Stangen zur Rettung Ertrinkender. Außer Rettungsapparaten zur Sicherheit sollte auch eine einsame Lage und die strikte Geschlechtertrennung die Sittlichkeit der Anlagen gewährleisten.[86] Die Badepraxis sollte ausschließlich unter der Kontrolle der Medizinalpolizisten stattfinden. »Wildes Baden«, das Kernelement der Körperkultur der Unterschichten, sei zu verbieten. Die Berufung auf Sittlichkeit und Scham als Argumente der Medizinalpolizisten zeigen den Wunsch zur Ausweitung der staatlichen Kontrolle, die der gesellschaftlichen Umsetzung neuer Bürgertugenden dienstbar gemacht wurde.

Wichtiger noch als die Forderungen zur Stadthygiene waren die im Programm der medizinischen Polizey erstmals verankerten Konzepte zum Aufbau von imaginären Räumen als Laboratorien der Körperreinigung. Auf die Bedeutung künstlicher Orte für die Entstehung der bürgerlichen Medizin (und der Bürgerlichen Gesellschaft überhaupt) hat Michel Foucault am Beispiel der »Geburt der Klinik« hingewiesen. Er konnte zeigen, daß der medizinische Diskurs und neugeschaffene Räume sich gegenseitig bedingen. Der Begriff des »imaginären Raums« wurde hier deshalb gewählt, weil die modernen Krankenhäuser und Gefängnisse zunächst ausschließlich in den Köpfen der Experten existierten.[87] Die Medizinalpolizisten in Deutschland verfolgten mit der Konstruktion eines Panoptikums der Experten eine doppelte Zwecksetzung. Zum einen ging es um die Kasernierung und Fernhaltung der kranken oder schmutzigen Angehörigen der Unterschichten von der bürgerlich-städtischen Lebenswelt und andererseits um die effektivere Durchsetzung von bürgerlichen Normen in einer Laborsituation. Durch den Ausschluß der Öffentlichkeit sollten die Kontrollmöglichkeiten durch die Experten verstärkt werden.

Die Medizinische Polizey hatte als Programm der kulturellen Modernisierung von oben in der lückenlosen Präsenz der Experten die Verbreitung der neuen bürgerlichen Wertvorstellungen zum Ziel. Präsenz und Permanenz sollten übereinstimmen. Die imaginären Räume der Medizinischen Polizey waren deshalb für jedes Lebensalter zurechtgeschnitten: Kleinkinderbewahranstalten, Armen-, Arbeits- und Waisenhäuser, Kasernen, Krankenhäuser sollten die Unterschichtsangehörigen von der Wiege bis zur Bahre in Zwangsgemeinschaften unter der Aufsicht bürgerlicher Experten einbinden. Unter diesen Laborbedingungen sollten ihre alte Wertvorstellungen vom heilenden Schmutz, vom wilden Baden und von der Körperreinigung ohne Wasser umgeformt werden.

Es ging aber nicht um die kulturelle Vereinheitlichung der städtischen und ländlichen Lebenswelt, sondern um die Etablierung des hygienischen Mindeststandards innerhalb der Unterschichten als Palliativ der bürgerlichen Stadtbevölkerung. Die neuen künstlichen Räume erlaubten die Festlegung von Mindeststandards der Reinlichkeit auch deshalb, weil sie vorläufig nur in der Vorstellung der Experten existierten und lästige Trägheitsfaktoren wie Geldmangel und Behördenschlendrian, die das Alltagshandeln oft genug beherrschten, vernachlässigt werden konnten.

Die Grundregeln der Kontrolle verborgener Kollektive sind bekannt: Ausschluß der Öffentlichkeit, Aufteilung der bisher üblichen kombinierten Zwangsanstalten in separate Arbeits-, Zucht- und Krankenhäuser und hier die Absonderung der Delinquenten beziehungsweise der Patienten nach dem Grad der Gefährlichkeit und schließlich das Kontrollmonopol durch Fachkräfte.[88] Erst durch die Entfernung aus der gewohnten Umgebung und die planmäßige Separierung in Einzelbetten, Einzelzimmern oder Einzelhaft entstand das Zwangskollektiv. Seine Einrichtung korrespondierte mit der aufgeklärten Hervorhebung der Blicke. Der Experte der Aufklärung ist die Personifikation der mythischen Gestalt des Argos Panoptes, des Mannes mit den vielen Augen.

Hier findet die Aufmerksamkeit der aufgeklärten Mediziner und Philosophen auf den Blick und die Abwertung des Geruchssinns ihre Bestätigung. Jeremy Benthams »Panopticon«, der Entwurf eines strahlenförmig angelegten, von einer zentralen Mittelloge aus einsehbaren Gefängnisbaus, war das Ideal dieser räumlichen Imagination. Diese diente der künstlichen Herstellung der »zweiten Natur« des Menschen, der Illusion der Wirklichkeit im Auge des Experten. Die Verwandtschaft des imaginären Raumes zur ästhetischen Illusion des zeitgleich entstandenen »Panorama« von Robert Barker in London ist unübersehbar. Das Panorama gestattet den Blick von einer erhöhten Plattform auf die darunter liegenden Flächen. Das Panoptikum als »Erscheinungsform des Gesamtkunstwerks« (W. Benjamin) der Nachahmung der Natur fand seine literarische Entsprechung im Programm der Medizinischen Polizey. Im Panorama verschwimmen die Grenzen des Künstlichen und Wirklichen durch geschickte Lichteffekte. Im Programm der Medizinischen Polizey werden die Grenzen durch die Verbindung von Vorstellung und Wirklichkeit durch moralische Direktiven künstlich dekkungsgleich gemacht. Das Panorama ersetzt den Spiegel als zentrales Beobachtungsinstrument der aristokratischen Kultur. Nicht mehr das Bild des einzelnen wird künstlich zurückgeworfen, sondern im Panorama erscheint das Bild der gesamten Gesellschaft.[89]

Die imaginären Räume der Medizinischen Polizey, die Schulen, Kasernen, Waisenhäuser, Krankenhäuser, zeigen ein Panorama bürgerlicher Wertvorstellungen. In diesem Modell der sozialen Kontrolle spielte die Reinlichkeit ein zentrale Rolle. Der in das Gewand der Reinlichkeit gehüllte Experte sah alles, und er kontrollierte alles im künstlichen Raum. Die Hygiene wurde zum Instrument umfassender sozialer Kontrolle. Zunächst rückte die Schule ins Zentrum der Aufmerksamkeit. Die Schule sei, meinte der Medizinalpolizist Schürmayer noch 1856, »eine wichtige Quelle der Beobachtung«.[90] Weil die »unteren Volksklassen« angeblich zur Vernachlässigung der Kinder neigten, dachte man seit dem ausgehenden 18. Jahrhundert darüber nach, wie man die mangelnde Familienaufsicht durch Bewahranstalten und Kleinkinderschulen ersetzen könne, um die soziale Kontrolle möglichst früh und umfassend ausüben zu können.

Die Realisierung der Vorstellungen der Medizinialpolizisten im Einzelnen hatte der Staat zu übernehmen, denn »wegen der für die Gesundheit der Kinder so unentbehrlichen Reinlichkeit müssen besondere Gesetze entworfen werden«, hatte Frank gefordert. Verordnungen zum Bau heller und luftiger Schulhäuser und die Verpflichtung der Lehrer zur Anzeige schmutziger Kinder durch die Schullehrer dienten der Intensivierung der Kontrolle. Einmal im Monat sollten Schulaufsichtsbeamte (»Visitatoren«) die Reinlichkeit und den Zustand der Haut der Schüler genau untersuchen.[91]

Bessere Einflußmöglichkeiten zur Etablierung eines hygienischen Mindeststandards im Kindesalter bot jedoch das Waisenhaus. In diesem perfekten Labor sollten die Kinder zu reinlichen Bürgern erzogen werden.

Zweimal wöchentlich sollte nach Franks Vorgaben der ganze Körper mit frischem Wasser gewaschen werden, und auch das Schwimmen unter Aufsicht wurde, wie die Reinlichkeit der Wäsche und der Betten, genau vorgeschrieben. Das tägliche Kämmen der Haare sei genauso unabdingbar wie die Reinlichkeit der Wäsche, der Strümpfe und der übrigen Kleidungsstücke.[92] Regelmäßige Bäder wurden besonders empfohlen: »Es ist sehr ersprießlich, wenn in solchen Häusern eine Gelegenheit vorhanden ist, wo sich die Findlinge öfters baden können.« Die Betten der Kinder sollten auf eisernen Gestellen ruhen, die täglich auf Verunreinigung untersucht werden müßten. Wichtig war es, daß möglichst viele Reinigungsarbeiten von den Kindern selbst übernommen wurden, um eine schnelle Gewöhnung an den geforderten Reinlichkeitsstandard zu erreichen, denn der Aufenthalt im Waisenhaus war zeitlich begrenzt.[93] Die in den verborgenen Kollektiven der Schulen und Waisenhäusern herangezogenen reinlichen, arbeitsamen, fleißigen, gesunden und abgehärteten Kinder der Armen traten nach den Vorstellungen der Medizinalpolizisten über kurz oder lang in die künstlichen Räume für Erwachsene ein: Kasernen, Krankenhäuser oder – im Fall des Mißlingens des Erziehungsprogramms – Gefängnisse.

Diese Anstalten wandelten sich vom Aufbewahrungsasyl zu Behandlungsräumen. Behandelt werden sollten hier nicht nur Krankheiten, sondern auch unbürgerliche Gewohnheiten. Das allgemeine Krankenhaus war deshalb wie das Gefängnis oder die Kaserne auch ein Ort der Zurichtung auf bürgerliche Wertmaßstäbe. Die Reinlichkeit spielte deshalb in den frühen Krankenhäusern, den Militärspitälern und Gefängnissen eine große Rolle, weil in diesen Pufferzonen der bürgerlichen Gesellschaft ihre Normen besonders konsequent angewendet werden sollten, um Gefahren wie die Entstehung von Seuchen abzuwenden und um einen möglichst hohen Sozialisierungseffekt zu erreichen.

Das ideale Krankenhaus wurde zunächst am Reißbrett entworfen. Die optimale Ausrichtung an den normativen Reinlichkeitsvorstellungen bestimmte die innere und äußere Gestalt des Krankenhauses. Reinlichkeit und rationale Organisation bildeten eine Einheit. Das persönliche Umfeld des Kranken war primär auf Sauberkeit ausgerichtet. Mit der Reinigung des Patienten verlor dieser seine Individualität. Hier wird der Unterschied zum bürgerlichen Modell der Körperreinigung, der Unterschied zwischen den Mechanismen der Selbstkontrolle und der Fremdkontrolle besonders deutlich. Während die Reinlichkeit des Bürgers zur Steigerung seiner Individualität beitrug, bedeutete die Reinigung der Unterschichten eine Entindividualisierung des Patienten.

Der westfälische Medizinalrat Niemann bestimmte, daß im idealen Krankenhaus die Zimmer täglich ausgefegt werden und immer frisch geweißt sein sollten. Jedes Bett sollte eine Nummer erhalten. Jeder in das Krankenhaus aufgenommene Kranke sollte einen »reinen, mit der Nummer des Bettes bezeichneten Anzug« aus blauer Leinwand bekommen, um die nötige Reinlichkeit zu gewährleisten. Die Kleidung wurde in zwei Garnituren ausgegeben, um einen regelmäßigen Wechsel zu ermöglichen. Auch Schnupftücher und Handtücher zählte Niemann zu den notwendigen Reinlichkeitsutensilien, die jeder Kranke erhalten sollte – wie auch zinnernes Eßbesteck und einen Spucknapf aus Blech, um die Verschmutzung des Bodens zu verhindern.[94] Das Kriterium der Reinlichkeit wurde auch zum Argument der Separierung des Patienten. Der Vorschlag des Medizinalpolizisten Schürmayer zur inneren Einrichtung von Irrenanstalten zielte in diese Richtung. Die Patienten sollten hier sowohl im Heil- als auch im Pflegebereich in die Hauptgruppen »Ruhige und Reinliche« und »Gewalttätige, Unreinliche« unterschieden werden. Letztere sollten nach Möglichkeit in Einzelzellen isoliert werden.[95] Die Befolgung der Reinlichkeitsregeln wurde zum Merkmal des Wohlverhaltens der Patienten und ihrer Fähigkeit zur Wiedereingliederung in die bürgerliche Gesellschaft.

Alle genannten Punkte der Einrichtung eines Krankenhauses galten auch für Militärspitäler. Diese seien von den bürgerlichen Krankenhäusern »nicht wesentlich verschieden«, schrieb Niemann.[96] Die Gleichstellung von Krankenhaus und Kaserne hatte ihren Grund in der strengen Hausordnung und der absoluten Gehorsamspflicht der Insassen in beiden Institutionen.[97] Obwohl das Prinzip von Befehl – Gehorsam im Militärspital am ausgeprägtesten war, lassen sich auf der Ebene der Entwürfe der Medizinalpolizei keine Unterschiede zum Reinigungsprogramm der Unterschichten im bürgerlichen Reformkrankenhaus feststellen. Die besondere Aufmerksamkeit, die Frank oder Hußty dem »Militärstand« einräumte, beruhte darauf, daß beide die militärische Ordnung, wie vorher die schulische, dem bürgerlichen Disziplinierungsprogramm unterordneten.

Bis ins Detail lassen sich Parallelen beobachten, etwa in der Forderung Franks nach blaugefärbten Hemden für die Soldaten zum Schutz vor Ungeziefer, die mit dem Vorschlag Niemanns zur blauen Einheitskleidung in Krankenhäusern übereinstimmte. Daneben empfahl Frank für Soldaten allgemein kurzgeschnittene Haare, häufiges Baden und wöchentlich den zweimaligen Hemdenwechsel.[98] Nach Hußtys Vorstellungen sollte jeder kranke Soldat wie seine zivilen Standesgenossen ein durchdachtes Reinigungsprogramm durchlaufen: bei der Ankunft Waschen oder Baden, dazu neue Wäsche. In der Folgezeit tägliches Waschen mit Seife und häufiger Wäschewechsel bei ansteckenden Krankheiten.[99]

Wie die Insassen der Waisenhäuser, Krankenhäuser und Militärspitäler sollten auch die Delinquenten in den Gefängnissen zur Arbeitsamkeit, Ordnung und Reinlichkeit erzogen werden. Den Ausgangspunkt bildete die englische Gefängnisreformbewegung, deren wichtigster Vertreter, John

Howard, im Jahr 1777 einen Bericht über die Zustände in europäischen Gefängnissen veröffentlicht hatte. Auch in seinen Reformschriften, die bereits 1780 in deutscher Sprache erschienen, hatte er niedrige Betriebskosten und die angestrebte Resozialisierung als Hauptgründe der Reform genannt.[100] Die Erziehung zur Reinlichkeit bestand, wie schon bei den Waisen- und Krankenhäusern, in einer regelhaften Unterwerfung unter die Zwangsmaßnahmen der Körperreinigung. Ehe die Gefangenen an die tägliche Arbeit gingen, mußten sie Gesicht und Hände waschen, dazu im Sommer zweimal wöchentlich im gefängniseigenen Bassin baden und ebenso oft die Wäsche wechseln. Die Zellen der Einzelhäftlinge sollten nach modernsten Reinlichkeitsstandards eingerichtet werden: »Ein jedes Behältnis hat seinen eigenen Abtritt, der nach Willkür mittelst eines fließenden Wassers gereinigt werden kann«.[101]

In Deutschland hatte Heinrich Balthasar Wagnitz, Prediger am Zucht- und Arbeitshaus in Halle, nach dem Vorbild Howards die Einrichtung moderner »Erziehungshäuser« nach einem genauen System der Belohnung und Bestrafung gefordert und auch die Erziehungsziele Howards, die Gewöhnung an Arbeit und Reinlichkeit übernommen. Statt ihre Gefangenen zu tyrannisieren, sollten die Kerkermeister als Menschenfreunde auftreten und durch die Anhaltung zur Reinlichkeit feineres moralisches Gefühl in den Delinquenten wecken. Der aufgeklärte Prediger gab auch einen Einblick in das Frauenbild der Zeit, wenn er zur Besserung der »feilen Dirnen« forderte, daß diese den Reinigungsdienst im Zuchthaus zu übernehmen hätten.[102] Vor dem Hintergrund der Vorstellung einer Verbindung von Schmutz, sittlicher Verwahrlosung und außerehelicher Sexualität schien diese »Therapie« angemessen.

Die Vorstellungen von Howard, daß die Gefangenen auch ein Recht auf Gesundheit und Wiedereingliederung in die bürgerliche Gesellschaft hätten, und deshalb die Reinlichkeit aus Gründen der Humanität nicht vernachlässigt werden dürfe, wurde von den Medizinalpolizisten früh aufgegriffen. Johann Theodor Pyls »Magazin der gerichtlichen Arzneikunde« (1787) empfahl zur inneren Einrichtung von Gefängnissen, »Ordnung, Reinlichkeit und Sittlichkeit in diesem Institute einzuführen und zu erhalten«.[103] Auch der Medizinalpolizist Hußty bezog sich direkt auf Howard und forderte nach dessen Maßgabe die größte Aufmerksamkeit auf die »innere Reinlichkeit« der Gefängnisse. Die Neuankömmlinge sollten nun nicht mehr, wie im alten Zuchthaus, mit einigen Peitschenhieben, dem barbarischen »Willkomm«, sondern nach dem Willen der Reformer mit einem Bad in der hauseigenen Badeanstalt empfangen werden.[104]

Die Grenzen der medizinischen Beiträge zur Etablierung der neuen Wertvorstellungen in den Köpfen der Angehörigen des Bürgertums und eines erzwungenen Mindeststandards in den künstlichen Räumen, die als

Pufferzonen den Lebensraum des städtischen Bürgertums umgeben sollten, waren mit der Neufassung der alten medizinischen und religiösen Gefahrenkonzepte erreicht. Neben die Mediziner als Meister des Körpers traten im Zeitalter der Aufklärung die Pädagogen, um als zweite Expertengruppe des Bürgertums die Durchsetzung neuer Reinlichkeitsnormen zu unterstützen.

VI. Die Erziehung zur Reinlichkeit im Zeitalter der Aufklärung

1. Kindliche Wildheit und väterliche Autorität. Zur Reproduktion von Tugendmustern im Rahmen bürgerlicher Geselligkeit

»Es war wirklich vor einiger Zeit eine ordentliche pädagogische Wut unter die Menschen gefahren«, schrieb der Unterhaltungsschriftsteller Karl Gottlob Cramer gegen Ende des »pädagogischen Jahrhunderts« und fügte hinzu: »alles war in dieser neuen Mode total ersoffen!«[1] Diese auf den Philanthropismus als den ideologischen Kern der Erziehungsreformbewegung der Aufklärungszeit zielende Kritik läßt den enormen Aufschwung des Erziehungswesens bis hin zu der umfassenden Pädagogisierung aller Lebensäußerungen ahnen. Außer den Medizinern waren die Reformpädagogen diejenige Gruppe von bildungsbürgerlichen Spezialisten, die zur Verbreitung der Grundnorm Reinlichkeit als neuem moralischen Zentralbegriff in den einzelnen Gruppen des Bürgertums maßgeblich beigetragen haben.

Zunächst traten die Pädagogen als Vermittler des neuen medizinischen Reinlichkeitsbegriffs auf. Die Ärzte Platner, Frank und Hufeland wurden in pädagogischen Schriften ausgiebig zitiert.[2] Zunächst galt die Gesundheit als Mittel der Abhärtung der Kinder. Johann Heinrich Campe erklärte in seinem für sechs- bis zehnjährige Kinder aus den »gesitteten Ständen« geschriebenen »Sittenbüchlein für Kinder« (1788) die medizinische Theorie der Hautfunktion und empfahl das häufige Waschen und Baden, denn: »Reinlichkeit erhält den Leib, ziert den Knaben, Mann und Weib.«[3]Auch in der Auseinandersetzung mit den Erziehungsschriften Jean Jaques Rousseaus argumentierte man auf der Basis der neuen medizinischen Vorstellungen. Rousseaus rigorose Ablehnung der ärztlichen Kunst war Ende des 18. Jahrhunderts nicht mehr zeitgemäß. Das im medizinischen Diskurs vermittelte neue Körperbewußtsein war neben dem Vorwurf mangelnder Erziehung zur Geselligkeit die Grundlage der inhaltlichen Kritik der deutschen Reformpädagogen an Rousseau. So lautete etwa die Anmerkung Campes zu Rousseaus Vorschlag, die Kinder auf dem Land in natürlicher Umgebung zu erziehen: »Aber die ländlichen Häuser der Bäuerinnen haben nur selten eine reine und gesunde Luft.«[4]

Die Verknüpfung von Reinlichkeit und Gesundheit bedeutete im pädagogischen Diskurs jedoch weit mehr als nur die individuelle Hygiene zur Verhütung von Krankheiten, die für die Mediziner im Vordergrund stand. Für die Pädagogen stand vielmehr die Beziehung zwischen Körper und Seele im Mittelpunkt der Betrachtung. Das Erbe des religiösen Gefahrenkonzepts tritt in der Beziehung zwischen körperlicher Reinlichkeit und seelischer Reinheit deutlich hervor. Die Reinlichkeit sei »der Anfangspunkt der ästhetischen Bildung«, stand noch in Hergangs pädagogischer Enzyklopädie (1847) zu lesen, und zwar »nicht bloß in diätetischer Hinsicht, weil sie viel zur Erhaltung der Gesundheit beiträgt, sondern selbst in moralischer, weil der Mensch, der äußerlich im Schmutze lebt, sich auch innerlich besudelt«.[5]

Der Begriff Reinlichkeit konnte deshalb zum pädagogischen Zentralbegriff werden, weil er sich, multifunktional angelegt, als verbindliches Tugendmuster zum Aufbau der sozialen Formationen des Bürgertums auf ideale Weise eignete. Im Mittelpunkt stand gleichermaßen die Frage nach der Vermittlung notwendiger Tugenden zur Affektmodulation im familiären Binnenraum wie zur individuellen Leistungssteigerung im Berufsleben und zu übereinstimmenden Verhaltensweisen im geselligen Verkehr. Durch die Einübung neuer moralischer Begriffe, die nach außen sichtbar im bürgerlichen Habitus in Erscheinung treten sollten, versuchten die Autoren, dem gestiegenen Orientierungsbedürfnis bürgerlicher Gruppen in der Gesellschaft Rechnung zu tragen.

»Die Pflicht der Reinlichkeit«, schrieb Johann Heinrich Martin Ernesti im Jahr 1790, »geht vornehmlich unter den bürgerlichen Tugenden alle Menschen ohne Ausnahme an.« Die frühzeitige Verankerung des Sinnes für Reinlichkeit im Kind bringt, so die Vorstellung des Reformpädagogen Johann Bernhard Basedow, als Ergebnis der Verinnerlichung den tugendhaften Bürger hervor. Weil sie sowohl die häuslichen als auch die bürgerlichen Pflichten erleichtere, müsse sie den Kindern so früh wie möglich beigebracht werden.[6] Nicht nur die Rolle der Kinder, sondern auch die Rollenerwartungen an junge Frauen und Männer wurden neu definiert. Es ging den Reformpädagogen darum, den Wertehorizont der Menschen mit den gewandelten äußeren Verhältnissen in Übereinstimmung zu bringen.

Jeder einzelne bedurfte der Anleitung durch Experten beim Erwerb der neuen Tugenden. Ob Sparsamkeit, Ordnung, Gesundheit, Fleiß, Keuschheit oder Schönheit: die Reinlichkeit rückte als »Muttertugend« neben die Ordnung, weil sich alle anderen Tugenden hier jeweils wie auf einer gemeinsamen Matrix abbilden ließen. Der pädagogische Begriff der Reinlichkeit meinte beides: den Prozeß der Verinnerlichung von Ordnung, Sparsamkeit, Schönheit, Fleiß und Geselligkeit und einen Zustand, die »Reinigkeit«, die das Erreichte spiegelte.[7] Die Erziehung zur Reinlichkeit umfaßte deshalb den inneren und den äußeren Menschen auf der Grundlage der Verbindung von Moral und Ästhetik. Die äußere Reinlichkeit war als Schönheit erkennbar und ein Spiegel der inneren »Reinigkeit«.

Der Aufschwung der pädagogischen Literatur stand deshalb in engem Zusammenhang mit der Etablierung neuer Tugenden. Sie zielte auf die Konstruktion einer nach neuen moralischen Grundsätzen aufgebauten Wirklichkeit und auf die Dekonstruktion traditioneller Vorstellungen mit dem Ziel einer Vermittlung von Individuum und Gesellschaft. Die pädagogische Literatur war als Erfahrungs- und Elternersatz konzipiert. Ging es um die Umsetzung »neuer« Tugenden, konnte noch nicht auf die Sozialisiationsinstanz Familie allein vertraut werden. Die normative Vermittlung des sozialen Zusammengehörigkeitsgefühls war auf die Domestizierung des kindlichen Eigensinns gegründet. »Die gesellschaftliche Verbindung, worin wir heut zu Tage leben, hat eine große Menge von Kenntnissen und Übungen notwendig gemacht, die ein Kind von den frühesten Jahren an lernen und fassen muß«, schrieb der Pädagoge Johann Christoph Adelung in seinem »Wochenblatt für Kinder« (1773).[8]

Jedes Kind wird, das war das Credo in Rousseaus »Emile«, ganz gleich ob Adeliger, Bürger oder Bauer, als gesellschaftlicher Außenseiter geboren und bedarf der Führung durch pädagogische Experten. Der Schmutz der kleinsten Kinder ist nach Rousseau ein Zeichen ihrer Unburgerlichkeit: »Wascht die Kinder oft; ihre Unsauberkeit zeigt, wie notwendig das Gewaschenwerden für sie ist.«[9] Die kleinen Kinder sind nach der Meinung der aufgeklärten Erzieher in der Nachfolge Rousseaus, »unartig« das heißt von Natur schamlos und unsauber. Der Schmutz des natürlichen Menschen galt den Pädagogen dieser Zeit als physischer Bestandteil der Erbsünde. Die Natur ist nicht unschuldig, sondern sie verlangt nach Einhegung, nach Vervollkommnung im Sinne der angeeigneten »zweiten«, inneren Natur.

Darüber hinaus sind die Kinder nicht nur Wilde, sondern auch potentielle Verbrecher, gemessen am bürgerlichen Tugendkanon, weil sie sich den Kontrollansprüchen der Experten zu entziehen suchen. Sie sind verdächtig, weil sich ihr unregulierter Körper onanitischer Ausschweifung ergibt, weil sie im Schmutz spielen oder die tägliche Körperpflege ablehnen. »Unreinlichkeit ist ein sicheres Merkmal der Verwilderung«, faßte der Professor der Erziehungskunde und spätere Erzbischof von Wien, Vincenz Eduard Milde, diese pädagogische Grundauffassung bündig zusammen. Es verwundert nicht, daß Milde auch Verfasser einer Schrift mit dem Titel »Die Hindernisse der Besserung der Polizei- und Kriminal-Sträflinge« (1810) war, wo er die individuelle psychologische »Behandlung« der Gefangenen nach Howards Prinzipien forderte. Auch hier wurde erst durch eine straffe Reinlichkeitserziehung der Mensch zum Menschen. Diese Tugend, so Milde, sei der Anfang aller Kultur.[10]

Auch über die Zeit der pädagogischen Aufklärung hinaus blieb die Lehre von den wilden Kindern präsent. Pierers »Universallexikon« (1835) nannte unter den Bedingungen des physischen Lebens, die der Etablierung des Wertmusters Reinlichkeit entgegenstünden (Krankheiten, Alter, Geisteskrankheit und üble Gewohnheiten), die Kindheit an erster Stelle.[11] Der Hebel zur Brechung des kindlichen Eigenwillens und zum Aufbau zentraler Tugendmuster war die Figur des Vaters, der mit dem Experten für alle Lebensfragen gleichgesetzt wurde. Die Gleichstellung von Vater- und Expertenrolle ist ein Spiegel des Selbstbildes der Reformpädagogen. Johann Bernhard Basedows »Elementarwerk« sollte an die Stelle des Rousseauschen Erziehers treten. »Kaskaden väterlicher Autorität« (R. Muchembled) brachen im letzten Drittel des 18. Jahrhunderts über die nachfolgende Bürgergeneration herein und drangen über die neuen Kommunikationsstrukturen des literarischen Marktes bis in die letzten Winkel der bürgerlichen Gesellschaft.[12] Zu den Aufgaben des Vaters zählte nicht nur die Vermittlung von Elementarwissen wie Lesen, Schreiben und Rechnen, sondern auch die Inokulation bürgerlicher Tugenden. Die »Vernunft der Väter« (R. Wild) meinte deshalb nicht nur die Vermittlung von überlieferten Kulturtechniken, sondern zielte auch auf den Vater als pädagogische Instanz.[13] Die Verknüpfung von paternalistischen Gesellschaftsvorstellungen und neuen Verhaltenstechniken läßt sich an der Kinderliteratur der Aufklärungszeit ablesen. Die dort vorgestellten Erziehungsmuster sind Vater-Kind-Figurationen. Die Mutter spielte nur eine marginale Rolle und war im Zuge der Ausformung geschlechtsspezifischer Rollenmuster ihrerseits ein Objekt der Erziehung.

Die pädagogische Literatur muß deshalb unter dem Gesichtspunkt der Ausbreitung neuer Wertvorstellungen im weitesten Sinn genommen werden.[14] Obwohl die Auflagenzahlen der einzelnen Werke stark differierten, gehörten einige pädagogische Werke zu den Bestsellern der Zeit um 1800.[15] Mit dieser Publikationswelle, die bis auf wenige Ausnahmen auf den Kreis des gebildeten Bürgertums beschränkt blieb, reagierten die Erziehungsexperten auf den sozialen Wandel und trieben ihn gleichzeitig durch die Einübung zivilisierter Standards in die Richtung einer verstärkten Körperkontrolle voran. In der neuen Rollendefinition des kindlichen, männlichen und weiblichen Sozialcharakters spielte die Tugend der Reinlichkeit eine zentrale Rolle, weil die Aspekte dieser Tugendnorm zur Erreichung der gewünschten Stabilisierung der Lebensverhältnisse und damit zur Herausbildung des Bürgertums als einheitlicher kultureller Formation selbst maßgeblich beitrugen.

Die irdische Glückseligkeit ist nicht mehr vom Schicksal abhängig, sondern auf Grundlage des neuen, tätigkeitsorientierten Wertehorizontes zu erreichen, der bereits im Mittelpunkt des medizinischen Körperbildes stand. Der aufgeklärte Pädagoge und Theologe Karl Friedrich Bahrdt definierte in seinem »Handbuch der Moral für den Bürgerstand« die Glückseligkeit als »Zufriedenheit mit sich selbst, das heißt mit seiner moralischen Beschaffenheit sowohl, als mit seinem äußerlichen Zustande«.[16] Der Begriff stand für die angestrebte Übereinstimmung von Innen- und Außenwelt, für einen ausbalancierten Gleichgewichtszustand von Moralbewußtsein und gemeinsamen Handeln. Dieser Gleichgewichtszustand wurde mit Ordnung gleichgesetzt. Die Ordnung galt deshalb als »die Mutter und Pflegerin aller anderen Tugenden« schrieb der Pädagoge Campe.[17]

Das Wesen der Ordnung bezeichnete ein zusammenhängendes System von Regeln, bestimmte Muster des Denkens und Handelns, das die Menschen und die Dinge voneinander trennte, einteilte und in übergeordnete soziale Strukturen einband. Alles hat seinen nach vernünftiger Überlegung festgesetzten Platz, um in den Zeiten raschen Wandels die Orientierung zu ermöglichen, nicht nur die Gegenstände des alltäglichen Lebens, sondern auch die innersten Wünsche und Empfindungen. Die Unordnung dagegen fördert die Vermischung mit dem Schlechten, Verwirrungen und den Verfall der Dinge, schließlich Zusammenbruch und Entropie. Die notwendige Folge der Unordnung sei der Verlust der Glückseligkeit, die, so Campe, »eine Tochter der Ordnung ist«.[18]

Der Schmutz und die Unordnung waren den Reformpädagogen Metaphern der Vermischung, die als Prozeß der ungeregelten Vereinheitlichung aufgefaßt wurde. Sie drangen von außen in die heiligen Innenräume des Bürgertums, in die Strukturen der Familie genauso ein wie in die individuelle Charakterstruktur. »Der Greuel der Unsauberkeit nimmt Wohnzimmer, Schlafgemach und Vorratskammern ein, vergiftet die Luft, besudelt und verderbt die Kleider und Hausrat«, schrieb Campe. Die Folge waren nicht nur Zank und Streit, sondern der Verlust der Steuerungskompetenz der Individuen im Hauswesen und schließlich der Zusammenbruch der Persönlichkeitsstruktur. Durch Vermischung mit dem Schmutz würden auch die Empfindungen und Gedanken der Menschen unberechenbar, ausschweifend und liederlich.

Der Schmutz bedrohte so in der Vorstellung der Experten das Bürgertum im Kern: im sittlichen Individuum. Es gehört deshalb zum System der Ordnung, Innen- und Außenbereich, Individuum und Gesellschaft, Beruf und Familie als eigenständige Sphären sowohl voneinander abzugrenzen als auch innerhalb geregelter normativer Strukturen aufeinander zu beziehen. Als Grundmuster der Trennung und Vereinheitlichung von Vorstellungen und praktischen Verhaltensweisen rückte »die Liebe zur Ordnung und Reinlichkeit« (Basedow) in das Zentrum der pädagogischen Erörterungen, weil die Reinlichkeit die angestrebte Ordnung der Menschen und Dinge sichtbar machte. Beide Tugenden erleichtern die bürgerlichen Pflichten, besonders die Pflicht zur Geselligkeit, schrieb der Reformpädagoge Peter Villaume, ein Mitarbeiter an Campes »Revisionswerk«.[19]

Für die Pädagogen der Aufklärungszeit war die Geselligkeit, die Gemeinschaft unter Gleichen, die einzig angemessene Gesellschaftsform. »Der Mensch ist zur Geselligkeit geboren« meinte der Schriftsteller Christian August Fischer. Nur in der Gesellschaft könnten sich Tugenden, Empfindungen und Freude am Leben entwickeln, nur im geselligen Umgang könne ein Austausch des Wissens und gegenseitiger Beistand stattfinden. Die Vereinzelung galt dagegen als Erfahrung des Verlusts von Menschlichkeit überhaupt.[20] Das Ziel aller Reinlichkeitspflege ist deshalb die Geselligkeit. Die Beachtung der Regeln der körperlichen Reinlichkeit wurde als allgemeine bürgerliche Tugend betrachtet.

Die Reinlichkeit galt als »eines der wichtigsten und wirksamsten Mittel, uns unter Menschen beliebt und angenehm zu machen«, wie Bahrdt in seinem »Handbuch der Moral für den Bürgerstand« geschrieben hatte. Die soziale Aktzeptanz unter Gleichen war das Ziel des reinlichen Bürgers. Schon für die kleinen Kinder galt das Beispiel der reinlichen Katze, die von den Kindern als Spielgefährte angenommen wird: »Ich denke das Waschen und Putzen hat ihm gebracht so großen Nutzen« stand in Wilhelm Heys populären »Fabeln für Kinder« (1837) zu lesen.[21]

Umgekehrt wurden, etwa durch den Reformpädagogen Christian Felix Weiße, Schmutz und Krankheit gleichgesetzt. Die medizinischen Erkenntnisse wurden instrumentalisiert. Weiße drohte, daß die Unreinlichkeit »oft die unangenehmsten Krankheiten« wie Ausschläge und Schwären nach sich ziehe und deshalb zur Vereinzelung führe: »Unsaubere Menschen entfernen gewiß alle diejenigen im Augenblicke von sich, die Ordnung und Reinigkeit lieben.«[22] Die Bedeutung der Hautfunktion wurde von den Pädagogen weniger als Mittel der Gesundheitspflege, sondern unter dem Gesichtspunkt des Ekels, der gefühlsmäßigen Ablehnung und der drohenden Vereinzelung interpretiert: »Der unreinliche Mensch verliert oft seinen Wert in den Augen seiner Mitmenschen, und man kann sich des Ekels nicht erwehren« schrieb Bahrdt.[23]

Ausgehend von der Desodorierung des Körpers wurde der temporäre soziale Ausschluß von den Reformpädagogen als Erziehungsmittel empfohlen. In einer von Weiße erzählten Fabel wurde das Schwein als Mittler im Streit der Raubtiere Löwe und Adler nicht akzeptiert, weil die Großen sich durch seinen Geruch beleidigt fühlten. Deshalb gelte das Schwein bis heute seines Schmutzes wegen als verhaßt. Auch Salzmanns »Moralisches

Elementarbuch« (1785) brachte zu diesem Thema die Geschichte eines kleinen Mädchens, das sein Reisekleid beschmutzte und deshalb zu Hause bleiben mußte. Der Vater begründet die Strafe der Vereinzelung unter anderem mit dem Satz: »Und würden nicht alle Kinder ... ein so schmutziges Kind von ihrer Gesellschaft ausschließen?«[24] In der Rolle des Richters von Verhaltensweisen treten hier nicht nur die Autoritätsperson des Vaters, sondern auch die anderen Kinder auf, der Ausschluß geschieht nicht durch übergeordnete Instanzen, sondern durch die Angehörigen der gleichen Gruppe.

Der Zusammenhang von Schmutz, Wildheit, Krankheit und sozialer Isolation wird am deutlichsten an der »Onaniedebatte«, dem Lieblingsthema der männlichen Erziehungsreformer. Der abtrünnige Onanist Wilhelm, die Hauptperson in Johann Friedrich Oests preisgekrönter Warnschrift gegen autoerotische Manipulationstechnik, wurde nach dessen Schilderung in einen Pesthof verbracht: »Er lag als ein unflätiger ekelhafter Mensch auf einem Strohlager ... seine Ausdünstungen waren so unleidlich, daß niemand gerne bei ihm bleiben wollte. Ein Geruch der Verwesung scheuchte jeden Menschen von ihm zurück.«[25] Oest griff hier auf den im kollektiven Bewußtsein präsenten Schreckensort der räumlichen Isolation des Mittelalters und der Frühen Neuzeit, den »Pesthof«, zurück und verband dieses Bild geschickt mit den aus dem unregulierten Körper angeblich erwachsenden Gefahren.

Wie an den Zitaten sichtbar wird, ging die pädagogische Drohung mit dem Ausschluß aus der bürgerlichen Gesellschaft über die bloße Warnung vor Gesundheitsgefahren hinaus. Dieser Ausschluß war, im Gegensatz zu dem Heilversprechen der medizinischen Experten, nicht mehr rückgängig zu machen, weil der kranke Körper gleichzeitig im Rückgriff auf das religiöse Gefahrenkonzept als Zeichen sündhaften Lebenswandels galt. Darum hieß es bei Oest weiter, daß mit der Vernachlässigung der körperlichen Reinlichkeit auch die Unschuld der Seele vernachlässigt würde.[26] Die Anwendung des Zentralbegriffs diente hier nicht nur als Klammer zwischen Individuum und Gesellschaft, sondern der Ausdruckszusammenhang zwischen reinlichem Leib und reiner Seele im Bild des tugendsamen Bürgers machte die besondere Bedeutung der Reinlichkeitserziehung aus.

2. Reinlichkeit und Schönheit. Der Schmutz als Kern der Ästhetik des Häßlichen

Im Zentrum des pädagogischen Reinlichkeitsdiskurses stand die Wechselbeziehung des inneren zum äußeren Menschen, von Seele und Leib. Die Mechanismen der Selbstkontrolle und Fremdkontrolle griffen vor dem Hintergrund der Vermittlung von Individuum und Gesellschaft ineinander. Die im geschützten Binnenraum der Familie aufgewachsenen Individuen mußten in der bürgerlichen Öffentlichkeit, im Theater, auf der Straße, im Cafe, auch im Geschäftsleben auf das Zusammentreffen mit ihresgleichen vorbereitet werden. Die Entscheidung über Vertrauen und Akzeptanz auf der einen Seite, wie auch über Mißfallen, Ablehnung und Ausgrenzung auf der anderen mußte schnell getroffen werden. Dazu sind spontane Urteile unumgänglich, die eine Einordnung des Gegenübers erlauben. Bei der unvorbereiteten Begegnung der Bürger in der Gesellschaft war deshalb der Schluß von außen nach innen die Grundlage sozialer Urteile. Die körperliche Verfassung, die Mienen, Gesten und die Kleidung wurden so zum Maßstab des inneren Menschen.

Die Beziehung zwischen Innen und Außen bildete die Mechanik der Kopplung von Reinlichkeit und (sozialer) Ordnung. Gellert schrieb in seinen »Moralischen Vorlesungen« (1770): »Reinlichkeit verlangt Ordnung; und vielleicht hassen wir den Unreinlichen auch aus dieser Ursache, weil wir vermuten, daß kein Gesetz der Ordnung in seiner Seele herrsche.« Als soziales Zeichen mußte die Reinlichkeit nach außen wirken. Man säuberte sich im Zivilisationsprozeß im Hinblick auf andere. Das galt aber nicht mehr, wie im System der repräsentativen Reinheit im Hinblick auf Höherstehende, sondern auf Gleichstehende. Der reinliche Mensch war gleichzeitig ein Darsteller bürgerlicher Tugenden.[27]

Sie mußten zu dem Zweck einerseits verinnerlicht werden und andererseits nach außen erkennbar sein. Daraus ergaben sich zwei Bedeutungsebenen der Reinlichkeit, die miteinander verknüpft wurden: Wenn die äußere Reinlichkeit des Körpers und der Kleidung der Ausdruck innerer Tugenden ist, muß Reinlichkeitserziehung durch die Gleichstellung von Schönheit und Moral zu dieser Verknüpfung beitragen. Die »ästhetische Erziehung« oder, als Resultat dieses Prozesses, die »ästhetische Bildung« rückten deshalb in den Mittelpunkt der Aufmerksamkeit vieler Reformpädagogen. Die äußere Reinlichkeit wurde als »einer von den Spiegeln, aus denen etwas von dem Angesichte des inwendigen Menschen hervorblickt« interpretiert.[28] Weiße verteidigte etwa den Schluß vom Äußeren aufs Innere des Menschen unter dem Hinweis auf Notwendigkeiten des geselligen Lebens: »Ein jeder Mensch, denke ich immer, hängt sein Zeichen aus, so wie der

Handwerksmann an einem Hause, damit man gleich weiß, wer drinnen wohnet: und es trügt nicht leicht, wenigstens würde unser Urteil Entschuldigung verdienen, daß wir denjenigen, den wir nachlässig und schmutzig in seinem Äußerlichen sehen, auch für nachlässig und schmutzig in seiner Denkungs- und ganzen Lebensart halten.«[29]

Die Einführung des neuen reformpädagogischen Zentralbegriffs der doppelten Reinlichkeit hatte ihre Wurzeln in den vorn geschilderten frühneuzeitlichen Gefahrenmodellen der Kleriker und der repräsentativen Reinigungspraxis der Aristokraten. Die wortgewaltigen Prediger des Barock hatten in beiden Konfessionen, ausgehend von der inneren Reinheit des Herzens und des Gewissens, der »Reinigkeit«, eine einfache äußere Reinlichkeit der Kleidung gefordert, die ein Ausdruck der inneren Reinheit der Seele sein sollte. Diese Auffassung wurde nun auf charakteristische Weise umgeformt. Innen und Außen sind nicht mehr, wie im religiösen Modell, zwei Seiten des Zustandes einer Person im Gleichgewicht des Heils, sondern es kommt im Erziehungsprozeß eine zeitliche Perspektive hinzu: Im Verlauf der Erziehung zur Selbstkontrolle soll das reinliche Äußere zum reinlichen Inneren führen.

Die Reinhaltung des Körpers und der Kleidung sind Schritte auf dem Weg zum bürgerlichen Habitus als inkorporiertem Bestand an Wertmustern, Gesten, Handlungen. Nicht mehr die innere Reinigkeit der Seele war Voraussetzung der äußeren Reinlichkeit des Körpers und der Kleidung, sondern umgekehrt gilt nun: »Halte dich reinlich, damit du rein werdest.«[30] Im Zeichen der Verbürgerlichung höfischer Distinktionsmodelle ist die äußere Prachtentfaltung nicht mehr nur Hinweis auf die äußere Standeszugehörigkeit, sondern wurde nun zum Zeichen des »inneren Menschen« erweitert. Der reinliche Körper und ebensolche Kleidung wurden nun als Zeichen bürgerlicher Lebensgestaltung und bürgerlicher Tugenden gleichermaßen interpretiert. Die Anleihen der Reformpädagogen lassen sich auch aus ihrem Ausbildungsweg erklären. Die meisten Reformpädagogen besaßen eine fundierte theologische Ausbildung und waren mit dem traditionellen theologischen Gefahrenmodell des »Reinen« und »Unreinen« vertraut. In der anschließenden Berufsphase als Hauslehrer in Adelsfamilien hatten sie Gelegenheit, ihre im Elternhaus und Studium gewonnenen Auffassungen mit der dort üblichen Körperpflegepraxis zu vergleichen.[31]

Die Verbindung von der Außen- und der Innenseite des Menschen zum reinlichen Bürger fand ihren Ausdruck in einem Begriff von Schönheit, der beide Dimensionen vereinigte. Die Schönheit ist den Pädagogen der Aufklärungszeit nicht mehr nur ein unbestimmtes Gefühl, das sich schwer beschreiben läßt, wie Johann Georg Sulzer in seinen »Unterredungen über die Schönheit der Natur« (1750) im Anschluß an Baumgartens Ästhetik urteilte, sondern die Schönheit wurde absichtsvoll mit der Reinlichkeit verbunden: »Reinlichkeit ist ohnstreitig die erste und vollkommenste Schönheit« und damit der »allgemeinste Grund des Wohlgefallens«, schrieb Bahrdt.[32] Sulzers theoretische Verknüpfung von Ästhetik und Moral bildete die Grundlage des reformpädagogischen Reinlichkeitsbegriffs. In seiner populären »Allgemeinen Theorie der schönen Künste« (1786) hatte er die Ästhetik als »Wissenschaft von den Empfindungen« mit dem Ziel der »Erweckung eines lebhaften Gefühls des Wahren und des Guten« beschrieben.

Dem Künstler kommt nach diesem Modell die pädagogische Aufgabe zu, durch das Kunstwerk den Betrachter zum Guten zu bewegen. Die Ästhetik wurde in Sulzers Theorie mit der Moral in einer Zweck-Mittel-Relation verbunden, denn sie diente dem Ziel der »Lenkung des Gemüts durch Erregung angenehmer und unangenehmer Empfindungen«.[33] Das Neue an der ästhetischen Diskussion der Aufklärungszeit war der bewußte Einsatz der »Wissenschaft vom Schönen« zu Erziehungszwecken. Die Pädagogen erhoben die sinnliche Wahrnehmung zur Grundlage des Urteils über Schmutz und Reinlichkeit. »Der Schluß von dem Äußerlichen auf das Innerliche ist uns so natürlich«, wie Johann Heinrich Campe schrieb. »Natürlich« deshalb, weil er auf die sinnliche Wahrnehmung gegründet ist.[34]

Das absichtsvolle Wohlgefallen wurde zur Grundlage eines neuen, ästhetisch fundierten Reinlichkeitsbegriffs im gebildeten Bürgertum. Durch Ordnung und Reinlichkeit »seid ihr sicher, allezeit und an allen Orten zu gefallen«, schärfte der Kinderfreund Weiße seinen jungen Lesern ein. Durch die Verbindung von Innen und Außen, von Moral und Ästhetik, wurde die Lehre vom Schönen zum Transportmittel neuer zentraler Tugenden. Sie bündelte moralische Grundmuster, die zur Anleitung des Wirklichkeitszugangs der Akteure geeignet waren und wurde so zur Basis der bürgerlichen Erziehung. Der erste Eindruck der Schönheit ist immer ein äußerlicher: »Denn eine Person, die an sich schön ist, wird bloß und allein dadurch gefallen, wenn ihr Anzug reinlich, nett und mit Geschmack gemacht ist« schrieb Bahrdt.[35]

Das Organ der sinnlichen Wahrnehmung ist das Auge. Es verwundert nach dem bisher Gesagten nicht, daß der von Kant abschätzig beurteilte Geruchssinn auch bei den Reformpädagogen nur eine untergeordnete Rolle spielt. Der Schmutz ist vor allem sichtbar, weil das Auge das primäre Wahrnehmungsorgan der Vernunft ist. Wie bei den Aussagen der medizinischen Experten begegnet auch bei den Pädagogen der Rekurs auf die »Kultur des Blickes« als Grundlage der Erziehung zur vernünftigen Urteilsfähigkeit. Der feste, offene Blick war eine Grundbedingung des geselligen Lebens, nicht nur, wenn die Bürger sich gegenseitig in die Augen blickten, sondern weil das Auge das Instrument der Urteilskraft auf der Basis der sinnlichen Wahrnehmung war. Man las nicht nur in den Augen des jeweiligen Gegenübers, sondern auch in dessen gesamter äußerer Erscheinung.[36]

Das Auge war das Organ der sinnlichen Wahrnehmung von Schönheit. In Bahrdts »Philanthropischem Erziehungsplan« (1776) hieß es: »Ich mag mit den Theoretikern nicht disputieren, ob es absolute Schönheit gebe. Genug, der kleinste Knabe findet schon sein Auge beleidigt, wann ihm einer Schweinereien auf die Wäsche macht ... und er zeigt durch tausend Urteile, die er nach diesem Gefühle fällt, daß Ordnung Harmonie, Symmetrie, Reinlichkeit, für ihn, absolute Schönheit sei, die ihm gefällt, und daß das Gegenteil davon, für ihn, absolute Häßlichkeit sei, die ihm mißfällt.«[37] Das ästhetische Urteil, hier das ästhetische Mißfallen, war auf den genauen Blick gegründet. Dieser Blick mußte gelenkt und kontrolliert werden, damit er sich auf die entsprechenden Objekte richten konnte. Deshalb versuchten die Pädagogen, das Schließen von der äußeren Erscheinung auf die moralische Konstitution des Gegenübers im Bewußtsein der Kinder zu verankern.

Das Erreichen eines Zustandes der äußeren und inneren Reinlichkeit war ein wichtiger Stufenschritt zur zweiten Natur des Menschen als Basis seiner bürgerlichen Existenz. Im Rekurs auf moralische Standards wurde die sinnliche Wahrnehmung in geordnete Bahnen gelenkt und für den geselligen Verkehr der Bürger untereinander zugerichtet. Weil die Ästhetik und Moral zusammengehörten, bot sie ein Modell vom selbstkontrollierten und doch freien Menschen und war deshalb eine der großen Hoffnungen der Reformpädagogen der Aufklarungszeit und des gesamten 19. Jahrhunderts. »Die Ästhetik im Leben ist nichtig und verwerflich, wenn sie sich von der Moral lossagt, meinte Oeser in seinen populären »Briefen an eine Jungfrau.« In diesem Falle »geht sie im Schlamm der Sinnlichkeit unter«. Hier drohte Schmutz und Vermischung, deshalb sollte die Religion die Klammer sein, die Ästhetik und Moral zusammenhält.[38]

Die Geschmackserziehung rückte deshalb gegen Ende des 18. Jahrhunderts in den Mittelpunkt der Diskussion der Pädagogen über Reinlichkeit und Geselligkeit. Ihre inhaltliche Festlegung ermöglichte die Lenkung des ästhetischen Urteilsvermögens auf den beschriebenen Bahnen im Sinn einer Verbindung von Sinnlichkeit und Verstand. Der Geschmack war das Resultat der Verinnerlichung von Verhaltensmustern mit dem Ziel einer Eingrenzung der Sinne durch sozial verbindliche Urteile. Campe schrieb in seinem »Väterlichen Rath«: »Da das Innere in den allermeisten Fällen mit dem Äußern übereinzustimmen pflegt: so hält man sich gewöhnlich für berechtiget, diese Übereinstimmung zu einer allgemeinen Regel zu erheben.« Diese allgemeine Regel ist der Geschmack. Wie die Ordnung das Regelwerk der Gesellschaft, so ist der Geschmack das Regelwerk der ästhetischen Wahrnehmung. Seine Bedeutung erlangte der Geschmack jedoch erst als kollektives Urteilsvermögen durch die Übereinstimmung der einzelnen.[39]

Durch die Verbindung mit der Moral wird er zum »guten Geschmack«, durch seinen Totalitätsanspruch auf der Basis der bürgerlichen Moral zum herrschenden Geschmack. Weiße erzählte in seinem »Kinderfreund« eine »kleine allegorische Fabel«, die zu der Zeit spielt, als der gute Geschmack noch auf Erden wandelte. Er beschloß darin, ein Kind zur Erziehung anzunehmen. Zuerst kam er zu einem jungen, fleißigen Knaben. Dieser war zwar sehr strebsam, doch »es hingen ihm die Haare um den Kopf herum, auf seiner Weste fand er noch Spuren von dem, was er gestern Abends gespeiset hatte, seine Hände und Manschetten waren voller Dintenflecke, mit einem Worte, er war nicht reinlich genug«.[40]

Der gute Geschmack wendete sich mit Grausen ab, nicht ohne den Knaben zu ermahnen, in Zukunft reinlicher zu sein. Dann, erzählte Weiße weiter, kam der gute Geschmack zu einem zwar schönen, aber eitlen kleinen Mädchen. Ihr Zimmer duftete von wohlriechender Pomade, sie trug eine ungeheure Hochfrisur mit Bändern und Blumen geschmückt, Stöckelschuhe, einen engen Kleiderpanzer und schließlich war ihr »wirklich schönes und regelmäßiges Gesichte ... mit einer häßlichen roten Farbe über und über beschmiert«. Traurig zog der gute Geschmack fort auf das Land. Hier begegnete ihm ein artiges Mädchen: »Ihr schönes blondes Haar flog ungepudert in natürlichen Locken um ihren weißen Hals, und ihr Haupt deckte nichts als ein kleiner weißer Basthut. Sie hatte ein leichtes seidenes Kleid von einer blendenden Weiße an« und war mit einigen Blumen geschmückt. Der Name des Kindes, fuhr Weiße fort, sei »Simplizität«, ihre Mutter heiße »Natur«. Auf die Frage des guten Geschmacks: »Wer wartet und pflegt deiner, daß du so schön bist?«, antwortete das Mädchen: »Die Reinlichkeit«. Nach diesem Examen nahm der gute Geschmack das Kind mit sich, um seine Erziehung zu vollenden.[41]

Der Inhalt des guten Geschmacks, wie er sich aus Weißes Lehrgeschichte herauslesen läßt, sind die Grundelemente des pädagogischen Reinlichkeitsbegriffs: Einfachheit, Mäßigkeit, Jugend, Keuschheit, Natürlichkeit und Artigkeit. Setzt man den Inhalt der Geschmackserziehung in Bezug zu den eingangs genannten strukturellen Veränderungen in Familie und Gesellschaft, dann lassen sich unschwer die jeweiligen sozialen Rollen zuordnen. Der gute Geschmack tritt als Erzieher auf, er bietet beiden Geschlechtern die Chance zur Eingliederung in die bürgerliche Gesellschaft zum sozialen Aufstieg. Sie können die in der familiären Binnenstruktur angelegten Erfahrungsverluste durch den Erwerb allgemeiner Regeln ausgleichen.

Das oberste Ziel ist der Erwerb sozialer Kompetenz. Diejenigen Verhaltensweisen, die gegen die Regel der Vereinheitlichung und der Affektkontrolle verstoßen, etwa die Introvertiertheit des fleißigen Jungen (in dem sich unschwer der künftige Bildungsbürger erkennen läßt), oder die Eitelkeit des putzsüchtigen Mädchens (verkörpert im Typus der verschwenderischen Hausfrau), führen zum Verpassen von Lebenschancen, im schlimmsten Fall zu sozialem Ausschluß. Die Eitelkeit des kleinen Mädchens verstößt zudem gegen das Gebot des sparsamen Wirtschaftens, für das Bürgertum in der Phase der Existenzsicherung durch Kapitalakkumulation ein zentrales Gebot.

Der aus der Sparsamkeit geborene Lobpreis des Dauerhaften fand seinen Ausdruck in dem um 1800 in den Manierenbüchern aufkommenden Begriff der »Solidität«. Einmal etabliert, sollte der gute Geschmack als herrschender Geschmack die erreichte soziale Position des Bürgertums absichern. Daneben brachte Weiße auch antifeudale Ressentiments durch die Ablehnung der aristokratischen Hygienepraxis des Schminkens, die eine Grundlage des einstmals herrschenden Geschmacks darstellten. Die einzige Schminke des geschmackvollen Mädchens, schrieb er, sei der vorbeifließende Bach. So taucht auch hier die von Medizinern empfohlene Gesundheitsregel des Waschens mit kaltem Wasser unter dem Etikett der »Schönheit« im Gehäuse des guten Geschmacks wieder auf.[42]

Der gute Geschmack entfaltete seine Herrschaft auch im Rahmen der klassizistischen Ästhetik. Die zeitliche Übereinstimmung der Etablierung neuer Hygienenormen und der Herausbildung einer einheitlichen europäischen Kunstrichtung, die das Einfache, Klare und Sparsame nicht nur in der bauplastischen Ausstattung der Gebäude, sondern auch in Kleidung und Mobiliar suchte, macht deutlich, daß es sich hierbei nicht nur um eine Gegenbewegung zu Barock und Rokoko, sondern auch um die Umsetzung eines umfassenden bürgerlichen Ideals des »Reinen« handelte. Der Klassizismus als herrschender Stil der Zeit zwischen 1770 und 1830 war Ausdruck eines umfassenden Lebensstils im Kostüm des Reinen. Der klassizistische Geschmack beruhte auf der Apostasierung des Blicks, geboren aus der Angst des modernen Menschen, wie Egon Friedell urteilte. Diese Angst war die Angst des Bürgers vor dem Schmutz.[43]

Die Durchsetzung des sauberen Individuums im Bürgertum ging einher mit der abstrakten Idealisierung der Antike, der »Graecomanie«, dem Bestreben nach einer Verankerung der bürgerlichen Tugenden in der Welt der griechischen Polis: »Der gute Geschmack, welcher sich mehr und mehr durch die Welt ausbreitet, hat sich angefangen zuerst unter dem griechischen Himmel zu bilden«, leitete Johann Jakob Winckelmann seine epochale Abhandlung »Gedanken über die Nachahmung der griechischen Werke« (1756) ein. Dort, in der Hauptstadt Athen, fänden sich die »reinsten Quellen der Kunst« unter einem »sanften und reinen Himmel« versammelt. Hier sei das ästhetische Ideal der sparsamen Weißheit neben edler Einfachheit und stiller Größe verwirklicht.[44]

Mit der Verallgemeinerung des Guten zum herrschenden Geschmack in der bürgerlichen Kommunikationsgemeinschaft ging seine Verflachung einher. Das Einfache ist vom Einfältigen nicht allzuweit entfernt. Das Ergebnis der Etablierung des guten Geschmacks ist die Ästhetik des Banalen, des »Gewöhnlichen innerhalb einer umgrenzten Gemeinschaft«.[45] In der zeitgenössischen Unterhaltungsliteratur wird der Bürger und die Bürgerin stereotyp am Topos des reinlichen Äußeren kenntlich. Der vielgelesene Unterhaltungsschriftsteller August Gottlieb Meißner benutzte wie seine Schriftstellerkollegen die gängigen Geschmacksmuster zur Kennzeichnung des moralischen Charakters seiner Akteure. In seiner Erzählung »Barbara Ormond« (1784) läßt er einen jungen Mann aus der Provinz auftreten: »Anstand in seiner Art sich zu tragen, in seiner Kleidung, so abgenutzt sie zu sein schien, doch Reinlichkeit und Sorgfalt«. Der reinliche Bürger als Sympatieträger erschien den Lesern als vertraute Allegorie des guten Geschmacks. Es diente nur zur Bestätigung des gemeinsamen Wertehorizonts der »gesitteten Stände«, wenn sich Meißners »Mann von Erziehung« im Verlauf der Erzählung als verarmter Adeliger entpuppte.[46]

Auch die gesittete Frau wählt das reinliche Kleid, um zu gefallen. Der sächsische Trivialautor Johann Gottfried Daniel Schmiedtgen zeichnete in seiner Erzählung »Die Treibjagd«(1809) das Bild einer verliebten kleinstädtischen Krämerstochter, die sich auf ein Treffen mit ihrem späteren Bräutigam vorbereitete: »Sie war in der Wahl der morgenden Kleidung nicht recht mit sich einig. Das wußte sie, daß er das Reinliche, das Nette mehr liebe, als das Vielfarbige und Gekünstelte; sie wählte daher weiß.«[47] Wie diese willkürlich herausgegriffenen Beispiele zeigen, hatte der Einsatz gängiger Geschmacksmuster auch absatzfördernde Funktion. Die Leser von Unterhaltungsschriften erwarteten die stereotype Charakterisierung von männlichen und weiblichen Helden.

Die Ästhetik des Banalen war kein Privileg der Unterhaltungsliteratur, sondern kam auch in Hexametern daher, etwa in Goethes Kleinbürgerepos »Herrmann und Dorothea«, wo der Dichter den Charakter und die äußere Erscheinung der braven Dorothea mit den Worten zeichnete: »Sauber hat sie den Saum des Hemdes zur Krause gefaltet, die ihr das Kinn umgibt, das runde, mit reinlicher Anmut.« Goethes Sauberfrau ist, ganz in der Tradition von Rousseaus »Sophie« nicht nur sauber, sondern rein. Als Musterbeispiel der Ästhetik des Banalen kann jedoch Friedrich Rückerts Gedicht von der Reinlichkeit gelten: »Rein gehalten dein Gewand, rein gehalten Mund und Hand, rein das Kleid von Erdenputz, rein von Erdenschmutz die Hand. Rein von Erdentrutz das Herz, und von Gier der Lippen Rand. Sohn! die äußre Reinigkeit ist der innern Unterpfand. Reingehalten Hand und Mund! Reingehalten dein Gewand.«[48]

Der ständige Hinweis auf das Reine, Schöne, Gute reichte jedoch nicht aus, den neuen Zentralbegriff der inneren und äußeren Reinlichkeit in der nachfolgenden Generation zu verankern. Die ästhetischen Empfindungen umfaßten nach Sulzer »alle Arten der Empfindungen«, auch das Gefühl für das Häßliche. Auch diese Empfindung bedarf der Lenkung. Schönheit und Häßlichkeit bildeten nach Bahrdts Begriffsbestimmung des Schönen eine Einheit als »allgemeines Gefühl«. Während das Schöne sich mit Ordnung, Harmonie, Einfachheit und Reinlichkeit verband, löste das Häßliche ästhetisches Mißfallen aus. Das Schöne spiegelt das moralisch Gute, das Reine – das Häßliche dagegen das unmoralisch Schlechte, das Unreine und Kranke.[49] Die ästhetische Erziehung wäre unvollständig, wenn nicht auch das Häßliche als Gefühl des Abscheus und Ekels im Erziehungsprozeß seinen Platz gefunden hätte. Der Ekel als Gefühl des ästhetischen Mißfallens diente den Reformpädagogen als Instrument der Selbstkontrolle. So formulierte der unbekannte Verfasser eines Manierenbuches mit dem bezeichnenden Titel »Moderne Höflichkeitsregeln« (1788): »Die Bequemlichkeit unserer heutigen Manieren befreit uns wohl von allem Zwang, aber sie verwirft, was ekelhaft ist.«[50]

Das Ekelhafte markierte die Grenze der bürgerlichen Existenz ebenso nach außen wie zum eigenen Körper hin. Schlimmer noch als die von den Medizinern verbreitete physische Bedrohung der Gesundheit wiegt die moralische Bedrohung durch den Kontakt mit dem Unreinen. Die Bürger setzten sich durch die gefühlsmäßige Ablehnung des Schmutzes, die ihren Ausdruck in Ekelgefühlen fand, von ihrer tierischen Natur und damit von der Abhängigkeit durch äußeren Zwang ab. »Freiheit« in diesem Sinn meinte die Befreiung von Schmutz und Unordnung durch Reinlichkeit. So war für Johann Kaspar Lavater Reinlichkeit gleichbedeutend mit Menschenwürde und dem Vorzug vor den Tieren.[51]

Der heikle Bürger fand seine reinste Darstellung in Salzmanns bereits zitiertem pädagogischen Briefroman »Carl v. Carlsberg oder über das menschliche Elend«. Die Hauptfigur, der junge Karl, ringt bei seiner Reise an die Ekelgrenzen der bürgerlichen Gesellschaft angesichts des dort herrschenden Schmutzes beständig mit seiner Gesundheit. Ob in Bauernhäusern (»Wohnung des Elendes«) Wirtshäusern (»ein langes garstiges Haar in der Suppe, daß uns der Appetit verging«), Waisenhäusern (»alle starrten von Krätze«) oder Gefängnissen (»in einem Winkel stand das Gefäß, dessen sie sich zur Erleichterung des Körpers bedienten«), überall wird der junge Karl vom Ekel geschüttelt.[52]

Die Bedrohung durch das Ekelhafte ist nicht unbedingt an die unmittelbare Anschauung gebunden. Salzmann setzte seinen Helden dem Aufenthalt in einem schmutzigen Hotelzimmer aus. Am nächsten Morgen, beim Frühstückskaffee im Hotelzimmer, war es, wie Salzmann seine Leser glauben machte, um das Wohlbefinden seines Helden geschehen: »Ich nahm mit Widerwillen die erste Tasse in die Hand, meine Einbildungskraft wurde lebhaft und stellte mir alle die Unsauberkeiten vor, die wohl in diesem Hotel sein möchten ... Kaum hatte ich sie einige Minuten bei mir, so fühlte ich ein Schaudern durch meinen ganzen Körper. Es erfolgte ein starkes Erbrechen, und ich sank halb ohnmächtig auf den Lehnstuhl.«[53]

Der Reformpädagoge Salzmann umschrieb im Rahmen der Ästhetik des Häßlichen den Schmutz als universale Bedrohung des Lebens seiner Hauptfigur. Die Tiefenstruktur der trivialen Erzählweise, die zweckgebundene Verunsicherung des Lesers mit dem Ziel der Bestätigung des Bekannten, wird hier deutlich sichtbar. Mit der Inkriminierung des Schmutzes und der Etablierung des Ekels verfolgt Salzmann seine Aufgabe der Disziplinierung der Leser. Erst die Erziehung zur Reinlichkeit verursache »manche unangenehme Empfindungen« schrieb der Pädagoge Peter Villaume in Campes Revisionswerk (1785). Reinlichkeit und Ekel waren im Erziehungsprozeß der Aufklärung untrennbar verbunden. Ohne das Bewußtsein des Ekels ist nach der Meinung der Reformpädagogen keine Reinlichkeitserziehung möglich. Deshalb sei es wichtig, schon den kleinen Kindern einen Ekel gegen Unreinlichkeit einzuflößen. Johann Kaspar Lavater schrieb, daß die kleinen Kinder durch Reinlichkeit alles von sich entfernt halten sollten, was auf »irgend eine Weise ekelhaft macht«.[54]

Zur Triebunterdrückung wie zur Einübung sozialer Distanzen wurde der Ekel in die seinerzeit populäre Charakterlehre integriert. Der »Ekelhafte«, das war der Sinn dieser Darstellungen, kann niemals Bürger sein. Er verhält sich »asozial«. Getreu dem Muster der doppelten Unreinlichkeit des inneren und äußeren Menschen, isoliert er sich zum einen durch ein schmutziges Kleid und zum anderen dadurch, daß er religiöse Zeremonien und feierliche Handlungen seiner Mitmenschen stört: »Wenn ein Gelübde getan und geopfert wird, so schlägt er den Leuten den Becher aus der Hand, und lacht dazu.«[55] Auch Salzmann beschrieb einen ekelhaften, ungezogenen Charakter in der Gestalt eines verwahrlosten Bauernsohnes: »Ich habe mein Lebtage keinen unordentlicheren und unreinlicheren Menschen gesehen. Er wäscht sich nicht, er kämmt sich nicht, er macht sich keinen Schuh reine, und wenn meine Frau ihn nicht mit Zanken und Beißen dahin brächte, daß er des Sonntags ein weiß Hemd anzöge, ich glaube er ließe es am Leibe verfaulen.«[56]

Als Folge der Verinnerlichung des Ekels entsteht Scham, wenn man sich selbst als Auslöser des Ekels erkennt und den Spott der anderen fürchtet. Der Ekel und die Scham sind im pädagogischen System der Affektmodulation eng verknüpft. Wie der Ekel ist auch die Scham nicht angeboren, sondern sie entsteht im Erziehungsprozeß mit dem Bewußtsein des Unreinen. Das Schamempfinden ist kein Produkt der Aufklärungszeit, es wurde aber neben der Reinlichkeitserziehung zum Eckstein der aufgeklärten

Erziehung und der Verknüpfung von Individualität und Geselligkeit, von innerem und äußerem Menschen. »Wer sich vor dem Angesichte der Welt nicht eines Dinges schämt, wird sich weit weniger vor sich selbst und in der Einsamkeit schämen«, meinte Weiße und fügte hinzu: »Die Seele ist die Beherrscherin unseres Körpers.«[57]

Hier, in der Verknüpfung von Scham und innerer und äußerer Reinlichkeit, liegt der Ursprung der vielgenannten »Prüderie« des 19. Jahrhunderts. Während der Ekel von den Pädagogen mehr in Verbindung mit der Gesundheit gebracht wurde, diente die Scham im pädagogischen Prozeß der Einhegung der Sinne mit dem Ziel der Herstellung einer neuen bürgerlichen Sexualmoral durch die Verbindung von Selbst- und Fremdkontrolle. Die »Schamhaftigkeit«, meinte Rousseau in seinem »Emile«, lehrt man die Erwachsenen am besten durch Sittsamkeit, die Kinder aber durch Reinlichkeit, und zwar deshalb, weil eine natürliche Beziehung zwischen den Organen der Lust und Triebhaftigkeit und der körperlichen Reinigung, die Rousseau als »ekelhafte Bedürfnisse« bezeichnete, bestehe.[58]

Der Reformpädagoge Ernst Christian Trapp merkte zur Übersetzung des »Emile« in Campes Revisionswerk an, daß die Schamhaftigkeit die »Wächterin und Pflegerin der Unschuld« sei und schon deshalb in den Mittelpunkt der Erziehung gerückt werden müsse. Hier reiche jedoch die »Idee der Unreinlichkeit ... allein in manchen Fällen nicht zu, z. B. wenn Kinder ihre Schamglieder entblößen. Hier bleibt weiter nichts übrig als ein kräftiges Pfui!«[59] Die Erziehung zur Schamhaftigkeit beruhte auf der Verbindung von Sexualität und Schmutz. Die Entdeckung des Körpers durch die zeitgenössische Medizin mußte von den Pädagogen in »vernünftige Bahnen« gelenkt werden. Selbstkontrolle und die Tabuisierung des Körpers gingen Hand in Hand. Man solle dessen Teile nicht nur vor anderen, sondern auch vor sich selber geheim halten, denn eine Entblößung sei immer auch eine Beleidigung des anderen. Campe hatte deshalb empfohlen, die notwendige äußere Reinlichkeit des Körpers mit dem Gefühl des Ekels zu verbinden, indem die Kinder von einem schmutzigen alten Weib gereinigt werden sollten.[60]

Die Verknüpfung von Scham und Schmutz diente der Kontrolle der kindlichen Vorstellungswelt, zur Modifizierung von Peinlichkeitsstandards und auch, wie Basedow in seinem Methodenbuch schrieb, der strikten Geschlechtertrennung, um außereheliche Sexualität, das »Laster der Unreinigkeit«, nach Kräften zu verhüten und eine Eingrenzung der Sinne im Gehäuse der bürgerlichen Ehe zu erreichen. Ästhetik und Moral sollten als Klammer die bürgerliche Gesellschaft im allgemeinen und, als Sexualmoral, die Ehe und Familie zusammenhalten. Der Schmutz war ein Ausdruck der Bedrohung dieser sozialen Strukturen. »Der Schmutz ist ein großer Fehler wider unsere Sitten; wer ihm ergeben ist, wird von niemanden gern gesehen; denn wir haben in den gesitteten Ständen, die Reinlichkeit und den Ekel sehr weit getrieben«, hieß es bei Campe.[61]

3. Reinheit und Reinlichkeit im Verhältnis der Geschlechter. Erfolg und Liebe

Zwar galten im allgemeinen die aufgeklärten Erziehungsgrundsätze für beide Geschlechter, doch lassen sich innerhalb des gemeinsamen bürgerlichen Tugendkanons am Beispiel des Reinlichkeitsbegriffs besonders gut geschlechtsspezifische Unterscheidungslinien herausarbeiten. Die Etablierung der Tugendnorm Reinlichkeit trug entscheidend zur Ausformung der »Geschlechtscharaktere« bei, die seit 1750 das Denken und Handeln der Bürger zunehmend bestimmten.[62] Der männliche Körper mußte elastisch, straff und leistungsfähig sein, damit die Bürger den neuen Anforderungen der Berufsrolle in der arbeitsteilig organisierten Gesellschaft gerecht werden konnten. Die Kraft galt als ein Ausdruck der wirtschaftlichen Selbständigkeit. Umgekehrt galt die körperliche Schwäche als Metapher des wirtschaftlichen Bankrotts. Um seine beruflichen und geselligen Aufgaben wahrnehmen zu können, hatte der männliche Bürger, der auf sich hielt, Anstand, Solidität und männliche Würde zu wahren. »Gesundheit, Kraft, Mut und Unverzagtheit« seien die »Schönheiten des Mannes«, schrieb Johann Christian Siede in seinem an die männliche Jugend gerichteten Manierenbuch, und auch der Pädagoge Bahrdt betonte den Nutzen der Reinlichkeit als »Stärkungsmittel unserer Muskeln und Glieder«.[63]

Die Grundlage der pädagogischen Abhärtungsphantasien bildeten Rousseaus »Emile« und die Erziehungsschriften John Lockes. Beide Reformer hatten nicht nur kalte Bäder, sondern auch harte Betten und luftige Kleider empfohlen. Die Vorschläge zur Knabenerziehung wurden von den Reformpädagogen Ehlers und Resewitz in Campes kommentierter Ausgabe des »Emile« zustimmend besprochen. Das Schwimmen und Baden erhalte gleichzeitig die Gesundheit und Reinlichkeit und sei auch für die Kräfte des Körpers eine vortreffliche Übung. Solche Sätze können auch als Spitze gegen die körperliche Unbeweglichkeit und Abhängigkeit der höfischen Aristokratie gelesen werden. Wer auf sein Äußeres achte, schrieb Christian Felix Weiße, werde »geschmeidiger und gelenkiger an sich selbst« und sei in der Öffentlichkeit nicht auf die Hilfe von Dienstboten angewiesen. Man dürfe sich angesichts elementarer Bedürfnisse nicht zum Sklaven anderer machen.[64]

Am Übergang von der ständischen zur marktbedingten Gesellschaft bildete besonders die Konkurrenzsituation freier, gleicher Individuen den Hintergrund der Bemühungen um die Einführung neuer Körperpflegeformen als Männertugend. Der Unreinliche schließe sich, so der Tenor, selbst vom beruflichen Aufstieg aus und erreiche keine selbständige und verantwortliche Position im öffentlichen Leben. So verpaßte der Knabe in der erwähnten Fabel vom »guten Geschmack« wegen seiner Unsauberkeit trotz aller sonstigen Strebsamkeit die Chance zur Erziehung und damit den Aufstieg in die Gemeinschaft der Bürger. Für die männliche Jugend galt, »über dem Eifer der inneren Arbeit« das reinliche Äußere nicht zu vergessen. Sonst könne es passieren, daß ein reinlicher Mitbewerber selbst bei schlechterer Qualifikation vorgezogen wird.[65]

Den Knaben wurde bei Fehlverhalten das düstere Bild einer verpfuschten Zukunft angezeigt. Ein Magister bekam, wird in der Zeitschrift »Der Kinderfreund« erzählt, trotz seiner fachlichen Eignung eine Hofmeisterstelle nur deshalb nicht, weil er sich nachlässig kleidete und der adlige Arbeitgeber dies als Beweis seiner unreinen Denkungsart nahm: »Seine Perücke stund ihm schief und war voller Federn, zwischen Halsbinde und dem Oberhemde guckte der bloße Hals hervor: das Kleid war voller Staub, und als er zur Tür hinaus ging, bemerkte ich in seinen schwarzen Strümpfen ein großes Loch.«[66] Vielleicht beschrieb der Pädagoge Weiße hier Erfahrungen eigener Zurücksetzung? Zumindest war das Modell des sozialen Aufstiegs der bürgerlichen Pädagogen: Theologiestudium, Hauslehrerstelle und anschließende Karriere in der kirchlichen Hierarchie oder im städtischen Schulwesen durch eine unreinliche Erscheinung gefährdet.

Aus diesen Gründen hatte der Pädagoge v. Horst in seiner »Anstandslehre für Jünglinge« (1825) gefordert: »Erscheine in reinlicher Kleidung, wie sie deinem Stande angemessen ist, damit zeigst du Achtung gegen die Anwesenden.« Niemals durfte der Gelehrte, in Selbstüberschätzung seiner Rolle als Speerspitze des Bildungsbürgertums, die Bildung über gesellschaftliche Verpflichtungen stellen. »Derjenige, der schmutzig und nachlässig vor mir erscheint, wird mich leicht auf den Argwohn bringen, daß er mich verachte, und nicht der Mühe wert halte, anständig und reinlich vor mir zu erscheinen«, schrieb Weiße. Schmutzige Menschen galten als eingebildet, weil sie durch ihr vernachlässigtes Äußeres zum Ausdruck bringen, daß sie ihre Person über die Gesellschaft stellen, oder, wie es im Manierenbuch des Pädagogen Eyth hieß: »Talente, und zwar große Talente, Verdienste vom Belange, die vortrefflichsten Herzenseigenschaften, mußten schon oft, weil sie nicht mit äußeren gefallenden Gaben vergesellschaftet waren, mindern Vollkommenheiten dieser Art nachstehen und weichen, denen sich ein Äußeres zugesellt hatte, das Bildung der Sitten verriet.«[67]

Die Erziehung der männlichen Bürger zum sozialen Aufstieg durch

Gewöhnung und Gehorsam forderte eine effektive Kontrolle. Die philanthropischen Erziehungsnormen verlangten Regelmaß und Kontinuität, wie sie im Elternhaus bei der Fülle der Aufgaben beider Elternteile nicht immer gewährleistet waren. Zur Erziehung der männlichen Jugend bevorzugten auch die Reformpädagogen die Isolation der Knaben in Anstalten. Im Alter zwischen zehn und zwanzig Jahren sollten die Söhne des »Mittelstandes« der väterlichen Aufsicht entzogen werden und geschlossene Erziehungsinstitute oder Gymnasien besuchen, während die Töchter unter der Aufsicht der Mütter im Elternhaus blieben.[68]

Die wenigen Philanthropine waren teure Privatschulen unter der Aufsicht des jeweiligen Landesherren. Sie waren als Musteranstalten zur Vermittlung kultureller Wertvorstellungen konzipiert. Abgeschirmt von der Familie und unter der Aufsicht des väterlichen Experten wurde hier die Zucht von Idealbürgern betrieben. Hier begegnet das von den Reformmedizinern genutzte Prinzip der Einrichtung von künstlichen Räumen, das »Panoptikum«, erneut. Ein Netz der Überwachung durch gegenseitige kontrollierende Blicke löste nicht nur die traditionelle »schwarze« Prügelpädagogik, sondern gleichzeitig auch das streng individualistische Erziehungsmodell Rousseaus ab. Dieser hatte die Kulisse der Natur gewählt, um das isolierte, autonome Individuum desto besser einer verstärkten Kontrolle durch den Erzieher unterwerfen zu können. Im Zentrum des philanthropischen Erziehungsplans stand dagegen die Erziehung der Individuen zu einer neuen gesellschaftlichen Elite.[69]

Der künstliche Raum der Erziehungsanstalt erlaubte die Fernhaltung störender Einflüsse durch Mütter und Dienstboten gleichermaßen. Denn von Seiten der väterlichen Autorität wurde die Mutter-Kind-Beziehung generell unter Verdacht gestellt, die zentralen Erziehungsziele Disziplin und Selbstkontrolle ebenso durch übertriebene Zärtlichkeit wie durch weibliche Eitelkeit zu unterminieren. Auch die der Frau zugeschriebene Sinnlichkeit gefährdete die Einpflanzung von Mechanismen der Selbstkontrolle. Vom »Bedientengesindel« (Rousseau) sollten die Kinder der bürgerlichen Eliten ebenfalls ferngehalten werden, da deren ungeregelten Sitten als gefährlich eingestuft wurden. Die Reinlichkeitserziehung in den Philanthropinen trug daher auch zur Einübung von Grundregeln der sozialen Distanzierung bei. Der Distanz zum Anderen entsprach die Einübung in Intimität. Im System der Überwachung und der Kontrolle durch väterliche Autorität kam der Erziehung zur Schamhaftigkeit besondere Bedeutung zu. Basedow forderte für jedes Kind ein besonderes Bett, einen besonderen Raum zum Schlafen und Ankleiden sowie die strikte Geschlechtertrennung.[70]

Das Philanthropin als Überwachungsstaat mit dem Ziel der »Veredelung des Menschen durch die Tugend« (Bahrdt) führt die Reinlichkeit als

Grundgesetz in der Verfassung. Alle Zöglinge waren äußerstem Drill und ständiger Kontrolle unterworfen. Die Reinlichkeitspflege war in den streng geregelten Tagesablauf eingebunden: »Um sechs Uhr sollen sie in Reihen aufgestellt und gemustert werden. Inspektor und Adjutant gehen durch die Glieder und beobachten alle Teile der Kleidung: geben vornehmlich auf Angesicht und Hände acht, ob überall Reinlichkeit und Ordnung herrsche«, hieß es in Bahrdts Erziehungsplan. Der radikale Reformer forderte auch, die Zöglinge zur gegenseitigen Bespitzelung anzuhalten. Abweichendes Hygieneverhalten wurde auf der Grundlage anonymer Denunziationen veröffentlicht: »N. N. soll, nach dem Wunsch aller, sich fleißiger waschen, um von der Salopperie sich mehr zu entfernen.«[71]

Sein etwas gemäßigterer Kollege Christian Gotthilf Salzmann ließ in seinem philanthropischen Erziehungsplan die Körperpflege durch angestellte Frauen besorgen, bis die Zöglinge selbst für die nötige Reinlichkeit sorgen könnten. Für ihn stand weniger die Kontrollfunktion als vielmehr die Abhärtung der Zöglinge im Vordergrund. Auch Salzmann bemühte die Maschinenmetapher, um die Tauglichkeit des Körpers für das Berufsleben zu begründen. Sportliche Betätigung in Wettkämpfen diente ganz so der Gewöhnung an Zeitökonomie wie der Gesundheitspflege. Zeit, Bewegung und Gesundheit wurden aufeinander abgestimmt. Die Reinlichkeitserziehung in den Musteranstalten umfaßte deshalb neben der täglichen Ganzkörperwäsche mit kaltem Wasser auch das tägliche kalte Bad, zumindest in den Sommermonaten.[72]

Der Pädagoge Guts-Muths, Sportlehrer in Salzmanns Musterschule in Schnepfenthal, propagierte das Schwimmen als Voraussetzung einer vernünftigen Körperpflege, denn ohne die Technik des Schwimmens sei das Baden für viele Knaben eine große Gefahr. Umgekehrt gelte, daß niemand schwimmen könne, ohne dadurch auch ein Bad zu nehmen. Das Klassenziel für den männlichen Bürger war die Leistungssteigerung des Einzelnen durch die Verzeitlichung von Bewegungsabläufen, Abhärtung des Körpers durch Sport und Arbeit, daneben Vermittlung des nötigen Wissens zu geselligem Umgang.[73]

Zwar wurde unter der Leitung des ehemaligen Schnepfenthaler Pädagogen Andre auch ein Philanthropin für Mädchen gegründet. Letztlich widersprach das aber den Grundsätzen der geschlechtsspezifischen Erziehung. Danach sollten Frauen im Haus und in der Familie erzogen werden, um ihrer Rolle als Hausmutter gerecht zu werden. »Eine zweckmäßige Erziehung muß auf den Charakter und die Bestimmung des zu Erziehenden gegründet sein« schrieb der Mediziner Christoph Wilhelm Hufeland in seiner Übersetzung von Darwins »Plan for the Conduct of Female Education« (1797) aus dem Jahr 1822. Darin wurde, wie in zahlreichen anderen Erziehungsschriften, der weibliche Idealcharakter, der die Frauen auf ihre

»Natur« als sinnliches, unselbständiges Wesen festlegte, als Erziehungsnorm vorgegeben. Die Dominanz männlicher Vorstellungen beschränkte sich nicht nur auf die allgemeine Festlegung des weiblichen Charakters, sondern auch auf die Zuweisung von Erziehungsaufgaben, von der Kindererziehung bis hin zu den praktischen Tips der rationellen Haushaltsorganisation. Schließlich wurde die weibliche Ratgeberliteratur, wie sich aus vereinzelt erhaltenen Subskriptionslisten entnehmen läßt, von Männern für Frauen erworben.[74]

Die stereotype Charakterzeichnung der tugendhaften, passiven und empfindsamen Frau war abhängig von der Aufgabenteilung der Geschlechter im Rahmen der Differenzierung von Arbeitsbereich und Haushalt. Das neue Idealbild hatte das mehr auf Autonomie und Ebenbürtigkeit ausgerichtete Frauenideal der Frühaufklärung um 1750 abzulösen begonnen. »Eine gute Hauswirtin zeichnet sich durch Ordnung, Reinlichkeit, Sanftmut, Gefälligkeit aus«, schrieb einer der Chefideologen des neuen Frauenbildes, Johann Ludwig Ewald, im Jahre 1807. Die Frau sei, hieß es dort weiter, nicht zum Denken bestimmt und mit Fug und Recht aus der bürgerlichen Öffentlichkeit ausgeschlossen: »Das Weib braucht blos Weib, Gattin, Mutter zu sein und weiter nichts.« Von den Erziehern wurde deshalb der Übergang von der biologischen zur sozialen Rolle der Frau, von der Mutter zur Hausfrauenrolle, problematisiert.

Der Rückgriff auf die »Natur« diente im naturbegeisterten 18. Jahrhundert als wichtige Argumentationshilfe. Als handle es sich um Zimmerpflanzen, erörterte Ewald, daß der weibliche Körper dazu eingerichtet sei, »um ohne großen Schaden in der Stubenluft zu leben«, oder daß die »ganze Brust des Weibes« zum Auffassen schöner Gefühle gebaut sei.[75] Die vom herrschenden Geschlecht über Jahrhunderte erarbeitete und gebetsmühlenartig reproduzierte »Bestimmung des Weibes« galt gegen Ende des 18. Jahrhunderts als »natürlich« vorgegeben und wurde nicht mehr, wie in der traditionellen Hausväterliteratur der Frühen Neuzeit, aus den Bedürfnissen der arbeitsteiligen Produktionsfamilie abgeleitet. Die Natur wurde zum neuen Bestimmungsgrund des Charakters der Frau. Damit konnte, ausgehend vom Naturbegriff Rousseaus, zweierlei gemeint sein: einmal die biologisch vorgegebene Verschiedenheit der Geschlechter, zum andern aber die erfolgreiche Verinnerlichung von geschlechtsspezifischen Pflichten im Erziehungsprozeß, die mit ihrer Verankerung im Unbewußten den Handelnden zunehmend als »natürlich« erschienen.

Bei der Herleitung der »Bestimmung des Weibes« beruhte die Argumentation der Reformpädagogen auf einer geschickten Verknüpfung von biologischen und sozialen Argumenten, von »erster« und »zweiter« Natur. So schrieb etwa der Pädagoge Ewald, daß das weibliche Geschlecht seinem vorbestimmten Beruf als Gattin und Mutter entgegenreife. Der Begriff des

Heranreifens als biologische Metapher sollte die beabsichtigte Determinierung der Frau auf ihre soziale Rolle im Haus, Ehe und Familie verdeutlichen. Der »natürliche« Entwicklungsweg des weiblichen Geschlechts wurde deshalb in vier Altersklassen eingeteilt, die eine Verbindung der körperlichen Entwicklung mit sozialen Rollenerwartungen erlaubten. Campe nannte die weibliche Bestimmung, »beglückende Gattinnen, bildende Mütter und weise Vorsteherinnen des innern Hauswesens zu werden«, und umriß damit gleichzeitig die künftigen Aufgabenbereiche der Bürgerfrauen und die Themen männlicher Bevormundung.[76]

Es ging in der Aufklärungspädagogik nicht allein um eine Biologisierung der Frau im Sinne der Einschränkung auf die physische Reproduktionsfähigkeit, sondern es ging vor dem Hintergrund des Auseinandertretens von öffentlichem und privatem Bereich auch um den Ausgleich von Negativtrends im Modernisierungsprozeß, um die Herstellung emotionalisierter Geschlechterbeziehungen, um die Zurichtung der Frauen als Helferinnen im männlich dominierten Erziehungsbereich und schließlich um den konkurrenzorientierten Ausschluß der Frauen aus der Berufsöffentlichkeit. Die von Männern für Männer festgesetzte Rollenzuweisung des Kampfs um den sozialen Aufstieg erforderte als Pendant die Rolle der Frau als Gehilfin und nicht als Konkurrentin. Spielte eine Frau, etwa als freie Schriftstellerin, eine gewisse Rolle in der Öffentlichkeit, lief sie Gefahr, von ihren männlichen Kollegen als eitel und ehrgeizig denunziert zu werden.

Das Vordringen der Frau in die bürgerliche Öffentlichkeit könne nur mit dem Verlust der Tugenden erkauft sein, hieß es in einem solchen Fall. Die Frau in der Öffentlichkeit wurde mit der öffentlichen Frau, der Hure, gleichgesetzt: »Eine Frau, welche die erste in der Mode ist, erscheint uns nicht viel besser als ein öffentliches Weib«, schrieb Friedrich Jacobs in seinem »Frauenspiegel« (1818), und er hatte dabei nicht die elegante Frau der Oberschicht, sondern vor allem die Modeschriftstellerinnen seiner Zeit im Auge, mit denen er beruflich konkurrieren mußte. Die aus traditionellen ständischen Bindungen heraustretenden Frauen sollten ihren Status nicht als Autonomie mißverstehen. Sie wurden deshalb von den Pädagogen der Aufklärungszeit in das neue Familienideal eingebunden.[77]

Die Tugend der Reinlichkeit konnte deshalb ins Zentrum der weiblichen Identität rücken, weil sie die argumentative Verknüpfung von Natur und Gesellschaft erlaubte. Die umfangreiche Literatur zur Erziehung der Frau im deutschen Sprachraum machte es sich zur Aufgabe, biologische Gegebenheiten und soziale Rollenzuweisungen im Zentralbegriff Reinlichkeit zu verbinden. Rousseau als Stichwortgeber der neuen Pädagogik hatte im Charakter seiner »Sophie« diese Verknüpfung auf exemplarische Weise vorgeführt und zur Ausformung des weiblichen und männlichen Geschlechtscharakters maßgeblich beigetragen. Nach seiner Auffassung ist

»Sauberkeit die erste unter den Pflichten der Frauen, eine Pflicht, die ihr im besonderen und unabdingbar von der Natur auferlegt ist«. Diese weibliche Eigenschaft galt Rousseau als im »Gesellschaftszustand natürlich«, wie auch die Beschränkung der Frau auf Mutterschaft und Hausfrauenrolle.[78]

Die Tugend der Reinlichkeit verband als Zentralnorm die dreifache Bestimmung der Frau als Gattin, Hausfrau und Mutter und wurde dadurch zum Kennzeichen bürgerlich-häuslicher Tugenden überhaupt, als deren Bewahrerin und Repräsentantin die Frau in die Pflicht genommen wurde. Das Wohl der Gesellschaft ruhte nach der Auffassung der Pädagogen auf dem häuslichen Familienglück und damit auf der Frau. »Der natürliche Wirkungskreis der Frau ist das Hauswesen« hieß es bei Campe. Hier, im stillen häuslichen Kreise, habe die zur Ruhe bestimmte Frau ihren eigentlichen Beruf, dem Mann zu dienen, gefunden.[79] Der Mann ist dagegen nach Auffassung der Pädagogen das gesellige Wesen, der draußen in der Welt seinen Geschäften nachgeht und, nach Campes Selbsteinschätzung, »die größern Beschwerden, Sorgen und Mühseligkeiten zu tragen hat«.

Das männliche Bedürfnis nach Ausgleich, Ruhe und Erholung könne nur gestillt werden, wenn der Mann zu Hause überall die Reinlichkeit und Ordnung vorfindet, die er erwarten darf. Der berufstätige Mann galt als viel zu beschäftigt, um sich um so wichtige Dinge wie ein reinliches Äußeres selber zu kümmern. Der prüfende Blick auf den männlichen Überrock beim Verlassen des Hauses war schon um 1800 die Aufgabe der Frauen: »Halten Sie ihn stets reinlich in Wäsche und Kleidung, denn nach dem Aussehen des Mannes wird die Ordnungsliebe der Frau beurteilt«, stand in einem einschlägigen Ratgeber »Über die Bestimmung und Veredlung des weiblichen Geschlechts« (1826) zu lesen. Der reinliche Haushalt war für beide Ehegatten der Maßstab, an dem »Bürgerlichkeit« gemessen wurde. Weiße erzählte im »Briefwechsel des Kinderfreundes« von einem Pfarrer, der eine Predigerstochter geheiratet hatte, die seinen Haushalt schmutzig und schlampig führte. Der Pfarrer wurde deshalb von seinen früheren Freunden gemieden und bezahlte seinen Fehlgriff mit sozialer Isolierung.[80]

Das Ideal der reinlichen Hausfrau hatte über den Zeitraum der Aufklärung hinaus Bestand. Der Augsburger Domkapitular Christoph v. Schmid, ein vielgelesener Kinderschriftsteller über die Mitte des 19. Jahrhunderts hinaus, verband in seinen Werken romantisch-christliche Frömmelei mit den Erfolgsrezepten der zeitgenössischen Unterhaltungsliteratur. Er zeichnete das moderne Hausfrauenbild in der Person der »Rosa von Tannenburg« (1823), einer durch mißliche Umstände zur Dienstmagd herabgesunkenen Adelstocher und Hauptperson des gleichnamigen Erziehungsromans. Rosa verändert beinahe manisch ihre schmutzige Umgebung in eine reinliche: »Die Stube hielt sie höchst reinlich, und sie ruhte nicht, bis in der Küche alle Geschirre glänzten und blinkten, daß jeden, der hinein kam, die Reinlichkeit gleichsam anlachte.«[81]

Geradezu absurd mutet die folgende Szene an, die wegen ihrer Symbolkraft Beachtung verdient. Rosa verwandelt hier den finsteren Kerker, in dem ihr Vater gefangen sitzt, während dessen kurzfristiger Abwesenheit in eine bürgerliche Stube, ein kleines Paradies, so daß dieser bei der Rückkehr den Ort seiner Gefangenschaft nicht wiedererkennt: »Auf dem weißgedeckten Tisch stand ein Geschirr voll schöner, wohlriechender Blumen. Die dumpfe Kerkerluft war verschwunden, und liebliche Blumendüfte erfüllten das Gefängnis.«[82] In Schmids pseudomittelalterlicher Geschichte werden kaum verhüllt bürgerliche Hygienestandards gefordert. Während der Bürger im Rittergewand in Geschäften abwesend ist, waltet die reinliche Hausfrau ihres Amtes.

Die unmißverständliche Botschaft Schmids verhieß den Leserinnen aus den unteren Schichten der Gesellschaft ihre Teilhabe am bürgerlichen Leben durch Reinlichkeit und Ordnung – Tugenden, die selbst die traurigsten, ärmlichsten Lebensumstände verschönern. Und mehr noch: Auch die Hausfrau leistet ihren Beitrag zum sozialen Aufstieg aus Armut und Not, denn der schöne Schein ist halb Illusion, halb Spiegel der Zukunft und Vorschau auf künftiges Glück. Ein reinliches Heim sollte für den weniger erfolgreichen Mann ein Ansporn zu vermehrter Leistung sein: »Nichts kann einen vernünftigen Mann mehr vergnügen, als seine Gattin in geschäftiger nützlicher Tätigkeit und im Hauswesen alles in der besten Ordnung, in Reinlichkeit und Sauberkeit zu sehen. Wäre Darmuth nicht bereits selbst der tätigste und ordentlichste Mann gewesen, so würde Emiliens Beispiel ihn aufgemuntert und angespornt haben, es zu sein«, schrieb der Pädagoge Wilhelm Frank.[83]

Die nötige Ordnung und Reinlichkeit im Haus ist nicht nur unabdingbar, weil ein hoher Sauberkeitsstandard zum Wohlgefallen und zur Aufmunterung des berufstätigen Mannes beiträgt, sondern die rastlos tätige Frau trägt neben der Erfüllung ihres Erziehungsauftrags durch Reinlichkeit und Sparsamkeit auch zur wirtschaftlichen Existenzsicherung bei. Reinlichkeit koste kein Geld, erhalte Möbel und Kleider länger und sei die Basis vernünftigen Wirtschaftens, wurde den Leserinnen der Ratgeber wiederholt eingeschärft. Der Akzent lag dabei auf der Selbsttätigkeit der Frau. Bei der Hausarbeit solle sich diese nicht für Schmutzarbeiten zu schade sein und sich nicht, wie Rousseaus Figur der »Sophie«, vor der Besorgung schmutziger Arbeiten wie Geschirrspülen, Gartenarbeit oder Wäschewaschen scheuen. Im Gegensatz zu den Männern, die nur an Reinlichkeit gewöhnt werden sollen, müßten Frauen lernen, auch »bei schmutziger Arbeit reinlich zu sein«, merkte der Pädagoge Villaume im Anschluß an

Rousseau an. Sonst führe übertriebener Ekel zur Vernachlässigung der häuslichen Pflichten.[84]

Die Bereitschaft zur Schmutzarbeit wurde auch zur Kontrolle der weiblichen Sinnlichkeit verlangt. Im Gegensatz zur älteren Hausväterliteratur, die allein die Sparsamkeit hervorgehoben hatte, drohte in den Augen der Reformpädagogen der Kontrollmechanismus der Reinlichkeit von der weiblichen Sinnlichkeit und Triebhaftigkeit außer Kraft gesetzt zu werden. Gellert hatte schon 1770 davor gewarnt, durch ein Übermaß an Reinlichkeit anderen beschwerlich zu fallen. Salzmann beschrieb in seinem »Krebsbüchlein« eine reinlichkeitswütige Frau, die nichts anderes tat als waschen und putzen: »So sehr liebte sie die Reinlichkeit im Hause, in der Wäsche und Kleidung, daß sie sich selbst dabei vergaß.«[85]

Die Reinlichkeit rückte nicht nur als Hausfrauentugend ins Zentrum der pädagogischen Bemühungen, sondern war auch ein Bindeglied des neuen Verständnisses von ehelicher Zweisamkeit in der Aufklärungszeit. Zur Domestizierung der bedrohlichen weiblichen Sinnlichkeit hatten die männlichen Strategen des neuen Weiblichkeitsideals neben die Rolle der Frau als Hausfrau und Mutter die Institution der Ehe gesetzt. »Was ist das Weib, so lange sie ehelos bleibt?« fragte Christian August Fischer und fügte hinzu, daß die Ehe doch der »Hauptzweck des Lebens für das Weib« sei. In der ehelichen Gemeinschaft sei es die Bestimmung der Frau, dem Mann zu gefallen.[86]

Mit dem Ideal der Liebesheirat und der Verstärkung der gegenseitigen emotionalen Zuwendung tauchte in der bürgerlichen Ehe ein Problem auf, das in der funktional differenzierten traditionellen Hauswirtschaft eher unbekannt war: das Problem der Dauer der Beziehung. Wenn das eheliche Zusammenleben auf Emotionen beruhte, mußte ein Weg gefunden werden, die Zuneigung der Eheleute über längere Zeiträume stabil zu erhalten. Kontinuierliche Liebesbeweise waren in der älteren Produktionsfamilie nicht funktional gewesen, sie störten den reibungslosen Lauf des Wirtschaftens. Wenn jedoch im Bürgertum Liebe und Sexualität auf Emotionen statt auf rationalem Wirtschaften beruhten, war auch das sexuelle Interesse der Beteiligten über längere Zeiträume nur aufrechtzuerhalten, wenn die Ehegenossen sich gegenseitig attraktiv erhielten. Die Hervorhebung des Tugendideals der Reinlichkeit war deshalb eng an die Steigerung der sexuellen Attraktivität der Ehefrau im Rahmen der monogamen, gefühlsbetonten Ehe gebunden. Dabei konnte von »Partnerschaft« keine Rede sein. Die Frau spielte keine ebenbürtige Rolle im Eheverhältnis, sondern hatte sich für den Ehemann attraktiv zu halten. Die Reinlichkeitsforderungen waren deshalb auch Ausdruck eines emotionalen Gefälles in der bürgerlichen Ehe.[87]

Eine unreinliche Ehefrau provozierte, so die Meinung der Experten, die sexuelle Abstinenz oder, schlimmer noch, die außereheliche Befriedigung der sexuellen Wünsche des Mannes. In beiden Fällen wird die physische Reproduktionsfähigkeit des Bürgertums genauso getroffen wie der ausbalancierte Gleichgewichtszustand von beruflicher Leistung und häuslicher Zufriedenheit. So wird der Satz Campes verständlich, der in seinem Kompendium der Töchtererziehung über die Folgen fehlender Reinlichkeit geschrieben hatte: »Es ist unbeschreiblich, wie gewaltsam die Vernachlässigung dieser recht eigentlichen weiblichen Tugend den Mann von zartem Gefühl sogar an einem solchen Frauenzimmer zurückstößt, das durch jede andere Trefflichkeit seine Hochachtung und seine Liebe auf sich zog.« Das Resultat solcher Verhältnisse lag für Campe auf der Hand: »Wahre eheliche Liebe kann unmöglich zwischen ihnen stattfinden.«[88]

Es findet sich kaum ein Verfasser von Frauenratgebern des ausgehenden 18. und beginnenden 19. Jahrhunderts, der diese Verbindung von Reinlichkeit und sexueller Attraktivität nicht wiedergibt. Die Unordnung und der Schmutz seien, hieß es unisono, der Grund für Untreue und Gleichgültigkeit des Ehegatten. Selbst Lichtenberg war sich nicht zu schade, zum gängigen Frauenbild sein Scherflein beizutragen: »Große Reinlichkeit ohne Geckerei und ohne daß man merkt, daß sie gesucht wird, Nachgiebigkeit und unaffektierte Bescheidenheit und Wohlwollen ohne Zwang kann zur Schönheit werden, wenigstens Liebe gewinnen.«[89] Die Lösung des Rätsels einer »innigen und dauerhaften ehelichen Zärtlichkeit« (Campe) lag deshalb in der Reinlichkeit der Ehefrau am Körper und an der Kleidung. Damit erhält sie sich ihrem Gatten »reizend und neu«, wie Siede meinte.

Dieser ging in seinen Ratschlägen sogar bis an die Grenze zur Eindeutigkeit, wenn er seinen Leserinnen zur Hebung der sexuellen Attraktivität in der Ehe besondere Maßnahmen ans Herz legte: »Ein reines, nettes Morgennegligé reizt oft mehr als der schönste Prachtanzug.« Karl Ludwig Renner ergänzte im gleichen Sinne: »Schönheit allein ist nicht hinreichend, einen vernünftigen Mann zu fesseln.« Deshalb müsse die Frau durch reinliche Kleidung den Gefallen des Mannes zu erwecken suchen.[90] Man sieht also, daß die Forderung nach Reinlichkeit im Haus und in der Ehe um 1800 keinesfalls mit der Unterdrückung der Sinnlichkeit gleichzusetzen ist. Im Gegenteil, es gehörte zu den Aufgaben der Frau, den Gefahren der Gewöhnung in der Ehe entgegenzuwirken. Es sollte ihr Ziel sein, die Sinnlichkeit des Mannes durch Reinlichkeit zu leiten und zu fesseln und ihr dadurch in der monogamen Beziehung eine Richtung zu geben, die eine geordnete Reproduktion genauso ermöglichte wie Erholung und Vergnügen.

Die Kehrseite der geordneten Sinne war die Gefahr der unkontrollierten Entfesselung der Triebe durch die Frau. Gerade weil der Frau die Aufgabe der Lenkung der Sinne in der Ehe aufgrund ihres sensitiven Charakters zugewiesen wurde, stieg das Mißtrauen der Pädagogen. Die Frau als Erzeugerin der Sinnlichkeit mußte deshalb nicht nur vor, sondern auch in der Ehe überwacht werden. Was konnte sich dazu besser eignen als die Verbindung des äußeren und inneren Menschen im Idealbild der reinen, keuschen Weiblichkeit? Die Keuschheit wurde geschlechtstypisch eingefordert zur Domestizierung des sinnlichen Überschusses der Frau. Der reine weibliche Körper erschien als entsprechendes Gegenbild zum starken, kräftigen männlichen Körper.[91]

Die Keuschheit ist nach Krünitz die Tugend, »welche die Reinigkeit und Zucht bewahret, und die natürliche Leibeslust mäßigt«. Sie diente der Kontrolle der sexuellen Bedürfnisse der Frauen, eine unkeusche Frau verlor ihre Ehre. »Von einer jungen Mannsperson ... sagt man dieses nicht«, merkte Krünitz zutreffend an. Im Zeichen der Keuschheit galt die Gewöhnung der Frauen an körperliche und häusliche Reinlichkeit als Präservativ gegen »Hurerey« und uneheliche Schwangerschaft. Auch hier stimmten äußere und innere Reinheit zusammen. Der Mediziner Hufeland schrieb, daß es nicht zu leugnen sei, »daß es eine geheime Beziehung zwischen körperlicher Reinheit und Reinheit der Seele gibt«. Der Pädagoge Hensel forderte das morgendliche Bad für junge Mädchen zur Kontrolle der Sinnlichkeit, weil es sowohl der Reinlichkeit als auch der Entfernung der Lüsternheit und Trägheit der Nacht diene. Renner schrieb, daß Frauen sich mehrmals täglich waschen, bei Gelegenheit fleißig baden und auch ihre Kleidung und Wäsche sorgfältig vor jeder Verunreinigung bewahren sollten.[92]

Die weibliche Keuschheit war nicht nur Gegenstand der religiösen Erziehung, sondern auch abhängig von der Etablierung des »guten Geschmacks«. Hier lassen sich die subtilen normativen Steuerungsmechanismen des bürgerlichen Tugendkanons gut erkennen. Die ästhetische Seite der Reinlichkeit wurde zur Einhegung der bedrohlichen Sinnlichkeit der Frau instrumentalisiert und, wie die Tugend der Häuslichkeit, naturalisiert: »Der Verschönerungstrieb ist dem Weibe natürlich«, ein Trieb, meinte Renner, der sich »bei den kleinsten Mädchen und bei den wildesten Völkern« finde.[93] Während die Reinhaltung des Körpers und der Kleidung zur Intensivierung emotionaler Bindungen zwischen den Eheleuten, zur Keuschheit und zur Geschmacksbildung der Frauen beitrug, wurden Schminke, Puder und Parfüm rundheraus abgelehnt, weil sie nach außen auf andere Männer wirkten und damit ein Moment der Gefahr in die Ehe brachten.

Die Schminke mache nicht nur häßlich, sondern auch »die Schamröte der Tugend unsichtbar« und sei deshalb das verkehrte Schönheitsmittel, schrieb Renner. Fleißiges Waschen mit frischem Wasser mache die inneren Tugenden nach außen sichtbar. Umgekehrt wurde das geschminkte Gesicht zum Ausdruck von Falschheit und Verstellung erklärt, weil es die Spiegelung der weiblichen Tugenden nach außen verhindere. Die geschminkte Frau ist im bürgerlichen Verhaltenskodex in die Nähe der Buhlerin gerückt. Der weibliche Körper wurde so wie der männliche im pädagogischen Diskurs zum Demonstrationsobjekt der bürgerlichen Verhaltensanforderungen. [94]

4. Die »pädagogische Polizey«. Volksschriften und Schulzwang als Instrumente der Reinlichkeitserziehung zwischen 1780 und 1830

Blickt man auf die pädagogische Versuche zur hygienischen Volkserziehung im späten 18. und frühen 19. Jahrhundert, lassen sich im Verhältnis zur medizinischen Volksaufklärung und zum Programm der Medizinischen Polizey Gemeinsamkeiten und Unterschiede feststellen. Während die medizinische Volksaufklärung das selbstverantwortliche Individuum in den Mittelpunkt ihrer Bemühungen stellte und damit nur die vereinzelten Bürger auf dem Land erreichen konnte, ging es den Pädagogen von Beginn an nicht um Selbstkontrolle, sondern um die Durchsetzung neuer Hygienenormen durch die Disziplinierung der ländlichen Kollektive. Die Mediziner wollten aufklären, die Pädagogen erziehen.

Die Bauern wurden mit Kindern gleichgesetzt. Damit unterschieden sich die Pädagogen von den Medizinern, die »den Bauern« mehrheitlich als verkappten Bürger gesehen hatten. Umgekehrt gehörten auch nach Meinung der Pädagogen die Bauern und Bürger gemeinsam zu den schaffenden Ständen. Im Gegensatz zu Adel und Geistlichkeit, die nur für sich lebten, mehrten Bürger und Bauern den Wohlstand des Staates, meinte Bahrdt. Aufgrund dieser Konstruktion gemeinsamer wirtschaftlicher Interessen ergab sich die Forderung nach gemeinsamen Normen und Wertvorstellungen. Gemeinsame Tugenden sollten in beiden Bevölkerungsgruppen als ideologische Klammer dienen.[95] Deshalb entwickelten auch die Pädagogen geschlossene Programme zur Reinlichkeitserziehung, die auf die gesamte Lebenswelt der Bauern und der ländlichen Unterschichten zielten und die man analog zu den Bemühungen der medizinischen Experten als »pädagogische Polizey« bezeichnen könnte. Die Schule als künstlicher Raum bildete die Basis für den kontrollierenden Blick der Experten.

Hinter dem Bemühen zur Vereinheitlichung von Wertmustern verbarg sich auch hier Eigennutz. Je breiter die Basis der bürgerlichen Verhaltensweisen in der Gesellschaft, desto begründeter war der Anspruch auf kulturelle Hegemonie. Der Pastor Sigesmund Just Ehrhardt, dessen Aufsatz »Ueber die vernachläßigte Reinlichkeit gemeiner Leute« zuerst im Jahr 1778 und, leicht verändert, im Jahr 1786 in dem im katholischen Süden Deutschlands renommierten »Journal von und für Deutschland« erschienen war, klagte deshalb über den herrschenden »Mangel gehöriger Reinlichkeit im Bürger- und Bauernstande« gleichermaßen und betonte den Einfluß dieser Tugend auf das Wohl des Staates. Unverhohlen wurde ein den Stadtbürgern angepaßter Reinlichkeitsstandard gefordert. Ehrhardt nannte es untragbar, daß sich die Bauern nur einmal in der Woche Gesicht und Hände wüschen, die Hemden nicht wechselten und Fenster und Türen ihrer engen Wohnstuben jahraus jahrein geschlossen hielten.[96]

Auch die pädagogischen Experten bemängelten den mit der diskursiven Verbreitung neuer Hygienenormen verbundenen Vorgang der Differenzierung der Körperkultur. Anders als die medizinischen Volksaufklärer standen nicht gesundheitliche, sondern wirtschaftliche Erwägungen im Vordergrund der Argumentation. Die Volksaufklärer argumentierten, daß die Tugend der Reinlichkeit allgemeinen Wohlstand hervorrufe, und damit zur Festigung der gemeinsamen wirtschaftlichen Basis von Bauern und Bürgern beitrage. Ehrhardt schrieb in diesem Sinne, daß Reinlichkeit keine Kosten verursache, sondern nur Fleiß und Sorgfalt fordere. Deshalb berechtige selbst äußerste Armut niemanden, unreinlich zu leben. Damit wurde, über den Umweg der hygienischen Normen, die Armut selbst als unberechtigt erklärt, mit dem Resultat, daß die körperliche Unreinlichkeit im Zeichen der Arbeitsgesellschaft als Merkmal von Faulheit und selbstverschuldeter Armut bewertet wurde. Das von dem Göttinger Pastor Wagemann herausgegebene »Göttingische Magazin zur Industrie und Armenpflege« forderte die halbjährliche Kontrolle der Häuser der Armen. Die Einhaltung grundlegender Reinlichkeitsnormen wurde zur Voraussetzung des Almosenempfangs, ein reinliches Haus zum Maßstab für verschuldete und unverschuldete Armut erhoben.[97]

Auch für den Reformpädagogen Rudolf Zacharias Becker stand die Verbindung von Reinlichkeit, Arbeit und Gesundheit im Vordergrund seiner Bemühungen um eine Verbesserung der ländlichen Hygieneverhältnisse: »Reinlich sei in allen Sachen! Dies wird recht gesund dich machen« hatte er als Motto seiner Darstellung einer reinlichen und einer schmutzigen Hauswirtschaft in seinem populären »Noth- und Hülfsbüchlein für Bauersleute« (1788) vorangestellt. Während in dieser didaktisch geschickten Gegenüberstellung die reinliche Bauernfamilie die Früchte ihre Arbeit bis ins hohe Alter genießt, ruiniert die unreinliche Familie durch mangelnde Sorgfalt ihre Gesundheit und damit ihre wirtschaftliche Existenz. Die Folgen dieses unsauberen Wirtschaftens seien, so stellte Becker seinen Lesern vor Augen, Krankheit und der frühe Tod von Eltern und Kindern.[98]

Die Reinlichkeitspflege konnte auch ohne den Hinweis auf Gesundheit unmittelbar zur Hebung des Wohlstandes beitragen. Der nachmals zum Gemeingut gewordene Spruch Beckers: »Selbst gesponnen, selbst gemacht, rein dabei- ist Bauerntracht« hatte seine Ursache in der Verknüpfung von reinlicher Kleidung und einer dadurch bewirkten verbesserten ökonomischen Lage der Landleute. Besonders bei Marktbesuchen sollten sich Frauen und Mädchen reinlich kleiden, denn die Stadtbevölkerung kaufe nur bei reinlichen Bauersfrauen.[99] Der weiblichen Landbevölkerung wurden nicht nur die vorn genannten Hausfrauentugenden aufgebürdet, sondern sie sollten sich zudem, entsprechend ihrer Rolle in der häuslichen Produktionsgemeinschaft, um eine reinliche Erscheinung bemühen, um die Existenz der Familie sichern zu helfen. Dabei wurden bürgerliche Tugenden gefordert, ohne Rücksicht auf unterschiedliche Lebensbedingungen in Stadt und Land zu nehmen. Die tugendhafte Bauersfrau, so wie der Fuldaer Pfarrer und Volksaufklärer Johann Ferdinand Schlez sie sich vorstellte, sollte trotz Stallarbeit keine Spuren von Schmutz und Unreinlichkeit an sich haben.[100]

Es ging den Pädagogen daher nicht, wie den medizinischen Experten, um die diskursive Herstellung eines spezifisch ländlichen, niedrigeren Hygienestandards, sondern um die allgemeine Durchsetzung bürgerlicher Reinlichkeitsvorstellungen. Daneben ging es um den Selbstschutz der ländlichen Honoratioren. Im sozialen Raum wirkt Reinlichkeit von oben nach unten, die Unreinlichkeit jedoch von unten nach oben. Mit der von den Pädagogen verbreiteten medizinischen Theorie vom Schmutz als der Ursache epidemischer Krankheiten verbanden sich auch ganz konkrete Ängste der Bildungsbürger vor Ort. Ehrhardt erwähnte die Gesundheitsgefahren für die Landgeistlichen durch mangelnde Reinlichkeit der Beichtkinder. Krünitz beschrieb detailliert den Kampf eines Pastors gegen den Schmutz. Weil die Bauern so schmutzige Hände hatten, pflegte der geistliche Herr bei seinen Amtsgeschäften die Handschuhe anzubehalten.[101]

Zumindest den lesenden Teil der ländlichen Bevölkerung versuchte man mit pädagogischen Unterhaltungsschriften zur Anwendung bürgerlicher Hygienenormen zu erziehen: »Volkspredigten, Volksbücher, Volksbilder, Volkslieder« pries Krünitz in einem umfassenden Artikel zum Thema »Reinlichkeit« als Mittel der Reinlichkeitserziehung. Im Unterschied zu den bürgerlichen Manierenschriften, die sich an die Fähigkeit zur Selbstkontrolle aufgrund der Etablierung des Ekels und ästhetischer Normen richteten, wurden den Lesern auf dem Land wie Kindern genaue Verhaltensregeln vorgegeben. Beckers »Noth- und Hülfsbüchlein« galt auch hier als oft kopiertes Vorbild: Alle Sonntage sollte die Landbevölkerung Hemden, Strümpfe und Hand- und Tischtücher wechseln, stand darin zu lesen. Die Bettwäsche sollte alle vier bis sechs Wochen gewechselt, die Schlafkammer alle Tage gelüftet, und die Betten sollten zuweilen an die Sonne gebracht werden. In der Wohnstube und der Küche sollte keine sichtbare Unreinlichkeit geduldet werden. Schließlich mußten sich die Kinder zwei- bis dreimal in der Woche »mit kaltem Wasser am ganzen Leibe waschen«.[102]

Pädagogische Volksschriften allein erreichten nur den lesenden Teil der Landbevölkerung. Wichtig war es angesichts der geringen Alphabetisierungsrate, eine Möglichkeit zu finden, auch die Nichtleser zu erreichen. Deshalb wurde auch von den Pädagogen frühzeitig eine Instrumentalisierung des Priesteramtes angestrebt. Die Landgeistlichen sollten nach Campes Meinung mehr Pädagogen als Priester sein. Eine verbürgerlichte Religion sollte zur Grundlage einer allgemeinen Industrialisierung der Köpfe werden. In den katholischen Gegenden Süddeutschlands läßt sich im Verlauf des ausgehenden 18. Jahrhunderts eine merklichen Zunahme an weltlichem Inhalt feststellen. Die Titel von Predigtsammlungen, etwa »Sittenreden«, »Lehrpredigten« und »Sammlungen praktischer Vorträge« spiegeln diese inhaltliche Verschiebung von kontemplativen, asketischen Themengebieten hin zur Verbreitung der moralischen Gebote des aufstrebenden Bürgertums. Ausschließlich über die Reinlichkeit wurde von den Kanzeln selten gepredigt, obwohl die Reformer mehrfach das Fehlen entsprechender Lehrpredigten beklagten.[103]

Katholische Geistliche taten sich in Einzelfällen aber auch als Verfasser von Lesebüchern hervor. Sie klärten darin die Landbevölkerung über die medizinisch-naturwissenschaftlichen Theorien von der Reinheit und Elastizität der Luft und über die Hautfunktion auf. Es existierten jedoch Vorbehalte der katholischen Landgeistlichkeit gegen eine ungehinderte Propagierung der neuen Hygienenormen. Zwar wurden »Regeln der Reinlichkeit« verkündet, die sich auf das Waschen von Gesicht und Händen, sowie auf reinliche Kleidung, besonders bei Schulkindern bezogen.[104] Die Grenze verlief jedoch dort, wo der Körper in der Öffentlichkeit sichtbar wurde. Der anonyme, wohl geistliche Verfasser einer »Christlichen Sittenlehre« (1775) schärfte seinen ländlichen Lesern folgende Gesundheitsregeln in dialogisierter Form ein: »F: Was hast du zu tun, wann deine Kleider verschwitzet sind? A: Ich soll damit abwechslen. F: Sollst du dich täglich waschen? A: Ja, mehr als einmal. F: Darfst du dich auch baden? A. Nein. Dieses ist wegen der Gefahr, und noch mehr wegen anderen Ausgelassenheiten verboten, die dabei vorgehen.«

Das Baden war, wenn überhaupt, nur in geschlossenen Räumen gestattet. Der Erfurter Benediktinerpater Placidus Muth forderte in seiner Bearbeitung des Beckerschen »Noth- und Hülfsbüchleins« für katholische Leser nach einer allgemeinen Erörterung von Hufelands makrobiotischen Gesundheitsregeln, »zwei Gemeinde-Badhäuser« anzulegen: eins für das männliche und eins für das weibliche Geschlecht. Es folgte eine genaue

Aufstellung der Kosten und Konstruktionsvorschläge für ein kleines hölzernes Flußbad und für warme Bäder im Winter. An der Tür des Badehauses sollten außen allgemeine Baderegeln angebracht, an der Tür jedes Badezimmers sollte innen die Strophe des Kirchenliedes »Mein Leib soll, Gott, dein Tempel sein« angeschlagen werden.[105]

Die geistlichen Erzieher verfolgten hier die gleiche Doppelstrategie zur Vereinheitlichung von Hygienepraxen, die Johann Peter Frank in seinem »System der medizinischen Polizey« für die Stadt vorgeschlagen hatte, die Unterdrückung des »wilden Badens« und den Bau von gemeinsamen Badeanstalten für die Landbevölkerung. Der Hinweis des Katholiken Muth auf Hufelands Makrobiotik und die darin enthaltenen Hygieneregeln ist ein deutlicher Beleg für die Übernahme medizinischer Hygieneregeln in den Themenkreis der geistlichen Volkserziehung. Daneben sind auch die reformpädagogischen Wurzeln nicht zu übersehen. Durch ein ausgeklügeltes System von Prämien und Strafen, das an die philantropischen Erziehungspläne erinnert, sollte in der Landbevölkerung der Sinn für Reinlichkeit geweckt werden: Der Prediger gewähre nur reinlichen Bauern die Ehre seines Besuches und stelle ihm ein positives Zeugnis aus, das den Ehrgeiz der Nachbarn wecke, empfahl Krünitz. Mit diesem Zeugnis könne der Betreffende dann dörfliche Ehrenstellen (Bauernvogt, Schulze), aber auch freies Bauholz oder günstige Pachtverträge erwerben. Für die weibliche Landbevölkerung sollte die Pastorin Ehrenkränze als Auszeichnung für besondere Reinlichkeit vergeben.[106]

Wo die Autorität des Pfarrers endete, wurden die Vertreter des Staates von den Pädagogen direkt in die Pflicht genommen: »Jede Herrschaft jeglichen Orts müßte sich z. E. entschließen, ihren Unterthanen ein für allemal eine durchgängige Reinlichkeit zu befehlen«, hatte Pastor Ehrhardt gefordert. Die pädagogische Polizey machte dabei keineswegs, wie im Bürgertum, vor der Privatsphäre halt. Die Schulzen und Ortsvorsteher sollten vielmehr, wie in Wagemanns System der Armenkontrolle »alle Monate ein- bis zweimal« die ländlichen Haushalte visitieren, jedes Jahr einmal sollten die Landräte Dragoner schicken, mit deren Unterstützung die Ärzte »besondere Untersuchungen« vornehmen sollten.[107]

Wo man beim bürgerlichen Publikum zu argumentieren und zu überzeugen versuchte, halfen nach Meinung der Volkspädagogen bei den Bauern nur Soldaten: »Man verbietet es dem Bauer kurz und gut, daß er sich nicht jährlich im Hause mit Mist und Dünger seines Viehes umdeiche und gleichsam vergrabe« stand bei Krünitz zu lesen. Die obrigkeitliche Einflußnahme sollte sogar so weit gehen, den Bauern das Bemalen von Möbeln in Bauernhäusern vorzuschreiben, denn »Tische, Stühle und Bänke, wenn sie auch nur etwas angestrichen sind, stehen ungleich leichter rein zu halten«. Um eine Verbesserung hygienischer Standards auf dem flachen Land zu erreichen, sollten nach Krünitz auch die verbreiteten Spinnstuben als Zentren dörflicher Geselligkeit zur Reinlichkeitserziehung herangezogen werden. Unter der Aufsicht einer verläßlichen, sich durch Reinlichkeit, Ordnung und Sittsamkeit auszeichnenden »Spinnmutter« sollte über Sprichwörter wie »Reinlichkeit kostet kein Geld« oder »Reinlichkeit ist das halbe Leben« die neue Tugendnorm in den Köpfen der weiblichen Landbevölkerung verankert werden.[108]

Ein neuer Hebel zur Umsetzung bürgerlicher Reinlichkeitsstandards bot sich den Erziehungsreformern durch den staatlich forcierten Ausbau des Volksschulwesens in der ersten Hälfte des 19. Jahrhunderts. Die neue Volksschule sollte als Nachfolgerin der Industrieschule der Aufklärungszeit der Verinnerlichung elementarer Kulturtechniken als »Schule der Unterschichten« (T. Nipperdey) dienen. »Bauernkinder müssen in öffentliche Schulen geschickt werden«, forderte Krünitz 1813 mit Blick auf die Reinlichkeitserziehung. In den Volksschulen sollten die Kinder die neuen Kulturtechniken des Waschens und Badens lernen. Der Weimarische Prediger und Pädagoge Wilhelm Zinserling veröffentlichte im Jahr 1820 unter dem Titel »Ideen über die Erziehung des Volkes zur Reinlichkeit« einen detaillierten Erziehungsplan zur Ausbreitung moderner Hygienenormen über die Volksschulen, um die Hygienenormen der Landbevölkerung denen der Stadtbürger anzupassen.

Sein Programm wurzelte in der Pädagogik der Spätaufklärung. Die Reinlichkeit müsse eine »Nationaltugend« werden. Der Hebel der Erziehung zu bürgerlichen Verhaltensmustern sei die Schuldisziplin. Zinserling entwarf deshalb einen abgestuften Plan der altersgemäßen Reinlichkeitserziehung für die dreiklassige Volksschule.[109] Nach dem System der Salzmannschen Pädagogik teilte er die Kinder in drei Altersgruppen ein. Die kleinsten, sechs- bis siebenjährigen Schüler sollten auf die »Reinlichkeit der Tiere« hingewiesen werden. Die »im Denken geübteren Kinder« wurden auf die weniger sichtbaren physischen und moralischen Folgen der Reinlichkeit aufmerksam gemacht. Sie sollten die Hautfunktion und die Gefahren schädlicher Luft kennenlernen. Auch »Erzählungen von reinlichen und unreinlichen Kindern« seien hier angemessen.

Die ältesten Kinder seien schließlich in der Lage, die Verwandtschaft der Reinlichkeit mit den Tugenden der Arbeit, des Fleißes, der Sparsamkeit und der Ordnung zu erkennen. Bibelstellen, kleine Reiseerzählungen und Volkslieder vollenden die Reinlichkeitserziehung in der Schule, die mit einer eigenen schriftlichen Zensur im Abgangszeugnis bestätigt werden sollte.[110] Ein nach dem Alter der Schüler abgestuftes Strafsystem orientierte sich ebenfalls an den Lehrsätzen der Reformpädagogik, indem es dem quasi militärischen Drill der Philanthropine folgte: Im Klassenzimmer sollte eine eigene Bank für unreinliche Wiederholungstäter eingerichtet werden. Die

»härteste Strafe der Absonderung« soll der Schullehrer auf »recht feierliche Art« an denjenigen Kindern vollziehen, die ihm bei der wöchentlich zweimaligen Visitation als unreinlich auffielen.

Besonders Kinder mit Ungeziefer am Körper werden nach eingehender Prüfung auf die Bank der Unreinlichen versetzt. Dauernd unreinliche Kinder wurden vom Unterricht ausgeschlossen und der Gerichtsobrigkeit angezeigt. Als Pendant zur abgestuften Strafe zählte auch ein Belohnungssystem nach der Art der in den Philantropinen üblichen Tugendlisten zu Zinserlings Maßnahmenkatalog. Er schlug als einer der ersten Pädagogen vor, bunte Fleißbildchen mit Abbildungen von reinlichen Haushaltungen unter artigen Kindern zu verteilen und durch das Führen eines »grünen Buches« zur Aufzeichnung von Namen und Taten reinlicher Kinder ihre Motivation zu verbessern.[111]

Zinserlings Konzept der Reinlichkeitserziehung stand in der Volkspädagogik der Nachaufklärung nicht allein. Weil »die körperliche Reinlichkeit der Anfang moralischer Vollkommenheit des Menschen« sei und andererseits der Landmann dem Reinlichkeitsstandard der Städter sehr nachstehe, beschäftigte sich auch der Schullehrer Felix Mansfeld in einem Aufsatz mit dem Thema der »Ausrottung der körperlichen Unreinlichkeit« (1835). Um die Reinlichkeit als »Urmutter aller Tugenden« im Bewußtsein der Schüler zu verankern, empfahl er ebenfalls an verschiedenen Beispielen das »Entwürdigende, Ekelhafte, Schädliche, Gott und guten Menschen Mißfällige der Unreinlichkeit« aufzuzeigen.[112]

Für jeden Abschnitt der Hygienepraxis, des Kämmens der Haare oder der Einführung von Taschentüchern, wurde den Kindern ein genauer Termin genannt. Durch lautes Nennen der Namen der unreinlichen Kinder oder durch das öffentliche Waschen durch die Schulmagd »vor der geöffneten Schultüre über einem Waschfasse« sollten diese stigmatisiert werden. In hartnäckigen Fällen solle ein Gespräch mit den Eltern gesucht und praktische Tips übermittelt werden. Mansfeld nannte als seine Methode der Reinlichkeitserziehung eine Politik der kleinen Schritte, um die Gewöhnung an die neuen Hygienenormen desto besser zu erreichen. Das Ergebnis seiner Pädagogik war die vollständige Verinnerlichung von Reinlichkeit als Bestandteil des Habitus der Kinder: »Es bedurfte von der Zeit an nur verstohlene Winke, um die einmal begründete Reinlichkeit zu erhalten.«[113]

Exkurs: Reisende Bürger sind reinliche Bürger. Die Eroberung des geographischen Raums

Mediziner und Pädagogen suchten ihre hygienischen Vorstellungen, so wurde argumentiert, in den künstlichen Räumen der Schulen und Waisenhäuser, Kasernen, Krankenhäuser und Gefängnisse umzusetzen. Bei der flächendeckenden Einführung neuer Tugenden spielen die Kenntnisse der einzelnen Regionen Deutschlands eine wichtige Rolle, um den Abstand zwischen Norm und Wirklichkeit auszuloten. Darüber hinaus sind gedruckte Reiseerfahrungen ein wichtiger Bestandteil der Selbstbeschreibung des Bürgertums der Aufklärungszeit und des frühen 19. Jahrhunderts gewesen. Das Aufsuchen der Übergänge vom Wilden zum Zivilisierten und die Abschätzung der Distanzen kultureller Entwicklung dienten der Stabilisierung des Selbstbildes der Bürger. Der Expedition als Wegbereiter der kolonialen Unterdrückung entsprach die Normierung der Alltagswelt der Leserschaft durch neue Tugenden. Die »Erkundung der Moderne« (W. Kaschuba) hatte ein Janusgesicht. Nicht nur die Erweiterung des Wissenshorizontes, sondern auch die Festschreibung der eigenen moralischen Imperative stand im Mittelpunkt dieses gegenläufigen Prozesses, der dem naiven Pathos der aufgeklärten Reisenden (»Keine Leidenschaft führte meine Feder, kein Vorurteil blendete mich«) zuwiderlief. Man durchreiste das Land im Stil kultureller Konquistadoren, bewaffnet mit überlegener Moral. [1]

Aus diesen Betrachtungen zur kulturellen Bedeutung des Reiseerlebnisses läßt sich erklären, warum die Regionen Süddeutschlands für die (meist aus Norddeutschland stammenden) reisenden Bürger um 1800 besonders interessant waren. Hier traten die Unterschiede zwischen Stadt und Land, zwischen entwickelten, fortschrittlichen Regionen und rückständigen Gebieten mehr als anderswo in Deutschland hervor. Diese unterschiedliche Entwicklung wurde in der zweiten Hälfte des 18. Jahrhunderts durch die Anstrengungen der spätabsolutistischen, von Reformideen begeisterten Geistlichen Landesherrn der zu dieser Zeit in Personalunion verwalteten Fürstbistümer Frankens verstärkt, die zu überregional vielbeachteten Verbesserungen in der Landwirtschaft, im Gesundheits- und Schulwesen, im Straßenbau und anderen gemeinnützigen Bereichen geführt hatten. Dadurch wurde der Abstand zwischen den entwickelten Regionen Frankens und (früher schon und aus anderen Gründen) Württembergs und den »rückständig« erscheinenden, konfessionell einheitlich geprägten geographischen Räumen Oberbayerns und der Oberpfalz größer. Im Ergebnis lagen aufklärte und rückständige Regionen in Süddeutschland um 1800 näher beieinander als anderswo. Diese Entwicklungsunterschiede auf engstem Raum wurden von den Reisenden der Zeit wohl bemerkt und bereits bei der Planung der Reise berücksichtigt.[2]

Der Reinlichkeitsstandard diente als Gradmesser des erreichten Zivilisationsgrades. Als der ehemalige Benediktinerzögling Johann Pezzl im Jahr 1784 den »Baierischen Kreis« bereiste, belegte er die Landbevölkerung mit den gängigen Attributen der Rückständigkeit: »Man sagt, die Baiern seien faul, plump und unreinlich. Zum Teil sind diese Beschuldigungen wahr.« Die Unreinlichkeit der Bauernhäuser rührte nach Meinung des Bürgers Pezzl vom mangelnden Fleiß der Bauern her. Der Wohlstand und die wirtschaftliche Entwicklung eines Landes fingen aus seiner Sicht beim Körper an: »Ich wünschte aber, daß man auf alle mögliche Art mehr auf Sauberkeit dränge, um den Körpern mehr Gesundheit und Fertigkeit ... beizubringen«, schloß er seine Bemerkungen.[3]

Schlugen diese wohlgemeinten Ratschläge fehl, war man schnell bereit, der unreinlichen Landbevölkerung die Zugehörigkeit zur menschlichen Gesellschaft überhaupt abzusprechen. Der »reisende Franzose« Johann Kaspar Riesbeck bemerkte im Jahr 1783: »Das Landvolk ist äußerst schmutzig. Wenn man sich einige Stunden weit von der Hauptstadt entfernt, sollte man die Höfe der meisten Bauern kaum für Menschenwohnungen halten.« Einige Jahre später behauptete der anonyme Bericht einer »Romantischen Reise«, auf dem Land und in den dortigen Wirtshäusern fänden sich oft »Geschöpfe, die man mit Unrecht Menschen nennt«, und für den rabiaten Wekhrlin waren Bettler schlichtweg »Ungeziefer«. Vergleiche aus der Tierwelt wurden auch in anderen Reiseberichten gern herangezogen. Die süddeutschen Bauern seien »lumpig und schmierig, wie das Tier im Koben«, meinte Häring 1834. Diese Belege für eine ungewöhnlich scharfe Verurteilung des ländlichen Schmutzes lassen sich mit bloß philanthropischen Interessen schlecht erklären. Die Reisenden fühlten sich durch den Schmutz in ihrer Gesundheit und Moral und damit in ihrer Identität als Bürger bedroht.[4]

Umgekehrt diente die Reinlichkeit und Regelmäßigkeit der Straßen als Indiz für den Fortschritt: »Nichts kündigt lebhafter die Cultur eines Landes und den weisen Geist seiner Regierung an, als wohlangelegte Landstraßen«, hatte der norddeutsche Philosophieprofessor Hirschfeld geschrieben.[5] Als der Berliner Aufklärer Friedrich Nicolai im Jahr 1781 durch die damaligen Geistlichen Fürstentümer Bamberg und Würzburg gen Süden reiste, fand er viel Anerkennung für die schönen Alleen an den »vortrefflichen Chausseen« aus zusammengelegten, gemauerten Bruchsteinen oder grobem Kiessand, die durch »wohlgebaute, reinliche, gepflasterte Dörfer« führten.[6]

Die Straßen galten als Aufmarschplätze des Handel treibenden Bürgertums, darüber hinaus als Sinnbilder der bürgerlichen Moral. Man wandelte buchstäblich auf dem Pfad der Tugend. Auf der modernen »Kunststraße« wurde deshalb kein Schmutz geduldet. Sie war das Kennzeichen der neuen Zeit, denn sie erleichterte nicht nur die Reise selbst, sondern im übertragenen Sinn die Kommunikation zwischen den einzelnen Gruppen des Bürgertums. Wenn Johann Gottfried Seume seine beschwerliche Fußreise nach Syrakus einen »Spaziergang« nannte, war das nicht unbedingt ironisch gemeint, sondern der von ihm gewählte Ausdruck war programmatischer Bestandteil der Utopie der bürgerlichen Gesellschaft, die auf dem erleichterten Austausch von Sachgütern und von Informationen beruhte. Auf der neuen Straße stimmten die Propagandisten des freien Handels mit den Füßen ab. Der Spaziergänger war die Allegorie des leichten Tauschs in einer künftigen, freien Marktgesellschaft.[7]

Die Kunststraßen als Wege der Zivilisation führten in die Städte als deren Hochburgen. Hier bestimmte weniger die Beschreibung des Schmutzes, sondern im Gegenteil das Lob der Reinlichkeit die Wahrnehmung der Reisenden, denn der Schmutz wurde besonders dort wahrgenommen, wo sich der Blick des Bürgers im sozialen Raum nach unten richtete, auf die Landbevölkerung und ihre Wohnungen. Der Blick auf die Reinlichkeitspraxis war dagegen Anzeiger der kulturellen Suprematie der Inhaber dieser Praxisformen.[8] Der norddeutsche Reisende Gottlob Heinrich Heinse fand in den Jahren 1808 bis 1809 während seiner Reise in die Schweiz in den Häusern wohlhabender Basler Familien eine »an die holländische grenzende Reinlichkeit«. Auch der Bibliothekar und Journalist Karl Julius Weber bemerkte 1826 über die 60.000 Einwohner zählende, ehemalige Reichsstadt Nürnberg: »Die Straßen sind sehr reinlich und ihre vornehmen Schwestern Hamburg und Frankfurt könnten hier manches lernen.«[9]

Besonders in der Stadt Wien, zu Kaiser Josephs II. Zeiten mit 250.000 Einwohnern der »größten und volkreichsten Stadt in Teutschland«, wie ein Reisender um 1790 berichtete, wurden die öffentlichen und privaten Maßnahmen zur Straßenreinigung genau registriert. Man rühmte das gute Kalksteinpflaster der Hauptstraßen der Stadt und die Anstalten der Behörden zur Straßenreinigung. So äußerte sich etwa Johann Friedrich Reichardt: »Eine große Anzahl besoldeter Menschen und Fuhrwerke sind jahraus jahrein, oft Tag und Nacht, mit Kehrung und Freihaltung, mit Wegführung alles Unrats und mit Spritzen der Straßen beschäftigt.« Bis weit ins 19. Jahrhundert hinein hat Wien diesen Vorbildcharakter beibehalten, es galt als eine der saubersten Städte Deutschlands.[10]

Auch mittelgroße Städte der bayerischen Provinz wurden als musterhaft gepriesen. Die Stadt Augsburg galt trotz ihrer vergleichsweise geringen Größe als Musterbeispiel für eine bürgerliche Stadt. Karl Julius Weber staunte über die Hausbäder, die den Gästen im Augsburger Gasthof »Zur Traube« zur Verfügung gestellt wurden. Häring bescheinigte den Einwohnern Fleiß, Reinlichkeit und Freundlichkeit. Die Straßen und Häuser galten in Augsburg um 1800 als besonders reinlich. Die Wasserversorgung der Stadt durch die bekannten Wassertürme, die auch Privathäuser mit frischem Wasser versorgten, wurden ebenso hervorgehoben wie die Reinlichkeit der Kirchen und des berühmten Rathauses, die vom Wohlstand und der Ordnung der Bürgerschaft zeugten.[11]

Außer den geschilderten Unterscheidungskriterien wurden auch die konfessionellen Unterschiede zwischen dem entwickelten Norden Deutschlands und dem rückständigen Süden wiederholt thematisiert. Es war vor allem Friedrich Nicolai, der während seines Aufenthaltes in der katholischen Bischofsstadt Bamberg das böse Wort von der »katholischen Religionsphysiognomie« geprägt hatte. Diese bestand seiner Meinung nach als Sonderform neben der allgemeinen »Nationalphysiognomie« der Deutschen. Besonders die Bamberger Frauenzimmer, so führte er als Beleg für seine These an, hätten einen »katholischen Augenaufschlag« und sähen »verliebter« aus als anderswo.[12] Neben der Sittenlosigkeit bildete der Schmutz einen zentralen Aspekt der »katholischen Religionsphysiognomie«. Beim Aufenthalt in Regensburg war Nicolai eine »Menge ekelhafter Bettlerinnen« aufgefallen.[13]

Die auf soziale Distinktion zielende Verwendung des Begriffs war keine Erfindung Nicolais, sondern er hatte damit auf eine der populärsten Vokabeln der deutschen Spätaufklärung zurückgegriffen. Es war der Züricher Prediger und populäre Schriftsteller Johann Kaspar Lavater gewesen, der wenige Jahre vor Nicolais Reise in den Süden Deutschlands in seinen verbreiteten Schriften zur »Physiognomik« (1775) die Meinung vertreten hatte, daß sich die innere Verfassung des Menschen in allem, was durch seine Hände gehe und was in seinen persönlichen Umkreis trete, also in Kleidung, Stimme, Gang, Gebärden und Stellung, spiegele und vervielfältige.[14] Diese Mischung aus protestantischer Orthodoxie, Aberglaube und Populärwissenschaft, kamen einem breiten Bedürfnis im städtischen Bürgertum nach Selbstbeobachtung wie auch nachbarschaftlicher Kontrolle entgegen.

Darüber hinaus halfen die detaillierten, mit Kupfertafeln versehenen Erklärungen in Lavaters Lehrbuch der Physiognomik, einen einheitlichen bürgerlichen Gruppenhabitus zu formen. Sie schienen eine Möglichkeit zur schnellen Entschlüsselung der Charakterstruktur eines Menschen aus seiner körperlicher Erscheinung zu gewährleisten. Dem Schweizer Theologen war es damit gelungen, die in der protestantischen Ethik tief verankerte Pflicht zur Selbstbeobachtung, von der er in seinem Tagebuch Rechenschaft gab, nach außen umzulenken und damit eine der Urformen der bis heute in der populären Ratgeberliteratur verbreiteten »Kunst der Menschenkenntnis« zu schaffen. Der enge Zusammenhang von Affektkontrolle und Disziplinierung des Fremden, der die Intensität des Prozesses der kulturellen Modernisierung bestimmte, läßt sich an Lavaters Werk exemplarisch ablesen. Es berührt das Wesen der deutschen Aufklärung als »Schule des Blicks« nach innen, zur Seele, und nach außen, zum Körper des anderen hin.[15]

Lavaters pseudowissenschaftliche Taxierungsmethode hatte sich, gerade weil sie den Bedürfnissen verunsicherter Bürger nach dem Aufbau eines gruppenspezifischen Habitus entgegenkam, bei »Jünglingen und Matronen« dermaßen verbreitet, daß sich Lichtenberg bereits 1778, kaum daß der letzte Band der Quartausgabe der »Physiognomik« erschienen war, veranlaßt sah, in seinem »Göttinger Taschenkalender« mit einer beißenden Satire gegen die grassierende »transcendierende Ventriloquenz« und den in der »Maske der Vernunft« sich einschleichenden »groben Aberglauben« zu Felde zu ziehen.[16] Daß die moralgesättigte Augenschule des Schweizer Theologen so populär wurde, hing aber auch damit zusammen, daß sie eine explizite Schmutztaxonomie enthielt: »Unreinlichkeit und Überladung in der Kleidung ist wohl ein entscheidendes Zeichen eines wo nicht unedlen, doch unfeinen Menschen, dem es an wahrem Geschmacke fehlt.«[17]

Die Aufmerksamkeit für körperliche Reinlichkeit war also ein wichtiges Element der Lehre von der »Physiognomik«. Deutlich sichtbar wird diese konfessionelle Vergegenwärtigung des Kulturgefälles auch in den Erinnerungen des Unterhaltungsschriftstellers und Wahlschweizers Heinrich Zschokke. Er nahm die Beschreibung einer Reise durch Süddeutschland zum Anlaß einer abfälligen Schilderung des katholischen Wallfahrtsortes Einsiedeln: »Wie mich in den katholischen Gegenden häufig rohe Unwissenheit, Arbeitsscheue und Bettelei, neben zahlreichen Festen, Kirchenbesuchen, Prozessionen u.s.w. unangenehm berührt hatten, so angenehm begegneten mir hinwieder, in reformierten Landschaften, höherer Wohlstand, Fleiß, Reinlichkeit und Verstandesbildung der Einwohner«.[18]

Hervorzuheben ist, daß es sich bei der konfessionellen Bestimmung der Unreinlichkeit um einen typischen Fehlschluß der reisenden norddeutschen Bürger handelte: Man schloß von der Unreinlichkeit auf die Konfession, anstatt auf die Armut. Die »katholische Religionsphysiognomie« bietet also kein Indiz für konfessionell unterschiedliche Reinlichkeitsvorstellungen, sondern für die Befangenheit der Autoren in bürgerlichen Vorurteilen. Die Reisenden entdeckten in der Fremde vor allem ihre eigenen Moralbegriffe.

VII. Elemente des hygienischen Lebensstils im Bürgertum um 1800

1. Die Ökonomie der Intimität. Moderne Hygienemöbel im Zeichen von Häuslichkeit und Sparsamkeit

Nach der Analyse der einzelnen Aspekte des neuen bürgerlichen Zentralbegriffs im Rahmen der Diskurse der medizinischen und pädagogischen Experten gilt es jetzt, die Umsetzung neuer Tugenden auf der Ebene des Alltagshandelns zu verfolgen. Der Begriff der Reinlichkeit existierte ja nicht nur in den Köpfen, sondern war zur Umsetzung in konkrete Verhaltensweisen gedacht. Der von Nietzsche geprägte Begriff der »Werkzeugnatur der Tugenden«, zunächst auf die soziale Funktion der Tugenden gerichtet, wird im folgenden wörtlich genommen: Die Kennzeichnung als Werkzeug verweist auf die allen Tugendmustern innewohnende Tendenz der Umsetzung in die Alltagspraxis. Zunächst richtet sich der Blick auf die verwendeten Reinigungsinstrumente: Abtritte, Toilettenschränke, Duschschränke, Badewannen und die entsprechenden Räume, in denen sie verwendet wurden. Dabei geht es darum, die analysierten Elemente der medizinischen und pädagogischen Ratgeberliteratur auf die jeweils relevanten Praxisfelder zu beziehen. Die Regeln der Gesundheit, der Sparsamkeit und des Schamempfindens fanden ihre Entsprechung in den Gegenständen des täglichen Gebrauchs.[1]

a) Hüllsprache und verborgene Möbel

Vor der Darstellung der alltäglichen Reinigungspraxen muß darauf hingewiesen werden, wie klein (gemessen an der Gesamtbevölkerung) der Kreis der Anwender moderner Hygieneinstrumente um 1800 gewesen ist. Trotzdem ist diese zahlenmäßig kleine Gruppe von Akteuren keinesfalls zu vernachlässigen, wenn es um die Einführung neuer Formen des Umgangs mit dem Körper und seiner Umgebung geht. Es wird nachzuweisen versucht, daß es zunächst die Experten selbst und im weiteren Sinn die Angehörigen des wohlhabenden Bildungs- und Besitzbürgertums, etwa höhere Staatsbeamte und Kaufleute waren, welche die geforderten neuen Standards der Körperreinigung praktizierten. Auch diese Angehörigen des Bürgertums waren zu sparsamem Wirtschaften gezwungen: »Selbst bei den Vornehmeren und Ersten des Staats, welche zwar einen gewissen Aufwand machen, und wie man sagt standesmäßig leben, bemerkt man viel Sparsamkeit und Simplicität«, urteilte der Berliner Arzt Ludwig Formey im Jahr 1796 über die Berliner »gute Gesellschaft«.[2]

Das städtische Kleinbürgertum und die Unterschichten in Stadt und Land blieben zunächst von modernen individuellen Körperreinigungsformen ausgeschlossen. Dazu hat außer fehlenden finanziellen und räumlichen Voraussetzungen zur Anschaffung kostspieliger Hygienegeräte vor allem die Tatsache beigetragen, daß diese neuen Techniken von der Oberschicht zunächst im Verborgenen praktiziert wurden und daher der übliche Weg einer Übernahme von Verhaltensweisen nahezu ausgeschlossen war. Das galt auch für die im Haushalt beschäftigten Dienstboten. Die Anbindung von Reinlichkeit an Scham und Ekel in der Erziehungsliteratur korrespondierte mit der praktischen Ausübung neuer Reinigungstechniken in intimen Räumen. Ein erstes Indiz für die Umsetzung der neuen Grundnorm Reinlichkeit im Zuge eines Prozesses der Intimisierung bietet die Sprache. Die Tabuisierung körperlicher Verrichtungen war nach dem Muster der kulturellen Modernisierung ein notwendiger Schritt zur Inkorporierung der neuen Tugend. Die Bürger um 1800 versuchten das Sichtbare unsichtbar zu machen, indem sie das Sprechen darüber vermieden. Die Vermeidung schmutziger Worte wurde mit dem Vermeiden des Schmutzes selbst gleichgesetzt.

Eine Passage aus Lichtenbergs Schriften verdeutlicht diesen Zusammenhang. Den Göttinger Professor pflegte die Sprache seiner Dienstboten zu belustigen, die ihre Ausdrücke »oft auf eine eigene Art zu reinigen« pflegten, wie er beobachtet hatte: »Es ist jetzt sehr viel Unkoth in den Gäßchen, sagte einmal einer, mit einer Miene, mit der er selbst das schon gereinigte Unkoth noch mehr säuberte.«[3] Vor lauter Witzelei entging dem Meister der Ironie ausgerechnet hier der Hintersinn: Die angeführten Dienstboten imitierten nur das Sprachverhalten ihrer bürgerlichen Herrschaften auf grotesk komische Weise, indem sie deren Praxis der Sprachreinigung bis zur Kenntlichkeit übertrieben. Ein markantes Beispiel für die Reinigung der Sprache im Bürgertum ist auch der Ersatz des als unanständig empfundenen Wortes »Hose« durch »Beinkleider« um 1800. Auch in anderen europäischen Ländern bevorzugte man zur Bezeichnung dieses Kleidungsstücks die Hilfsvokabel »die Unaussprechlichen« oder »the inexpressibles«.[4]

Die verborgenen Worte liefern erste Hinweise auf eine verborgene Reinigungspraxis im Alltag. Denn es wäre ein Widerspruch gewesen, wenn man das Sprechen über Gegenstände oder Verrichtungen, die offen gezeigt wurden, vermieden hätte. Am Beispiel des bürgerlichen Wohnstils um 1800 und der verwendeten Hygienemöbel läßt sich dieses Ineinandergreifen von Intimisierung und Tabuisierung belegen, die das Hygieneverhalten des wohlhabenden städtischen Bürgertums prägte. Die zentrale Stellung der Erziehung zu Scham und Ekel in der Reformpädagogik und die gleichzeitig von den medizinischen Experten empfohlene notwendige Reinigung des gesamten Körpers hatten Auswirkungen auf das Alltagsverhalten der Bürger. Mit den schmutzigen Worten verschwanden auch die Gegenstände der täglichen Reinigung aus der guten Stube, weil ihnen ebenfalls »Schmutz« im wörtlichen oder übertragenen Sinn anhaftet. Das ist jedoch, wie im folgenden gezeigt wird, nur eine Seite eines wechselseitigen Prozesses. Die Tendenzen zur Intimisierung und Sparsamkeit wurden ergänzt durch die Verbindung von Reinlichkeit, Geselligkeit und Luxus in öffentlichen Badeanstalten. Beide Bereiche der hygienischen Alltagspraxis, Gesundheit und Geselligkeit, spiegeln die Grundaussagen der medizinischen und pädagogischen Diskurse wieder: Leistungsethik und individueller Aufstieg, Geselligkeit und Bequemlichkeit.

Zur Intimisierung der Körperverrichtungen im wohlhabenden städtischen Bürgertum hat zunächst die Verbreitung komfortabler Etagenmietwohnungen nicht wenig beigetragen. Diese neue Wohnform spiegelt die grundlegende Änderung der bürgerlichen Familienstruktur in der Trennung von Wohn- und Arbeitsbereich wieder. Trotz der neuen horizontalen Raumanordnung blieb als strukturelles Merkmal der bürgerlichen Wohnkultur die Dreiteilung in Wirtschaftsbereich (Hof, Küche, Waschhaus), repräsentativen Wohnbereich (Empfangs- und Gesellschaftsräume oder zumindest die »guten Stube«) und Schlafbereich als intimen Ort der Beschäftigung mit dem Körper erhalten.

Je nach Einkommen der Mieter in größeren und kleineren Städten umfaßte eine gutbürgerliche Etagenwohnung um 1800 im Durchschnitt etwa drei bis sechs Zimmer, wobei die Grenze nach unten hin, zu den engen und schmutzigen Einraumwohnungen der Unterschichten ohne Trennung von Arbeits- und Wohnbereich, deutlich gezogen war, während hinsichtlich der Zahl der Räume nach oben keine Grenzen gesetzt waren. So verließ Goethes Mutter ihr Haus am Hirschgraben in Frankfurt und zog in eine Vier-Zimmer-Wohnung mit freier Aussicht auf die »Zeil«. Diese Wohnung verfügte über einen Vorplatz und ein dort angebrachtes »Privet«, wie sie 1794 an den Sohn schrieb. Auch in Provinzstädten war der Trend zur Etagenwohnung vorherrschend. In einer Beschreibung Würzburgs aus dem Jahr 1805 ist von Schellenzügen die Rede, »welche in die verschiedenen Etagen laufen und durch die Worte: oberer, unterer und mittlerer Stock bezeichnet sind. Die innern Eingänge in den zweiten oder dritten

Stock sind öfters wieder durch Türen geschlossen, bei denen abermals angeläutet werden muß.«[5]

Der häufig ökonomisch begründete Zwang zur Etagenwohnung führte im Verein mit den bürgerlichen Anforderungen an Gesundheit, Intimität und Sparsamkeit zu ersten Verbesserungen der Wohnhygiene. Hohe Eingänge und Fensterstöcke sollten einen verstärkten Zustrom frischer Luft gewährleisten. Besonders hinsichtlich des Abtritts waren neuartige Lösungen gefragt, denn viele Etagenwohnungen verfügten nur über sehr kleine Hofräume. Weite nächtliche Wege über mehrere Stockwerke hinunter zu dem im Hof gelegenen gemeinschaftlichen Abtritt widersprachen dem neuen Wunsch nach Bequemlichkeit und Intimität. Der Baumeister Lorenz Johann Daniel Suckow folgerte deshalb zu Recht, daß »diese Schwierigkeit, den Abtritten jederzeit einen anständigen Platz zu verschaffen, die erste Ursache gewesen (sei), durch welche die Nachtstühle so sehr empfohlen worden«.[6]

Hier begegnet erstmals die Verbindung von verborgener Sprache und verborgenen Hygienemöbeln, denn diese transportablen Nachtstühle waren nach außen als solche nicht kenntlich, um das Schamgefühl der Familienmitglieder oder der Besucher nicht zu verletzen. Das Grundmodell bildete entweder ein Lehnstuhl in Pfostenbauweise mit Klappdeckel oder ein viereckiger Holzkasten auf kurzen Füßen, ebenfalls mit aufklappbarem Deckel. Als der Markgraf von Ansbach im Jahr 1788 einige Tage bei dem Kommerzienrat Keerl in dem fränkischen Städtchen Marktsteft weilte, ließ dieser zur Bequemlichkeit seines Landesfürsten einen mit kostbaren Hölzern eingelegten und mit vergoldeten Beschlägen versehenen Luxusnachtstuhl anfertigen, dem man seine Funktion von außen nicht ansah.[7]

Trotz der Warnungen der Fachleute für »bürgerliche Baukunst« war der Gebrauch der Nachtstühle weitverbreitet. In Berlin hielt man sich immer noch an die Gassenordnung von 1735, die das Ausleeren der Nachteimer nach elf Uhr abends an bestimmten Stellen in die Spree befohlen hatte. Mit offenen oder geschlossenen Eimern wurde der Abtrittsinhalt durch Dienstboten aus den Mietshäusern gebracht. Der Frankfurter Arzt Georg Varrentrapp erinnerte sich an die Berliner Abtrittsverhältnisse vor 1850: »Viele Häuser haben in ihrem Innern gar nichts von einem Abtrittsort; die Einwohner müssen in eine Ecke des Hofes wandern, dort in einer Bretterhütte über einer mit Brettern schlecht verdeckten Mistgrube ihre Notdurft verrichten ... In anderen Häusern steht unter der Treppe oder sonst in einem Winkel hinter dünnem Verschlag ein Nachtstuhl; zu meiner Studentenzeit war es sehr häufig, daß der Nachtstuhl in einer Ecke der Küche hinter einem Vorhang stand; wollte man denselben benutzen, so bat man die Köchin, ihre Küche auf einige Zeit zu verlassen.«[8]

Berlin bildete im Vergleich zu anderen Städten keine Ausnahme. In

Wien, München, Frankfurt und Hamburg lagen die Verhältnisse ähnlich. Kompliziert wurde die Abtrittsfrage noch durch die Verbindung von Gesundheit, Intimität und sozialer Distanzierung. Die gemeinsame Nutzung des Etagenabtritts durch Herrschaften und Dienstboten war wegen des in den Diätetiken und pädagogischen Schriften verbreiteten Zusammenhangs von Schmutz, Ansteckung und sozialer Distanz undenkbar geworden. Der Baumeister Suckow empfahl deshalb, »in einer jeden Etage Abtritte anzulegen, dem Gesinde aber einen besonders zu geben«. Daher werden in besseren Haushalten gleichzeitig mobile Nachtstühle zur Bequemlichkeit der Damen, Etagenabtritte für die männlichen Familienmitglieder und die alten Hofabtritte für Dienstboten existiert haben. Getrennte Abtritte für Herrschaft und Personal waren auch in den Landhäusern der englischen Oberschicht verbreitet. Dabei spielte auch die Technik eine maßgebliche Rolle im System der sozialen Distanzierung. Moderne geruchlose Waterclosets waren zum Gebrauch für die Lords und Ladies, einfache Erdklosetts für die Dienerschaft eingerichtet.[9]

Im Zuge der fortschreitenden Intimisierung achtete man auf eine Verminderung der Geruchsbelästigung, denn der Geruch zeigte die Nähe des anderen an. Viele moderne Etagenwohnungen verfügten über einen eigenen Abtritt außerhalb der Wohnung. Die alten Gemeinschaftsabtritte im Hofraum verwandelten sich so in Privatkabinette, die nur noch dem Wohnungsinhaber oder Mitgliedern seiner Familie zugänglich waren. Zur Geruchsvermeidung in den Treppengängen dienten gepolsterte Sitze und Bleideckel, die sich in das Polster drückten und so einen luftdichten Verschluß bildeten. Auch wurden unterhalb der Sitzbrille angebrachte schwenkbare Becken empfohlen, die eine Geruchsentwicklung verhindern sollten.[10]

Das in England von dem Uhrmacher Alexander Cummings ebenfalls aus Gründen der Geruchsvermeidung erfundene und 1775 patentierte »Waterclosed« – bestehend aus einer trichterförmigen Schale und einer mittels Handhebel verschließbaren Öffnung unter dem Sitzbrett, einem gußeisernen Siphon und einem höhergelegenen Wasserreservoir zum Nachspülen – war in Expertenkreisen zwar spätestens seit 1818 bekannt, jedoch wegen der unüberbrückbaren technischen Probleme in den deutschen Städten vorläufig nicht anwendbar. Da es noch keine Wasserleitungen gab, mußte das Wasser zum Nachspülen eimerweise in die einzelnen Etagenwohnungen gebracht werden.

Da die in den meisten Häusern seit Jahrhunderten bestehenden Abtrittsgruben durch die Zugabe großer Flüssigkeitsmengen überzulaufen drohten, war es auch für wohlhabende Familien praktischer und preisgünstiger, die Nachteimer von Dienstboten wegbringen, als die bestehenden Abtrittsgruben in geringen Zeitabständen leeren zu lassen. Deshalb wurde die

Einrichtung englischer Wasserklosetts von den Experten als übertriebene Hygienemaßnahme abgelehnt. Man bezeichnete vor 1830 transportable Leibstühle mit wassergefülltem, hydraulischem Verschlußsystem ohne Anschluß an die Kanalisation als »Waterklosed«, das heißt als geruchsdicht.[11]

Das in Frankreich seit 1818 verbreitete und seit 1819 auch in Deutschland bekanntgewordene System der »beweglichen und nicht stinkenden Abtrittsgruben« der französischen Firma Cazeneuve u. Co. versuchte, die bestehenden baulichen Einrichtungen mit einer weitgehenden Geruchsvermeidung in Einklang zu bringen und zudem das Problem der Flüssigkeiten zu lösen. Statt ausgemauerter Abtrittsgruben schlug Cazeneuve den Einbau zweier auswechselbarer hölzerner Fässer vor, die luftdicht an die Abtrittsröhren der Haushalte angeschlossen werden und bei Bedarf ohne große Belästigung der Nase geleert werden konnten. Obwohl das System Cazeneuve in Paris sowohl in Hospitälern und Kasernen als auch in Privatwohnhäusern angewendet wurde, scheint man in Deutschland an den herkömmlichen Abtrittsgruben festgehalten zu haben. Zumindest findet sich in der einschlägigen bautechnischen Literatur bis ca. 1830 kein Hinweis auf die »beweglichen Abtrittsgruben«. Man hielt im Gegenteil an der Lehrmeinung fest, daß »so wenig als möglich sich Flüssigkeiten in der Abtrittsgruben ansammeln« sollten.[12]

Mit den als Lehnstühle oder Zierkästen getarnten Nachtstühlen oder den Abtritten in Bretterverschlägen ist der Bestand an verborgenen Hygienemöbeln keineswegs erschöpft. Die Entsprechung von verborgener Sprache und verborgenen Orten wird nirgends so deutlich wie an der Wahl des Aufstellungsorts und an den äußeren Merkmalen dieser neuartigen Möbelstücke. Anders als die transportablen Abtritte befanden sich alle Waschgeräte im intimen Bereich des ehelichen Schlafzimmers: »Zu dem Geschäfte der Reinlichkeit an unserm Körper gehört«, hieß es unmißverständlich, »ein sicherer, gut verwahrter Ort; und der ist das Schlafzimmer.« Hier könne man sich bei gut verschlossener Tür und dicht zugezogenen Gardinen auf eine anständige Art und Weise reinigen. Diese räumliche Verlagerung der Hygienepraxis mag auch für das Verschwinden der traditionellen Gießfässer aus den Wohnstuben süddeutscher Kleinstädte zwischen 1770 und 1850 verantwortlich gewesen sein. Diese alten Hygienemöbel verschwanden wohl auch deshalb, weil ihre gespeicherte Wassermenge zur Ganzkörperreinigung nicht mehr ausreichte.[13]

Das Nürnberger Warenhaus Bestelmeier bot 1803 in seinem Verkaufskatalog außer allerlei »Nürnberger Tand« unter der Rubrik »Ökonomie, Technologie und Luxus« zahlreiche Reinigungsgeräte, darunter auch ein freistehendes Porzellanlavoir, in Mahagoniholz gefaßt, an. Ein dreibeiniges Holzgestell trug ein großes Waschbecken mit breitem Rand zum Ablegen der Seife, darunter eine Halterung für die Waschkanne. Dieses Lavoir mit, im Vergleich zur ersten Hälfte des 18. Jahrhunderts, vergrößerten Proportionen dürfte wegen seines hohen Preises nur für wohlhabende Bürger in Frage gekommen sein. Weniger aufwendige Modelle zählten jedoch zu den verbreitetsten Hygienemöbeln im Bürgertum. Da es sich hier um ein weithin erkennbares Reinigungsgerät handelte, war es sicher für das Schlafzimmer gedacht.[14]

Neue, technisch aufwendige und gleichzeitig platzsparende Hygienemöbel drangen aus England um 1800 in die deutschen Schlafzimmer vor. Die »Pot cupboards« (Nachttopfschränkchen) des Möbelbauers Heppelwhite wurden beliebte und oft kopierte Hygieneobjekte. Die ersten »Shaving tables« wurden als zierliche Möbel vermutlich bereits von Chippendale 1754 entworfen. Heppelwhite und Sheraton entwickelten die bestehenden Grundformen um 1790 zu platzsparenden und dennoch aufwendigen Waschtischmodellen weiter. Die von Sheraton entworfenen Toilettentische für Damen und Herren zeigen einen weiteren Charakterzug dieser Hygieneinstrumente, nämlich eine gewisse Freude an der Mechanik. Es waren Multifunktionsmöbel mit fließendem Wasser, drehbaren Spiegeln und raffinierter Federmechanik. Deshalb galten solche Möbel, wie etwa auch in den englischen Kolonien in Nordamerika, als Statussymbole.[15]

Die englischen Vorbilder fanden auch in Deutschland schnell Nachahmer. Der Katalog des Leipziger Möbelmagazins Hoffmann bot 1795, nur zwei Jahre nach dem Erscheinen von Sheratons Entwurfsammlung »The Cabinet-Maker« (1793), einen Waschtisch mit herausnehmbarem, nierenförmigem Bidet und Nachtstuhl sowie einem Nachttopf in englischer Manier an. Nach dem Aufklappen des Deckel wurden verschiedene Toilettengegenstände (Puderdosen, Kämme, Bürsten usw.) sichtbar. Das Besondere an diesem Hygienemöbel war, daß seine Funktion von außen nicht erkennbar war. Zugeklappt schien es sich um eine gewöhnliche Kommode zu handeln, wie sie im Wohnbereich der Bürger häufig zu finden waren.

Dieses Modell muß guten Anklang gefunden haben, denn laut Hersteller handelte es sich dabei um eines jener Möbel, die »vermöge der häufigen Bestellungen mehr als einmal aufs neue verfertigt worden sind«. Auch »ein Reisebidet, welches bequem zusammengelegt werden kann« hatte die Firma im Angebot, ein Beleg dafür, daß das aus Frankreich importierte, bei Krünitz als »Bidets avec toilette necessaire« (1787) bezeichnete Hygienemöbel auch in Deutschland Verbreitung gefunden hatte, während es in England als Zeichen kontinentaler Unanständigkeit bekämpft wurde. Zur Verbreitung des Bidets in Deutschland trug sicher auch bei, daß es von den Ärzten als medizinisches Mittel zu den »örtlichen« oder Teilbädern gezählt wurde. Auch das Bidet war als Tarnmöbel eingerichtet und glich häufig äußerlich einem Armlehnstuhl mit abnehmbarem Sitzpolster.[16]

Einige der in Deutschland verwendeten Hygieneinstrumente waren für die damalige Zeit kleine Wunder der Technik. In einem der im Bürgertum beliebten Taschenkalender mit »Darstellungen des Luxus und Lebensgenusses« (1802) wurde ein in England erfundener Waschtisch gepriesen und zur Nachahmung empfohlen. Dieser besaß das Äußere eines Schreibsekretärs und bot deshalb den Vorteil, daß er durch diese Tarnung zur Not auch außerhalb des Schlafzimmers postiert werden konnte, ohne durch seinen bloßen Anblick das Schamgefühl der Besucher zu verletzen. Durch die Berührung zweier Federn sprangen zwei ovale Spiegel heraus, die sich beide auf einer Achse bewegen ließen. In der Mitte des Tisches befand sich das Waschbecken, das zwei Hähne zum Anfüllen und Ablaufen besaß, wobei letzterer mit dem »Wassertrog im Hofe« verbunden werden sollte. Diese in Deutschland und England gleichermaßen verbreiteten Maschinenmöbel stellen eine augenfällige Verbindung zwischen den Reinlichkeitsnormen und der Industrialisierung des Bewußtseins her.[17]

Das Gemeinsame der beschriebenen Hygienemöbel zum Waschen des Körpers ist ihr Charakter als Tarnmöbel. Daran kann man die Resultate der Reinlichkeitserziehung und die Ausrichtung an den Regeln der Reinlichkeit und Schamhaftigkeit besonders gut erkennen. Der Vorgang der täglichen Körperreinigung förderte nicht nur Gesundheit und Wohlbefinden, sondern steigerte das Bedürfnis nach Intimität. Tarnmöbel waren auch unter dem Gesichtspunkt der Sparsamkeit geboten, denn ihre Aufstellung außerhalb des Schlafzimmers ermöglichte eine tägliche Hygienepflege selbst in den beengteren Verhältnissen einer Etagenwohnung. Der beschriebene Waschtisch mit Wasserhähnen und Abwasserleitung ist außerdem ein Beleg dafür, daß im Bereich des häuslichen Wohnens das Modell des Wasserkreislaufs zuerst eingeführt wurde. Es handelte sich bei den neuen Hygienemöbeln nicht nur, wie bisher, um bloße Auffangbecken für Schmutzwasser, sondern, wie bei den »englischen Abtritten«, um Maschinen, in denen Wasser zirkulierte.

Im Prozeß der kulturellen Modernisierung gingen neue Tugenden und neue Hygienetechniken eine Verbindung ein. Die Zentralnorm Reinlichkeit erschien den wohlhabenden Bürgern erstmals in Gestalt von Maschinenmöbeln. Der Maschinencharakter durfte jedoch wie die Körperpflege selber nach außen nicht sichtbar werden. Deshalb funktionierten die neuen Hygienemöbel nach dem Prinzip des unsichtbaren Helfers und gewährleisteten gleichzeitig den Anspruch der Besitzer auf eine kulturelle Führungsposition und die geforderte Intimität, verbunden mit Arbeitserleichterung und Zeitersparnis. Die Maschinen schützten auch vor den Blicken der Dienstboten: »Ich wäre nicht fähig, mich bei diesem Geschäfte [des Waschens] von meiner Magd bedienen zu lassen; ich eile nach Möglichkeit, damit fertig zu werden«, schrieb die Pädagogin Antonia Wutka.[18]

Der Übergang zur täglichen Ganzkörperwäsche ohne Zeitverlust und Zuschauer war im frühen 19. Jahrhundert an ein geradezu revolutionäres Möbelstück geknüpft: den Duschschrank. Auch dabei spielte England eine Vorreiterrolle. Dort waren bereits 1779 erste Duschkonstruktionen auf dem Markt, die besonders unter Quäkern verbreitet waren. Für sie war penible Sauberkeit ein Teil der Religionsausübung.[19] Eine gewisse Verbreitung dieser modernen »Bademaschinen« in den Haushalten von Teilen des wohlhabenden Bürgertums ist in Deutschland erst in den Jahren seit Ende der 1820er Jahre nachweisbar. Der Maler Wilhelm von Kügelgen berichtete 1836 in einem Brief an seinen Bruder vom Kauf eines »privilegierten Berliner Badeschrankes«, der in Halberstadt, wo er sich zu dieser Zeit gerade aufhielt, »allgemein Furore« mache. Auch im Besitz eines Braunschweiger Oberhofmarschalls befand sich 1832 »1 lackirter badeschrank« und daneben »1 badeschrank von mahagoni mit zubehör«. Ein niedersächsischer Rittergutsbesitzer hinterließ bei seinem Ableben im Jahr 1844 ebenfalls eine »grün & rot lackierte blecherne Bademaschine«.[20]

Welche Erfindung in Kügelgens Brief und in den Inventaren gemeint ist, wird in einer Werbeschrift aus dem Jahr 1831 deutlich. Der Berliner Beamte Schneider pries darin seinen Ende der 1820er Jahre erfundenen »Staubbadeapparat« an. Sein Ziel war es, eine tägliche Ganzkörperreinigung zu ermöglichen, die »auf wenige Minuten beschränkt werden kann«. Es handelte sich bei Schneiders Erfindung um einen Holzschrank, der entweder im Schlaf- oder Ankleidezimmer aufgestellt werden sollte und von außen nicht als Hygienemöbel erkennbar war. Im Innern des Schrankes befanden sich die ausklappbare verzinkte Bodenplatte zum Auffangen des Wassers, mehrere ebenfalls ausklappbare »Sprudelröhren« aus Metall, die von einem kleinen Wasserreservoir am oberen Schrankende gespeist wurden und feine Wassertröpfchen über den ganzen Körper verteilten.[21]

Dieses Hygienemöbel für die tägliche Ganzkörperreinigung der gesamten Familie sollte Wasser und Platz sparen, geringe Kosten verursachen und im Sommer sogar als Luftreinigungsmittel zu verwenden sein, wie ein auch von Hufeland unterzeichnetes medizinisches Gutachten aus dem Jahr 1827 auswies. Schneider war ein geschickter Unternehmer, der sich seinen Duschapparat von der österreichischen Regierung konzessionieren und von einem Leipziger Kaufmann auch im Süden Deutschlands vertreiben ließ. Da sein Badeschrank je nach Ausführung ausgesprochen teuer war, konnte er auch gemietet werden. Schneider fügte seiner Werbeschrift auch »mehrere auf Erfahrung gegründete Gutachten« begeisterter Staubbad-Besitzer bei. Dies ist ein besonderer Glücksfall, denn so kann man recht genau feststellen, welche Berufsgruppen sich um 1830 dieses modernen Hygienemöbels bedient haben.

In den ungefähr dreißig der Werbebroschüre beigefügten Lobschreiben begegnen ausschließlich diejenigen Bevölkerungsschichten, die bereits als Führer der Reinlichkeitsdebatte in Erscheinung getreten sind. Der als Leiter der ersten preußischen Militärschwimmschule bekannte Oberst v. Pfuel duschte sich nach seiner eigenen Aussage täglich. Außer begeisterten Schullehrern, Professoren, Rechnungs-, Hof- und Medizinalräten, Kanzleisekretären und höheren Offizieren beschrieb auch ein Prediger in einem längeren, empfindsamen Besinnungsaufsatz mit dem Titel »Wie ich bade« seine Reinigungsgewohnheiten: »Ich fühle mich nach jedem Bade neu geboren! bade jedoch am liebsten des Abends und sofort ins Bette, wo dann eine sanfte Wärme meinen ganzen Körper durchströmt.« Das Duschbad hatte sich also, wie es scheint, zumindest in Teilen des gebildeten Bürgertums als Mittel der Körperreinigung und der Steigerung des Wohlbefindens frühzeitig durchzusetzen begonnen.[22]

Schneider war nicht der einzige Erfinder, der den expandierenden privaten Reinlichkeitsmarkt zu erschließen strebte. Auch der preußische Gymnasiallehrer Wilhelm Menzel konstruierte vor 1836 einen »wohlfeilen und bequemen Badeapparat«, der das Baden zu jeder Jahreszeit gestattete, weil ihm, wie er schrieb, das gewöhnliche Wannenbad zu beschwerlich war. Auch hier zeigt sich die enge Verbindung von neuer Diätetik und Badepraxis. Die Anregung zu seinem Duschapparat hatte Menzel aus Hufelands Makrobiotik und der dort empfohlenen regelmäßigen Hautreinigung übernommen.[23]

Menzels Dusche war wie Schneiders Staubbad vorrangig zur Hautreinigung gedacht. Sein »Regenbad« war in der Tat denkbar einfach konstruiert. Es bestand aus einer dreibeinigen, je nach Größe der Person verstellbaren Vorrichtung zum Aufhängen eines wassergefüllten Blecheimers, an dessen Unterseite sich zwei mit Hähnen verschließbare Brausen befanden. Der Badende stand in einer flachen Wanne, in der das Duschwasser aufgefangen wurde und für den nächsten Duschgang wieder in den Eimer gefüllt werden konnte. Der ganze Apparat war um einiges preisgünstiger als das Konkurrenzprodukt, besaß jedoch den Nachteil, daß die Einzelteile nicht in einem Schrank versteckt werden konnten.[24]

Mittels der genannten Werbebroschüren und den bisher vorliegenden Ergebnissen der quantitativen Inventarforschung läßt sich die Schichtzugehörigkeit der Benutzer von Duschschränken ziemlich genau bestimmen. Bei den Erfindern wie den begeisterten Anwendern handelte es sich um wohlhabende, akademisch gebildete und staatsnah beschäftige Bürger. Diese Träger des neuen reformorientierten bürokratischen Herrschaftssystems nahmen die Anregungen der medizinischen und pädagogischen Experten auf, weil ihre finanzielle Lage mit fortschrittlichem Bewußtsein und entsprechendem Bildungswissen übereinstimmte. Unter den wohlhabenden Angehörigen dieser Schicht gewährleisteten Tarnmöbel wie versenkbare Toilettentische und Badeschränke nicht nur ein Maximum an Intimität im häuslichen Bereich, sondern sie waren auch Metaphern des Intimen selbst und damit ein symbolischer Ausdruck des Gegensatzes zur repräsentativen Körperreinigung der alten kulturellen Herrschaftsträger.[25]

Die Verbindung von Reinlichkeit und Technik verweist schließlich nicht nur auf die Bereitschaft zur praktischen Umsetzung moderner Verhaltensmuster, sondern die Etablierung der Reinigungsmaschinen im Privatbereich war neben der Verbindung von Reinlichkeit und Technik auch die Keimzelle für die wenig später vorangetriebene Reinigung des öffentlichen Raums und für die Hygienisierung der gesamten Gesellschaft. Die Bademaschinen ermöglichten Mobilität und sparsame Nutzung der Wasserressourcen, stellten geringe Raumansprüche in der Wohnung, gewährleisteten eine regelmäßige, effektive und zeitsparende Körperreinigung und kamen der praktischen Umsetzung zentraler bürgerlicher Tugenden entgegen. Zeitersparnis und Intimität bildeten die Grundlagen der neuen Körperreinigungsformen im beginnenden Industriezeitalter. In der Verbindung von körperlicher Reinlichkeit und Maschinentechnik zeigte sich das Bestreben nach Modernität wie auch ein industrielles Bewußtsein.

Bisher wurde der zentrale Raum der modernen Körperkultur, das häusliche Badezimmer, noch nicht erwähnt. Wenn die führenden Architekturtheoretiker bis zur Jahrhundertmitte keine Badezimmer beschrieben, so heißt das nicht – wie bereits das Beispiel der Duschschränke gezeigt hat – daß innerhalb der Etagenwohnung nicht gebadet wurde. Im Gegenteil: Die Inanspruchnahme tragbarer Wannenbäder in Etagenwohnungen war keineswegs ungewöhnlich. Wohlhabende und gebildete Bürger mieteten regelmäßig Badewannen, um im eigenen Hause zu baden. So wies etwa der Geheimrat v. Goethe seine Frau 1809 von Jena aus an, die geliehene Badewanne mit dem Schubkarren zurückzugeben. Viele Inhaber von städtischen Badestuben brachten auch in kleinen Orten Bäder ins Haus und priesen in Zeitungsannoncen die »schnelle, reinliche und billige Bedienung«. Die Realität sah aber häufig anders aus. In Wien beschwerten sich die Badekunden über das schmutzige Badewasser, die unsauberen Wannen, die langen Wartezeiten und die überhöhten Preise der transportablen Bäder.[26]

Trotz oder gerade wegen der hohen Preise war es bis zur Jahrhundertmitte besonders in den höheren Kreisen des Adels und den vornehmen Bürgerfamilien üblich, sich ein Bad ins Haus zu bestellen. Das Greb'sche Badebuch in Frankfurt verzeichnet alle seit 1854 von diesem Unternehmen an Privatpersonen in hölzernen oder kupfernen Badewannen samt Zubehör abgegebenen Wannenbäder. Unter den Kunden waren neben Pfarrern und verschiedenen städtischen Honoratioren auch so illustre Persönlichkeiten wie der Bankier Mayer-Rothschild, der 1854 insgesamt elf transportable Wannenbäder bestellt hatte, der Prinz von Hohenlohe und auch der preußische geheime Legationsrat Otto von Bismarck-Schönhausen, der sich mehrere transportable »Bäder 1 Classe« genehmigte.[27]

Diese Hausbäder wurden meist im Schlafzimmer, in der Küche oder in anderen geeigneten Räumen genommen. Es fehlte aber oft an der geforderten Intimität. Der Mediziner Krünitz hatte deshalb schon 1787 zur regelmäßigen Körperreinigung im Verborgenen die Einrichtung privater Badezimmer vorzugsweise für »reiche und zärtliche Leute« gefordert. In dem umfassenden Artikel »Bad« konnten sich interessierte Leser genau über die nötigen Einrichtungsgegenstände eines Privatbades informieren. Technische Details wie kupferne, innen verzinkte und mit Abfluß versehene Badewannen, oder kupferne Hähne zur Kalt- und Warmwasserzufuhr wurden zum Nachbau empfohlen. Darüber hinaus berichtete Krünitz von der Erfindung eines kohlenbeheizten »Cylinders« zur Erwärmung des Wassers. Planskizzen der benötigten Badeinstrumente und Literaturhinweise rundeten den Beitrag ab.[28]

Auch der Herausgeber des in höheren Kreisen des Bürgertums und des Adels verbreiteten »Journal des Luxus und der Moden«, Friedrich Justin Bertuch, nützte jede sich bietende Gelegenheit zur Verbreitung des Plans einer von ihm erfundenen, »kleinen, bequemen und gar nicht kostbaren Baade-Anstalt«.[29] Im Anschluß an Hufelands »Nötige Erinnerung an die Bäder« pries er die Vorteile, die ein stationär eingerichtetes Badezimmer »in jedem nur einigermaßen bequemen bürgerlichen Hause« biete und verband damit die medizinische Theorie mit der Einführung praktischer Verhaltensweisen. Er begründete die Einrichtung von Badezimmern mit der täglichen intimen Körperpflege. Die Voraussetzung für dessen Einrichtung sei ein kleiner Raum in der Nähe eines Abtritts und eines Wasserabflusses, sowie eine Küche mit Wasserkessel. Bertuch erwähnte auch die Einrichtung eines »Touchebades«.[30]

Das Badezimmer war, zumindest was die Verbindung von Intimität und Reinlichkeit anbelangte, der bürgerliche Badeort schlechthin. Medizinische und soziale Argumentationslinien ließen sich hier verbinden: Man brauchte die vertraute Umgebung nicht zu verlassen und auf persönliche Bequemlichkeiten, etwa ein Kanapee zum Ausruhen oder geschmackvolle Dekoration, nicht zu verzichten. Dann erlaubte das Hausbad eine optimale Anpassung an die individuelle Zeitdisposition und ermöglichte so die Erfüllung einer grundlegenden Norm des bürgerlichen Geschäftslebens, der Zeitersparnis. Schließlich hatte das Hausbad den aus ärztlicher Sicht bedeutenden Vorteil der individuellen Ausrichtung der Badetemperatur an den persönlichen Vorlieben des Benutzers.[31]

Trotz der Bemühungen von Krünitz und Bertuch blieb die massenhafte Einrichtung häuslicher Badezimmer selbst in wohlhabenden Häusern vor 1850 eine Utopie. Weil der Ort für Hausbäder in der Architekturtheorie ungeklärt blieb und weibliche Dienstboten auch in den bürgerlichen Mittelschichten üblich waren, war es kostengünstiger, tragbare Wannenbäder zu mieten und die Vorbereitung zum Bad den Dienstboten zu überlassen. Selbst in dem in dieser Hinsicht vorbildlichen England wurden transportable Bäder bis 1850 in mit Tüchern abgetrennten Winkeln im Schlafzimmer genommen, sicherlich keine Ideallösung. Nur im nachrevolutionären Paris war der Nachholbedarf an Luxus groß genug, daß reiche Bürger wie der Financier Récamier für ihre Gattinnen verschwenderisch ausgestattete Badezimmer einrichten ließen.[32]

Es gab jedoch in Deutschland um 1800 durchaus einen intimen Ort für das häusliche Bad – den Garten. Zur Grundversorgung der Bürger mit Nahrungsmitteln, zur Erholung und zum intimen Naturgenuß war der kleine Garten vor der Stadt auch im mittleren Bürgertum weitverbreitet und nicht nur ein Privileg der wohlhabenden Schichten. Der Mediziner Christian Heinrich Schreger berichtete über den in der »Zeitung für die elegante Welt« erschienenen Entwurf eines im Garten anzulegenden »Sommerbadehauses«. Dieses in der Art eines griechischen Tempels mit dorischer Säulenreihe und den Statuen antiker Göttinnen aufgeführte Gebäude kam den Vorstellungen von der Körperreinigung als mythischer Handlung und der weihevollen Verlängerung des Lebens in der Verbindung mit einem idealisierten Naturbegriff entgegen. Die gleichzeitige Reinigung von Körper und Geist sollte hier ihren sinnvollen Ausdruck finden.[33]

Zwar finden sich in Schregers Beschreibung keine Hinweise auf Vorbilder. Doch lassen sich die Spuren des Gartenbadehauses nicht in der Architekturtheorie, sondern in der zeitgenössischen Gartentheorie finden. Der Kieler Professor Hirschfeld hatte in seiner »Theorie der Gartenkunst« die in herrschaftlichen Gärten anzulegenden Gebäude zum nützlichen Gebrauch bestimmt. Das Badehaus hatte Hirschfeld als Bestandteil der Gartenanlage eigens erwähnt. Es sollte vor neugierigen Blicken geschützt und bescheiden eingerichtet sein.[34] Diese zunächst in den Gärten des englischen, später auch des deutschen Adels eingeführten Badehäuser wurden vom wohlhabenden Stadtbürgertum übernommen. Ein Gartenpavillon mit klassizistischer Ausstattung, Gesellschaftsräumen und »Erdbädern« im Kellergeschoß existierte etwa im Jahr 1798 im Offenbacher Garten des Frankfurter Bankiers Friedrich Metzler.

Das Modell des Badehauses im Garten der aristokratischen Oberschicht war um 1800 so verbreitet, daß es auch in die zeitgenössische Literatur Eingang fand. Der romantische Schriftsteller Ernst Wagner schilderte in seinem Roman »Die reisenden Maler« (1806) ein solches Gartenbad, in welchem sich die Tochter des Hauses zu baden pflegte: »Die Stelle des Gartens war geheim und dunkel, ringsum von hohem Baum- und Strauchwerk eingeschlossen. Mitten hatte der Minister ein geschmackvolles kleines Badehaus angelegt, an welchem junges Geißblatt lieblich emporblühte.«[35]

Beim Bau von privaten Badetempeln waren sowohl medizinische und soziale als auch ästhetische Gesichtspunkte untrennbar verbunden. Gemeinsam war die unmittelbare Verknüpfung der Verhaltensnorm Reinlichkeit mit der Herstellung von Intimität. Eigene Räume zur Körperpflege sollten dem wohlhabenden Bürger eine Rückzugsmöglichkeit vor den Berufsgeschäften bieten, wo er sich in Ruhe seinem Körper widmen konnte. Nicht im Kontor und nicht unter seiner Familie, nur im Bad war der Bürger wirklich mit sich alleine. Der Badetempel als intimer Kultraum half diese Aufmerksamkeit mit ästhetischen Mitteln zu steigern.

Die erhaltenen Pläne eines wohlhabenden Nürnberger Kaufmanns zur Errichtung eines privaten Baderaumes aus den späten 1830er Jahren gehören zu den wenigen Quellen, die einen Einblick in ein frühes bürgerliches Badezimmer erlauben. Das Gebäude war in der Art eines Tempels mit Dreiecksgiebel, zentraler, über Stufen erreichbarer Eingangstür und symmetrisch angebrachten Fenstern versehen. Die Rückwand bildete die Außenfassade des Wohnhauses, ohne Zutrittsmöglichkeit von innen.[36] Das Besondere an diesem Beispiel ist, daß sich daran die schrittweise erfolgende Entwicklung des Badezimmers vom individuellen Badetempel zum häuslichen Wohnraum ablesen läßt. Ursprünglich als separates Gebäude entfernt vom Wohnhaus im Garten gelegen, rückte das Badehaus im Verlauf des 19. Jahrhunderts immer näher an den Wohnbereich heran, und wird schließlich in der zweiten Jahrhunderthälfte als »Badezimmer« angegliedert.

b) Spucknäpfe als intime Gebrauchs- und öffentliche Verbotsmöbel

Bisher wurde die Einführung moderner Formen der Körperreinigung am Beispiel intimer Hygienegeräte und -räume dargestellt. Außer Tarnmöbeln hat jedoch ein weiterer Typ von Hygienemöbeln zur Veränderung von Verhaltensweisen beigetragen, der zunächst genau das umgekehrte Erscheinungsbild aufweist. Es handelte sich dabei um offen aufgestellte Verbotsmöbel, die gleichfalls den Übergang von der öffentlichen Verhaltenskontrolle zur Herstellung von Intimität anzeigen. Die Verbreitung der Spucknäpfe im häuslichen Bereich um 1800 war nicht, wie man heute glauben mag, ein Zeichen für besonders unmanierliche Verhaltensweisen, sondern umgekehrt ein Mittel zur Herstellung von Reinlichkeit im häuslichen Umfeld.

Die in Deutschland während der Frühen Neuzeit in allen Bevölkerungsschichten verbreitete Gewohnheit des Ausspuckens auch in Wohnräumen war bereits in der Manierenliteratur des frühen 18. Jahrhunderts, etwa in Menantes' »La Civilité moderne« (1708), als widerlich und als Zeichen schlechter Erziehung gekennzeichnet worden. Dann aber war diese Geste der spontanen Erleichterung im Rahmen der Aufklärungspädagogik und der Etablierung des Ekels zu einem Element der Reinlichkeitserziehung erklärt worden. Der Reformpädagoge Salzmann etwa ließ seinen Helden Carl von Carlsberg beim Anblick der Arbeitsgeräte eines Friseurs vor Ekel einigemal ausspucken.

Nicht nur im Rahmen der Ekelerziehung, sondern auch als »unvermeidliche Reinigung« wurde das Auswerfen des Speichels von einzelnen Anstandsbüchern des späten 18. Jahrhunderts noch erlaubt, ein Indiz für das Fortbestehen der alten medizinischen Vorstellung von der notwendigen inneren Reinigung des Körpers.[37] Doch die reformorientierten Männer (das Ausspucken von Frauen wird in den Quellen nirgendwo erwähnt) waren zunehmend mit der Tatsache konfrontiert, daß die Gewohnheit, Ekel auszudrücken, selbst als ekelhaft disqualifiziert wurde. Dieser Zeitpunkt der bedingungslosen Ablehnung des Ausspuckens in der Manierenliteratur läßt sich ziemlich genau auf die Zeit um 1800 festlegen. Man solle sich »unbemerkt nach dem Spucknapf umsehen und sich dort, mit Vorhaltung des Taschentuchs, oder der Hand, seines Speichels entledigen« schrieb der Leipziger Schulrektor Johann Christian Dolz in seinem Anstandsbuch für Knaben (1810). Wenn etwa bei vornehmen Leuten kein Spucknapf in der Nähe sei, dann solle man sich seines Schnupftuches bedienen.[38]

Um 1800 waren im Gefolge der Tabuisierung des Ausspuckens die Schnupftücher in den Manierenschriften zu einem unentbehrlichen Kleidungsstück erklärt worden: »Vergiß nicht, dein Schnupftuch zu dir zu nehmen, und wohl bei dir zu behalten; eine Sache, die du zur Reinhaltung der Nase so wohl, als mancher Zimmer und Säle, notwendig brauchst«, riet der Pädagoge Ernesti. Auch sein Kollege Eyth empfahl bei Bedarf das Ausspucken ins Schnupftuch. Der Pädagoge Dolz formulierte schließlich am Schluß seiner Ausführungen zur Reinlichkeitspflege eine Denkaufgabe für seine jungen Leser: »Ein zwölfjähriger Knabe sah sich in einem fremden Zimmer verlegen um. 'Was suchen Sie' fragte ihn die Dame des Hauses. 'Ich wollte gern einmal ausspucken und kann den Spucknapf nicht finden.' Wodurch verletzte dieser junge Mensch den Anstand?«[39] Diese Textpassage muß aus heutiger Sicht zunächst irritieren: Wenn der Spucknapf ein eingeführtes modernes Hygienemöbel war, warum sollte man es in vornehmen Häusern unterlassen, danach zu fragen?

Es scheint, als erfüllte der Spucknapf, auch »Spuckkästchen« oder wienerisch »Speihtrüherl« genannt, mehrere Funktionen gleichzeitig. Darauf weist auch die unterschiedliche Ausführung der Spucknäpfe hin. Es konnte sich dabei um einfache, viereckige, mit Sägespänen und Sand gefüllte Holz-

oder Blechkästchen handeln, wie sie die Nürnberger Großhandelsfirma Leuchs nach einem Preisverzeichnis von 1830 im Angebot hatte.[40] Diese einfachen Spucknäpfe standen wie alle anderen Hygienemöbel zum privaten Gebrauch im Schlafzimmer. Darüber hinaus fanden sich nicht selten auch in den Wohnräumen der Reichen und Vornehmen Spucknäpfe anderer Art. Dabei handelte es sich um aufwendig gestaltete Möbel in Urnen- oder Kelchform, in dekorativem Ahornfurnier oder auch in Mahagoniausführung. Der wohlhabende Nürtinger Oberjustizrat Geß verfügte laut Besitzinventar in seinem Wohnzimmer nicht nur über ein Fortepiano und zahlreiche gepolsterte Möbel, sondern auch über »1 Spucktrögle«. Auch im salonartig ausgestatteten »blauen Zimmer«, der guten Stube des Richters Geß, wo Gäste empfangen wurden und das auch als Speisezimmer der Familie diente, fand sich ebenfalls neben vielerlei Repräsentationsmöbeln »1 Spuckkästchen«. Entsprechend dem Ambiente wird es sich hierbei um aufwendigere Modelle gehandelt haben.[41]

Die Vorstellung, daß diese schön gearbeiteten Luxusmöbel während des Essens oder beim Empfang von Gästen benutzt wurden, widerspricht allen in der Manierenliteratur getroffenen Feststellungen über die Bedeutungsverschiebung des Ausspuckens von der öffentlichen zur intimen Geste. Das heißt, es existierten im Bürgertum Hygieneinstrumente, die nicht zum täglichen Gebrauch einluden. Nun lenkte aber ihre schöne Ausführung die Blicke der Besucher erst recht auf die Spucknäpfe hin. Daraus läßt sich schließen, daß diese Hygieneinstrumente eine andere, vom bisher erörterten Gebrauchsnutzen verschiedene Bedeutung gehabt haben müssen. Der Spucknapf war nicht nur ein einfaches Hygienemöbel im Sinn der bereits geschilderten Waschtische oder Badeschränke, sondern in seiner kostbaren Ausführung gleichzeitig ein Instrument der Verhaltenskontrolle, ein reines »Verbotsmöbel«, das zur Vermeidung einer bisher gültigen Verhaltensweise gerade dadurch aufforderte, daß es scheinbar zum öffentlichen Gebrauch einlud.

Daher läßt sich an den Spucknäpfen exemplarisch die häusliche Durchsetzung der Reinigungsformen aufzeigen, deren wechselseitiges Ineinandergreifen den Prozeß der kulturellen Modernisierung auszeichnet: Die Verborgenheit und demonstrative Zurschaustellung von Hygienemöbeln dienten dem Zweck der Steuerung von Verhaltensweisen und in einem weiteren Schritt der sozialen Integration. Zum einen hatte die Aufstellung dieser Hygienemöbel die kontrollierte Freisetzung von überholten Hygienepraktiken im speziellen, der Körperpflege gewidmeten Raum des Schlafzimmers zum Zweck. In dieser Funktion als Gebrauchsmöbel bildeten die Spucknäpfe eine Übergangsstufe der Verinnerlichung von der alten zur neuen Reinigungstechnik. Im Schlafzimmer war man mit sich alleine, man konnte die geforderte Selbstkontrolle für einen Moment ablegen, um die

Regel des verbotenen Ausspuckens außerhalb dieses geschützten Raumes um so stärker zu beachten.

Der Spuckkasten war nach dieser Vorstellung ein Übergangsmöbel im Zivilisationsprozeß. Auf dieses kontrollierte Ausspucken als Vorstufe des generellen Verbots im Prozeß des zivilisierten Verhaltenswandels hat schon Norbert Elias hingewiesen. Als ein symbolisches Hygienemöbel diente er nicht zum Gebrauch, sondern als eine Art Verbotsschild, als ein »technisches Gerät zur Bewältigung dieser Gewohnheit«, das die geforderte Selbstkontrolle der Körperfunktionen, nämlich die Zurückhaltung des Speichels, ins Gedächtnis rief.[42] Folgt man dieser Interpretation, wird deutlich, warum es in der angeführten Passage dem kleinen Jungen verboten wurde, nach dem Spucknapf zu fragen. Er brachte mit dieser Frage zum Ausdruck, daß ihm die feine Unterscheidung zwischen Verbotsmöbeln und Gebrauchsmöbeln nicht geläufig war und verletzte damit eklatant die unausgesprochenen Höflichkeitsregeln.

Blickt man auf die Verbindungslinien zwischen den im Abschnitt über Pastoralmedizin getroffenen Feststellungen und der sozialen Praxis, lassen sich auch hier Übereinstimmungen finden. So hat man auf der Basis einer Untersuchung von Nachlaßinventaren evangelischer Geistlicher nachweisen können, daß sich Angehörige dieser Berufsgruppe, wie schon beim Gebrauch der Duschmaschinen, auch im Einsatz der Spucknäpfe als Verbotsmöbel in der vordersten Linie der Nutzer neuer Kontrolltechniken fanden.[43] Es ging den Geistlichen zum einen darum, das unreinliche Ausspucken des Dorfbewohners in den öffentlich zugänglichen Räumen des Pfarrhauses zu unterbinden und damit neue Hygieneregeln nach unten im sozialen Raum zu verbreiten. Zum andern hat der Geistliche als Statthalter bürgerlicher Lebensart ein besonderes Interesse am Festhalten an bürgerlichen Verhaltensweisen zur Sicherung der eigenen Identität. Die Kontrolle der anderen und die eigene Kontrolle war so untrennbar miteinander verbunden.

Auch an einer anderen, eher praktischen Veränderung der Wohnkultur läßt sich die Notwendigkeit einer Kontrolle des Ausspuckens durch Verbotsmöbel belegen, nämlich anhand der zeitlichen Übereinstimmung der Ausbreitung von Spucknäpfen und der Verbreitung von Teppichen und Polstermöbeln in wohlhabenden bürgerlichen Haushaltungen. Im Inventar des Nürtinger Bürgers Geß wurden außer den Spuckkästchen auch gepolsterte Möbel erwähnt. Nach den Erinnerungen von Felix Eberty zählten in der Etagenwohnung seiner Eltern neben schlichten Möbeln von Birkenmaserholz auch bunte Teppiche zur Zimmereinrichtung. Die Warenhandlung Leuchs hatte deshalb analog zu den Spuckkästchen auch »Teppichbesen« im Angebot, und der Moralschriftsteller Eyth forderte, keinesfalls dort auszuspucken, »wo der Fußboden getäfelt oder mit Teppichen belegt ist«. Die sich aus der Zunahme von Polsterstühlen, Musselinvorhängen, Teppichen und anderen Textilien ergebende Schwierigkeit der Reinhaltung der guten Stube mußte schon aus praktischen Gründen zu einer Einschränkung des Spuckens führen.[44]

Es sind deshalb um 1800 im Bürgertum nicht nur Tarnmöbel, sondern umgekehrt auch die demonstrativen Instrumente des Nichtgebrauchs, an denen sich die Durchsetzung der neuen diskursiv verbreiteten Regeln zur Reinigung des ganzen Körpers ablesen läßt. Dieses ambivalente Muster der Verschleierung und der Veröffentlichung von Verhaltensmustern, das bereits in der Bindung der Riten zur Körperpflege an das Schlafzimmer als Ort des Intimen sichtbar wurde, zeigt, daß die Herausbildung der bürgerlichen Intimsphäre eng mit den neuen gesellschaftlichen Anforderungen und der Trennung des öffentlichen Lebens vom privaten Bereich zusammenhing. Der Zwang zur Intimisierung des Reinigungsaktes hing mit der Trennung von innerem und äußerem Menschen zusammen. Bei der Säuberung des Körpers legt der Mensch sein innerstes Wesen bloß. Angst- und Schuldgefühle wurden zur Grundlage des Rückzugs in die Privatsphäre und damit zur Änderung der Hygienepraxis von der repräsentativen Reinheit zur verborgenen Reinlichkeit. Deshalb wurde zunächst das Schlafzimmer im Haus zum Ort des Intimen. Hier fand die Körperreinigung und die abschließende Kontrolle von Kindern und Erwachsenen statt: »Ehe sie das Haus verlassen, lassen Sie sich von den Ihrigen sagen, ob alles gehörig ordentlich und reinlich an Ihnen ist«, meinte der Pädagoge Siede, und sein Kollege Ernesti schrieb den Kindern vor, sich morgens den Eltern zur Endkontrolle zu zeigen.[45]

2. Die bürgerliche Kleidermode als Ausdruck des neuen Körperbewußtseins

Der reinliche Körper hatte eine verstärkte Aufmerksamkeit auf die Unterkleidung und deren Wechsel zur Folge. Die regelmäßige Reinigung des ganzen Körpers führte zur Vermeidung des Körperkontaktes mit schmutziger Wäsche. Damit aber Hemd und Hose nicht allzuoft gewaschen werden mußten, war die Einführung von Unterwäsche ein Gebot der neuen Körperhygiene. Außer den gewandelten körperlichen Reinlichkeitsstandards waren die neuen Techniken der Textilerzeugung und Erweiterung der Absatzgebiete für die Veränderung der intimen Kleidungsstücke verantwortlich. Der durch die Kontinentalsperre bedingte Aufschwung der deutschen Textilindustrie, ablesbar an der Verdopplung der Beschäftigtenzahl zwischen 1800 und 1830, führte – verstärkt durch das Eindringen englischer Billigimporte auf den deutschen Markt nach der Aufhebung der Handelsbeschränkungen – zu einer massenhaften Verbreitung von Baumwollstoffen in vielen Teilen Deutschlands.

Dieses moderne Konsumgut veränderte besonders diejenigen Teile der Kleidung, die mit dem Körper in Kontakt kamen und wegen des geforderten regelmäßigen Waschens starkem Verschleiß unterworfen waren. Die Baumwolle war von geringerer Lebensdauer als Leinen, verschmutzte schneller und regte zu einem regelmäßigen Wechsel der Wäsche und zur stärkeren Reinhaltung des Körpers an. Die Folge war eine Verkürzung der Waschfrequenzen, die den in den Ratgebern empfohlenen wöchentlichen Intervallen des Wäschewechsels entgegen kamen. Das Aufkommen neuer Stoffe und die gewandelten Hygienestandards ergänzten sich wechselseitig. Der Bestand an Wäsche stieg mit den durch Massenherstellung fallenden Preisen: Halstücher, Sacktücher, Strümpfe, Schlafröcke fanden zusammen mit anderen Elementen der Bekleidung nach dem Fall der letzten reichsstädtischen Kleiderordnungen gegen Ende des 18. Jahrhunderts und der damit einhergehenden allgemeinen Verfügbarkeit bisher exklusiver Kleidungsstücke in allen Bevölkerungsschichten ihre Liebhaber und trugen damit zu einer als »bürgerlich« bezeichneten neuen Kleidungsform bei.

Im »praktischen Taschenwörterbuch der Waarenkunde« (1798) hieß es deshalb: »Gedruckte baumwollene Schnupftücher von hunderterlei Art werden allenthalben in Deutschland verfertigt.«[46] Die preisgünstige Herstellung dieses Hygieneartikels war die Voraussetzung seiner Verbreitung und damit auch eines Wandels im Reinlichkeitsverhalten. Der Gebrauch von Unterwäsche war nach Geschlecht und Schichtszugehörigkeit unterschiedlich. Gemeinhin trugen auch wohlhabende Männer im späten 18. Jahrhundert selten Unterhosen. Es waren auch hier gebildete Bürger als treibende Kräfte des Hygienisierungsprozesses, die, wie es Karl Philipp Moritz in seinem autobiographischen Roman »Anton Reiser« beschrieb, den Mangel an Leibwäsche frühzeitig als »am drückensten« empfanden.

Als sich die Unterkleidung bei Männern innerhalb der städtischen Oberschichten zu Beginn des 19. Jahrhunderts langsam durchzusetzen begann, glichen diese Kleidungsstücke im Schnitt den altmodischen Kniehosen mit abknöpfbarem Hosenlatz. Die Verbreitung war jedoch um 1800 noch keineswegs allgemein. Während selbst wohlhabende Provinzbürger wie der 1805 gestorbene Deggendorfer Kaufmann Duß zwar viele Hemden besaßen, jedoch keine Unterhosen verzeichnet sind, wurde 1829 einem Würzburger Bürger außer mehreren leinenen Hemden und seidenen Halstüchern »ein paar kurze Unterhosen, am rechten Knie ausgebessert« gestohlen. Auch der Würzburger Badeanstaltsbesitzer Dr. Mayer forderte seine Badegäste um 1830 ganz selbstverständlich auf, sich bis auf »Hemd und Unterhose« zu entkleiden.[47]

Während die Unterhose, wie man aus diesen Aussagen schließen kann, im städtischen Bürgertum zwischen 1800 und 1830 Verbreitung fand, war während des gesamten 19. Jahrhunderts innerhalb der unterbürgerlichen Schichten das Tragen wadenlanger Leinenhemden, die zwischen den Beinen umgeschlagen werden konnten, die einzige Form der Unterwäsche. Nach dem Hauptbuch des Nürnberger Allgemeinen Krankenhauses aus dem Jahr 1845, das die Wäsche der neuaufgenommenen Handwerksgesellen, Lehrlinge und Fabrikarbeiter verzeichnete, besaßen von 207 Neuankömmlingen beiderlei Geschlechts nur zwei Handwerksgesellen eine Unterhose. Lediglich Handwerksburschen mit kleinbürgerlichem Familienhintergrund verfügten um 1850 über Unterhosen. So erinnert sich der Sohn eines Büroschreibers, der Handwerksbursche und spätere Agitator John Most, daß er als Kind in Erwartung der väterlichen Züchtigung »drei Paar Unterhosen übereinander« getragen habe.[48]

Auch bei den Frauen überwog bei der Unterkleidung die soziale Differenzierung die geschlechtsspezifische Komponente. Mutige Frauen aus der Oberschicht trugen bereits 1800 auf Reisen oder auf der Jagd hellfarbige seidene Frauenpantalons. Die gebräuchlichen Frauenunterhosen waren bis 1850 im Schritt nicht zugenäht und wurden nur von einer Minderheit selbstbewußter und gebildeter Frauen getragen, denn Unterhosen galten bis 1850 als schamlos und unweiblich, obwohl die maßgebliche Autorität der Zeit in Hygienefragen, Christoph Wilhelm Hufeland, den Frauen das Tragen von »Unterbeinkleidern« als sehr nützlich für die Gesundheit empfohlen hatte. Doch selbst der berühmte Arzt verzichtete auf die Aufstellung einer allgemeinen Regel und verwies statt dessen auf die individuelle Vorliebe und Gewohnheit. Besonders in der kalten Jahreszeit trugen auch Frauen Unterhosen. So finden sich in den Nachlaßinventaren aus unterfränkischen Provinzstädten vereinzelt auch weibliche Unterkleidung, Unterröcke oder wollene Unterhosen aufgeführt. Bis 1900 bildete aber auch beim weiblichen Geschlecht das Hemd meistens die einzige Form der Leibwäsche.[49]

Wichtiger als das persönliche Wohlbefinden war in den ersten Jahren der Durchsetzung eines allgemeinen bürgerlichen Kleidungsstils die Außenwirkung der neuen Kleidungsstücke im Sinne eines symbolhaften Bekenntnisses zur Reinlichkeit und Reinheit. Das galt nicht nur für das städtische Bürgertum. In Württemberg prangten die ledigen Bauernmädchen mit weißen, spitzenbesetzten Hemden und zeigten damit gleichermaßen ihre Tugend wie ihre hausfraulichen Qualitäten, wie der Albwanderer Friedrich August Köhler 1790 in seinem Reisejournal vermerkte. Dieser sogenannte »weiße Ausputz« war ein wichtiger Modefaktor für die Kleidungsweise beider Geschlechter in breiten Bevölkerungsschichten. Anders als bei der Verbreitung moderner Hygieneinstrumente nahmen hier auch das Kleinbürgertum und die wohlhabenden Bauern teil. Wilhelm v. Kügelgen erinnerte sich an einen Töpfermeister, der regelmäßig sonnabends »im veilchenblauen Frack mit buntgeblümter Weste und weißer Binde« erschien und damit »den vollkommensten Respekt einflößte«.[50]

Als »Lingerie-Artikel«, wie es in den Modezeitschriften hieß, wurde der weiße Ausputz zum verbindlichen äußeren Kennzeichen des reinlichkeitsliebenden Bürgers im frühen 19. Jahrhundert. Die weißen Chemisetten, Manschetten, Häubchen und Umhänge der Frauen, bei Männern die weißen Kragen, Schnupf- und Halstücher waren ein unentbehrlicher Maßstab für Reinlichkeit und Ordnung. Außer der Hemdenzahl finden sich in den Inventaren zwischen 1780 und 1820 auch zahlreiche Belege für auswechselbare Hemdärmel, Hemdkrägen und Spitzenmanschetten. Die Verhaltensregel, daß Frauen durch eine reinliche Kleidung ihren Mann erfreuen sollen, fand ihren Niederschlag in modischen Accessoires, die auch innerhalb des Hauses getragen wurden: Negligé-Häubchen mit Spitzenbesatz, Vorärmel aus Leinenbatist und vieles mehr.

Die soziale Bedeutung des »weißen Ausputzes« für das Bürgertum lag darin, daß damit die Tugend der Reinlichkeit und der Luxus gleichermaßen zum Ausdruck gebracht werden konnten. Einerseits blieb durch besonders kostbare Stoffe oder aufwendige Stickereien und Spitzen die Teilnahme der oberen Schichten am Wechselspiel des Luxus und der Moden gewährleistet, andererseits konnten selbst Angehörige des Kleinbürgertums, sogar städtische Dienstboten, durch den regelmäßigen Wechsel weißer Kragen ihren Willen zur Reinlichkeit zum Ausdruck bringen und bei schmalem Geldbeutel modische Effekte erreichen.[51]

Auch bei der Damen- und Herrenoberbekleidung war das Weiß, die Farbe des Lichts, um 1800 die vorherrschende Farbe. Die Suprematie der weißen Farbe war mehr als eine bloße Mode, sie war Ausdruck einer gewandelten Lebenshaltung. Die jahrhundertealte liturgische Bedeutung dieser Farbe als christliches Symbol der Vollkommenheit, als Zeichen des Anfangs und der Erneuerung wurde von den Ideologen des Bürgertums aufgegriffen und durch neue Bedeutungen ergänzt. Erst durch die Etablierung des Zentralbegriffs Reinlichkeit im Bürgertum konnte das Weiß zur dominierenden Farbe werden. Die Farbe wurde zum Symbol des Unvermischten, der Trennung des Guten, Schönen und Nützlichen vom Schlechten, Häßlichen und Überflüssigen und damit die Farbe des modernen Menschen schlechthin.

Darüber hinaus war es die Farbe der sozialen Vereinheitlichung durch eine sichtbare kulturelle Gemeinsamkeit. Durch das Tragen eines weißen Kleides erklärte die Frau ihren Verzicht auf alles Überflüssige und legte ein

Bekenntnis zur Häuslichkeit und Sparsamkeit ab. Ein in Wien lebender Anonymus stellte in seinem 1794 erschienenen Reisebericht den Zusammenhang zwischen Kleidermode und dem dominierenden Tugendmuster her: »Das Wiener Frauenzimmer liebt einen weißen Anzug, und die Frauen von Stande, bis auf die Stubenmädchen, tragen ihn. Freilich gewinnt ihr blasses Gesicht nicht viel dabei; in der Hauptsache aber gibt es ihnen doch ein Ansehn von Reinlichkeit, das eine der Haupttugenden dieses Gechlechtes ist.«[52]

Außer der sozialen Vereinheitlichung gewährleistete die weiße Oberbekleidung bei beiden Geschlechtern auch die weithin sichtbare Abgrenzung nach unten, zu den körperlich arbeitenden Bevölkerungsschichten. Weil die weiße Kleidung leicht verschmutzte, war sie für die Betrachter wie für ihre Träger das hervorstechende Zeichen eines Lebens in Wohlhabenheit. Dieser Trend zur sozialen Differenzierung durch die Kleidung ist ein Ausdruck des Klassencharakters modischer Erscheinungsformen. Doch auch im Innern des Hauses hielt sich die Ehefrau durch weiße Kleidung dem von der Arbeit heimkehrenden Gatten attraktiv, ihr »reiner, weißer, schmutzloser Anzug ist Sonnenschein in einem Zimmer«, wie Johann Christian Siede bemerkte. Der Zusammenhang mit dem medizinisch-pädagogischen Diskurs ist auch hier evident. Zur Reinlichkeitserziehung hatte Hufeland empfohlen, die Kinder von den ersten Lebensjahren ab nur weiße Kleider tragen zu lassen, weil »das weiße Kleid eine durchgehende Reinlichkeit, Waschen und Baden der Kinder nötig mache« und damit zur Gesundheitspflege beitrage.[53]

Im Zuge der geschlechtsspezifischen Ausformung des Tugendmusters wurde das weiße Männerhemd zur Farbe der Gesundheit, der Leistung und des beruflichen Erfolgs. Die reine weiße Wäsche wies den Herren als anständigen Bürger und erfolgreichen Geschäftsmann aus: »Sie ist eine Art Beweises, daß man auch in Geschäften ordentlich sei«, urteilte Eyth mit Blick auf die sichtbare Leibwäsche, Hemdbrust, Weste und Strümpfe. Der »reine, weiße, schmutzlose Anzug« sollte nicht nur in der Öffentlichkeit, sondern auch im Haus getragen werden. Siede schlug zudem vor, die Engländer auch im Gebrauch feiner weißer Wäsche nachzuahmen, da diese Kleidungsweise dem ganzen Körper »den höchsten Anstrich von Reinheit« gebe.[54] Wie bei den Frauen, galt auch für die Männer die sichtbar getragene weiße Wäsche als Symbol der Vereinheitlichung der bürgerlichen Individuen zu gemeinsamen Zielen. Sie war das allgemeine Zeichen inkorporierter Tugenden für alle Menschen, der Abglanz der Tugend. Diese Idealvorstellung zeigte sich auch in Krünitz' Bemerkung, daß in England die Angehörigen aller Stände feine weiße Wäsche trügen, »die sogar viele gemeine Menschen täglich wechseln«.[55]

Inwieweit die Mode dem neuen hygienischen Lebensstil nur Ausdruck verlieh oder ob sie selbst zur Durchsetzung eines öfteren, regelmäßigen Wäschewechsels beitrug, ist schwer zu entscheiden. Vielfach belegen läßt sich immerhin um 1780 die Durchsetzung des am englischen Vorbild ausgerichteten verbindlichen bürgerlichen Kleidungsstils in ganz Europa und die ebenfalls europaweite Dominanz der Farbe Weiß in der guten Gesellschaft. Daß die Etablierung der neuen Einfachheit der langen Hosen und offenen Hemdkragen mit Halstüchern, Frack und Weste für die Männer sowie der an »klassischen« Vorstellungen ausgerichtete Tunikaschnitt der Frauenkleidung mit hochangesetzter Taille und langen, fallenden Gewändern mit den gewandelten Hygienevorstellungen eng zusammenhing, läßt sich auch an einer weiteren interessanten Modeerscheinung belegen, bei der Elemente der Reinigungspraxis anklingen.

Der Wiener Mediziner Wertheim zielte auf diese neue Mode, wenn er 1810 von den »ganz durchsichtigen Gewändern der Damen« als Zeichen der großstädtischen Sittenverderbnis sprach. Im Zuge der Hochschätzung der Haut als Grundlage der Gesundheit und Arbeitsamkeit machte die Zurschaustellung der Körperoberfläche durchaus Sinn. Nichts sollte der »öftern Reinigung der Haut« im Wege stehen. Je durchlässiger die sogenannte »Negligékleidung«, desto besser der Luftaustausch und damit die Reinigung der Haut. Die Steigerung der erotischen Attraktion wird bei dieser Modeerscheinung allerdings im Vordergrund gestanden haben. [56]

Zur modischen Kleidung »á la grecque« gehörte auch die entsprechende Frisur. Auch bei diesem Aspekt der Körperkultur finden sich Parallelen zwischen dem Modebewußtsein und den Tugendmustern. In einer Epoche, in der man nach dem Grundsatz lebte, daß die Wirklichkeit nach idealen Begriffen zu formen sei, kann es nicht verwundern, daß man danach strebte, seinen Körper und seine Kleidung dem Ideal der Griechen anzupassen, oder vielmehr dem, was man dafür hielt. Das griechische Vorbild selbst war aber nur ein Vehikel der Einführung der neuen bürgerlichen Verhaltensweisen. Wertheim hatte beobachtet, daß die meisten Wiener Bürger ihr Haar kurz und kraus, »nach Art der alten Griechen und Römer«, trugen. Unter Studenten galt die Perücke schon um 1780 als lächerliche und altmodische Tracht. Als der junge Anton Reiser für ein Vorstellungsgespräch eine Perücke tragen sollte, schien ihm die Duldung fremder Haare am Körper so unerträglich, daß er versuchte, sein eigenes Haar so zu pudern, daß es wie eine Perücke aussah, um den überkommenen Kleidungsvorschriften zu entsprechen.[57]

Die Übereinstimmung zwischen den Vorschriften der Pädagogen und den tatsächlichen Verhaltensweisen ist auch in der Haarmode deutlich festzustellen. Salzmann glaubte bereits im Jahr 1784 nicht mehr, »daß viele Gegenstände in der Natur sich befinden, die ekelhafter sind, als die Anatomie eines frisierten Kopfes«. Perücken für Männer seien eine »schwere

Sünde gegen den guten Geschmack«. Auch bei den Frauen wurde die Perücke vom eigenen Haar abgelöst, welches ebenso kunstvoll mit Bändern, Blumen und zierlichen Kopfbedeckungen verziert wurde, wie die zahlreichen Modekupfer in den beliebten und im Bürgertum verbreiteten Taschenkalendern der Zeit zeigen. Perücken würden nur noch von alten Matronen getragen, meldete Schregers Ratgeber zur weiblichen Schönheitspflege im Jahr 1811 und empfahl statt dessen die tägliche Haarreinigung durch Kämmen.[58]

Für den Untergang der Perückenmode war außer den Warnungen der Mediziner und Reformpädagogen und der Durchsetzung der klassizistischen Ästhetik im Bürgertum auch das Vorbild des Militärs ausschlaggebend. Die Einführung von Zopf und Haarbeutel in der preußischen und französischen Armee bestimmte bald das Erscheinungsbild der tonangebenden gesellschaftlichen Schichten. In der kurbayerischen Armee war das Pudern der Haare im militärischen Alltag bereits 1776 eingeschränkt und durch das Verbot der Haarzöpfe 1805 bis auf weiteres abgeschafft worden. Es war aber vor allem die Ineinssetzung der Perücke mit der politischen Reaktion, die das endgültige Aus für die gepuderte Haartracht bedeutete.

Die Perücken wurden gegen Ende des 18. Jahrhunderts hauptsächlich von Funktionsträgern des Ancien régime getragen und deshalb, wie die Kniehosen auch, mit den veralteten politischen Strukturen identifiziert: »Es ist ja bekannt«, hatte Friedrich Nicolai in seiner kulturhistorischen Abhandlung »Vom Gebrauch der falschen Haare und Perücken« (1801) diesen Sachverhalt ironisiert, »daß die Jakobiner zuerst die friedlichen Perücken wegwarfen und unverschämterweise wider alle Verfassung, mit abgeschnitten emporstrebenden Haaren erschienen.« Modebewußtsein, politischer Fortschritt und Sinn für Reinlichkeit stimmten bei der Ablehnung der Perückenmode überein. Karl Ludwig Müller, ein Redakteur der »Zeitung für die elegante Welt« und Verfasser der Spottschrift »Lobrede auf die Perruquen«, lästerte deshalb über die um 1800 in reaktionären Adelskreisen bewußt wiederaufgenommene Perückenmode, daß diese Leute die Gewohnheit hätten, saubere Perücken auf schmutzigen Haaren zu tragen.[59]

Umgekehrt blieb in süddeutschen Reichsstädten, kleineren Landstädten und auf dem flachen Land auch im Bürgertum die vorrevolutionäre Kleidung von der Kniehose bis zur gepuderten Perücke konserviert. Dieses Nebeneinander unterschiedlicher Kleidungsstile und Verhaltensweisen bestand bis weit in das 19. Jahrhundert hinein fort. Mit dem fortschreitenden Prozeß der kulturellen Modernisierung öffnete sich bereits um 1800 die Schere zwischen dem fortschrittlichen bürgerlichen Lebensstil und denjenigen Bevölkerungsschichten, die aus Traditionsverhaftung oder Armut nicht willens oder in der Lage waren, die neue Kleidermode zu übernehmen. Gerade weil die praktische Durchsetzung der Reinlichkeitstandards keinem äußeren Zwang unterlag, sondern ein Ausdruckmittel des einzelnen Bürgers war, schärfte sich an den Rändern der bürgerlichen Gesellschaft der Unterscheidungswille. Dazu trugen besonders die Formen der Körperreinigung bei, die wie die öffentlichen Badeanstalten über den Intimbereich hinauswiesen.

3. Salonbäder als »Paradiese der wohlhabenden Klasse«

Der Aufschwung, den die Entwicklung des Badewesens in den meisten deutschen Städten mit der Gründung der ersten öffentlichen Badeanstalten in Wien, Mannheim und anderen Städten seit etwa 1780 nahm, ist gut belegt.[60] Über die genauen Umstände der Gründung dieser Badeanstalten, über ihren Charakter und die innere Einrichtung, über die soziale Herkunft der Betreiber und ihre Motivation, die Rolle des Staates, sowie die für die Durchsetzung eines neuen umfassenden Lebensstils wichtige Frage nach dem Verhältnis von Großstadt und Provinz ist jedoch bis heute wenig bekannt.

Anhand von Beispielen aus den Metropolen Berlin und Wien wie auch kleineren Städten Süddeutschlands sollen die beiden zentralen Entwicklungslinien des Badewesens, zum einen die von Beginn an getrennte Entwicklung des bürgerlichen Badesalons und des öffentlichen Volksbades, zum anderen die Wandlung des zunächst dürftig ausgestatteten Saisonbetriebs zum Salonbad dergestalt nachvollzogen werden, daß sich die Durchsetzung neuer Hygienenormen daran ablesen läßt. Die Badeanstalten als »Paradiese der wohlhabenden Klasse« gründeten, im Gegensatz zu den bisher genannten individuellen Aspekten der Hygienepraxis, auf der Verbindung von Reinlichkeit und Geselligkeit.[61]

Bei der Einrichtung des von den Medizinern um 1800 geforderten häuslichen Bades stieß man auf unüberwindliche räumliche oder personelle Schwierigkeiten.[62] Welche Alternativen zum Hausbad gab es für den reinlichen Bürger und seine Familie? Mit der Koppelung von Reinlichkeit und Tugend unter der Herrschaft der kontrollierenden Blicke war es für männliche Bürger unmöglich geworden, tagsüber im nächstgelegenen Fluß zu baden, denn Badekleidung war vor 1800 weitgehend unbekannt. Frauen und Mädchen der »gesitteten Stände« waren vom freien Flußbad ganz ausgeschlossen. Zudem galt das Baden in den unregulierten Flüssen zu Recht als lebensgefährlich. Ein weiteres Hindernis lag darin, daß Flußbäder nur an warmen Sommertagen genommen werden konnten.

Auch die Kontrolle der Ärzte über die Badenden war nicht gewährleistet. Dazu kam noch für öffentlich badende Männer der Faktor der sozialen Distanzierung. Der Berliner Mediziner Ernst Ludwig Heim pflegte sich in unregelmäßigen Abständen an einer verschwiegenen Stelle im Flüßchen Panke in Berlin zu baden. Dabei nahm er auch die Gesellschaft von Scharfrichterknechten in Kauf, wie er im August 1797 in seinem Tagebuch vermerkte. Für die Mehrheit der gesitteten Bürger war jedoch die Hemmschwelle, mit Angehörigen der Unterschichten zu baden, unüberbrückbar.[63]

Nach dem Ausscheiden des umständlichen und teuren Hausbades und des freien Flußbades blieben für die Körperpflege der Bürger zunächst nur die in vielen Städten von früheren Zeiten her bestehenden Winkelbadestuben. Diese sogenannten »warmen Bäder« waren keineswegs überall verschwunden, wie die geläufige These von der »Wiederentdeckung des Badens« um 1800 glauben machen will. Sie genügten aber den gewandelten Qualitätsansprüchen des städtischen Bürgertums nicht mehr. Besonders die gesunkene Ekelschwelle der Bildungsbürger führte zu verstärkten Klagen über »Unreinigkeit und schlechte Einrichtung« und die überteuerten Preise der Badeanstalten. Der Wiener Stadtphysikus von Guldener hatte 1799 der Regierung die jährliche Mortalitätstabelle mit dem Hinweis vorgelegt, daß die Mißstände in den städtischen Badestuben die Ursache vieler Krankheiten seien.

Die Behörden beauftragten ihn daraufhin mit einem Gutachten über sämtliche Wiener Warmbäder. Von Guldener inspizierte zehn Einrichtungen im Innenstadtbereich. Die Bilanz war ernüchternd. Er fand kleine, niedrige und feuchte Räume mit naßkalter Atmosphäre, hölzerne Badezuber ohne Abfluß, Schimmel auf den Bodenbrettern und an den Wänden und entsprechend widrige Gerüche. Er urteilte deshalb: »Im ganzen genommen scheint die Zahl der Bäder für unser großes Publikum nicht hinlänglich zu sein, daher die Klagen, daß man zu lange warten muß, daß man nicht gut bedient wird, daß die Wannen nicht ausgewaschen, das Wasser nicht rein ist.« Schließlich seien auch die in die Häuser gebrachten Bäder »gewöhnlich so unrein, daß es den Leuten vereckelt, sich darein zu setzen«.[64]

Deshalb forderte Guldener genauso wie sein Fachkollege, der Wiener Stadtphysikus Wertheim, die Einrichtung großer moderner Badeanstalten, die den gewandelten Ansprüchen des Bürgertums an Hygiene und Komfort gleichermaßen genügten. Freier Zugang für Bürger beiderlei Geschlechts, ärztliche Betreuung und gehobene Ausstattung gehörten zu den Minimalforderungen. Hier kündigt sich um 1800 eine neue, unter dem Aspekt der kulturellen Modernisierung maßgebliche Entwicklung des Badewesens an. Es war nicht mehr so, daß die bestehenden Badeeinrichtungen die Reinlichkeit förderten, sondern umgekehrt wurden neue Typen von Badeanstalten nach den von Experten entwickelten Maßstäben der Reinlichkeit verwirklicht. Diese neuen öffentlichen Badeanstalten sollten eine Verbindung der Stichworte des medizinischen und pädagogischen Diskurses in Gestalt einer regelmäßigen Badepraxis außerhalb des Hauses gewährleisten.[65]

Zwei Etappen der Entstehung bürgerlicher Badeanstalten lassen sich bis 1830 unterscheiden: Zum einen die Errichtung von Kaltbadeanstalten um 1780 und zum andern die Herausbildung von luxuriösen Badesalons mit warmen Bädern und verschiedensten »Kunstbädern« seit 1800. Zunächst war es hilfreich, daß man auf die im Ausland bestehenden Einrichtungen zurückgreifen konnte. Als Vorbild und Urform aller in Deutschland diskutierten Flußbadeeinrichtungen galt das bereits im Jahr 1761 in Paris am Ufer der Seine eingerichtete Flußbad des königlichen Leibbaders Poitevin. Er hatte mit einem neuen Typ Badeanstalt den Schritt in die unternehmerische Praxis gewagt – mit Erfolg: Noch um 1800 wurde sein Flußbad in der einschlägigen deutschen medizinischen Literatur an erster Stelle genannt.

Zu dieser ungewöhnlichen Verbreitung der Pläne der »bains de Poitevin« im deutschen Sprachraum hatte gewiß auch ihre Veröffentlichung in der »Encyclopédie« (1762) maßgeblich beigetragen. Interessierte deutsche Ärzte kannten die dort im Abschnitt »Arts de L' Habillement« auf großformatigen Tafeln gezeigten Grund- und Aufrisse der Pariser Badanstalt und der darin gebrauchten Instrumente. Sie wurden teilweise unverändert von Krünitz in dessen Enzyklopädie übernommen.[66] Obwohl die wesentlichen Merkmale des späteren urbanen Salonbades, etwa der ganzjährige Betrieb oder die Intimität und Komfort verbindende luxuriöse Ausstattung der Badekabinen mit Tapeten und Vorhängen, geblümten Diwans und Wasserhähnen in Form von kleinen Delphinen, bei Poitevin bereits vorhanden waren, wurde in der ersten Etappe der Errichtung von modernen Badeanstalten in Deutschland unter dem Einfluß des von Medizinern verfochtenen Abhärtungsgedankens zunächst nur das Modell kalter Flußbäder übernommen. Poitevin hatte nämlich auch die Idee gehabt, daß man von den im seichten Uferbereich ankernden Schiffen über Treppen ins kalte Wasser hinabsteigen könne, um zu baden. Diese Einrichtung wurde in der vermutlich ersten deutschen Flußbadeanstalt, die im Jahr 1777 auf dem Rhein bei Mannheim errichtet worden war, angewandt.[67]

Bereits der Wiener Badeunternehmer Ferro hatte sowohl das französische Modell als auch die Mannheimer Anstalt zum Vorbild seiner 1781 erstmals angekündigten und kurz darauf errichteten Flußbadeanstalt genommen. Auf einem hölzernen Badefloß ließ er zwei längliche Holzschuppen bauen, die sechzehn Badekabinen enthielten. Die Badezimmer verfügten jedoch nicht, wie das Pariser Vorbild, über Badewannen, sondern lediglich über längliche Öffnungen, durch welche der Badende in einen im Wasser befindlichen Holzkasten stieg. Die einzelnen Badekabinen waren durch schlichte Bretterwände voneinander abgegrenzt. In der Mitte des Floßes befand sich zusätzlich ein großer Holzkasten für das gemeinschaftliche Bad. Entsprechend Ferros Vorstellungen vom gesundheitlichen Nutzen des kalten Bades war die Einrichtung spartanisch. Alles war auf körperliche Abhärtung abgestimmt: Die überlieferten Kupferstiche zeigen eine grobe Holzkonstruktion ohne Sinn für Eleganz und Geschmack.[68]

Der Kaltbadeapostel Ferro schätzte jedoch, wie sich bald zeigen sollte, sein bürgerliches Publikum falsch ein. Das Konzept der reinen Kaltbadeanstalt erwies sich als Fehlschlag, da das bequemlichkeitsliebende bürgerliche Publikum wenig Neigung zur Körperertüchtigung zeigte und infolgedessen fernblieb. Bereits an kälteren Sommertagen konnte von einem »Gedränge des Volkes«, von dem er in seiner einflußreichen Werbeschrift »Vom Gebrauch des kalten Bades« geschrieben hatte, zumindest in seiner Badeanstalt keine Rede sein. Zu diesem Mangel an Publikum mögen auch die relativ hohen Eintrittspreise, ohne die er seine Anstalt nicht finanzieren konnte, beigetragen haben. Der Unternehmer Ferro verlor deshalb in wenigen Jahren Geld und Geduld. Kurz nach dem Erscheinen der zweiten Auflage seiner Broschüre (1790) verkaufte er die Badeanstalt. Sie geriet bis zu ihrer Wiederauferstehung als »Armenbad« im frühen 19. Jahrhundert in Vergessenheit. Ferros Nachruhm beruhte weniger auf dem praktischen Erfolg seines Unternehmens als auf der Tatsache, daß er einer der ersten Experten war, die mit der Errichtung von Badeschiffen den Schritt von der Theorie zur Praxis wagten.[69]

Die Entwicklung des bürgerlichen Badewesens wies in eine andere Richtung: weg vom medizinischen Heilmittel hin zum ganzjährig geöffneten Vergnügen, Geselligkeit und Körperreinigung gleichzeitig ermöglichenden Luxusbad nach dem Modell der bereits seit längerem bestehenden mondänen Kurbäder. Die vom Publikum gewünschte Einrichtung öffentlicher Bäder bedeutete keineswegs, daß man sich dort gemeinsam badete (hier lag vielmehr, wie noch gezeigt wird, der Hauptunterschied zum Volksbad), sondern die Verbindung von Intimität in der separaten Badekabine einerseits mit Geselligkeit und Vergnügen unmittelbar vor und nach dem Bad andererseits prägten den Charakter der bürgerlichen Badeanstalt seit 1800.

Am Beginn der zweiten Etappe des bürgerlichen Badewesens in Deutschland stand deshalb die Verbindung von Badeanstalt und Salonkultur. An den Orten der öffentlichen Körperpflege begann man zuerst, Reinlichkeit als Grundlage einer gemeinsamen bürgerlichen Kultur zur Schau zu stellen. Hier verband sich intime Körperpflege und öffentliche Darstellung des gepflegten Körpers. Der »Salon« meinte ursprünglich einen großen, repräsentativen Gesellschafts- und Empfangsraum innerhalb eines Hauses. Hier wurden Besucher empfangen, man tauschte Höflichkeitsfloskeln aus und sprach über familiäre Angelegenheiten und Geschäfte, Kunst und Politik. Im Salon bestand die Chance, fern von ständischen Konventionen und beruflichen Zwängen, »Bildung« als zweckfreie Lebensform zu praktizieren.

Als Sonderform der Salonkultur bildete der bürgerliche Badesalon den zentralen Ort, an dem sich Bildung und saubere Erscheinung im neuen »hygienischen Lebensstil« zusammenfanden. Bei der Errichtung der modernen Salonbäder in den größeren Städten arbeiteten Ärzte und kommunale Behörden Hand in Hand. In Frankfurt wurde der Arzt Dr. Kohl vom Stadtmagistrat aufgefordert, eine Badeanstalt zu errichten. Die Kohlsche Badeanstalt bestand im Jahr 1802 aus einem Schiff mit »zehn niedlich eingerichteten und gehörig meublirten Badstübchen«, worin sich Blechwannen zu warmen und kalten Bädern befanden und wo außer Heilbädern auch Seifenbäder zur Ganzkörperreinigung angeboten wurden. Der Charakter des Bades als Institution zur Pflege der Gesundheit und bürgerlichen Geselligkeit wurde durch die Anlage einer Esplanade am Mainufer unterstrichen, die eine Verbindung von Körperpflege und Vergnügen erlaubte. Hier konnte man nach dem Bad lustwandeln und sich unterhalten.[70]

Die Möglichkeit des Spaziergangs nach dem Bad, die ein unabdingbares Merkmal des neuen Typus des Salonbades darstellte, ist ein unter dem Gesichtspunkt der Herausbildung eines neuen Körpergefühls interessantes Detail. Der Spaziergang im Garten des Salonbades erlaubte eine Verbindung von Reinlichkeitspraxis und geselligen Umgangsformen mit einer neuen Bewegungsästhetik des ungebundenen Wandelns in natürlicher Umgebung. Die Reinigung der Haut durch Wasser und Luft im Rahmen des diätetischen Programms mit dem Ziel größerer Bewegungsfähigkeit fand hier ihre praktische Umsetzung. Ruhe, Entspannung, Ungezwungenheit und Natürlichkeit wirkten nicht nur auf den Einzelnen, sondern waren ein Bestandteil der habituellen Abgrenzung des Bürgertums vom steifen Bewegungsverhalten des Ancien régime.

Ein Vergleich mit dem zeitgleich ablaufenden Übergang von höfischen zu bürgerlichen Tanzformen, vom steifen Menuett zum ungebundenen Paartanz kann diesen Übergang zu einem neuartigen Bewegungsverhalten als Ausdruck von Normveränderungen im Bereich nonverbaler Kommunikationsformen verdeutlichen. Der Autonomie der Tanzfiguren beim neuen Gesellschaftstanz, dem Walzer, entsprach die Autonomie des paarweisen Spaziergangs hinsichtlich der Betonung von Freiheit und Ungebundenheit gegenüber vorgegebenen Zwängen. Im Salonbad wurde so, analog zum Gesellschaftstanz, von den Badegästen auch das neue bürgerliche Körperbewußtsein praktiziert. Die Besucher von Badeanstalten produzierten solchermaßen gemeinsam den neuen bürgerlichen Habitus der Reinlichkeit, Höflichkeit und Eleganz.[71]

Die im Januar 1803 eröffnete Flußbadeanstalt des Dr. Welper in Berlin kann als Prototyp des frühen Luxusbades mit dem Zweck der »Erhöhung der Reinlichkeit, der Schönheit und der Kraft« (Aronsson) in Deutschland gelten. Durch die zentrale Lage direkt am Lustgarten und schräg gegenüber dem königlichen Schloß kündigte sich in der Welperschen Badeanstalt auch äußerlich die selbstbewußte Verbreitung neuer gesellschaftlicher Leitbilder an. Der Lustgarten lud mit seinen Kastanien- und Pappelalleen zur Bewegung nach dem Baden ein. Wie bei den bereits genannten Einrichtungen handelte es sich auch bei der Welperschen Badeanstalt zunächst um ein mobiles Badeschiff.

Auf dem Schiffskörper erhob sich ein einstöckiger Aufbau in Holzbauweise. Im Gegensatz zu Ferros spartanischen Badehütten griff der Mediziner Welper auf die modische Tempelbauweise zurück und kam damit den ästhetischen Bedürfnissen des Bürgertums entgegen. Die Badeanstalt besaß einen Säulenumgang nach der Art eines griechischen Tempels. Zur Verdeutlichung des Zwecks der Anlage wurde an der Giebelseite ein Basrelief angebracht, das die »Göttin der Spree mit einem jungen Äskulap an der Hand« darstellte. Hier spiegelte sich das Selbstbild der Gründer der Salonbäder wieder: Der Arzt erschien nicht als profaner Unternehmer, sondern als Priester der griechischen Göttin der Gesundheit, Hygieia. Die gewählte Tempelarchitektur diente nicht, wie beim Gartenbad, dem Ausdruck intimer Selbstfindung, sondern der wirkungsvollen Inszenierung neuer kollektiver Verhaltensweisen.[72]

Der Tempel ist seiner ursprünglichen Funktion nach ein umgrenzter Bereich zu gemeinsam vollzogenen Kultzwecken. Die äußere Abgeschlossenheit der Tempelarchitektur gewährleistete nach innen gleichermaßen Intimität und Geselligkeit und verlieh damit dem Badesalon seine passende Form. Die geforderte Reinlichkeitspflege war durch die gewählte Tempelform als Bestandteil der bürgerlichen Kultur weithin erkennbar. Außer der Ausstrahlung nach außen besaß der Badetempel nach innen den Charakter eines gesellschaftlichen Zufluchtsortes des Bildungsbürgertums. Die beschriebene Tempelform entsprach der gewünschten sozialen Funktion des Bades, indem hier die der Entwicklung von sozialen Gruppen zugrundeliegende Wechselwirkung von Individualisierung und Vergesellschaftung aufgenommen und gleichzeitig verstärkt wurde.

Einerseits ermöglichte ihr innerer Aufbau den geselligen Zusammenschluß, andererseits die Intimität und Separierung. Um das Schicklichkeitsgefühl der Badegäste nicht zu verletzen und gleichzeitig den Eindruck des geschlossenen Weiheraumes hervorzurufen, wurde im neuen Berliner Salonbad ein Verdeck angebracht, das die Eintretenden vor den Blicken der

Vorbeigehenden schützte. Das Mittelteil der Badeanstalt enthielt die nach Geschlechtern getrennten Versammlungszimmer, die einfach, doch geschmackvoll eingerichtet waren. Sie enthielten einen Kachelofen, dazu Stühle, Tische, Spiegel und Gardinen. Hier und in den umlaufenden Säulengängen suchte man Geselligkeit und Vergnügen und konnte sich an Speisen und Getränken laben. Nicht nur die Scham vor dem Körper des anderen Geschlechts, sondern auch die in der Isolierung des Einzelnen deutlich werdende Tendenz zur sozialen Begrenzung fand in der Badekabine ihren räumlichen Ausdruck. Das von Simmel bezeichnete »Recht auf Diskretion« ist ein notwendiges Korrektiv des Zusammenschlusses der Individuen im gemeinsamen bürgerlichen Habitus gewesen.

Das Innere des bürgerlichen Badetempels zeigte deshalb neben der intimen Raumordnung auch Merkmale der sozialen Ungleichheit im Gehäuse der allmählich entstehenden Klassengesellschaft. Die Badezimmer in den beiden Flügeln des Gebäudes waren in vier Klassen abgeteilt, die den maßgebenden Einkommenschichten des Berliner Bürgertums entsprachen. Die Badekabinen der ersten Klasse verfügten über eine luxuriöse Einrichtung, die wohlhabende Bürger in der preußischen Metropole erwarten durften: Die Wände waren mit Papiertapeten »nach dem neuesten Geschmack« verziert, eine Alabasterlampe spendete mildes Licht. Für die nötige Behaglichkeit sorgten Mahagonimöbel: ein Trimeaux-Spiegel, ein Toilettentisch mit Fußbänkchen, ein Sofa mit geblümtem Musselin überzogen, ein Stuhl, dazu Gardinen aus dem »feinsten weißen Musselin« und ein seidener Klingelzug zum Herbeirufen der Bademagd.

Die Badewannen selbst entsprachen in den teuren Zimmern selbstverständlich allen Anforderungen an die Gesundheit und Sauberkeit. Sie waren aus lackiertem Eisenblech gefertigt und mit einem leichten Deckel aus geflochtenem Korbrohr bedeckt, um das vorzeitige Auskühlen zu verhindern. Die vierte Klasse verfügte dagegen lediglich über hölzerne Badezuber ohne Deckel, einen grau gestrichenen Tisch und Bänke, einen kleinen Spiegel und »ordinaire Handtücher«. Trotz der frugalen Einrichtung wurden auch weniger wohlhabenden Bürgern die wesentlichen Elemente des Bürgerbades zugestanden: Sauberkeit und Intimität.[73]

Die Badeanstalt des Dr. Welper wurde – im Gegensatz zu der Anstalt Ferros – nach Auskunft eines Zeitgenossen »vom Publikum beifällig aufgenommen und fleißig besucht«. Im Jahre 1817, als umfangreiche Renovierungsarbeiten notwendig wurden, gab Welper deshalb das Badeschiff auf und errichtete ein festes Badehaus am Spreeufer. Zu dieser Zeit muß das Luxusbad in Berlin trotz der hohen Eintrittspreise von einem Taler für ein Bad erster Klasse (zur gleichen Zeit verdiente etwa ein Berliner Handwerksmeister rund 400 T. im Jahr, ein Geheimsekretär bezog ein Gehalt von 600 bis 800 T.) bereits eine lukrative Einrichtung gewesen sein, da der Geheime

Rat Pochammer im Jahr 1818 eine zweite, ebenso elegante große Badeanstalt als festes Haus errichtete, um die große Nachfrage zu befriedigen.[74]

Durch den Übergang von der spartanisch eingerichteten Flußbadeanstalt zum festinstallierten, witterungsunabhänigen Badehaus wurde die Entwicklungsphase des provisorischen Saisonbetriebs beendet und gleichzeitig darauf verwiesen, daß es sich beim Trend zum Bad um keine kurzfristige Modeerscheinung handelte. Es hat den Anschein, daß sich mit der zunehmenden Verinnerlichung des sauberen Lebensstils im städtischen gebildeten Bürgertum auch die frühen Badeanstalten von Provisorien zu festen Institutionen der körperlichen Reinlichkeit entwickelten. Die Räume folgten den Gedanken. Ordnung und Regelmäßigkeit als Grundprinzipien der Körperpflege setzten sich im kleinen Kreis der wohlhabenden Bürger durch und trennten die reinlichen Bürger vom überwiegenden Rest der Bevölkerung. Dem Salon als geschlossenem Raum entsprach dabei die Entwicklung zu einer nach unten geschlossenen Gesellschaft.

Die preußische Hauptstadt bildete keinen Sonderfall. Auch Wien stand dieser Entwicklung zum Luxusbad nicht nach. Im Jahr 1804, nahezu zur gleichen Zeit wie die Welpersche Badeanstalt in Berlin, wurden in Wien gleich zwei Salonbäder, das Dianabad und das Theresienbad in Meidling, gegründet. Während der Zweck des Badens eindeutig auf die Hautreinigung beschränkt war und man sich auf Hufeland als Gewährsmann berief, wurde zum Vergnügen der Badegäste ein eigenes Kasino eingerichtet, in dem häufig Bälle abgehalten wurden. 1822 wurde das Theresienbad als zusätzliche Attraktion mit einem über drei Etagen geführten Theater, weitläufigen Gastzimmern und Tanzsälen sowie einem großem Speise- und Getränkeangebot ausgestattet. Das etwas außerhalb der Stadt gelegene schloßartige Gebäude wurde nach der Aussage einer Werbeannonce oft täglich von »Tausenden von Menschen« besucht.[75]

Zwar waren die Schrittmacher des modischen Trends zum teuren und aufwendigen Luxusbad die Bürger in den Metropolen. Die Entwicklung blieb aber nicht auf Großstädte beschränkt. Auch in der bayerischen und württembergischen Provinz, überall wo »Bürgerlichkeit« als gemeinsamer Lebensstil wirksam wurde, lassen sich Beispiele für die aufgezeigten Tendenzen der Entwicklung des Bürgerbades finden. In der fränkischen Stadt Bamberg bat im Dezember 1816 der Arzt Dr. Lauterbacher in einem Schreiben an die Regierung um die Überlassung eines zentral gelegenen öffentlichen Gartens (Geyerswörth) zur Errichtung einer festen Badeanstalt. Zur Begründung führte er an, daß es in Bamberg mit seiner Einwohnerzahl von 20.000 Seelen außer den beiden Badezimmern des öffentlichen Krankenhauses und einem kleinen Flußbad, das über wenig Komfort verfüge, keine geeignete Einrichtung zum Baden gebe.

Er erbot sich, als Privatunternehmer für die weiteren Kosten der Anlage (Gebäude, Gartenpflege, Wäsche und anderes) aufzukommen. Besonders betonte Lauterbacher die Bedeutung des Arztes als Betreiber der Badeanstalt. Ein beiliegendes Gutachten seines Kollegen Dorn, des Direktors des Bamberger Medizinalkomitees, befürwortete ebenfalls die Rolle des ärztlichen Unternehmers und gab gleichzeitig einen Einblick in die Vielzahl der Versuche von Bürgern auch kleinerer Städte im frühen 19. Jahrhundert Badeanstalten zur Körperpflege zu errichten. Dorn bezog sich auf das herrschende »allgemeine Bedürfnis« der Bevölkerung nach warmen und kalten Bädern und auf die zahlreichen Versuche von Privatleuten, Badeanstalten zu errichten. Wegen fehlender Kenntnisse, Geldmangel oder mangelnder Unterstützung von Seiten der Behörden seien diese Versuche zur Errichtung von kalten Flußbädern jedoch »weder gemeinnützig noch dauerhaft« gewesen. Dagegen entspreche die geplante Anstalt des Dr. Lauterbacher den neuesten medizinischen Erkenntnissen, der Platz sei ummauert und dadurch von außen schwer einsehbar.[76]

Das Gesuch Lauterbachers zeigt den Übergang von der ersten zur zweiten Etappe der Entwicklung des bürgerlichen Badewesens mit geringer zeitlicher Verzögerung auch in der süddeutschen Provinz. Es sind Mediziner, die eigene Badeanstalten gründen und damit die Grundlage für eine Umsetzung des neuen, modernen Körpergefühls in die gesellschaftliche Praxis schaffen. Der Staat ergreift nicht selbst die Initiative, sondern ist unterstützend tätig, da die Ärzte das hohe unternehmerische Risiko nicht alleine tragen können. Das von Lauterbacher geplante Gebäude war von vornherein als Salonbad gedacht, worauf schon sein Hinweis, daß die bestehenden Einrichtungen zu wenig »Komfort« besäßen, hindeutet. Der Plan war denn auch repräsentativ angelegt und stand seinen Vorbildern in den damaligen Großstädten nach Umfang und Bauart nicht nach.

Er umfaßte einen langgestreckten einstöckigen Mittelbau und zwei Eckpavillons, die über jeweils zwei Etagen verfügten. Daneben existierte noch ein kleines Badehäuschen am naheliegenden Kanal für kalte Bäder. Einer dieser Pavillons war als Wohn- und Praxisbereich des Arztes gedacht, den anderen sollte der Bademeister bewohnen. Trotz der hohen Kosten, die sich nach einem Voranschlag auf 11591 fl. beliefen, muß der Bau eines Bürgerbades dem Unternehmer durchaus lukrativ erschienen sein. Bereits ein halbes Jahr später, im Mai 1817 berichtete das Polizeikommissariat Bamberg, daß Lauterbacher nun auch um die Konzession einer Schankwirtschaft bitte, was ihm mit der Auflage genehmigt wurde, »daß in dieser Anstalt kein Billard errichtet und auch keine Tanzmusik da gestattet werden könne«. Als sich ein Konkurrent meldete, der am gleichen Ort eine warme Badeanstalt errichten wollte, trommelte Lauterbacher in einer Unterschriftenaktion fünfzig Bürger der Stadt zusammen, die seine Pläne unterstützten und besonders hervorhoben, daß seine geplante Anstalt »über die nötigen »Konversations- und Ausruh-Zimmer« verfüge.[77]

In der benachbarten Kreishauptstadt Würzburg hatte im Jahr 1799 der Zollinspektor Helmstädter erstmals eine auf zehn Jahre befristete Konzession zur Errichtung eines Flußbades erhalten und wurde so der erste private Badeunternehmer in dieser Stadt, der kalte und warme Bäder anbot. Helmstädter wurde beim Bau seines einfachen, auf kleinen Booten errichteten Flußbades in Ferros Manier von der Regierung unterstützt, die ihm über die folgenden Jahre mehrmals kostenloses Bauholz zur Verfügung stellte. Als Gegenleistung bot der Unternehmer unentgeltlich »armen dahiesigen Bürgers-Männern und Frauen in den Mittags-Stunden den Genuß warmer Bäder«. Das Flußbad wurde zunächst, wie auch in anderen Städten üblich, nur während der Sommermonate betrieben und im Winter eingelagert. Schon aus diesem Grund war es denkbar einfach eingerichtet.[78]

Der neue Reinlichkeitsmarkt war auch in Würzburg heiß umkämpft, und die Entwicklung zum Salonbad verlief hier ähnlich wie in anderen Städten. Als im Jahr 1810 die Konzessionsverlängerung für Helmstädter anstand, versuchten gleich mehrere Konkurrenten unter den Bürgern der Stadt bei der Regierung die begehrte Konzession zu erhalten, um in das Badegeschäft einzusteigen. Sie begründeten dies damit, daß das bestehende Flußbad den Wünschen des Publikums nicht mehr entspreche, und argumentierten im einzelnen, daß das Wasser des Mains zu morastig, der Badeort abgelegen, schwer zu erreichen und auch nur im Sommer zu benutzen sei. Es wurden verschiedene Projekte vorgestellt, deren Betreiber auf die bessere Lage und Wasserqualität ihrer zukünftigen Badeanstalt hinwiesen und eine Vergrößerung und bequemere Einrichtung der Badezimmer versprachen.

Schließlich wurde auf Anraten »mehrerer einsichtsvoller Männer aus allen Ständen« von einem Bürger namens Karl Herbert, ganz dem allgemeinen Trend entsprechend, in seinem Haus die Errichtung einer festen Badeanstalt mit eigener Wasserleitung zum ganzjährigen Betrieb nach dem Muster größerer Städte geplant. Der Herbertsche Plan aus dem Jahr 1817 erwies sich aber als überdimensioniert. Schon im folgenden Jahr kam er von seinem Vorhaben ab, mit der Begründung, daß »eine feste Badeanstalt für eine Provinzstadt zu kostspielig« sei.[79] Das stimmte so nicht, wie schon das zeitgleiche Beispiel aus dem benachbarten Bamberg gezeigt hat. Das Rennen um die Nachfolge Helmstädters machte schließlich der Wehrmeister Lorenz Obert, der im März 1818 die wertvolle Konzession übernehmen konnte.

Obert erweiterte das Badeschiff sogleich zum ganzjährigen Betrieb. Nach dem Ankauf einer flußnahen Bastion errichtete er dort im Jahr 1823 ein großes, repräsentativ angelegtes Bürgerbad. Die erhaltenen Pläne des

Projektes zeigen ein langgestrecktes Gebäude in der gängigen Form eines griechischen Tempels mit Satteldach, flachen Dreiecksgiebeln und säulengeschmückter Wandelhalle an der Rückfront zum entspannten Spaziergang nach dem Bad. Sowohl vom räumlichen Umfang und der Bauweise her als von der inneren Ausstattung stand der Plan den großen Frankfurter oder Berliner Badeanstalten nicht nach. Auch die Innenausstattung der zwanzig »niedlich tapezierten und meublierten« Badekabinette mit jeweils großem Fenster und separatem Eingang erinnert an die Welpersche Badeanstalt in Berlin.

Die Badebecken waren in Würzburg jedoch als sogenannte »Erdbäder« in den Boden eingebaut und durch Stufen erreichbar. Das zum Baden benötigte Wasser wurde wie anderswo auch mit Pumpen vom Fluß heraufgeführt und in einem Wasserreservoir auf dem Dach gespeichert. Die Zeitgenossen berichteten von dem bequemen und eleganten Etablissement, lobten die Reinlichkeit, den billigen Preis, die vorzügliche Bewirtung und den schönen Ziergarten der Badeanstalt. Bereits im Jahr 1819 hatte Obert auch eine Schankkonzession erhalten. Im Jahr 1841 baute sein Nachfolger das Angebot an Vergnügungsmöglichkeiten weiter aus. Hier war, nach einem Bericht der Tagespresse aus dieser Zeit, »für alles in reicher Auswahl gesorgt, was Geist und Körper erheitern kann, für unterhaltende feine Lektüre, Promenade, Mineralwässer, Bäder aller Art und Bequemlichkeiten«.[80]

Allerdings blieben in der Provinz solche aufwendigen Salonbäder nach großstädtischem Vorbild eher die Ausnahme. In den Archiven finden sich jedoch Belege für den ausschließlich bürgerlichen Charakter der dortigen Badeanstalten. Als der Kannstadter Bürger Johann Schiller im Jahr 1824 eine private Flußbadeanstalt direkt neben dem bereits seit längerem bestehenden öffentlichen Badeplatz für »ein kleineres Publikum, welches sich jener allgemeinen Anstalt nicht bedienen will« errichtete, konnte er auf den Zuspruch von Bürgern der württembergischen Residenzstadt Stuttgart rechnen. Um wen es sich bei diesem »Publikum« handelte, wird aus einer Eingabe von Badegästen dieser Privatanstalt an das Stuttgarter Innenministerium deutlich. 82 Bürger der Stadt Stuttgart unterzeichneten, darunter Kanzleiräte, Kanzleiassistenten, Oberregierungsräte, Finanzassessoren, Hofräte, Prokuratoren, Juweliere und Gerichtsnotare. Diese Kaufleute und Staatsbeamten begründeten ihren Anspruch auf ein Weiterbestehen der Anstalt mit der Überlastung des öffentlichen Flußbadeplatzes, der »großen Bequemlichkeit des Publikums« in der geschlossenen Badeanstalt und mit dem Hinweis auf medizinische Argumente, nämlich, daß das Flußbad »bei dem neuesten Stand der Heilkunde täglich ein dringenderes – nicht sich verminderndes – sondern eher wachsendes Bedürfnis wird«.[81]

Das eigentliche Motiv des Stuttgarter Bürgerprotestes war die Aufrechterhaltung der sozialen Distanz gegenüber dem direkt nebenan gelegenen Volksbadeplatz, der von Soldaten, Handwerkern und Dienstboten gemeinsam aufgesucht wurde. Hier zeigte sich der Trend der Entwicklung des frühen Badewesens in Deutschland, die fortschreitende soziale Abschottung nach unten. Mit der Erweiterung auch der provinziellen Badeanstalten zum Luxus- und Gesellschaftsbad im Laufe des frühen 19. Jahrhunderts legten die bürgerlichen Badegäste Wert darauf, unter sich zu bleiben. Als der Würzburger Badeunternehmer Obert seine Anstalt zum Salonbad erweiterte, wurden Arme und Bedürftige, die vorher mit einem ärztlichem Attest im Bürgerbad baden durften, rigoros ausgegrenzt.

An einem abgelegenen Badeplatz sollte nach den Plänen des Unternehmers ein »kaltes Bad für die niedrige Klasse, besonders für Dienstboten« eingerichtet werden. Auch in der Badeanstalt Lauterbachers war ein separates Kaltbad für Arme geplant. Mit der zunehmenden Verbreitung von Schmutzkrankheiten wie der Krätze innerhalb der Unterschichten und den entsprechenden Ängsten im Bürgertum weigerten sich die Betreiber der Badeanstalten, »den mit Hautsausschlägen behafteten Weibspersonen« die Benutzung ihrer Badewannen zu gestatten. Sie taten das aus der Angst davor, »bessere Gäste zu verlieren«, wie die Augsburger Behörden klagten.[82]

Auch in der Kleinstadt Schweinfurt errichtete ein Badeunternehmer 1818 trotz des bestehenden Volksbadeplatzes ein geschlossenes Bürgerbad, um »einem lang gefühlten Bedürfnisse des hiesigen Publikums« abzuhelfen, wie er schrieb. Der Stadtphysikus attestierte dem Betreiber, »daß eine Badeanstalt für die Stadt Schweinfurt mit einer Bevölkerung von 6000 Seelen höchst notwendig, ja unentbehrlich sei, indem der größte Teil der hiesigen Einwohner, namentlich die ganze weibliche Bevölkerung, und von den Männern diejenigen, welche sich zu den sogenannten gebildeten Ständen zählen, den im offenen Main abgesteckten Badeplatz nach den bis jetzt geltenden Gesetzen des Anstandes nicht besuchen können«. Auch hier kündete ein Wirtschaftsbetrieb vom Salonbadcharakter der Einrichtung.[83]

Wie in den Großstädten Berlin und Wien arbeiteten auch in der Provinz die staatlichen Behörden eng mit bürgerlichen Badeunternehmern zusammen. Für die Stadt Bayreuth ist die Zusammenarbeit besonders gut belegt. Der dortige Medizinalrat von Schallern plante bereits in den Jahren 1795/97 ein gemauertes Badehäuschen für warme Bäder einzurichten. Die Regierung Hardenberg sagte ihre Unterstützung für die Errichtung einer einfachen Badeanstalt entweder durch kostenloses Bauholz oder durch Geldbeiträge zu. Man fürchtete aber das nachlassende Interesse des Publikums.[84] Von Schallern antwortete, daß »das hiesige Publikum von dem herrlichen Nutzen der Flußbäder in etwa unterrichtet ist« und sich die

Badeanstalt deshalb sicher rentieren werde. Über ihren bürgerlichen Charakter ließ er keinen Zweifel, wenn er schrieb, daß er sich bemüht habe, zur Unterstützung des Projektes eine »Privat-Gesellschaft« zusammenzubringen.[85]

Auch in anderen Kleinstädten war die Herausbildung von Badegesellschaften als Finanzierungsgrundlage wie als Teil der bürgerlichen Geselligkeit ein typisches Merkmal des Bürgerbades. Im Sommer des Jahres 1791 erbot sich der bisherige Betreiber der Schweinfurter Flußbades, die Anstalt wiederherstellen zu lassen, wenn sich mindestens zwei Dutzend Abonnenten fänden, die jeweils für sich und ihre Familie für das ganze Jahr bezahlten. Dafür genössen die Abonnenten den Vorzug vor anderen Badewilligen. Auch die Anregung zum Bau einer Badeanstalt, die der Goldschmied Weiß in Bayreuth in seinem am Fluß gelegenen Garten zwischen 1797 und 1801 errichtete, ging auf »von mehreren Personen erhaltene Aufforderungen« zurück, wie er an die Regierung zur Rechtfertigung seines Vorhabens schrieb. Bei einer Pränumeration konnten die Interessenten aus der Bayreuther Honoratiorenschaft das ganze Jahr hindurch baden. Der Bitte des Badbesitzers um kostenlose Überlassung von Bauholz zum Bau einer zwar kleinen, aber gemauerten Badeanstalt mit warmen Bädern wurde von der Regierung Hardenberg stattgegeben, da das Bad »dem publico nützlich ist«.[86]

Einige Zeit später hatten ebenfalls in Bayreuth vier Magistratsmitglieder zusammen mit zwei höheren Beamten eine Art Badeverein gegründet, der im städtischen Bauhof ein privates Bürgerbad errichtete. Das führte zu Beschwerden anderer Badebesitzer über die unliebsame Konkurrenz. Es wurde bemängelt, daß der Magistrat mit dem Bürgerbad Geld verdiene, anstatt gemeinnützig tätig zu werden. Der Bürgermeister rechtfertigte sich in einem Schreiben an die Regierung: Weil sich an »heißen Sommertagen eine Masse von Badelustigen im Freien von Morgens bis zum späten Abend« im flachen Wasser vergnüge und diese Masse »aus allen Ständen und Altersklassen« zusammengesetzt sei und »nicht jeder seinen Körper der öffentlichen Schau aussetzen will«, sei die Benutzung der bestehenden Badeplätze für schamhafte Bürger unzumutbar. Die Regierung folgte der Argumentation des Bürgermeisters und wies die Klage der Konkurrenten mit der Begründung ab, daß auch der »gesittete Mann« sein Badebedürfnis befriedigen können müsse. Schließlich beständen in fast allen vergleichbaren Städten vergleichbare »privilegierte« Anstalten.[87]

Vergleicht man den Aufschwung des bürgerlichen Badewesens in den Großstädten und in der Provinz bis zum Jahr 1830, zeigen sich Gemeinsamkeiten und Unterschiede. Zunächst fällt eine gewisse, aber geringe zeitliche Verzögerung auf, mit der aufwendige Badesalons auch in kleineren Städten ihren Einzug hielten. Es scheint, als wartete man in den urbanen Zentren der Provinz erst einmal ab, wie die Etablierung eines neuen Körperbewußtseins in den Metropolen vonstatten ging. Kurze Zeit später lief der Vorgang der Gründung dieser Anstalten aber in den verschiedenen Kommunen unabhängig von deren Größe nach dem gleichen Muster ab: Einzelne Ärzte, Gastwirte oder Beamte gaben sich als Unternehmer zu erkennen und forderten die Behörden zur Unterstützung auf, so daß die Wunschvorstellungen der Medizinalpolizisten in diesem Punkt eine Umsetzung in die Praxis erfuhren.

Die Initiatoren der bürgerlichen Salonbäder kamen wie ihre Kundschaft aus der wohlhabenden Honoratiorenschicht. Zwar war die innere Einrichtung, entsprechend dem Einkommen und der Anzahl der Badewilligen in der Provinz nicht ganz so luxuriös wie in den Metropolen. In allen Bädern zeigt sich aber deutlich ihr Doppelcharakter. Sie sollten einerseits häusliche Intimität und Bequemlichkeit und damit das fehlende Badezimmer ersetzen und andererseits ein geselliges Zusammensein unter Gleichen ermöglichen. Ein typisches Merkmal des Bürgerbades war deshalb die Bewirtung der Gäste. In den Versammlungsräumen der Badeanstalten mit Lektüre-, Speise- und Getränkeangebot kommt der Saloncharakter am reinsten zum Ausdruck.

Es ging nicht nur darum, sich regelmäßig zu reinigen, sondern man machte es sich am Ort der Körperreinigung bequem und brachte damit die Verbindung von Hygiene und modernem Lebensstil zum Ausdruck. Der in der Einrichtung von Badesalons sichtbar werdende Wunsch nach Geselligkeit und Vergnügen war ein Teil der Selbstinszenierung des modernen Menschen auf der Grundlage körperlicher Reinlichkeit. Die zentrale Lage der Salon- und Bürgerbäder inmitten der Innenstädte trug zu diesem Werbeeffekt nach außen bei. Auch die gewählte Tempelarchitektur hatte die Funktion, durch den Rückgriff auf die griechisch-römische Hochkultur die ästhetische Verbindung von Reinlichkeit und Reinheit nach außen auszudrücken und gleichzeitig die Handhabung der neuen Körperpflegetechniken historisch zu fundieren. Deutschland unterschied sich in der Entwicklung des Bürgerbades nicht wesentlich von der Entwicklung des Badewesens im europäischen Ausland. Es scheint sogar, als sei das Badewesen in Deutschland um 1800 weiter entwickelt gewesen als in England, dem Musterland der individuellen Hygiene. Man kann vermuten, daß dort die puritanische Einstellung zum Körper eine gesellige Reinigung des Körpers verhinderte.[88]

Mit der Herausbildung eines gemeinsamen bürgerlichen Habitus ging, in der Provinz mehr noch als in den Luxusbadeanstalten der Großstadt, die Ausgrenzung der kleinbürgerlichen und unterbürgerlichen Bevölkerungsmehrheit einher. Während im teuren Berlin oder Wien der Zugang durch den Preis reguliert wurde, waren in der Provinz die Einkommensunterschiede weniger gravierend. Man wählte deshalb andere Mechanismen der Distanzierung, indem man sich in förmlichen Badevereinen zusammenfand und Nichtmitglieder ausschloß. Auch die Tendenz zur räumlichen Ausgrenzung der während der ersten Etappe der Errichtung kalter Flußbäder noch geduldeten Stadtarmen, die sich auch durch diskriminierende Maßnahmen wie ärztliche Atteste und separate Badezeiten nicht abschrecken ließen, wurde in der Provinz besonders deutlich. Die Trennung zwischen Bürgerbad und Volksbad war schon von Anfang an vorhanden. Auch das weist auf den Reinlichkeitsdiskurs und die dort geforderte Etablierung getrennter Reinlichkeitsstandards hin.

VIII. Zwischen Disziplinierung und Diskriminierung

Der Zwang zur Reinlichkeit in den Unterschichten bis 1830

1. »Viele, die gern baden, aber nicht Sechser genug haben.« Volksbäder als Institute der regelmäßigen Körperreinigung

Wie es der Logik des Prozesses der kulturellen Modernisierung entspricht, wird der bürgerliche Charakter der neuen Hygienenormen in den Themenfeldern der Reinlichkeitspflege besonders deutlich, welche die Grenzen der bürgerlichen Gesellschaft bestimmen. Die Versuche von Bürgern und Behörden, innerhalb der breiten städtischen Bevölkerungsschichten der Dienstboten und Handwerker einen gruppenspezifischen Reinlichkeitsstandard zu etablieren, zeigen die Verbreitung der bürgerlichen Sauberkeitsnormen in anderer Perspektive: nicht als Befreiung des individuellen Körpers von Krankheit und Tod, nicht als Verheißung des sozialen Aufstiegs oder als Fundament einer gesicherten Existenz, nicht als Zeichen von Luxus und Bequemlichkeit, sondern als Verlust an kultureller Eigenständigkeit im Zeichen zunehmender Fremdkontrolle. Es ging den bildungsbürgerlichen Funktionseliten in den städtischen und staatlichen Behördenapparaten um die Etablierung von Instituten der Zwangshygienisierung, denen statt Freiheit, Individualität und Geselligkeit die Betonung von Disziplin und Ordnung im Kollektiv zugrunde lag, um so die Weichen des Übergangs zur modernen Gesellschaft zu stellen. Man kann deshalb bereits für die Zeit um 1800 von zwei getrennt verlaufenden Hygienebewegungen sprechen.[1]

Die Mittel der praktischen Durchsetzung von klassenspezifischen Hygienenormen waren nicht der Erwerb von modernen häuslichen und außerhäuslichen Hygieneinstrumenten vom Waschtisch bis zum Salonbad, denn deren Einsatz setzte ein Maß an Wohlstand und Bildung voraus, das nur einem kleinen Kreis von Bürgern zugänglich war. Es ging statt dessen um den konkreten Auf- und Ausbau der in den Konzepten der Medizinischen Polizey und der Reformpädagogik beschriebenen künstlichen Räume. Die dabei zutagetretende Ambivalenz zwischen Humanisierung und Diskriminierung entsprach der bipolaren Struktur des Zentralbegriffs Reinlichkeit. Die Spannbreite der eingesetzten diziplinierenden Maßnahmen war groß. Von Wohlfahrtseinrichtungen wie den Volksbädern und Militärschwimmschulen über Waisen- und Krankenhäuser bis zu reinen Diskriminierungsmaßnahmen wie der Verfolgung krätziger Handwerker und der Heranziehung von Kriminellen zur Straßenreinigung reicht die beeindruckend breite Palette der Maßnahmen vor 1830.

Damals – und nicht erst in der zweiten Hälfte des 19. Jahrhunderts im Gefolge der Urbanisierung – begann eine planmäßige Politik der Reinigung der gesamten Bevölkerung im Sinn einer »hygienischen Revolution von oben«. Die Forderungen der bildungsbürgerlichen Eliten nach einer Hygienisierung der Unterschichten einerseits und ihrer Disziplinierung und Kontrolle andererseits führten zunächst seit etwa 1780 zur Herausbildung von zwei Volksbadetypen seit dem ausgehenden 18. Jahrhundert: dem öffentlichen Flußbad und wenig später dem, zumindest in Bayern, flächendeckenden System der Militärschwimmschulen. Beide Typen werden im folgenden im Hinblick auf die Zusammenhänge mit dem bürgerlichen Reinlichkeitsdiskurs und der besonderen Rolle untersucht, die einzelne Bürger beim Aufbau dieser Bäder spielten.

a) Öffentliche Flußbadeanstalten in Süddeutschland zwischen 1800 und 1830

Unter »Volksbädern« verstanden die Wiener Behörden nach einer Definition aus dem Jahr 1857 diejenigen Badeanstalten, die »durch ihre niederen Preisansätze oder durch die Zulässigkeit unentgeltlicher Benützung auch der ärmsten Volksklasse zugänglich« waren. Der Charakter dieser Einrichtungen hatte sich im Laufe weniger Jahrzehnte grundlegend geändert. Noch gegen Ende des 18. Jahrhunderts wurden, einer jahrhundertealten Traditionslinie der kommunalen Fürsorge folgend, in vielen deutschen Städten warme Bäder an ortsansässige Arme abgegeben. In der Stadt Mainz wurden im Jahr 1790, wie bereits seit dem späten 16. Jahrhundert üblich, auf Befehl des Kurfürsten ärztliche Atteste für Armenbäder im »Wiesbad« ausgestellt.

Die Empfänger waren mittellose Dienstboten, verarmte Handwerker und »hiesige arme Bürgertöchter«, wie es in den Quellen heißt. Das Warmbad wurde hier gleichzeitig als Heilmittel und als Disziplinierungsmittel eingesetzt, denn nur bei »guter Aufführung« der armen Badewilligen wurde die Erlaubnis zum kostenlosen Bad erteilt. In der österreichischen Metropole lagen die Verhältnisse ähnlich. Noch im Jahr 1856 wurden in den dreizehn öffentlichen Badeanstalten Wiens insgesamt 8260 warme Bäder für Stadtarme bereitet. Bei etwa 350.000 Einwohnern in der Großstadt Wien war das jedoch keine besonders hohe Zahl.[2]

Der heute übliche Begriff »Freibad« hat seine Wurzeln nicht nur in der Tatsache, daß in der freien Natur gebadet wurde, sondern auch darin, daß Bäder zunächst zur Körperreinigung für einzelne Unterschichtsangehörige kostenlos bereitet wurden. Aus der Rückschau läßt sich in diesem Wandel des Begriffs bereits der Strukturwandel erkennen. Ursprünglich meinte das »Freibad« die individuell gewährte Vergünstigung, im Laufe des 19. Jahrhunderts wurde der Begriff zum Kennzeichen der kollektiven Körperreinigung und des sommerlichen Vergnügens. Einer der Gründe dieses Wandels lag darin, daß die traditionellen kommunalen Hygieneeinrichtungen im Verlauf des 19. Jahrhunderts nicht mehr in der Lage waren, die durch das Ansteigen der Gesamtbevölkerung, die Hungerkrisen und die Krise des Handwerks verursachte zahlenmäßige Vermehrung der ärmeren Bevölkerungsschichten in den größeren Städten aufzufangen.

Gleichzeitig wurden die Behördenvertreter im Rahmen der medizinischen Diätetik verstärkt in die Pflicht genommen, entsprechende Kapazitäten zur Verfügung zu stellen. Die Obrigkeit bemühte sich deshalb frühzeitig, eigene Volksbadeanstalten für die steigende Anzahl der Armen aufzubauen. Die Nürnberger Polizeidirektion wollte bereits im Jahr 1807 im Auftrag der Landesregierung eine provisorische Badeanstalt für Handwerker errichten. Diese Anstalt war nach dem Muster der frühen Bürgerbäder als saisonal betriebenes Badefloß konzipiert. Nachdem sich Versuche der Behörden zerschlagen hatten, die Finanzmittel noch existierender Seelbadstiftungen umzuleiten, mußte das Projekt wegen Geldmangels aufgegeben werden.[3]

Zunächst hatten die Behörden außer der Errichtung eigener Volksbadeanstalten auch versucht, die Menge der Stadtarmen in den vielerorts entstandenen Bürgerbädern mitzuversorgen und sich solchermaßen finanziell und organisatorisch zu entlasten. Armenbäder wurden deshalb zunächst in beinahe allen der oben genannten frühen Badeanstalten abgegeben, weil die Betreiber dieser Einrichtungen nur so mit staatlicher Unterstützung durch Überlassung von Bauholz oder von öffentlichem Grund rechnen konnten. Die Behörden hatten die Kombination eines Bürger- und Armenbades im Sinn, wenn sie den Unternehmer verpflichteten, »den Unbemittelten das Baden in den eingerichteten Bädern, ohne daß sie etwas dafür bezahlen dürfen, zu gestatten«, wie es in einer Würzburger Verordnung zur Einrichtung von Flußbädern aus dem Jahr 1788 hieß.[4]

Mit dem Trend zum luxuriösen Salonbad in den Großstädten und in der Provinz stieg jedoch bei den bürgerlichen Badegästen der Wunsch nach sozialer Distanz zur Armut. Wenn die bürgerlichen Badeunternehmer ihr zahlungskräftiges Publikum halten wollten, mußten sie für die Entfernung der Badegäste aus der Unterschicht sorgen. Es ist deshalb kein Widerspruch, wenn bürgerliche Badebesitzer im Vormärz einfache Bademöglichkeiten in den Flüssen für Dienstboten und Handwerker errichteten, denn sie versuchten dadurch, die Unterschichten von den Badeeinrichtungen des Bürgertums fernzuhalten. Dort, wo wohlhabende Bürger als Initiatoren einer Volksbadeanstalt auftraten, kam auch der Begriff »Armenbad« in pejorativer Absicht erstmals auf, während es die Behörden vorzogen, von »Volksbädern« zu sprechen.

Bei dem im Wiener »Kaiserwasser« gelegenen und nun als »Armenbad« bezeichneten Flußbad handelte es sich um die alten Badeschiffe Ferros, die nach seinem Rückzug aus dem Badegeschäft von einigen Wiener Großkaufleuten aufgekauft, renoviert und der Öffentlichkeit unter Aufsicht der Obrigkeit zum kostenlosen Baden übergeben wurden. Das von Ferro angewendete System der Einzelkabinen, ein Charakteristikum des Bürgerbades, wurde dabei aufgeben. Besondere Räume zur Herstellung der körperlichen Intimität wurden den Armen nicht zugestanden. Man baute statt dessen mehrere große Holzkörbe, die getrennt nach Geschlechtern jeweils 20–25 Menschen gleichzeitig fassen konnten. Statt Maßnahmen zur Bequemlichkeit der Badenden zu treffen, wurde das Element der Kontrolle verstärkt und für jedes Floß ein besonderer Aufseher angestellt, der für die nötige Badedisziplin zu sorgen hatte.[5]

Bürgertum und Obrigkeit zogen auch in diesem Fall am selben Strang. Zur Etablierung von Reinlichkeit und Ordnung, den grundlegenden Tugenden der bürgerlichen Gesellschaft wie auch des starken Staates, bediente man sich des nach wie vor ungebrochenen Drangs der städtischen Unterschichten zum Badevergnügen, indem man den Akzent vom Vergnügen hin zur Körperreinigung verschob. Während sich im Bürgerbad die körperliche Reinlichkeit mit Geselligkeit und Vergnügen verband und man warme Bäder in luxuriöser Umgebung schätzte, sollte umgekehrt in den Unterschichten das kalte Bad zu Disziplin, Ordnung und Ruhe anleiten. Die Behörden und die städtischen Honoratioren verfolgten dabei eine Doppelstrategie. Zum einen sollten, nachdem sich der Bau fester Badehäuser als zu kostspielig erwiesen hatte und man die Armen nicht in den Bürgerbädern aufnehmen wollte, flächendeckend beaufsichtigte, abgesteckte Badeplätze an den seichten Uferzonen der unregulierten Flüsse seit 1780 zum Massenbetrieb eingerichtet werden. Zum anderen wurde das bisher im Rahmen einer eigenständigen Körperkultur der Unterschichten übliche »wilde Baden« streng verboten.

Die Wurzeln dieser Vorgehensweise lassen sich im Programm der Medizinischen Polizey ausmachen. Der Mediziner Johann Peter Frank hatte im Jahr 1783 eine Pariser Verordnung zustimmend kommentiert, nach der wild badendes »herrenloses Gesindel mit der Peitsche gezüchtiget werden solle«. Das wilde Baden sollte nach dem Willen der Reformer nicht einfach verboten werden: Man »bezeichne wenigstens die sichern Badeplätze, bestelle Leute zur Aufsicht, so daß nirgends anders, und nur zu gewissen Stunden gebadet werden darf«, schrieb Franks Kollege Christian August Struve.[6] Neben der räumlichen Ordnung zeigt sich in diesem Zitat auch der Einsatz der Zeitdisziplin zur Körperkontrolle. Nur zu bestimmten, genau festgelegten Zeiten durfte gebadet werden.

Die Obrigkeit machte sich die Argumentation der bürgerlichen Reformkräfte zu eigen. Es ging seit 1780 nicht mehr, wie in der ersten Jahrhunderthälfte, um eine bloße Eindämmung des wilden Badens, sondern um eine kontrollierte Ausweitung der allgemeinen Badepraxis unter der Ägide des neuen Tugendmodells der Reinlichkeit. Ablesen läßt sich das zunächst an der Intensivierung der schon seit der Frühen Neuzeit bestehenden obrigkeitlichen Verbotspraxis des »wilden« Badens, die ziemlich genau mit der Einrichtung der ersten Badeanstalten zusammenfiel. Nach einer österreichischen Verordnung vom 11. Juli 1781 war das Baden in der Donau, oder an fließenden Wassern bei Arreststrafe verboten. Vorausgegangen waren diesen Badeverboten seit 1761 fünf gleichlautende Verbote des »unsittlichen und gefährlichen Badens«, ein weiteres folgte 1799.[7]

Es ist kein Zufall, daß die Errichtung des ersten Wiener Volksbades im selben Jahr (1799) vorgenommen wurde, in dem auch das vorläufig letzte unbedingte Badeverbot in Wien erschien. Die folgenden Zirkulare der niederösterreichischen Landesregierung verboten nachdrücklich das Baden in Flüssen, »außer an den eigenen, hierzu von der Obrigkeit bestimmten Plätzen«, und wiesen auf das neue Volksbad in der Brigittenau hin, »um dem Publikum eine gefahrlose und anständige Gelegenheit zu verschaffen, gleichwohl zur notwendigen Reinigung und Pflege der Gesundheit baden zu können«. Diese abgelegene Badeanstalt bestand ursprünglich aus einem mit Pfählen abgesteckten und mit Seilen gesicherten Badeplatz. Ausschließlich dem männlichen Geschlecht war hier das kostenlose Baden unter polizeilicher Aufsicht gestattet. Erst einige Jahre später kamen die ehemals Ferroschen Badeschiffe im sogenannten »Kaiserwasser« an der Taborbrücke und am Donau-Kanal in der Leopoldstadt hinzu, die jeweils für beide Geschlechter eingerichtet und deshalb mit Badehütten versehen waren.[8]

War für die Bürger das kalte Wasser das bevorzugte Disziplinierungsmittel, so strafte die Obrigkeit bei Insubordination direkt und drakonisch. Geschrei, Gedränge und »leichtsinniges Benehmen« sollten in den Armenbädern vermieden werden, sonst drohten Gefängnis, Stockprügel und hohe Geldstrafen: »Derjenige, der die durch den Zweck der erwähnten Badeanstalt bedingte Ordnung überschreitet, wird von der Wache angehalten und nach den Gesetzen behandelt werden.«[9] Die strikte Einhaltung der neuen Hygienemaßregeln hatte über die konkrete Gefahrenvermeidung beim Baden hinaus die Stabilisierung der gesellschaftlichen Ordnung zum Zweck. Der Grund für die Strafandrohung lag deshalb weniger in der Gefahr des Ertrinkens, als in der Gefährdung der öffentlichen Ordnung durch das gemeinsame Bad beider Geschlechter.

Deshalb wurden sowohl für Handwerker als auch für weibliche Dienstboten nach Geschlechtern getrennte öffentliche Badeplätze eingerichtet, damit, wie die Augsburger Regierungsbehörden argumentierten, beiden Geschlechtern »die Mittel zur Reinigung ihrer Körper möglichst erleichtert werden«. In der Stadt Mainz durfte im Interesse von »Sittlichkeit und Schamhaftigkeit« lediglich an bestimmten Stellen zu bestimmten Zeiten unter Aufsicht des Polizeisergeanten gebadet werden. Das übliche Nacktbaden von Soldaten der Garnison und Bewohnern der Stadt wurde strenstens untersagt.[10]

Auch die württembergische Staatsregierung nahm ihre Aufsichtspflicht in dem bereits seit 1780 bestehenden größeren Flußbadeplatz im Neckar zwischen Kannstadt und Stuttgart, der von den Angehörigen der Unterschichten der Residenzstadt gemeinsam mit dem Militär zur Sommerzeit gerne und häufig aufgesucht wurde, sorgfältig wahr. Um Unglücksfälle zu verhüten, wurden in regelmäßigen Abständen (1784, 1793, 1803, 1811) auf Kosten der Staatskasse verschiedene Rettungsinstrumente »zur Rettung Scheintoter« angeschafft. Wenig später wurde zusätzlich ein Arzt mit der Überwachung des Badebetriebs beauftragt und Pfähle mit Warntafeln im Fluß verankert.[11] Der kostenlose, staatlich beaufsichtigte Badeplatz am Neckar wurde nach Aussagen von Zeitgenossen während der folgenden Jahrzehnte zur Sommerzeit von Tagesbeginn an von 500 bis 800 Personen aus der Stadt Stuttgart und ihrer Umgebung besucht. Dazu kamen noch die Soldaten der ansässigen Regimenter. Nach dem Tagebuch des aufsichtführenden Arztes waren im Jahr 1832 folgende Personen an Badeunfällen im öffentlichen Flußbad beteiligt: »1 Schüler, 1 Buchhändlerlehrling, 1 Schreinergeselle, 1 Holzmessser, 1 Kupferdrucker.« Schließt man von den genannten Berufsgruppen auf die Gesamtheit der Badegäste, handelte es sich bei diesen in der Mehrzahl um junge Handwerksburschen, die zusammen mit den Soldaten badeten.[12]

Auch in kleineren bayerischen Städten scheinen es ausnahmslos Männer gewesen zu sein, denen das freie Bad im Fluß unter Aufsicht gestattet wurde. Die Initiative ging an kleineren Orten nicht von der Gemeinde, sondern vom örtlichen Landgericht aus. Die säumigen Gemeindevorsteher wurden wiederholt verpflichtet, das Abstecken der Badeplätze jährlich neu vorzunehmen, um der männlichen Schuljugend und Erwachsenen zumindest im Sommer ein regelmäßiges Bad zu ermöglichen. Auch Badekleidung wurde vorgeschrieben: »Jeder Badende muß bei 2 T. Strafe eine Schwimmhose oder ein Tuch zur Bedeckung der Schamteile anhaben.« Durch Regierungsausschreiben wurden öffentliche Badeplätze angewiesen, bestimmte Badezeiten und getrennte Orte für Erwachsene und die Schuljugend bezeichnet. In kleinen Gemeinden bestanden für die Bürger meist keine Ausweichmöglichkeiten in eigene Badeanstalten. Es existierten aber Zelte zum Aus- und Ankleiden für diese Personengruppe.[13]

Überblickt man die Entwicklung des Volksbadewesens im ausgehenden 18. und frühen 19. Jahrhundert, dann werden die Unterschiede zum bereits beschriebenen Bürgerbad sichtbar. Zunächst läßt sich belegen, daß die in einem früheren Abschnitt geschilderte populäre Badekultur des »wilden Badens« um 1750 nicht aufhörte, sondern unter dem leitenden Gesichtspunkten des bürgerlichen Reinlichkeitsbegriffs, verbunden mit einer praktischen Disziplinierungsabsicht, kanalisiert und durch die neuen bürgerlichen Verhaltensanforderungen umgestaltet wurde. Beide Typen der Badekultur, Bürgerbad und Volksbad, standen gleichermaßen unter der Herrschaft der neuen bürgerlichen Zentralnorm »Reinlichkeit«. Insofern kann man von einem Prozeß der kulturellen Homogenisierung sprechen, denn ohne eine freiwillige Unterwerfung der Badelustigen unter die neuen Regeln wäre die Einrichtung von Volksbädern nicht möglich gewesen.

Umgekehrt muß man die frühzeitig getrennte Entwicklung der beiden Bädertypen berücksichtigen, die sich im Kern auf die Doppelwertigkeit des Wertmusters Reinlichkeit zurückführen läßt, die einerseits für alle Menschen gelten sollte, andererseits als Bestandteil des bürgerlichen Habitus der sozialen Distanzierung nach unten diente. Während sich die repräsentativen Bürgerbäder häufig inmitten von Vergnügungsanlagen oder auch in den Zentren der Städte befanden, zeichneten sich die öffentlichen Flußbäder durch abgelegene Lage aus. Im Unterschied zum Bürgerbad lag die Errichtung von Volksbädern nicht in der Hand von Angehörigen dieser Schichten, sondern geschah auf Initiative des staatsnahen Bürgertums, von Kaufleuten oder der staatlichen und kommunalen Obrigkeit. Vergnügungen und Bewirtung waren nicht zugelassen, abweichendes Verhalten wurde streng bestraft.

Trotzdem wurde immer wieder über Disziplinlosigkeit und unbotmäßiges Verhalten geklagt. Nach der Anzeige eines Augsburger Landrichters aus dem Jahr 1822 badeten »Soldaten, Studenten und liederliche Dirnen zum Teil am selben Tag miteinander, laufen mitunter ganz entblößet anderen vorübergehenden Weibspersonen auf der Wiesen nach« und verbreiteten »durch solch schamloses Betragen öffentliches Ärgernis«. Als ein Augsburger Stadtpolizist einigen Soldaten das Nacktbaden an einer überdies gefährlichen Stelle im Fluß untersagte, erwiderten diese: »die Polizei hätte ihnen einen Dreck zu befehlen«.[14] Es war deshalb aus der Sicht der Behörden im

Interesse der öffentlichen Sicherheit und Ordnung, daß das Militär in Österreich und Bayern als Ordnungsfaktor auf den Plan trat und die Entwicklung des Volksbadewesens voranzutreiben begann.

b) Die österreichischen und bayerischen Militärschwimmanstalten als frühe Massenbäder

Die Bedeutung der Militärschwimmanstalten als Massenbäder für die praktische Durchsetzung moderner Körperpflegenormen innerhalb breiter Bevölkerungsschichten kann für Süddeutschland nicht hoch genug eingeschätzt werden, da nach der Einführung der allgemeinen Wehrpflicht 1804/5 in Bayern die einzige Möglichkeit zu einer flächendeckenden Umsetzung der Forderungen von Ärzten und Pädagogen nach einer Hygienisierung breiter Bevölkerungsschichten in diesbezüglichen Maßnahmen der Militärbehörden bestand. Tatsächlich wurde die bürgerliche Forderung der regelmäßigen Hautreinigung in die gleichförmige Zurichtung des Körpers im Rahmen des militärischen Drills einbezogen. Es ging bei der Gründung von Militärschwimmanstalten in Österreich und Bayern nie um rein militärische Maßnahmen, sondern immer um militärisch geführte Volksbadeanstalten, die häufig auch für ein großes Publikum beider Geschlechter aus dem »Zivilstand« eingerichtet wurden.[15]

Die ideologische Handreichung zur Gründung von Militärschwimmanstalten hatten auch hier die medizinischen und pädagogischen Experten, Johann Peter Frank, Johann Bernhard Basedow, Johann Heinrich Pestalozzi, Johann Christian Guts-Muths und Friedrich Ludwig Jahn geliefert. Frank war einer der ersten, der im Rahmen seiner Theorie des kalten Bades die Einrichtung von Schwimmschulen aus medizinischen, pädagogischen und militärischen Gründen gefordert hatte. Der Pädagoge Guts-Muths hatte ebenfalls in seinem »Kleinen Lehrbuch der Schwimmkunst« (1798) den Nutzen des Schwimmens und Badens für Reinlichkeit und Gesundheit gepriesen: »Der Turner will Reinlichkeit, Stärkung der Muskeln und Nerven selbst im kühlen Wasser suchen.« Jahn hatte das Schwimmen in seiner »Deutschen Turnkunst« (1816) zu den Kriegsübungen gezählt. Für mindestens genauso wichtig hielt jedoch auch er die regelmäßige Reinigung der Haut: »Ein Nichtschwimmer hat immer die Wasserscheu und geht aus Angst mit dem Schmutz der Haut, den er im Leben aufsammelt, jämmerlich zu Grabe.« Deshalb hatte er empfohlen, Schwimmlehrer über das Land zu verteilen, um zur Körperpflege zu ermuntern und Unfälle zu verhüten.[16]

Den typisch bürgerlichen Argumentationen der Mediziner und Reformpädagogen, die sowohl militärische als auch zivile Gründe zur Verbreitung des Schwimmens angeführt hatten, entsprach die Argumentation der Gründer der ersten Militärschwimmschulen. Außer der militärischen Ertüchtigung und der Gesundheitspflege der Soldaten sollte auch auf das Hygieneverhalten der städtischen Unterschichten eingewirkt werden. Deshalb hatte der österreichische Oberst Graf Bentheim in Prag im Jahr 1811 eine öffentliche Schwimmschule eingerichtet und das mit dem »anerkannten Bedürfnisse dieser Fertigkeit für das bürgerliche und militärische Leben« begründet. Zur Finanzierung hatte er nach dem Vorbild der bestehenden Bürgerbäder einige Honoratioren und Leiter von Prager Erziehungsanstalten gewonnen, Gelder für dieses neue Volksbad bereitzustellen.

Die nach dem bürgerlichen Prinzip der Badegesellschaft auf Aktienbasis etablierte Schwimmanstalt erregte schnell Aufsehen. Der Kaiser höchstselbst nahm Notiz und regte den Bau einer ähnlichen Badeanstalt in der Residenzstadt Wien an, die ebenso ausgestattet sein sollte. Graf Bentheim entwarf im Januar 1813 einen Finanzierungsplan für diese neue Anstalt, der von der k.u. k. Regierung unter Graf Hoyos verbessert wurde. Demnach sollten auch hier die Unkosten durch die Erhebung eines Eintrittspreises gedeckt werden.

Zur Anschubfinanzierung wurde vorgeschlagen, nicht öffentlich, sondern »unter der Hand bei der vornehmeren und reicheren Klasse« zum Kauf von halben und ganzen Aktien zu 125 oder 250 fl. einzuladen, »weil die gemeine und unbemittelte Volksklasse«, wie Graf Hoyos treffend bemerkte, »ohnedies zur Gründung dieser Anstalt nichts beitragen könne«. Die Anstalt war von vornherein auf Massenbetrieb eingerichtet und sollte im Gegensatz zu den bestehenden Flußbädern für Arme kostendeckend arbeiten. Deshalb wurde die vergleichsweise hohe Summe von 12.000 fl. als Finanzierungsrahmen vorgegeben. Erstaunlicherweise war das nötige Geld in kürzester Zeit zusammen, denn viele Erziehungsanstalten hatten Aktien erworben. Bereits im Juni 1813 meldete die Landespolizeidirektion die Eröffnung der »K. K. Militärschwimmschule im Prater« unter der Leitung mehrerer Offiziere.[17]

Die Einrichtung der neuen Schwimmschule war anfangs spartanisch: Sie bestand aus einem Schwimmbecken, das zum Flußgrund hin durch Netze gesichert und von einem niedrigen Holzgebäude eingeschlossen war. In dem Gebäude befanden sich achtzig Umkleidekabinen. Eine Galerie für Schwimmlehrer und Zuschauer umgab das Becken. Da die Schwimmschule zum Baden für beide Geschlechter dienen sollte, wurde auf die Einhaltung von Zucht und Ordnung besonderer Wert gelegt. Das Militär hatte seinen Führungsanspruch gegen die Polizeibehörden erst durchsetzen müssen, da den Ordnungshütern zu Ohren gekommen war, daß die Prager Militärschwimmschule unter der dortigen laxen Militärführung zu einer »Schule der Unzüchtigkeit« herabgewürdigt worden war, weil sich unbekleidete Militärpersonen vor anwesenden Frauenzimmern vergnügt hatten. Deshalb wurde von Militär- und Polizeibehörden gemeinsam ein zweiteiliges, dunkelblau gestreiftes Badekostüm entworfen, das aus einer knielangen Leinenhose und einem ärmellosen, bis über die Schenkel reichenden Trikot zur Verhüllung der »anstößigen Teile des Körpers« bestand.[18]

Das militärische Management der neuen Badeanstalt war erstaunlich erfolgreich. Um den Zulauf der Ärmeren zu sichern, kopierte man das Erfolgsrezept der Bürgerbäder und ließ sich bereits wenige Tage nach Eröffnung von den Polizeibehörden eine »Wirts- und Traitteurshütte« zur Verpflegung der Badegäste genehmigen. Im darauffolgenden Jahr beantragte man die Erlaubnis zur Veranstaltung von Schauschwimmen und wöchentlichen Darbietungen der Schwimmlehrer gegen Eintritt, um die hohen Kosten des jährlichen Wiederaufbaus hereinzuholen. In den folgenden Jahren gelang es der von Bürgern finanzierten, von der Polizei kontrollierten und vom Militär betriebenen Anstalt, sich fest zu etablieren, so daß sie im Jahr 1851 auf großen Plakaten bereits ihren 38. Lehrkurs anbieten konnte.[19]

Auch in Bayern waren es die Militärs, die im Zuge der Heeresreform mit dem Bau von Schwimmschulen die Grundlagen für den Massenschwimmunterricht schufen und damit zur Durchsetzung neuer Hygienepraktiken besonders in den unteren Bevölkerungsschichten maßgeblich beitrugen. Den Anfang hatte in Bayern jedoch ein privater Unternehmer gemacht. Dieser hatte von den bayerischen Behörden bereits 1805 die Erlaubnis erhalten, in München vor dem Sendlinger Tor eine »ordentliche Schwimmschule« zu errichten. Um seine Anstalt zu finanzieren, war ihm die Idee gekommen, »dem hiesigen Militär und den Zöglingen des Cadeten-Corps unentgeltlichen Unterricht im Schwimmen zu geben«. Im Gegenzug forderte er die Einplankung des gesamten Bades durch die Baubehörde. Sein Gesuch wurde angenommen und versuchsweise wurden ihm zwölf Soldaten der Münchner Garnison zugewiesen. Seine Bitte aus dem Jahr 1806 um eine Anstellung als Militärschwimmeister wurde jedoch von der Militärverwaltung abgewiesen und der im selben Jahr begonnene Krieg gegen Preußen brachten die Sache in Vergessenheit.[20]

Erst 1825 nahm man bei den obersten Militärbehörden in München zur Kenntnis, daß unter dem Patronat des in Würzburg residierenden bayerischen Kronprinzen im 2. Linien-Infanterie-Regiment »Kronprinz« bereits seit zwei Jahren eine im Sommer betriebene Militärschwimmanstalt existierte, die aus dem dortigen offenen Flußbadeplatz für Militärpersonen entstanden war. Nach den Erfahrungen der napoleonischen Feldzüge war das Interesse der bayerischen Militärstrategen an der kriegstaktischen Bedeutung des Schwimmens gestiegen. Deshalb wurde zunächst die rein militärische Bedeutung des Schwimmens hervorgehoben und dagegen die Verbindung von Volks- und Militärbad, gar auf Aktienbasis, vom Kriegsministerium zunächst abgelehnt, weil man fürchtete, daß ein besonderer finanzieller Aufwand an Aufsichtspersonal und baulicher Einrichtung betrieben werden mußte.

Der Verdienst des bayerischen Kriegsministers v. Maillot lag deshalb nicht in der Verbesserung der inneren Ausstattung der Anstalten, sondern in der Idee einer flächendeckenden Einrichtung von vorerst sechzehn Militärschwimmanstalten, die nach der Planung seines Ministeriums auf die einzelnen Garnisonsstandorte, darunter Burghausen, Eichstätt, Amberg, Nürnberg, Bamberg, Aschaffenburg, Passau, Augsburg, Lindau und Ingolstadt, verteilt werden sollten und seit 1827 tatsächlich eingerichtet wurden. Bei der Verwirklichung dieses Plans wurde zielstrebig und umsichtig vorgegangen. Man erinnerte sich des erwähnten Schwimmeisters und schloß mit ihm einen Vertrag über die Erteilung von Schwimmunterricht in der 1824 erweiterten Würzburger Schwimmschule und zugleich für die 1825 neugegründete Regensburger Anstalt. Die beiden Schwimmschulen in Würzburg und Regensburg sollten als Modellanstalten, als sogenannte »Mutterschwimmschulen«, dienen. Das Ziel der Militärverwaltung war die dortige Ausbildung eigener, als »Abrichter« bezeichneter Schwimmlehrer, die dann ihre Kenntnisse weitergeben sollten.[21]

Darüber hinaus wurden die zur Leitung des Schwimmunterrichts abkommandierten leitenden Offiziere Bechthold (Würzburg) und Haren (Regensburg) aufgefordert, ihre Erfahrungen in Buchform festzuhalten. Das Konzept ihres Lehrbuchs enthielt deutliche Hinweise auf eine Gleichstellung von militärischem und zivilem Nutzen der Schwimmkunst. So hoben die Autoren außer der »Unentbehrlichkeit des Schwimmens im Kriege« auch die Vorteile der kalten Bäder zur »physischen Ausbildung der männlichen Jugend im Allgemeinen« hervor. Bechthold sprach darüber hinaus in seinem Rapport über die Vorzüge des Schwimmens für »die Armee und durch die Beabschiedung für den Landmann«.

Hier kehren, im Gegensatz zu den rein militärischen Erwägungen des bayerischen Kriegsministeriums, wie zuvor in Österreich die Argumentationen des Programms der hygienischen Volksaufklärung wieder. Es war kein Zufall, daß es sich bei den Leitern der Schwimmschulen in den einzelnen Standorten häufig um bürgerliche Offiziere handelte, die für eine Öffnung der Anstalten für die Zivilbevölkerung plädierten und Maßnahmen zur Verbesserung des Komforts der Badenden ergriffen, um diese »gemeinnützig für die bürgerlichen Stände zu machen«, wie der Leiter der Bamberger Militärschwimmschule, Hauptmann Schnitzlein, 1827 schrieb.[22]

Tatsächlich war der Erfolg der militärischen Schwimmanstalten bereits in den ersten Jahren enorm, nicht nur was die Ausbildung der Soldaten und

Offiziere, sondern auch was die Breitenwirkung der Militärschwimmanstalt in der Bevölkerung anging: Anläßlich der Abschlußprüfung von 617 Mann wurde in der zentral gelegenen Würzburger Anstalt im September 1825, kurz vor der Winterpause, ein großes Schauschwimmen veranstaltet. Dabei schwammen 400 Soldaten durch den Main und zeigten ihre erworbenen Fähigkeiten, nachdem sie einen Sommer lang täglich bis zu fünf Stunden im Schwimmen unterrichtet worden waren. Insgesamt wurden an allen bayerischen Militärschwimmschulen bis zum Jahr 1829 3822 Schwimmer vom Gemeinen bis zum Unteroffizier ausgebildet. Dabei war der finanzielle Aufwand für diese Anstalten gering. Schwimmhosen, Schwimmhilfen und Rettungsmittel bildeten den ganzen Bestand an Mobilien. Badehäuser oder Umkleidekabinen waren nicht vorgesehen.[23]

Aus dem Archivmaterial geht zweifelsfrei hervor, daß auch die verschiedenen bayerischen Militärschwimmschulen, entgegen den ursprünglichen Vorstellungen der Konservativen im Kriegsministerium, aus Kostengründen von Beginn an auch von Zivilpersonen und den Angehörigen der städtische Unterschichten zum Schwimmunterricht genutzt wurden. Daneben lernte hier die bürgerliche Jugend das Schwimmen. In Amberg, Bamberg, Würzburg und anderen Standorten schlossen die Schulbehörden frühzeitig Verträge mit der örtlichen Militärverwaltung, und jeweils Hunderte von Schülern nahmen dort jährlich zu mäßigen Preisen unter 1 fl. pro Lehrgang neben etlichen Zivilpersonen, Waisenkindern und Angehörigen des Schullehrerseminars am Schwimmunterricht teil. Badewillige Stadtarme erhielten kostenlosen Unterricht. Die Militärführung der Bamberger Schwimmschule, die im dortigen bürgerlichen Vergnügungspark, dem »Hain« gelegen war, strebte deshalb im Jahr 1827 aus Gründen der sozialen Distinktion nach Umkleidekabinen für Offiziere und Zivilpersonen.[24]

Als im selben Jahr die Münchner Militärschwimmschule als »zentrale Bildungsanstalt« mit dem einer Residenzstadt entsprechenden Aufwand von 10.000 fl. gegründet wurde, rechnete man von vornherein damit, daß sich »das Anlagekapital durch die Einnahmen aus der Unterrichts-Teilnahme von Civilpersonen allmählich wieder abzahlen« werde. Die Münchner Schwimmschule sollte, wie es in einer in die Planung einbezogenen Denkschrift des zuständigen 1. Divisions-Kommandos vom April 1826 hieß, »bezüglich auf die Erziehungs- und Studieninstitute so viel als möglich gemeinnützig gemacht« werden. Die Wiener Militärschwimmschule wurde ausdrücklich als Vorbild genannt.[25]

Zur Kostentilgung und gleichzeitigen Verbreitung des Schwimmens wurden der bürgerliche Nachwuchs der Residenzstadt, die Studenten der Universität sowie die Schüler des Lyzeums und des Gymnasiums anvisiert. In ihren Planspielen rechneten die Betreiber mit der freiwilligen Teilnahme eines Viertels aller höheren Schüler Münchens, jährlich etwa 700–800 Personen. Daneben dachte man an einen zwangsweise erteilten Schwimmunterricht für ca. 400 Lehrlinge und Volksschüler, die jeweils eine geringe Summe für einen 72tägigen Schwimmkurs zahlen sollten. Daß es dabei nicht nur um das Schwimmenlernen, sondern um die Reinigung der Unterschichten ging, zeigt die Bemerkung der Militärplaner, daß man auch Eintrittsgelder bei denjenigen erheben wolle, die sich nur baden wollten.[26]

Eine »ganz abnorme Bewandtnis« hatte es jedoch nach dem Urteil der Militärbehörden jedoch mit der 1830 erweiterten Augsburger Militärschwimmschule, die nicht nur kostendeckend arbeitete, sondern wegen des enormen Andrangs der Schwimm- und Badewilligen aus der Zivilbevölkerung seit 1837 sogar reichlich Gewinne abwarf, aus dem weniger gut besuchte Militärschwimmschulen in Nürnberg und Eichstätt mitfinanziert wurden. Diese Sondersituation war eingetreten, weil das Augsburger Regimentskommando zusammen mit dem Stadtmagistrat zunächst ohne Zustimmung der Münchner obersten Militärbehörden eine »solid konstruierte Schwimmschule auf Aktien« zu jeweils 50 fl. errichtet hatte. Das einfache und nach gängiger Norm errichtete Vorläuferbad war dem seit 1827 erfolgten Ansturm der Zivilbevölkerung nicht mehr gewachsen, nachdem sich die Schulbehörden auch in Augsburg erfolgreich um die Teilnahme ihrer Schüler am Schwimmunterricht an die Militärbehörden gewandt hatten. Das Militär hatte daraufhin angeboten, gegen eine Gebühr von 5 fl. je Schüler einen Sonderunterricht an bestimmten Wochentagen durchzuführen. Gleichzeitig sollte der Stadtmagistrat die Polizeiaufsicht über die Zivilbevölkerung führen.

Nach der Erweiterung verfügte die Anstalt über getrennte Umkleidekabinen für »Offiziere und Abonnenten« einerseits und gemeine Soldaten andererseits. Der Regimentskommandeur begründete seine Initiative mit der »großen Gemeinnützigkeit« und der »bedeutenden Anzahl Zöglinge aus dem Civilstande«. Obwohl das Militärärar jede Haftung ablehnte, wurden die Aktien zu gleichen Teilen von Angehörigen des Offizierskorps, des Stadtmagistrats und von einigen Augsburger Kaufleuten und Bankiers gehalten. Die wachsenden Einnahmen machten die Anstellung eines eigenen Militärarztes möglich. 1840 wurde auf Drängen mehrerer Familienväter auch der Schwimmunterricht für Mädchen eingeführt. Die Anstalt wurde in den folgenden Jahren so gut besucht, daß sie 1857 ein zweites Mal erweitert werden mußte.[27]

Auch in anderen Städten, etwa in Würzburg, waren die Militärschwimmanstalten so erfolgreich, daß sich private Badeunternehmer im Kampf um die Kundschaft über die unliebsame Konkurrenz der Militärbehörden beschwerten, die mit niedrigen Preisen einen Großteil des unvermögenden Publikums der Städte in ihre Badeanstalt zogen. Auf diese lukrative Einnahmequelle wollten die bayerischen Militärbehörden so ungern verzichten, daß sie, wie in Würzburg, die Präsenz ihrer Soldaten in der Anstalt reduzierten, um diese für das städtische Publikum attraktiver zu machen. Die militärischen Schwimmschüler wurden auf entfernte öffentliche Badeplätze geschickt. Die Klagen der privaten Konkurrenten wies man kühl mit dem Hinweis zurück, daß die Würzburger Militärschwimmanstalt ja eine der ersten großen Badeanstalten in der Stadt gewesen sei, mithin die später gegründeten privaten Badeanstalten als Konkurrenten zu betrachten seien und nicht umgekehrt.[28]

Mit der systematischen und über das Land verteilten Errichtung von Militärschwimmschulen in Bayern wurde von den Behörden ein praktischer Beitrag zur Etablierung der neuen Sauberkeitspraxis in weiten Kreisen der Bevölkerung geleistet. Zwar wurden wie in Österreich auch im Königreich Preußen oder im Herzogtum Braunschweig Militärbadeanstalten als Volksbäder eingerichtet. Die 1817 (ein Jahr nach dem Erscheinen von Jahns »Deutscher Turnkunst«) in Berlin gegründete Militärschwimmschule des Generals von Pfuel zählte in den folgenden fünfundzwanzig Jahren immerhin 22360 Besucher. Es scheint aber, daß im Königreich Bayern erstmals eine flächendeckende Einrichtung solcher Volksbäder im deutschen Sprachraum geschaffen wurde.[29]

Im benachbarten Königreich Württemberg ging man dagegen erst vergleichsweise spät zur Einrichtung von Militärschwimmanstalten über, da man hier an den beschriebenen gemeinsamen Flußbadeplätzen für Militär- und Zivilpersonen lange festhielt. In den Standorten Ulm und Ludwigsburg wurden erst in den 1860er Jahren Vorbereitungen zur Gründung von Militärschwimmschulen getroffen, die nach bayerischem Vorbild in allen Hauptgarnisonen eingerichtet werden sollten. Auch hier geht die Vernetzung von zivilen und militärischen Belangen aus den Quellen deutlich hervor. Um die Anstalten zu finanzieren, nahmen auch in Stuttgart Angehörige von Männerturnvereinen und Zivilpersonen am militärischen Unterricht teil. Die Zusammenarbeit funktionierte auch umgekehrt: Als im Jahr 1847 »eine Gesellschaft von Privaten« beabsichtigte, in Kannstadt eine Schwimmschule einzurichten, wendete man sich an das Kriegsministerium mit der Bitte, Schwimmlehrer zur Verfügung zu stellen. Die Militärbehörde stimmte zu, weil »dadurch die Möglichkeit gegeben ist, die Mannschaft der Garnison Stuttgarts wenigstens teilweise bei diesen Schwimmübungen zu beteiligen«.[30]

2. Die »Zuchtrute der Moral«. Reinlichkeit und Strafe in Zucht- und Arbeitshäusern und im öffentlichen Raum

Andere Formen der Disziplinierung des Kollektivkörpers der Unterschichten begegnen in den neuerrichteten Zwangsanstalten. Der Widerspruch zwischen dem alten kameralistischen Ziel der Erwirtschaftung von staatlichen Nebeneinnahmen durch die Arbeit von Anstaltsinsassen ohne Rücksicht auf deren Gesundheit und den neuen, auf der Erziehung zu bürgerlichen Verhaltensmustern und der Verringerung von Gesundheitsgefahren beruhenden Vorstellung der bürgerlichen Funktionseliten war nicht nur für den Entwurf von neuartigen Räumen als Kordon zum Schutz der Bürgertums, sondern auch für die öffentliche Diskussion über das volkspädagogische Ziel der Verbreitung bürgerlicher Tugenden verantwortlich. Die Durchsetzung von Reinlichkeit und Ordnung in den Zwangsanstalten mußte zunächst scheitern, denn die Insassen der Arbeitshäuser waren häufig zu extrem schmutzigen und gesundheitsschädlichen Arbeiten wie Wollezupfen oder trockenem Glasschleifen gezwungen. Ebenso wurde die Pflege der Kranken in den Hospitälern vernachlässigt. Die Folge war die Verbreitung von Ungeziefer, Krätze und Kopfgrind unter den Gefangenen und Patienten.

Das 1736 gegründete Ludwigsburger »Armen- Waisen- Zucht- und Arbeits- auch Tollhaus« ist ein Musterbeispiel für das zunehmende Auseinanderfallen von neuen Bürgertugenden und sozialer Realität, aus dem schließlich die praktische Reformpolitik resultierte. Zunächst wurde versucht, durch reine Kontroll- und Zwangsmaßnahmen eine verbesserte Hygiene im Zuchthaus zu erreichen. Nach der Ludwigsburger Zuchthausordnung von 1778 mußten sich die Gefangenen unter Aufsicht jeden Morgen sauber waschen und kämmen. Personen, die sich nicht »rein und säuberlich sowohl an ihrem Leib als Kleidungen verhalten«, sollten dem Zuchtmeister und Pflegamt gemeldet werden. Auch die mit Wollezupfen beschäftigten Waisenkinder wurden mit einem radikalen Reinigungsprogramm konfrontiert. Sie sollten vormittags dreimal in das anstaltseigene Reinigungszimmer geführt und dort von Reinigungsmägden »zu reinlichem Gesicht- und Händewaschen angehalten« werden. Sonn- und feiertags sollten die Kinder ihre Schuhe selbst reinigen und sich vom Aufseher reine Wäsche holen. Einmal im Jahr, bei der Visitation, sollten die reinlichsten Zöglinge eine Prämie erhalten.[31]

Solche Zwangsmaßnahmen scheiterten jedoch an der inneren Verfassung dieser Anstalten. Der Verwalter des Ludwigsburger Zuchthauses, Georgi, berichtete noch 1797 von der Überbelegung der Anstalt, die dazu führe, daß männliche Sträflinge jeweils zu dritt in einem Bett schlafen müßten.[32] Auch die Bekleidungssituation war in den letzten Jahren des 18. Jahrhunderts in Ludwigsburg katastrophal: 34 Langzeithäftlinge beiderlei Geschlechts mit Haftstrafen zwischen fünf und zehn Jahren verfügten zusammen über 23 Hemden, 29 Paar Strümpfe und 10 Paar Schuhe, nach einer anderen Auflistung des Zuchthauspersonals besaß nur jeder zweite Gefangene ein Hemd, so daß sich schließlich sowohl der Hausmeister als auch die Zuchtknechte über das überhandnehmende Ungeziefer beschwerten.[33]

Den bürgerlichen Mitgliedern der Kontrollkommissionen wurde schnell klar, daß eine vernünftige Reinlichkeitserziehung nicht auf dem Verordnungsweg zu erzielen war, sondern über eine praktische Trennung der Bereiche Zucht-, Waisen- und Arbeitshaus führen mußte. Tatsächlich wurde diese Trennung seit 1800 in vielen Einrichtungen schrittweise vollzogen. 1804 forderte der Stuttgarter Zuchthauspfleger Rümmelin eine Trennung von Waisen- und Zuchthaus, da die in der dortigen Tuchmacherei beschäftigten Waisenknaben »immer die schmutzigsten unter allen Waisenkindern« seien. Auch im Waisenhaus wurde mit Inkrafttreten der neuen Waisenhausordnung die Heranziehung der Kinder zum Wollspinnen aufgegeben. Durch diese Maßnahme nahm dort die Verbreitung der Krätzkrankheit ab, wie man in Ärztekreisen zufrieden feststellte.[34]

Das Wiener Waisenhaus wurden ebenfalls neben dem dortigen Findelhaus von Zeitgenossen als Musteranstalt gepriesen, in dem überall die »geflissenste Reinlichkeit« herrsche, seit die Kinder nicht mehr zu schmutzigen Arbeiten gezwungen würden. Die Mädchen trugen weiße Schürzen über der grauen Anstaltskleidung, um die Sauberkeit zu betonen und gleichzeitig deren Kontrolle zu erleichtern. Helle, lichte Räume und Einzelschlafstellen vervollständigten die Erziehung der Kinder. Zweimal wöchentlich wurden die Zöglinge in ein Bad geführt. Daß die Anstalt unter militärischer Leitung stand, macht die Verbindung von Reinlichkeit und Zwang besonders deutlich. Auch im Nürnberger Arbeits- Zucht- und Waisenhaus wurden 1798 von Seiten der beauftragten Deputationsmitgliedern Maßnahmen ergriffen, durch welche die Ordnung und Reinlichkeit im Zuchthaus gefördert werden sollte und die eine schärfere Trennung von Arbeits- und Zuchthaus zum Ziel hatten.[35]

Während in den Zucht- und Arbeitshäusern eine Verbindung von Schmutz und Arbeit vermieden wurde, um die Insassen auf den Weg der Besserung zu bringen, und die Durchsetzung der Zentralnorm Reinlichkeit für die Modernisierung des Anstaltswesens verantwortlich war, wurde im öffentlichen Raum ein anderer Weg eingeschlagen, der mit gegensätzlichen Mitteln in die gleiche Richtung zielte. Auch hier suchte man aus pragmatischen und moralischen Gründen, Reinlichkeitserziehung und Strafe zu verbinden. Die Reinigung der Straßen und Plätze war in der sich formierenden bürgerlichen Gesellschaft zunächst keine Frage der Technik, sondern eine Frage der Moral. Bereits im Jahr 1771 war in einer kameralistischen Abhandlung zur Straßenreinigung der Einsatz von Strafgefangenen vorgeschlagen worden, da diese »ohnehin auf gemeine Kosten erhalten werden müßten«. Besonders die weiblichen, wegen »liederlich geführten Lebens« einsitzenden »Züchtlinge« seien zur Straßenreinigung besser geeignet als die Männer.

Im übervölkerten josephinischen Wien hatten diese Vorschläge zuerst Gehör gefunden. Trotz des Verkaufs des Straßenunrats als Dünger zahlte die Stadt um 1780 nach Nicolais Angaben 16.000 fl. allein an Fuhrunternehmer zur Wegschaffung des Unrats.[36] Da diese Maßnahmen sowieso unter der Aufsicht der Polizeibehörden stattfanden, lag es nahe, zur Straßenreinigung nicht bezahlte Tagelöhner, sondern gesellschaftliche Außenseiter zu verwenden. Zunächst wurden aufgegriffene Prostituierte von Schnellgerichten zur Strafe des Gassenkehrens verurteilt. Nach der Urteilsverkündung wurden ihnen die Haare abgeschnitten und sie unter Bewachung auf die Straßen geschickt, »zur Warnung für andere«, wie ein zeitgenössischer Kupferstich zeigt. Da die Verbindung von Reinlichkeit und Strafe effektiv erschien, wurden die Dirnen bald durch männliche Strafgefangene ergänzt. Aufgrund einer Hofentschließung vom Juni 1782 wurden die Zuchthäusler zunächst zum Begießen der Straßen und Bäume im Wiener Glacis eingesetzt. Als zusätzliche Demütigung sollte ihnen ohne Ausnahme des Geschlechts alle Monate »zur Erhaltung der Gesundheit, Sauberkeit und Sicherheit« das Haar abgeschnitten werden.[37]

Diese Maßnahme der josephinischen Beamten fand unter den Bürgern um 1800 große Beachtung, denn hier kehrte ein Aspekt des aufgeklärten Erziehungsdiskurses wieder, die Verbindung von Schmutz, Ekel und Unmoral, die im Zentrum der bürgerlichen Reinlichkeitserziehung stand. Wie die Verinnerlichung bürgerlicher Tugenden ihre Entsprechung in einer sauberen Erscheinung fand, galt umgekehrt die öffentliche Schmutzarbeit als Kennzeichen der inneren Verwahrlosung und des Ausschlusses aus der Bürgergesellschaft. Der anonyme Verfasser eines Reiseberichts aus Süddeutschland, der zur Regierungszeit Josephs II. nach Wien reiste, beschrieb die in graue Röcke gekleideten und mit Ketten aneinandergeschlossenen Elendsgestalten distanziert als »eine neue Gesellschaft, die aus Verbrechern aller Art zusammengesetzt ist«.[38]

Diese Verbindung von Sauberkeit und Moral war jedoch nicht unumstritten. Nicolai beschrieb in dem Bericht seiner Reise durch Deutschland diese Praxis als unzweckmäßig, weil die Arbeit gemeinnützig sei und durch die Verbindung von Reinlichkeit und Schande der Sinn für die Gemeinschaft unter den Stadtbewohnern verlorenginge. Außerdem böten die schmutzigen, siechen und gefesselten Züchthäusler einen ekelhaften Anblick. Stattdessen lobte er die frühen Ansätze zu einem systematischen Kanalsystem in der Stadt Wien. Nicolai erkannte richtig, daß mit dem Charakter der Straßenreinigung als Ehrenstrafe das alte Prinzip der gemeinschaftlichen Säuberung der Gassen durch das städtische Bürgertum, die Verbindung von Ordnung und Reinlichkeit außer Kraft gesetzt wurde. Tatsächlich wurde diese unwürdige Einrichtung in Wien bereits zu Lebzeiten Josephs II. wieder abgeschafft.[39]

Die Skepsis des Berliner Aufklärers wurde auch von anderen Reisenden des ausgehenden 18. Jahrhunderts geteilt. Auch Karl Gottfried Küttner lehnte eine Gassenreinigung durch Verbrecher ab, die man nach seiner Ansicht eingeführt habe »um Schande und Nutzen zu verbinden«, denn dies sei ein »trauriger, widriger Anblick für die ganze Stadt« gewesen. Küttner betonte aber auch, daß es sich bei dieser Praxis um keine Wiener Besonderheit handle. In einigen Städten der Schweiz sei der Einsatz von Strafgefangenen immer noch üblich. Tätsächlich zogen auch in Bern männliche und weibliche Zuchthäusler umher, die an den Wagen gekettet waren. Dabei war der Einsatz von Zuchthausgefangenen nicht von der Größe der Stadt abhängig. Selbst in der fränkischen Stadt Würzburg mit ca. 20.000 Einwohnern wurden noch 1805 männliche »Züchtlinge« bei schmutzigem Wetter zum Straßenkehren geführt.[40]

Im frühen 19. Jahrhundert hatte die häufig desolate Finanzsituation vieler Kommunen im Verbund mit den ebenfalls gewachsenen Klagen über den öffentlichen Schmutz zu einer Neubewertung dieser Praxis geführt, die in Küttners Diktum von »Schande und Nutzen« bereits anklang. Statt »Besserungsmittel« im Sinn der spätabsolutistischen Aufklärungsdoktrin ging es zu Beginn des 19. Jahrhunderts nur noch um billige Arbeitskräfte zur Entlastung des städtischen Finanzsäckels. Deshalb mehrten sich die Pläne, Findelkinder, Bettler und alte Menschen, die der öffentlichen Hand zur Last fielen, zur Stadtreinigung heranzuziehen. Auf diese Weise gelangten utilitaristische Erwägungen in den Vordergrund. Wenn der Mediziner Wertheim im Jahr 1810 für die Stadt Wien forderte, statt junger, gesunder Tagelöhner besser »Halbinvaliden« zum Straßenkehren heranzuziehen, trug er diesem Wandel Rechnung.[41]

In der Reichsstadt Nürnberg wurden um 1800 die Straßen und Plätze von Findelkindern gereinigt. Der »Findelvater« oder bezeichnenderweise auch »Misten-Meister« genannte Aufseher hielt seine jungen Schutzbefohlenen dazu an, den Gassenkot an verschiedenen Stellen innerhalb der Stadtmauern zu sammeln. Dieses fragwürdige Konzept der »Reinlichkeitserziehung« wurde innerhalb der Behörden kontrovers diskutiert. Der Verfasser einer Denkschrift aus dem Umkreis der Nürnberger Polizeibehörde schlug noch im Jahr 1806 vor, um die »Miststätten aus denen Gassen und Straßen zu bringen«, statt Waisenkindern besser »Züchtlinge oder Sträflinge« einzusetzen. Dieses Projekt sei deshalb sinnvoll, weil nach dem Verbot des öffentlichen Gassenbettels durch die Polizei »die Zahl der Armenversorgung sich sehr häufen wird«. Die Kosten für die Straßenreinigung könnten so auf sinnvolle Art minimiert werden.[42]

Bei der Verbindung von Reinlichkeit und Strafe handelte es sich um ein zumindest in Süddeutschland verbreitetes Modell der kommunalen Reinigungspraxis, das auf die Vertreter von städtischen Behörden wie auf bürgerliche Reisende eine starke Anziehungskraft ausübte. Die Wurzeln dieser Faszination können nicht in lokalen Besonderheiten oder der Einzelinitiative von kommunalen Politikern liegen, sondern sind im überregionalen Diskurs über Reinlichkeit zu finden. Nur unter der Voraussetzung, daß Kinder, Verbrecher und Bettler innerhalb der aufgeklärten Beamten- und Bürgerschaft als Erziehungsobjekte einander gleichgestellt wurden und der Grundsatz galt, daß ihr Eigenwille auch durch die zwangsweise erfolgte Erziehung zu bürgerlichen Tugenden zu brechen sei, konnte die Verbindung von Reinlichkeit und abweichendem Verhalten als ein sinnvoller Weg zur praktischen Umsetzung des bürgerlichen Wertekanons erscheinen. Es war deshalb auch kein Zufall, daß diese Ideen in den von der protestantischen Ethik geprägten Städten Süddeutschlands und der Schweiz und im katholischen, aufgeklärten Absolutismus ihren Nährboden fanden.

3. Die Verbreitung von Schmutzkrankheiten als Auslöser zum Bau von Reformkrankenhäusern

Ähnlich wie bei den Zucht- und Waisenhausreformen waren die neuen Reinlichkeitsvorstellungen an der Reorganisation der traditionellen städtischen Armenhospitäler in den letzten Jahrzehnten des 18. Jahrhunderts entscheidend beteiligt. Einer der Gründe, warum man keine Kosten scheute, die Reformkrankenhäuser zu riesigen Reinigungsmaschinen der Unterschichten auszubauen, lag in der großflächigen Verbreitung der Krätze, einer im Bürgertum des ausgehenden 18. und frühen 19. Jahrhunderts geradezu panisch gefürchteten Schmutzkrankheit. Diese Erkrankung war das sichtbare Zeichen der Verbindung von Schmutz, Armut, Krankheit und damit der Bedrohung »von unten«. In der Stadt Nürnberg hatte der zuständige Armenarzt deshalb im Jahr 1817 polizeiliche Maßnahmen gegen die »seit einem Jahr immer mehr überhandnehmende Krätze« gefordert, da »dieses Übel ... sich besonders in den armen Zeiten durch Dienstboten selbst in die Familien höherer Stände, wovon mir einige Fälle bekannt sind, eingeschlichen hat«.[43]

Es war seit längerem bekannt, daß diese Hautkrankheit durch persönlichen Kontakt übertragen wurde. Bereits in der Frühen Neuzeit hatten Ärzte auf der Basis mikroskopischer Beobachtungen auf die Existenz der Krätzmilbe hingewiesen, die der italienische Forscher Bonomo im Jahr 1683 erstmals beschrieben hatte. Mit der Durchsetzung moderner Hygienenormen für Körper und Kleidung geriet die Krätze mehr und mehr in den Ruf einer Unterschichtskrankheit. So konnte der Arzt Wichmann im Jahr 1786 schreiben, daß die Krankheit vorrangig bei Leuten geringen Standes vorkomme und vor allem in Hospitälern und Waisenhäusern, niemals jedoch bei Vornehmen angetroffen werde.[44]

Besonders wandernde Handwerksgesellen galten als die Überträger der Krankheit. Seit den dreißiger Jahren des 19. Jahrhunderts war die Beschäftigung im Handwerk überproportional zum Anwachsen der Bevölkerung angestiegen. Das führte bei stagnierender Nachfrage schnell dazu, daß mehr als die Hälfte der im Handwerk Beschäftigen am Rande des Existenzminimums dahinlebte. Viele Alleinmeister, vor allem jedoch die Gesellen, waren wie die ländlichen Unterschichten vom Pauperismus, der strukturellen ökonomischen Krise des deutschen Vormärz, betroffen. Viele Handwerksburschen waren aus Geldmangel gezwungen, in heruntergekommenen Herbergen Obdach zu finden oder im Freien zu nächtigen. Aus den Lebensumständen der meisten Handwerksgesellen folgte zwangsläufig, daß eine regelmäßige Körperreinigung wegen der hohen Kosten für warme Bäder und Reinigung der Kleider unmöglich war. Die durch staatliches Verbot seit den 1780er Jahren eingeschränkte traditionelle Badepraxis der Unterschichten tat ein übriges zur Zunahme der Krätzkrankheit innerhalb der Unterschichten.[45]

Zur Steuerung des Übels griff man zu Zwangsmaßnahmen, um zumindest die perhorreszierte Ansteckung von Bürgern zu verhindern. Man beschloß deshalb eine Fülle von vorbeugenden Maßnahmen, die eine lückenlose Überwachung und Kontrolle der Unterschichten zum Ziel hatten. Handwerksgesellen mußten sich durch ein Zertifikat bestätigen lassen, daß sie »hautrein« waren. Darüber hinaus waren die bayerischen Landgerichte gehalten, diejenigen Gastwirte, die Handwerker beherbergten, zu beaufsichtigen. Die Wirte sollten die Betten »im reinlichen Zustande« erhalten, um zur Verbreitung des »Krätzübels« durch vernachlässigte Reinlichkeit keinen Anlaß zu geben. Auch sollten sie ihre Gäste monatlich einmal visitieren und im Verdachtsfall eine Meldung bei den Ortspolizeibehörden machen.

Weder Handwerksmeister noch Fabrikherren noch Privatpersonen sollten krätzige Gesellen, Fabrikarbeiter oder Dienstboten aufnehmen. Allen Dienstboten sollte ins Zeugnis geschrieben werden, daß sie krätzfrei seien. An den Landesgrenzen sollte den krätzigen Handwerksburschen der Zutritt nach Bayern verweigert werden. Weiter wurde eine Meldepflicht für krätzige Dienstboten vorgeschrieben, die einen Befall sofort bei ihrer Dienstherrschaft oder dem Gemeindevorsteher anzeigen sollten. Das Interesse der Kranken an einer Selbstanzeige dürfte aber äußerst gering gewesen sein, denn sie verloren ihre Stelle und wurden ins Krankenhaus eingeliefert oder, schlimmer noch, gleich Verbrechern und Vaganten auf dem »Schub« in ihre Heimatgemeinde gebracht, die für weitere Pflege- und Heilungskosten aufzukommen hatte.[46]

So glichen sich die Meldungen aus der bayerischen Provinz und aus der Residenzstadt München. Die Krätze breite sich immer mehr aus, berichtete hilfesuchend der Stadtmagistrat des fränkischen Landstädtchens Karlstadt 1828. Auch der Bamberger Magistrat beschwerte sich 1830 bei der Regierung über die Aufnahme der Krätzigen, und auch aus der Landeshauptstadt München hieß es: »Das Allgemeine Krankenhaus in München ist mit Krätzigen überfüllt; aus allen Gegenden strömen sie hier zusammen, und es liegen gegenwärtig 123 in demselben.« Der Grund für diese Überfüllung war der, daß viele krätzige Handwerker in anderen Krankenhäusern nicht aufgenommen wurden und so auf ihrer Wanderschaft die Krankheit weiter verbreiteten, bis sie schließlich in einem der neuen Allgemeinen Krankenhäuser landeten.[47]

Nur hier war eine erfolgreiche Heilung der Kranken möglich, denn die Behandlung mit Seifenlauge, Schwefeldampf und Kochsalzlösung war langwierig und aufwendig.[48] In den traditionellen Armenspitälern existierten weder genügend Räume zur Separierung der Kranken noch entsprechende Badeeinrichtungen. Die hygienischen Verhältnisse sprachen den gewandelten medizinischen Auffassungen von der Luftreinhaltung in den Krankensälen und der Hautreinigung der Körper der Patienten Hohn. Kleine, enge und dunkle Krankenzimmer, volle Nachteimer neben den Betten und schmutzige Gänge waren nach Meinung der Fachgelehrten nicht nur für die Verbreitung der Krätze, sondern auch für Hospitaltyphus und andere endemische Krankheiten verantwortlich. Der Nürnberger Stadtarzt Eichhorn berichtete am 1800 an den Stadtmagistrat: »Wer den Zustand der hiesigen öffentlichen Krankenhäuser und einiger Gefängnisse, wo auch Kranke aufgenommen werden, sieht und wieder sieht und nicht mit Mitleid und Jammer erfüllt wird, der darf wahrlich auf den Namen Menschenfreund Verzicht tun.« In diesen »Mördergruben« sei eine Heilung und Pflege der Kranken unmöglich.[49]

Außer dem medizinischen Ziel der Heilung von Schmutzkrankheiten, der Ausbildung ärztlichen Nachwuchses und der Etablierung stationärer Krankenpflege zu medizinischen Forschungszwecken strebten die Krankenhausreformer eine Verbreitung bürgerlicher Tugendmuster unter den Angehörigen der Unterschichten gezielt an, wobei sich Disziplinierungswunsch und Humanitätsideal verbanden: »Der arme Kranke soll hier Bequemlichkeit, Wartung, menschenfreundliche Aufnahme und Hilfe finden, auch mehr Reinlichkeit als in seiner elenden Wohnung«, stand in Johann Friedrich Niemanns »Handbuch der Staats- und Arzneiwissenschaft« (1813) unter dem Stichort »Krankenhaus« zu lesen. Die »Salubrität« war nach Meinung des Leiters des Münchner Allgemeinen Krankenhauses, Franz Xaver Häberls, auch notwendig, um den Armen die Angst und den Abscheu vor Krankenhäusern zu nehmen, eine interessante Projektion eigener Wertvorstellungen, denn die Angst der bürgerlichen Krankenhausärzte vor den unreinlichen Patienten wird größer gewesen sein als deren Wunsch nach einer reinlichen Umgebung.[50]

Das frühe Reformkrankenhaus war, muß man aus diesen Äußerungen schließen, außer einem Ort der Diagnose und Therapie auch ein Laboratorium zur Umsetzung neuer Verhaltensmuster. Angestrebt wurde von Beginn an, ähnlich wie bei den Volksbadeplätzen und den Militärschwimmschulen, eine Anhebung des kollektiven Sauberkeitsstandards der breiten Bevölkerung mit dem Ziel der Etablierung regelmäßiger Ganzkörperreinigung. Die Insassen der Krankenhäuser sollten vorbildliche hygienische Einrichtungen vorfinden und dadurch an neue Verhaltensmuster gewöhnt werden. Häberl führte deshalb die Krankenhausreform der zweiten Hälfte des 18. Jahrhunderts auf die unter Experten gewandelte Einstellung zur Reinlichkeit der Haut und insbesondere zur Reinhaltung der Luft zurück, denn die Lufterneuerung galt in den neuen Krankenhäusern als wichtigstes Ziel. Das reinliche Krankenhaus wurde zum Modell der reinlichen Bürgergesellschaft.[51]

Die Geschichte des Reformkrankenhauses in Europa begann zunächst mit einer Katastrophe. Nach dem großen Brand im Pariser »Hotel Dieu« im Dezember 1772 wurden für den verbesserten Wiederaufbau von verschiedenen Architekten neue Konzeptionen zum Bau eines Großkrankenhauses für bis zu 5000 Kranke entwickelt. Der Bau des Wiener Allgemeinen Krankenhauses 1784 unter Joseph II. läßt sich auf französische Anregungen zurückführen. Täglich 1208 Patienten konnten in dem 1785 bezogenen riesigen Neubau versorgt werden. Aber nicht in den Metropolen Wien oder Berlin, sondern in der 21.000 Einwohner zählenden bischöflichen Residenzstadt Bamberg kam man dem Idealtypus des Allgemeinen Krankenhauses am nächsten. Dieser von dem Fürstbischof Franz Ludwig von Erthal für arme Handwerker und Dienstboten errichtete 120-Betten-Bau galt besonders wegen seiner hygienischen Einrichtung bis weit in das 19. Jahrhundert hinein als vorbildliche Reformanstalt. Ärzte und interessierte Bildungsbürger aus ganz Europa besuchten die Einrichtung, deren Baupläne noch 1844 in der »Zeitschrift für praktische Baukunst« abgedruckt wurden.[52]

Bei der Konzeption des Bamberger Krankenhauses spielten die Pläne des Wiener Arztes Peter Xaver Fauken, die dieser anläßlich des dortigen Wettbewerbs um die Errichtung eines Großkrankenhauses entworfen hatte, eine bedeutende Rolle. Faukens Grundidee war es, ausgehend von den Forderungen des Programms der Medizinischen Polizey, großräumige, helle Krankensäle mit Funktionszimmern und entsprechenden sanitären Einrichtungen zu verbinden. Der eigentliche Planer der sanitärtechnischen Inneneinrichtung des Bamberger Krankenhauses war jedoch nicht Fauken, sondern der nachmals als Vertreter der »romantischen Medizin« ebenso wie als früher Verfechter der Pockenschutzimpfung berühmte Leibarzt des Fürstbischofs, Adalbert Friedrich Marcus.

Sein Hauptziel war die Verhinderung der Ausbreitung übler Gerüche, die nach der noch immer gültigen Miasmenlehre als Träger krankmachender Stoffe galten. Seine Grundidee bestand darin, bei einer Belegung von vier bis acht Betten je Zimmer für jeden Kranken einen eigenen Leibstuhl einzurichten. Die mit Vorhängen versehenen Betten in den Krankenzimmern befanden sich jeweils am Kopfende der Wand eines Zwischengangs. In diesen Toilettenräumen zwischen den Krankensälen standen flexible, verschiebbare Aborte, die sowohl vom Krankenzimmer betreten als auch vom Gang aus gereinigt werden konnten, ohne daß man die gefüllten Abtrittseimer zur Entleerung durch die Krankenzimmer tragen mußte.

Ein unter dem ganzen Gebäude laufender Schwemmkanal führte den Unrat in den nahen Fluß. Zusätzlich zu dieser Neuerung der Kanalisation baute man Abzugskanäle (»Dunstschlote«) in die Krankenzimmer ein, durch welche die verunreinigte Zimmerluft abgeführt wurde. Durch Öffnungen im Fußboden sollte Frischluft von außen zugeführt werden. Daneben wurden zur Heilung der Krätzkranken besondere Maßnahmen getroffen. Sechs Baderäume und ein separates Waschhaus zur Reinigung der Krankenkleidung gehörten zur hygienischen Grundausstattung des Bamberger Allgemeinen Krankenhauses.[53]

Weder bei der technischen Einrichtung der Baderäume noch beim Abtrittssystem handelte es sich um neuartige Erfindungen, sondern es ging um die Übertragung der in »vornehmen Privathäusern« um 1800 gängigen Hygieneinstrumente, wie Häberl aus eigener Anschauung berichtete. Die »pedantische Reinlichkeit« und die »sehr durchdachte Hausordnung« des Krankenhauses, die unter den Zeitgenossen Beachtung erregte und auch von der medizinischen Leitung des Krankenhauses als wichtigster Punkt neben der klinischen Medizin genannt wurde, präsentiert sich so als Versuch einer Verallgemeinerung privilegierter Hygienepraktiken. Aus dem Modellcharakter der Sanitärtechnik auch für das Bürgertum erklärt sich das starke Interesse der Besucher an dieser Einrichtung.[54]

Besonders hervorgehoben wurden in den Berichten vor allem die Badeanstalten, die »vorzügliche Zierde dieses Krankenhauses«.[55] Nach einer Verdoppelung der Badekapazität im Jahr 1804 verfügte die Bamberger Anstalt nicht nur über Badezimmer für warme Bäder, sondern zusätzlich über ein nach Geschlechtern getrenntes Badegebäude mit Röhrenzuleitung zu kalten und warmen Bädern und darüber hinaus über ein Flußbad, das an der nahegelegenen Regnitz angelegt war. Die Sanitärtechnik der Badekabinette war auf dem modernsten Stand. Alle Badewannen standen in steinernen Einfassungen, hatten einen eigenen Wasserablauf und waren an das zentrale Kanalisationssystem angeschlossen. Das nötige Wasser zum Füllen der Wannen wurde von außen durch die Abtrittsgänge herbeigetragen.[56]

Auch im benachbarten Würzburg dominierten allgemeine bauhygienische Verbesserungen zumindest in der Wahrnehmung der Zeitgenossen vor der medizinischen Einrichtung. Das Würzburger Juliusspital verkörperte als eine der »berühmtesten allgemeinen Wohltätigkeitsanstalten« Deutschlands einerseits den traditionellen Typus des städtischen Armenhospitals für Alte, Irre und Kranke, es wurde aber andererseits von den Fachgelehrten der Zeit unter die »bürgerlichen Krankhäuser« gerechnet, weil hier erste bauliche Maßnahmen zur Gewöhnung der Unterschichten an moderne Körpernormen frühzeitig ergriffen wurden. Noch 1834 lobte die Enzyklopädie von Ersch und Gruber die hohen geräumigen Säle, die Ventilatoren und die in Schränken an den Wänden der Krankensäle untergebrachten Nachtstühle, die ähnlich wie im Bamberger Krankenhaus von außen entsorgt werden konnten.

Nicht erwähnt wurde von den Autoren, daß bereits 1791 unter Fürstbischof Franz Ludwig von Erthal zwei kleine Badehäuser geplant und einige Jahre später auch errichtet wurden, die, jeweils an einem Ende des langgestreckten Spitalbaus dem Garten zugewandt, der Verbesserung der Körperreinigung der Patienten und der Heilung der Krätzkranken dienen sollten. Der Bischof überwachte die Planung der Badepavillons persönlich und forderte die Spitalverwaltung auf, nach dem Vorbild des Bamberger Krankenhauses zusätzlich Badezimmer für die nicht transportfähigen Kranken in der Nähe der Krankensäle einzurichten.[57]

Eigenständige Wege ging man beim Bau des Münchner Großkrankenhauses (1808/13), da die angestrebte Kapazität von 600 Betten hygienische Maßnahmen wie in Bamberg als nicht ausreichend erscheinen ließ. Der Spiritus rector des Münchner Krankenhauses war Häberl, der seine praktischen Reformmaßnahmen in einem umfangreichen Fachbuch mit dem Titel »Abhandlung über öffentliche Armen- und Kranken-Pflege« (1813) veröffentlichte.[58] Auch in seinem Programm standen die hygienische Maßnahmen im Vordergrund. Bereits im Jahr 1794 hatte er deshalb im Münchner Krankenhaus der barmherzigen Brüder den Versuch der Einführung von geruchlosen Abtritten mit Wasserspülung gemacht. Das Wasser sollte »im Momente des Bedürfnisses«, und zwar »automatisch« in das trichterförmige Becken aus Marmor zufließen. Gleichzeitig sollte ein durch Saugventilatoren erzeugter leichter Unterdruck widrige Gerüche nach unten in eine luftdicht geschlossene, weit vom Gebäude entfernte Senkgrube abziehen. Diese zukunftsweisende Konstruktion Häberls scheiterte – wie vorauszusehen – an dem technisch ungelösten Problem der zentralen Wasserversorgung, denn für ein Kanalisationssystem mit mehreren »englischen Abtritten« wären große Wassermengen notwendig gewesen.[59]

Obwohl im neuen Münchner Großkrankenhaus am Sendlinger Tor fließendes kaltes Wasser, das mittels eines Pumpwerks aus einem eigenen Brunnen gefördert wurde, in jedem Krankenzimmer vorhanden war, kehrte Häberl aus Kostengründen zu dem herkömmlichen hölzernen Nachtstühlen zurück, deren kupferne, inwendig verzinkte Schüsseln er neuerdings mit einem luftdichten Deckel versehen ließ. Dazu konstruierte er eigens eine umlaufende, wassergefüllte Schließrinne am oberen Eimerrand, die ein Entweichen des schlechten Geruchs verhindern sollte. Diese unter dem Gesichtspunkt der Luftreinhaltung eingeführte Praxis konnte nur funktionieren, wenn der Eimer beim Herausnehmen »horizontal und ohne merkbares Schwappen getragen würde«. Die Badekabinette für Reinigungsbäder wurden, ähnlich wie in Bamberg und Würzburg, in der Nähe der Krankenpavillons untergebracht. Zur Erwärmung des Badewassers schlug er den bei Hausbädern im Bürgertum üblichen Einsatz eines sogenannten »Badzylinders« vor.[60]

In allen Reformkrankenhäusern wurden die ankommenden, mit Schmutz und Ungeziefer behafteten Kranken entkleidet, vom Krankenhauspersonal in die nach Geschlechtern getrennten Badekabinette geführt und dort in den durch Schiebewände isolierten oder in eigenen Alkoven stehenden Kupfer- oder Eisenblechwannen in warmem Wasser gebadet. Häufig wurden die Neuankömmlinge aus Kostengründen nur am ganzen Körper mit einem Schwamm abgewaschen und danach mit einheitlicher Anstaltskleidung versehen, die wöchentlich, bei Bedarf auch täglich gewechselt wurde. Die persönlichen Kleidungsstücke der Patienten wurden zur Abtötung des Ungeziefers in »Dörröfen« erhitzt, geräuchert und dann bis zur Entlassung aufbewahrt.

Die in den Krankenhäusern existierenden Warmbäder wurden auch zur regelmäßigen Ganzkörperreinigung der bereits aufgenommenen Patienten eingesetzt. Im Würzburger Juliusspital wurden Vollbäder in Abständen von 14 Tagen, bei Bedarf auch öfter abgegeben, was wegen des hohen Arbeitsaufwands zu Klagen des Personals führte. Die Krätzkranken wurden in eigenen Abteilungen streng separiert, ihre Kleidung besonders gekennzeichnet. Diese Kranken nahmen eine Art »Paria«-Stellung im Krankenhaus ein. Sie durften die gewöhnlichen Badeeinrichtungen nicht benutzen, und für sie wurden, wie im Würzburger Juliusspital, eigene Badeordnungen erlassen.[61]

Die genannten Krankenhäuser blieben nicht die einzigen Institute, in denen eine Gewöhnung der Armen an bürgerliche Verhaltensmuster zur Eindämmung von Schmutzkrankheiten versucht wurde. Außer größeren Anstalten wie dem Stuttgarter Katharinenhospital (1820/27, 400 Betten) wurden auch in zahlreichen kleineren bayerischen und württembergischen Städten wie Augsburg, Fulda, Nürnberg, Fürth, Speyer, Kissingen, Kempten oder Mannheim Allgemeine Krankenhäuser gegründet, so daß zu Beginn der 1830er Jahre in vielen Städten Süddeutschlands moderne Anstalten dieser Art existierten. Die meisten wurden nach den Vorbildern in Bamberg und München mit getrennten Kranken- und Funktionsräumen und eigenen Badeanstalten errichtet. Dabei wurde auf den Einbau der neuesten Sanitärtechnik wie Wasserspülklosetts besonderer Wert gelegt. Schließlich wurde zu Beginn der dreißiger Jahre auch in den bayerischen Militärspitälern mit der Anschaffung »einmänniger Bettstellen« aus Eisen der Hygienestandard der bürgerlichen Reformkrankenhäuser weitgehend erreicht.[62]

Vergleicht man die beschriebenen sanitären Einrichtungen der zunächst meist vom Staat errichteten und getragenen Armenkrankenhäuser mit der Kleidungsweise, der Einrichtung der Wohnungen und auch der Badeanstalten im Bürgertum, fallen einige interessante Parallelen auf. Sowohl Badewannen als auch Abtritte waren, was die Sanitärtechnik anbelangt, nach dem Muster der bürgerlichen Hygieneeinrichtungen gestaltet. Die im Bürgertum als Ideal angestrebte Verbindung von Intimität und Körperreinigung erschien den Patienten der neuen Krankenhäuser und Militärspitäler als Zwangsmaßnahme, um den Kreislauf von Schmutz, Krankheit und Ansteckung zu durchbrechen. Die Patienten wurden in Einzelkabinen im warmen Wasser gebadet, sie verfügten auch, zumindest bei durchschnittlichen Belegzahlen, über eigene, mit Vorhängen versehene Betten und einen eigenen verborgenen Abtritt oder über moderne, geruchlose Spülklosetts. Die Nachtkästchen der Kranken enthielten, analog zu den Spucknäpfen in den Schlafzimmern des Bürgertums, für jeden Kranken eigene Spuckkästchen. Auch die Frequenz des Wäschewechsels war an bürgerlichen Normen ausgerichtet.

Dazu kamen weitere Einrichtungsdetails zur Bequemlichkeit der Kranken: Helle Krankenzimmer, breite Hallen und freundliche Gänge mit Wasserbassins, großzügige und gepflegte Gartenanlagen; im Bereich der persönlichen Pflege sauberes Essen, ein durch Vorhänge geschützter Intimbereich und anderes mehr. Die allerbedürftigsten unter den Stadtarmen kamen in den Genuß vieler Annehmlichkeiten, die eigentlich Bestandteile des bürgerlichen hygienischen Lebensstils waren und die selbst den weniger Wohlhabenden unter den Bürgern kaum zugänglich waren. Es kann deshalb nicht verwundern, wenn Zeitgenossen das hohe Hygieneniveau der Reformkrankenhäuser übertrieben fanden und die Einrichtung der Armenanstalten mit »fürstlichen Prunkwohnungen« verglichen. Als Heinrich von Kleist im Jahr 1800 auf seiner Reise (als typischer »Modernisierungstourist«) das Würzburger Juliusspital besucht hatte, schrieb er darüber an seine Braut: »Es liegt doch eine Art von Spott darin, erst ganz hilflos werden zu müssen, um königlich zu wohnen.«[63]

Die bürgerliche Perspektive dieser Äußerungen liegt auf der Hand. Schließlich dürften den meisten Patienten die Maßnahmen zur Zwangshygiene keinesfalls als Wohltaten erschienen sein. Das moderne Krankenhaus diente der Disziplinierung der Unterschichtsangehörigen und dem Schutz des Bürgertums vor ansteckenden Schmutzkrankheiten. Darüber hinaus war es auch ein sanitärtechnisches Experimentierfeld. Kostspielige WC-Konstruktionen, Ventilationsanlagen und Kanalisationstechniken wurden zunächst an den Unterschichts-Patienten erprobt und daraufhin weiterentwickelt oder verworfen. Das Reformkrankenhaus war im beginnenden Vormärz deshalb auch ein Laboratorium zur Erprobung von Funktionskreisläufen der Wasserversorgung und -entsorgung und stand am Beginn der wenig später beginnenden Assanierung der Städte.

Dritter Teil

IX. Reinlichkeit in der bürgerlichen Gesellschaft 1830 bis 1850

1. Die Rückkehr der Angst im Zeichen der Cholera. Erste Maßnahmen der Behörden

»Cholera! Cholera und nichts als Cholera! Wo man geht und steht, hört man von Cholera«, erinnerte sich der Schriftsteller Adolf Streckfuß an die ersten Reaktionen in der Berliner Bevölkerung, als sich die Kunde von der Krankheit in der Stadt verbreitete. Die Nachrichten vom Vordringen der »asiatischen Cholera« vom russischen Handelsstützpunkt Astrachan nach Europa lösten zunächst in dem Behördenapparat Preußens wegen der gemeinsamen Grenze mit Rußland hektische Betriebsamkeit aus. Als die Seuche im Spätsommer 1831 in Berlin ausbrach, erschien sie selbst den Ärzten zunächst als »grausenhafter Fremdling, der zum Verderben vollständig gerüstet in eine gesunde Bevölkerung sich eindrängt«, wie der Leiter des neueingerichteten Berliner Cholera-Hospitals, Moritz Heinrich Romberg, meinte. In allen deutschen Ländern wurden Gesundheitskommissionen aus Militärs, Ärzten und höheren Staatsbeamten gebildet. Aus der Sicht der Behörden erschien die Rückkehr der großen Seuchenzüge, die man mitsamt den politischen Strukturen des Alten Reiches hinter sich gelassen zu haben glaubte, als zivilisatorischer Rückschlag und als fundamentale Bedrohung der staatlichen Ordnung überhaupt.[1]

Die Fortschritte der Luftanalyse aus der zweiten Hälfte des 18. Jahrhunderts erwiesen sich schnell als ungeeignet, wenn es um die Bestimmung des Choleraerregers und der Übertragungswege ging. Handelte es sich bei den Erregern der Krankheit um belebte Giftstoffe (Kontagien), die von Menschen und Waren transportiert wurden? Oder war eine atmosphärische Verunreinigung (Miasma) der Verursacher? Oder gab es statt dessen eine epidemische Konstitution, ein Zusammenspiel ungünstiger Umweltfaktoren (Boden, Klima, Wohnung, Vorerkrankung oder charakterliche Disposition)? Auch bei der zweiten Choleraepidemie, die Berlin 1837 heimsuchte, war unter den medizinischen Experten die Übertragungsfrage noch ungeklärt. Die meisten Ärzte, wie der Medizinprofessor Friedrich Louis Stromeyer oder der bereits erwähnte Berliner Spitaldirektor Romberg, waren Anhänger einer gemäßigten Kontagionstheorie, die auch lokale Umweltfaktoren, darunter Schmutz als Verursacher der Krankheit, berücksichtigte.[2]

Die Ratlosigkeit der medizinischen Experten und eine Mehrheit überzeugter »Kontagionisten« im Behördenapparat haben dazu geführt, daß man staatlicherseits in der ersten Aufregung auf Seuchenerfahrungen aus früherer Zeit zurückgriff. In der Beurteilung der Cholera als »pestartiger Krankheit« wurden gleichermaßen die im kollektiven Gedächtnis bewahrten Ängste vor dem Schwarzen Tod und die Verunsicherung der Experten sichtbar. Von besonderer Symbolkraft ist hier das Bild, das Streckfuß von der Berliner Ärzteschaft während des ersten Ausbruchs der Seuche zeichnete. Ihre Mitglieder seien anfangs in langen Wachstuchmänteln und Masken vor dem Gesicht auf der Straße herumgelaufen, um sich vor Ansteckung zu bewahren. Auch in München wurde den Ärzten von den Gesundheitsbehörden empfohlen, lange Mäntel aus Wachstaffet oder Leinwand zu tragen und im Beisein der Patienten zu rauchen oder öfters auszuspeien, um sich vor Ansteckung zu bewahren.[3]

Über solche anachronistisch anmutenden Vorsichtsmaßregeln hinaus hing man in den preußischen Behörden der psychologisch durchaus nachvollziehbaren Vorstellung an, daß das von außen eindringende, krankmachende »Fremde« dinglich festzuhalten und an Ort und Stelle zu vernichten sei. Deshalb beschränkte man sich zunächst in der Hauptsache auf Absperrmaßregeln nach dem alten Prinzip des »cordon sanitaire«. An der russischen Grenze wurden Militärposten aufgestellt und Einrichtungen zur Desinfizierung des Transitverkehrs getroffen. Sogar der Schußwaffengebrauch wurde bei Widerstand gegen die Behördenmaßnahmen angeordnet. Auch in der Hauptstadt Berlin wurden die Stadttore und die Gasthöfe scharf bewacht und verschärfte Personen- und Warenkontrollen durchgeführt.

Allerdings kam es bezüglich der Frage der Absperrung der Städte zwischen Kaufleuten und Stadtverwaltung auf der einen Seite und staatlichen Stellen auf der anderen Seite bald zu grundsätzlichen Meinungsverschiedenheiten. Aus Kostengründen und um den Warenverkehr nicht zu gefährden, wurde vom wohlhabenden städtischen Bürgertum gegen eine Absperrung der Städte gestimmt und das im Verlauf der Epidemie auch damit begründet, daß der bestehende Kordon an der russischen Grenze die Ausbreitung der Krankheit bisher nicht aufgehalten habe. Aus wirtschaftlichen Gründen war man gegen die von den medizinischen Experten verfochtene Kontagienlehre. Dieser Unmut der städtischen Wirtschaftsbürger mag die Erinnerungen von Streckfuß an die »gehässigen Sperrungs-, Kontumaz- und Desinfizierungs-Maßregeln« der Behörden geprägt haben. Es war für die Wirtschaftsbürger der Städte in ihrem eigenen Interesse, die

Miasmentheorie statt der Lehre von den festen Ansteckungsstoffen (Kontagien), die Menschen und Waren anhafteten, zu vertreten.[4]

Die bayerischen und österreichischen Zivilbeamten und Militärs standen ihren preußischen Kollegen in der Frage der Absperrung zunächst nicht nach. Auch hier setzte man nach der Logik des »cordon sanitaire« verstärkte Militärpatrouillen an den nördlichen beziehungsweise östlichen Landesgrenzen ein. Etwa einhundert Soldaten wurden im September und Oktober 1831 als Grenz-Kordon an der neuen bayerischen Nordgrenze zur Beobachtung des Grenzverkehrs eingesetzt. Verdächtige Personen wurden auch hier in Quarantäne-Einrichtungen, sogenannte »Kontumaz-Anstalten«, gebracht und dort festgehalten. Man glaubte jedoch im Münchner Innenministerium von Anfang an nicht so recht an den Nutzen des Militärkordons. Das geschah zum einen deshalb, weil die Cholera bereits im August 1831 in Wien ausgebrochen war, obwohl die Regierung Metternich den großangelegten Versuch einer militärische Absperrung der Ostgrenze unternommen hatte und mit beispielhafter Pedanterie ausländlische Briefe nicht nur, wie bisher, heimlich lesen, sondern auch mit Chlorkalk bestreuen und räuchern ließ.[5]

Das Wiener Beispiel führte den bayerischen Nachbarn auch vor Augen, daß die durch die Grenzsperren erfolgende Behinderung der Nahrungsmittelversorgung der städtischen Bevölkerung und des Handels den vermuteten gesundheitlichen Nutzen weit überstieg. Es war deshalb ein klarer Bruch mit der orthodoxen Lehre vom festen Ansteckungsstoff, wenn es in den im Frühjahr 1832 vom Münchner Innenministerium verbreiteten Vorschriften hieß: »Die Absperrung der Ortschaften, Häuser und Wohnungen, in welchen die Cholera ausgebrochen ist, findet nicht statt.«[6] Statt dessen machte man sich innerhalb der bayerischen Behörden frühzeitig eine Auffassung zu eigen, die es erlaubte, den auch in Bayern aufbrechenden Konflikt zwischen Kommunen und Staatsverwaltung um den freien Warenverkehr beizulegen und gleichzeitig die Allianz von Staat und Bürgertum neu zu befestigen. So hieß es im Generalreskript des Münchner Innenministeriums vom Juli 1831, daß die Cholera wie alle ansteckenden Seuchen »vorzüglich die ärmeren Volksklassen zuerst befällt«. Deshalb sei es Sache der Polizeibehörden, diese Bevölkerungsschichten, besonders in den Städten, verstärkt zu kontrollieren.[7]

Aufschlußreich ist dieses Argument der Behörden vor allem deshalb, weil man im Juli 1831 weder in Bayern noch in Preußen oder Österreich über praktische Erfahrung mit der neuen Krankheit verfügte, denn die Cholera war zu jenem Zeitpunkt in diesen Ländern noch nicht in Erscheinung getreten. Es kann sich daher nur um einen Analogieschluß gehandelt haben, indem man den von Krätzkrankheit und von lokal begrenzt auftretenden Darmkrankheiten bekannten Zusammenhang von Armut, Schmutz und Krankheit auf die neue Seuche übertrug. Als Erklärungsmöglichkeit für diese Verbindung bietet sich auch die Annahme einer interessengebundenen Begründung der Krankheitsursachen an. Man wählte diesen Argumentationsweg, weil man nun behaupten konnte, daß die Seuchenbedrohung nicht mehr von außen, sondern von unten im sozialen Raum kam. Ob militärische Strenge oder fürsorgliche Aufmerksamkeit: Wie stark die Übereinstimmung der Behörden mit der Meinung bildungsbürgerlicher Kreise war, zeigt eine Passage aus einem Brief von Rahel Varnhagen, einer der vielen überzeugten Miasma-Anhängerinnen: »Eines ist gewiß gut: daß nämlich von seiten der Stadt, des Gouvernements, der Kommissionen richtig und streng auf die Reinlichkeit, die Lüftung und Bekleidung der armen Klasse gesehen wird.«[8]

Auf der Ebene praktischen Handelns kam es in Bayern zu einer Erneuerung der schon den Programmen der Medizinalpolizisten zugrundeliegenden Allianz von Bürgertum und Staat. Man wußte sich im Bürgertum und im Behördenapparat in der notwendigen Verstärkung der Kontrolle der ärmeren Bevölkerungsmehrheit einig. Da man den Schmutz als Ursache und damit auch den sozialen Ort der Ausbreitung der Cholera benennen konnte, war der naturwissenschaftlich exakte Nachweis der Übertragungswege zweitrangig geworden. Ob Miasmen oder Kontagien: Wichtiger war, daß nicht mehr alle Menschen von der Seuche gleichermaßen betroffen waren, sondern daß man über den Umweg der sozialen Indikation das persönliche Verhalten des einzelnen zum Maßstab der Gesundheit machen konnte.

Damit war der Weg zur moralischen Bekämpfung der Cholera freigemacht. Was bot sich hier mehr an als der Rückgriff auf das zentrale Verhaltensleitbild Reinlichkeit? Schließlich war jedem Bürger um 1830 selbstverständlich, daß die existenzielle Bedrohung der Gesundheit immer auch mit Schmutz in Verbindung stand. Für die ebenso reinlichen wie verängstigten Bürger war es ungemein beruhigend zu wissen, daß die körperliche Reinlichkeit am besten vor der Cholera schützte. Daher war das Erscheinen der Cholera verantwortlich für einen neuen Schub des Hygienisierungsprozesses, der auf der Basis der Beurteilung der Seuche als »Volkskrankheit« gesellschaftliche Reinigungsmaßnahmen über die Grenzen des bürgerlichen Wohnbereichs hinaus notwendig machte.[9]

Die von den Ärzten in den Kommissionen ausgearbeiteten Verhaltensregeln zur Choleraprophylaxe waren deshalb im Kern eine Neuauflage der bekannten bürgerlichen Reinigungsprogramme der Aufklärungszeit und erinnern nicht zufällig an die zahlreichen Diätetiken wie an die Forderungen der Medizinalpolizisten: »Die größte Reinlichkeit herrsche in Zimmern, Küche, im Hof, auf der Gasse und besonders am eigenen Körper. Man reinige Zunge und Zähne mit Wasser und Essig, wechsle die Wäsche, sorge für wiederholtes Ausklopfen und Lüften der Betten und Kleider« hieß es in einer vom bayerischen Innenministerium herausgegebenen »Belehrung über die orientalische Cholera für Nichtärzte« aus dem Jahr 1831. Auch warme Seifenbäder wurden darin besonders empfohlen.

Überhaupt lesen sich diese Empfehlungen wie ein Loblied auf die neuen hygienischen Standards des Bürgertums: »Wer es kann, der wohne in trocknen, mäßig warmen, geräumigen, hohen Zimmern, deren Luft durch Öffnen der Fenster vor- und nachmittags täglich gereinigt werden muß.«[10] Für die arme Stadtbevölkerung in den überfüllten und feuchten Einraumwohnungen der Vorstädte mußten diese Mäßigkeits- und Reinlichkeitsappelle der Behörden wie Hohn klingen (wenn sie diese überhaupt zu Gesicht bekamen und lesen konnten). Gleichzeitig waren solche Vorschriften eine willkommene Entlastung für die Angehörigen des wohlhabenden städtischen Bürgertums, deren Lebensverhältnisse den geforderten Vorbeugungsmaßnahmen ziemlich genau entsprachen.

Als im Jahr 1836 die Cholera zunächst im naheliegenden Markt Mittenwald und 1837 erstmals auch in München ausbrach, wo sie besonders in der von armen Leuten bewohnten Vorstadt Au grassierte, diagnostizierte der Münchner Polizeiarzt Franz Xaver Kopp auf der vorn geschilderten Linie »stattgefundene Diätfehler«, darunter besonders Ernährungsmängel und Unreinlichkeit, als Ursache der meisten Erkrankungsfälle. Auch die Schichtzugehörigkeit der Seuchenopfer wurde akribisch vermerkt: Dienstknecht, Blutegelhändler, Taglöhner, Stadtpflasterer, Austräglerin, Dienstmagd, Soldat, Garderobemädchen, Taglöhnerin, Kanalreiniger: das waren die Berufe der in Au an der Cholera Gestorbenen. Insgesamt wurden nach Angaben des Polizeiarztes in München 164 Personen aus den »höheren Civilständen«, dagegen 607 Personen der »dienenden Klasse« Opfer der Seuche.

Zur Bestätigung der sozialen und lokalen Differenzierung der Seuchenopfer schreckten die beobachtenden Ärzte auch vor Geruchs- und Geschmackstests nicht zurück. Dr. Kopp stellte (in Vorwegnahme des berühmten heroischen Selbstversuchs Pettenkofers) fest, daß »selbst die innigste Berührung mit den Ausleerungsstoffen ... auf den moralisch und physisch starken, nicht prädisponierten Menschen ohne den geringsten Einfluß« blieb und verbuchte das als Bestätigung der Prädispositions- und Lokationstheorie. Der Gerichtsarzt der Vorstadt Au, Karl Pfeufer, kam ebenfalls zu der Feststellung, daß »Branntweinsäufer, überhaupt Menschen von unordentlichem Lebenswandel« der Cholera besonders ausgesetzt waren.[11] Empirische Beobachtung und soziales Vorurteil flossen so in die Bestimmung der Ansteckungswege mit ein und führten zu einer Modifikation der alten medizinischen Miasmentheorie, die nun mittels der sozialen Bruchstelle Bürgertum – Unterschichten interpretiert wurde.

Die Ergebnisse dieser ersten amtlichen Untersuchungen schienen zunächst das Vorurteil zu bestätigen, daß die Cholera die Strafe für die Abkehr von den bürgerlichen Generaltugenden der Mäßigkeit, Ordnung, Sparsamkeit sei, die ihren Ausdruck wiederum in reinlichem Verhalten fanden. Die amtliche Bestimmung der Cholera als Schmutz- und Armutskrankheit bildete die Grundlage, daß man auf das bewährte Instrumentarium zur Überwachung und Disziplinierung der Unterschichten zurückgreifen konnte. Man bemühte sich in den folgenden Jahren in allen bayerischen Gemeinden um eine praktische Durchsetzung der Allianz von Staat und Bürgertum. Während sich einerseits (etwa in Augsburg) Wohltätigkeitsvereine »gegen die Cholera-Noth« bildeten, die eifrig Geld- und Kleiderspenden zusammentrugen, wurde die Bekämpfung der Seuche andererseits zur Polizei- und Verwaltungsangelegenheit, die mit den übergeordneten gesellschaftspolitischen Ambitionen der Regierungen des Vormärz zur Bekämpfung des Pauperismus und zur Medikalisierung und Disziplinierung der Unterschichten übereinstimmte.

Vaganten, Bettler und wandernde Handwerksburschen wurden ebenso wie Wirtshäuser und andere »öffentliche Versammlungs- und Unterkunftsörter« argwöhnisch beobachtet. Nach einer Polizeiverordnung vom September 1831 mußten Handwerksburschen »mit den unentbehrlichen Kleidungsstücken in brauchbarem Zustande versehen sein« und mindestens 10 fl. besitzen. Ebenso wie den Ortsarmen, die bei Wohnungsvisitationen als unreinlich auffielen, drohte den Handwerksburschen die Zwangseinweisung in die allerorts eilig eingerichteten Quarantäneanstalten und dort die Zwangsreinigung des Körpers und der Kleidung. Überall in den großen und kleinen Städten wurde der behördliche Maßnahmenkatalog im Magistrat und unter der örtlichen Honorationenschaft, darunter besonders den Geistlichen, zur Verstärkung des Kontrolldrucks bekannt gemacht.[12]

Ein Schwerpunkt des Behördenhandelns war die flächendeckende Einrichtung von Choleraspitälern in den Großstädten Wien und München genauso wie (als Präventivmaßnahme) in kleinen Landgemeinden und ihre Ausstattung mit Hygieneinstrumenten wie Badewannen, Nachtstühlen und Waschgeschirr. Diese auch »Armen-Spitäler« genannten Einrichtungen sollten die bestehenden Allgemeinen Krankenhäuser im Falle des Ausbruchs der Cholera entlasten. Die Cholerakranken wurden hier weniger mit Arzneimitteln und mehr mit Reinigungsmaßnahmen behandelt. In Wien wurden in den Choleraspitälern Dampf- und Wasserbäder verabreicht und zur Wäsche der Krankenkleidung eigene Waschküchen errichtet. In der Augsburger »Kontumaz-Anstalt gegen die Cholera-Morbus-Krankheit« wurden die vorhandenen Badezimmer heizbar gemacht. In zahlreichen fränkischen Städten wurden ebenfalls Badewannen in dazu bestimmten Räumen aufgestellt, um gegen den Ausbruch der Seuche gerüstet zu sein. Schließlich bemühten sich die Behörden auch um eine verstärkte Reinigung des öffentlichen Raums. Die auf fehlende Kanalisation zurückzuführende hygienisch äußerst mangelhafte Gesamtsituation und die – im pejorativen Sinn des Wortes – »mittelalterlichen« Zustände blieben jedoch in den allermeisten süddeutschen Städten zunächst unverändert.[13]

Ob alle diese Maßnahmen zur Anhebung des Hygienestandards der Unterschichten tatsächlich in die Praxis umgesetzt wurden, darf bezweifelt werden. Immerhin läßt sich aufzeigen, daß die Behörden ihre Aufgabe zur Hygienisierung der Unterschichten ernst nahmen und mit dem reformierten Verwaltungsapparat schnell auf neue Gefahren reagieren konnten. Die Cholera wurde jedoch zum Hebel der Übernahme neuer Hygienemaschinen und zur Nutzung der Dampfkraft zur Körperreinigung innerhalb des wohlhabenden städtischen Bürgertums. Die tiefgreifende Angst vor Ansteckung führte deshalb zunächst zu einem weiteren Modernisierungsschub der modernen privaten Hygienetechnik.

2. Zwischen Cholerafurcht und Fortschrittsglaube. Dampfbademaschinen im städtischen Bürgertum

a) Häusliche Dampfbäder

Die ersten Nachrichten vom Ausbruch der Seuche hatten 1831 zu einer Cholera-Hysterie mit panikartigen Ausbrüchen in denjenigen Teilen des städtischen Bürgertums geführt, wo nicht die amtlichen Regulative, sondern populärmedizinische Schriften zur Cholerapropyhlaxe zirkulierten und reichlich Absatz gefunden hatten. Scharlatane und Kurpfuscher der verschiedensten Couleur priesen darin den Aderlaß und die Ganzkörperwaschung mit Terpentinöl, Branntwein-Kräutermischungen zum Einnehmen oder gar Brechmittel gegen die »Brechruhr« an. In den Großstädten Wien und Berlin blieben die Theater leer, man sperrte sich zu Hause ein, öffnete nur vorsichtig die Fenster, räucherte täglich mit Bernstein und Wachholder, desinfizierte sich nach jedem Spaziergang Körper und Kleidung und ließ die Wäsche nur noch im Haus waschen.

Streckfuß erinnerte sich an eine alte Frau, die sich aus Angst vor der Cholera erhängte. Auch Rahel Varnhagen verzehrte eifrig Knoblauch zur Vorbeugung und schrieb: »Meine Furcht, mein Schrecken wären grenzenlos, sich infiziert zu wissen.« Andere Autoren berichteten von »Verwirrungen und Unordnungen« oder gar von »Blut- und Mordscenen« und heizten dadurch die Ängste vor einer Bedrohung des Lebens zusätzlich an.

In Königsberg stürmte eine aufgebrachte Menge die örtliche Polizeiwache, so daß das Militär zu Hilfe gerufen werden mußte.[14] Zwar legte sich die erste Panik schnell, als sich die schichtspezifische Präferenz der Seuche zu bestätigen schien und außerdem die erste Choleraepidemie die Gebiete Süddeutschlands weitgehend verschont hatte. Die Grundstimmung der Angst aber blieb, weil ähnlich wie im Behördenapparat auch im Bürgertum die Rückkehr der Seuchenzüge als Modernisierungsverlust und historischer Rückschritt, zudem auch als Bedrohung der sozialen Stabilität erfahren wurde.

Diese Seuchenangst war der Auslöser eines neuen Schubs im Prozeß des praktischen Wandels im Hygieneverhalten, der nun auch die letzten Teile des großstädtischen Bürgertum erfaßte, die sich bisher gegen die modernen Regeln der Körperpflege und der Wohnkultur resistent gezeigt und die Anschaffung von Hygienemöbeln als bloße Modeerscheinung abgetan hatten. Auch die zahlreichen Experten, die eine regelmäßige Hautreinigung als sicheres Mittel gegen eine Ansteckung priesen, trugen zur verstärkten Aufmerksamkeit im Bürgertum für die Körperhygiene bei. Noch 1873 faßte der bekannte Hygieniker Max v. Pettenkofer die gängige Einstellung der ersten Jahrhunderthälfte zur Choleraprophylaxe in der Empfehlung zusammen, daß die sorgfältige, tägliche Reinigung mit Wasser und Seife, sowie den wöchentlichen Wechsel der Leibwäsche und das wöchentliche Bad als Präservativ gegen die Cholera von besonderer Bedeutung sei. Auch reine Luft im Hause sei in jenen gefährlichen Zeiten eine wesentliche Bedingung der Gesundheit.[15]

Entsprechend eifrig bemühte man sich im Bürgertum seit den 1830er Jahren um eine effektivere Gestaltung der täglichen Reinigungspraxis mit Wasser und Seife. Im Zeichen der Cholera stand nicht länger das beschauliche Salonbad, sondern die schnelle und gründliche Reinigung des ganzen Körpers im Zentrum des Interesses. Schon unmittelbar nach dem Ausbruch der ersten Choleraepidemie wurden deshalb in vielen Bürgerhaushalten moderne Hygienemöbel angeschafft, die den Anwendungszweck bereits im Namen trugen. Ein Braunschweiger Major hinterließ bei seinem Tod im Jahr 1836 eine »Cholera-Bettstelle«, vermutlich ein eisernes Bettgestell, wie sie in den Druckschriften bei Choleragefahr empfohlen wurden und wie es im preußischen und später auch im bayerischen Militär als Hyienemöbel in jener Zeit eingeführt worden war.

Wichtiger als solch vergleichsweise schlichten Neuerungen war die mit der Cholerafurcht einsetzende zweite Phase der »Mechanisierung des Bades« (S. Giedion), in deren Zentrum die Nutzung des heißen Wasserdampfes im privaten Bereich wie in den bürgerlichen Badeanstalten stand. »Dreifach erscheint die Kraft des Wasserdampfes von höchster Bedeutung«, schrieb der Wiener Arzt Vogel im Jahr 1846, »nämlich bei vulkanischen

Umgestaltungen der Erdoberfläche, im Maschinenbetriebe, sodann ... zur Herstellung und Erhaltung der Gesundheit.«[16] Die Nutzung neuer Energieformen des sich abzeichnenden Industriezeitalters führte zusammen mit der Angst vor Ansteckung auch zur effektiveren Gestaltung der Körperhygiene im Bürgertum zwischen 1830 und 1850.

Die Einführung von privaten Dampfbademaschinen seit 1830 als Ergänzung der bereits etablierten häuslichen Hygieneinstrumente, dem Duschschrank, dem Waschtisch und der Badewanne, schien in den Zeiten der Cholera eine besonders porentiefe Reinigung der Haut zu gewährleisten. Diese neuartigen Erfindungen bildeten nach den Erinnerungen von Streckfuß das dominierende Gesprächsthema in der preußischen Hauptstadt: »fragt man nach dem Theater, so wird erwidert: einen Dampfapparat müsse doch jeder vorsichtige Mann im Hause haben!« Allenthalben würden Dampfapparate konstruiert, die neben anderen Präservativmitteln starken Absatz gefunden hätten.[17]

Tatsächlich lassen sich zahlreiche Belege für die Erfindung und Verbreitung von Dampfbademaschinen finden, die teilweise noch in die Zeit vor dem Einbruch der Cholera zurückreichen. Das Dampfbad wurde als Reinigungsbad zunächst zur Förderung der Hautausdünstung empfohlen. Eines der ersten Dampfbäder in Deutschland scheint in Berlin bereits im Jahr 1781 als »englisches Dampfbad« eingerichtet worden zu sein. Diese Bezeichnung verweist nicht zufällig auf den Ursprungsort des modernen Maschinenbades und den nahezu gleichzeitigen Beginn der Periode der Industrialisierung in Preußen: Die erste von England nach Deutschland exportierte Wattsche Dampfmaschine traf 1788 in Schlesien ein. Auch die »russischen Dampfbäder« wurden gegen Ende des 18. Jahrhunderts in Deutschland als Hautreinigungsmittel populär: »bekanntlich dringt der Dunst des kochenden Wassers tiefer ein und löst weit stärker auf, als das Wasser selbst. Ich würde also raten, davon Gebrauch zum machen«, hatte Hufeland in seiner »Erinnerung an die Bäder« geschrieben. Allerdings hatte der berühmte Mediziner vor dem Einsatz des Dampfbades als Hausmittel ohne ärztliche Aufsicht gewarnt. In der preußischen Hauptstadt wurden denn auch die neuen Dampfbäder zunächst nur als medizinisches Heilbad verabreicht.[18]

Solcher Warnungen unerachtet, arbeiteten einzelne Erfinder aus dem Handwerk oder der Ärzteschaft bereits vor dem Ausbruch der Cholera an der Verbesserung der Technik des Dampfbades zum privaten Gebrauch. 1828 bot der Münchner Drechslermeister Michael Edel der dortigen Militärverwaltung, die wegen der Verbreitung der Krätzkrankheit unter den Soldaten zu verstärkten Reinigungsmaßnahmen gezwungen war, einen vom ihm erfundenen Dampfbadeapparat zum Kauf an. Die aus einer überdeckten Blechwanne mit externem Heizkessel bestehende Dampfbademaschine wurde schließlich 1829 probeweise von den Militärbehörden übernommen. Das geschah ausdrücklich deshalb, weil sie außer zur medizinischen Anwendung auch für das gewöhnliche Reinigungsbad benutzt werden konnte. Konkurrenzprodukte, wie der Dampfbadeapparat des Straubinger Gerichtsarztes Fahrer wurden von der Militärkrankenhausverwaltung als unpraktikabel abgelehnt.[19]

Mit der Ausbreitung der asiatischen Cholera fanden solche Dampfapparate auch im zahlungskräftigen Bürgertum zunehmend Verbreitung. Eine 1831 erschienene Schrift gab detaillierte Anweisungen zur häuslichen Zubereitung von Dampfbädern als Heilmittel gegen die Cholera. Wie ein solcher privater Dampfbadeapparat ausgesehen hat, läßt sich der Werbeschrift der Heidelberger Sanitärgerätefirma Fischer & Co aus dem Jahr 1855 entnehmen. Nur der Kopf des Badenden ragte nebst einem Thermometer aus einem Holzbehälter heraus. Daneben stand ein kleiner Dampfkessel zur Erzeugung des Wasserdampfes. Besonders »bei Cholera-Anfällen zur schleunigsten Hervorbringung eines starken Schweißes« habe sich das Modell bewährt. Durch ein eingebautes Sicherheitsventil sei jede Explosionsgefahr ausgeschlossen, versicherte der Hersteller.[20]

Die Einrichtung von Dampfbädern in Deutschland war, wie die Beispiele zeigen, keine Fortführung der frühneuzeitlichen Badetradition des Schwitzbades, sondern eine neue Art der intensiven Körperreinigung nach den Gesetzen des Maschinenzeitalters. In der Verbindung von Reinlichkeit und Technik zeigen sich zukunftsweisende Aspekte des Prozesses der kulturellen Modernisierung: Das Dampfbad erscheint als Maschine, in die das Rohmaterial, der schmutzige oder kranke Körper, eingeführt wird und die am Ende den sauberen und gesunden Menschen als Fertigprodukt entläßt. Die Dampfmaschine erlaubte eine schnelle, effektive, saubere und regelmäßige Durchsetzung der Reinlichkeit. Die Einrichtung des häuslichen Dampfbades wies der individuellen Hygiene im Bürgertum einen neuen Weg zur Verbindung von Gesundheitsvorsorge und intimer Körperreinigung.

b) Vom Salonbad zur Luxusdampfbadeanstalt

Solch kostspielige Hygieneinstrumente waren, wie schon hervorgehoben, nur einer äußerst geringen Zahl wohlhabender Privathaushalte zugänglich. Wichtiger noch als die Einführung privater Dampfapparate war deshalb unter dem Gesichtspunkt der Durchsetzung eines neuen Reinigungsverhaltens die Einführung der Dampfmaschine in den bestehenden Salonbädern. Ihre Betreiber etablierten, angetrieben von zahlreichen Konkurrenten, auf der Suche nach neuen Attraktionen verstärkt Dampfbäder in ihren Mauern oder richteten eigene Dampfbadeanstalten ein und unterstützten so den durch die Choleraangst verstärkten Trend zum Maschinenbad. In den bestehenden Salonbädern wurden schrittweise Dusch- und Dampfvorrichtungen eingebaut, Pumpsysteme, Wasserzuleitungen und die passende Entsorgungstechnik im kleinen Maßstab verwirklicht und mit baulichem Raffinement verbunden, so daß man nach den kalten Flußbädern und den Salonbädern von einer dritten Phase der Entwicklung des bürgerlichen Badewesens in Deutschland vor 1850 sprechen kann.

Diese Ansätze einer Industrialisierung der Badekultur ermöglichten einerseits ein schnelleres, bequemeres und preisgünstigeres Baden. Andererseits führte das immer größere Investitionsvolumen zu einer Veränderung der Verfassung dieser Badeanstalten von der Privatanstalt hin zur Aktiengesellschaft. Vielleicht haben hier die Betreiber der militärischen Volksbadeanstalten auf Aktienbasis den Weg gewiesen. In beiden Fällen folgte das institutionalisierte Badewesen den gewandelten Bedürfnissen der bürgerlichen Badegäste. Seit 1830 ging es den Betreibern von Salonbädern nicht mehr nur um eine luxuriöse Inneneinrichtung wie in der Frühzeit der Badesalons, sondern um eine Verbindung von Gesellschaftsbad und Maschinenbad, von Luxus und Technik. Auch hier verlief dieser Trend gleichermaßen in den Hauptstädten und in der Provinz. Der Besitzer des Augsburger »Mauerbades« errichtete zu Beginn der dreißiger Jahre ein »russisches Dampfschwitzbad« als Attraktion für seine bürgerlichen Badegäste. Nach einer Badanzeige aus dem Jahr 1850 konnten solche Dampfschwitzbader in Augsburg auch ins Haus gebracht werden. In der bereits erwähnten Lauterbachschen Badeanstalt in Bamberg waren ebenfalls Dampfbademaschinen in Betrieb, worin sich die Badelustigen jeweils vier bis fünf Stunden aufzuhalten pflegten.[21]

Als der Würzburger Polizei- und Stadtwundarzt Joseph Anton Mayer im Garten seines Hauses ein »russisches« Dampfbad errichtete, erwähnte er ausdrücklich die zahlreichen bis 1832 errichteten Dampfbäder in andern Städten. In seiner Werbeschrift »Das Dampf-Bad« (1835) bezog er sich auf den Nutzen des Dampfes als Vorbeugungs- und Heilmittel gegen die Cholera und zur Hautreinigung gleichermaßen. Während bei den vorn beschriebenen frühen Badesalons das jeweilige Rahmenangebot an Vergnügungs- und Bewirtungsmöglichkeiten eine große Rolle spielte, dominierten in der Mayerschen Anstalt, ähnlich wie bei den häuslichen Dampfbädern, die technischen Details. In der Mitte des von ihm errichteten »Dampfzimmers« standen terrassenförmig aufgestellte Bänke, an der Dekke liefen elastische Lederschläuche mit aufgesteckten Blechbrausen entlang. Abwechselnd konnten aufsteigende kalte Duschen und heiße Dampfduschen genommen werden.[22]

Das Mayersche Dampfbad erfreute sich in der Provinzstadt großer Beliebtheit. Innerhalb von fünf Jahren hatte Mayer nach eigenen Angaben insgesamt 6939 Dampfbäder verabreicht, bei ca. 25.000 Einwohnern eine beachtliche Zahl, besonders wenn man berücksichtigt, daß in Würzburg zahlreiche alternative Bademöglichkeiten existierten. Das große Interesse der Bürger wird verständlich, wenn man sich die Gründe der Badebenutzer ansieht, über die Mayer genau Buch führte. Die meisten Besucher benutzten das Dampfbad als »diätetisches Mittel«, als »vorbeugendes Mittel« und schließlich als »Heilmittel« bei Krankheiten.[23] Die häufige Frequentierung der Dampfbäder ist daher auch ein Beleg für die Angst der Bürger vor der Ansteckung als Motiv für eine regelmäßige Körperreinigung. Alte Ängste vor Ansteckungsgefahren und neue Reinigungsinstrumente ergänzten sich wechselseitig. Die Anwendung moderner Technik zur Körperreinigung schuf Sicherheit und das Gefühl, Träger des Fortschritts zu sein. Im Dampfbad wurde der Körper Teil der Maschinenwelt.

Kollektive Ängste bildeten auch die Grundlage der Verbindung von Technik und Vergnügen. Das Bürgerbad als Vergnügungsort trug zum Abbau von Angst genauso bei, wie das Gefühl, von moderner Technik umgeben zu sein. Den Gipfel des Luxus und der Moden im Namen bürgerlicher Geselligkeit und des technischen Fortschritts erklommen unter den 14 Wiener Badeanstalten des Vormärz die Betreibergesellschaften des Dianabades in der Wiener Leopoldstadt und des Sophienbades, zweier konkurrierender Luxusbadeanstalten, die sich zwischen 1840 und 1860 einen harten Kampf um die wohlhabende Kundschaft lieferten und deren technische Einrichtung im ganzen Deutschen Bund als vorbildlich galt. Beide Badeanstalten trugen dazu bei, daß sich der Begriff »Luxusbad« um 1850 in der deutschen Sprache etablierte. Man verstand darunter »die Einrichtung von Prachtgebäuden, von Theatern, kostspieligen Spaziergängen« und anderen modischen Baulichkeiten.[24]

Das Wiener Dianabad war schon 1804 von dem Architekten Moreau und dem Maler Hummel errichtet worden. Es war von vornherein als bürgerliches Gesellschaftsbad und Salonbad konzipiert und als weitläufige Anlage mit Ökonomiegebäuden, Garten, klassizistischen Arkaden und Restaurant errichtet worden.[25] Auch das von dem Wiener Kaufmann Franz Morawetz im Jahr 1838 im klassizistischen Stil errichtete »Sophienbad« verfügte über eine Inneneinrichtung, deren »geschmackvolle Eleganz« weithin gerühmt wurde: »Schöne Teppiche bedecken den Boden, kostbare Spiegel, Tapisserien, Gemälde und Uhren die Wände, die vorzüglichsten neuen Tagesblätter liegen auf den Tischen, alle Mobilien sind nach dem neuesten Geschmacke verfertigt«, war in einer zeitgenössischen Werbeschrift zu lesen.[26]

Beide Badeanstalten wurden in den vierziger Jahren in Aktiengesellschaften umgewandelt.[27] Der Grund für diese Erweiterung des Kapitalstocks war, daß der mittlerweile im Konkurrenzkampf um die Badegäste notwendige finanzielle Aufwand für Luxurierungsmaßnahmen von einem einzelnen Badeunternehmer nicht mehr getragen werden konnte. Beide Badegesellschaften errichteten zu Beginn der vierziger Jahre große überdachte Schwimmbassins und hatten damit bereits im ausgehenden Vormärz den Übergang zum modernen Hallenbad eingeleitet. Der dafür notwendige technische Aufwand war enorm, sowohl was die Errichtung der tragenden Eisenkonstruktion aus gußeisernen Säulen als auch die Beleuchtung der Räume, die notwendige Beheizung, sowie die Zuführung und Ableitung großer Mengen frischen Wassers anging.

Um sich von der teilweise miserablen Wasserqualität der Donau unabhängig zu machen, wurden eigene Filtrieranstalten erbaut, deren Wasser nicht nur die Badeanstalt selbst verwendete, sondern als Trinkwasser auch für »häusliche und industrielle Zwecke« in Wien abgegeben wurde. Diese Einrichtung bestand im Dianabad aus einem Wasserturm, der das nötige Gefälle erzeugte, um das Wasser mit hohem Druck durch einen feinen Gesteinsfilter zu pressen. Auch das Sophienbad bot Bäder mit »reinstem, filtrierten Donauwasser«.[28]

Im Jahr 1840 erhielten die Wiener Architekten Förster und Etzel den Auftrag zur Errichtung der ersten europäischen »Winterschwimmschule« im Dianabad, die 1843 in Gegenwart des Kaisers feierlich eingeweiht wurde. Das Ziel war es, nicht nur das Baden, sondern auch das Schwimmen ganzjährig zu ermöglichen. Ohne den Einsatz von Dampfmaschinen waren solche Einrichtungen nicht denkbar. Mittels Dampfröhren sollten nicht nur die Bassins beheizt werden, sondern auch die zur Ablage der Kleidung bestimmten Bänke, so daß die Badenden die dort abgelegten Kleider nach dem Bad erwärmt vorfanden. Die innere Einrichtung des Neubaus lehnte sich, was die Verbindung von Einfachheit und Funktionalität anging, an die gestalterischen Merkmale der frühen Salonbäder an. Eine Statue der »jungfräulichen Diana« wies auf die Verbindung von Reinlichkeit und Reinheit hin, welche die Grundlage des neuen bürgerlichen Lebensstils bildete. In seiner Beschreibung bezeichnete der Architekt Etzel alle technischen und gestalterischen Baumaßnahmen als »ziemlich kostspielig«. Selbst für eine Aktiengesellschaft waren die hohen Heizkosten für das Schwimmbassin im Winter in den folgenden Jahren nicht tragbar. Der Raum wurde deshalb in den Wintermonaten für Möbelausstellungen, Konzerte und andere Vergnügungen genutzt.[29]

Nachdem das Sophienbad das kaiserliche Privileg der Abgabe von »Dampf- und Sturzbädern« erfolgreich verteidigte, bemühte sich die Direktion des Dianabades einige Jahre später bei den Behörden um eine Konzession für die Einrichtung »orientalischer Bäder« in einem Anbau neben der Schwimmhalle. Dazu gab der Direktor einen ausführlichen Bericht über den geplanten Ausbau des Luxusbades. Die Ruhesalons enthielten Diwans und Ruhebetten für mindestens 40 Personen und waren mit allem Komfort ausgestattet. Das kreisrunde Badelokal selbst enthielt nach dem Plan der Direktion »2 Douchapparate mit je 4 bis 5 verschieden wirkenden Douchen« und im Zentrum ein mit Geländer versehenes Bassin mit lauwarmem Wasser und ständigem Zu- und Abfluß zur Sicherung einer gleichbleibenden Wasserqualität. Wie im benachbarten Schwimmbassin sollten im Boden verlegte Röhren für eine gleichbleibende Erwärmung des Wassers sorgen.

Trotz des ebenso luxuriösen wie sinneschmeichelnden Ambientes war die körperliche Reinigung der Badegäste das wichtigste Ziel der Betreiber: »Die orientalischen Bäder haben die Reinlichkeit des Körpers zum Zwekke«, hieß es im Projekt immer wieder. Auch bei der Beschreibung des Badevorgangs selbst dominierte der Reinigungseffekt: In den heizbaren Einzelkabinen übergoß ein Badediener die Haut des Kunden wiederholt mit lauwarmem Wasser und rieb den ganzen Körper zwischendurch mit Seife ab. Hierauf stieg der Badegast noch zur vollständigen Reinigung ins Schwimmbassin und begab sich abschließend unter die Dusche.[30]

In der Beschreibung der inneren Einrichtung der beiden Wiener Luxusbäder wird deutlich, daß der gestiegene Bedarf an Luxus und Komfort in den einzelnen Bürgerhaushalten nicht mehr zu befriedigen war. Die elaborierten Formen der Körperreinigung zeigen ein geradezu kultisch übersteigertes Verhältnis zum eigenen, sauberen Körper und markieren gleichzeitig durch die Anwendung modernster Technik den Beginn des Industriezeitalters, der mit dem sich abzeichnenden Beginn des Zeitalters der Hygiene übereinstimmte. Die technischen Möglichkeiten bildeten die Bühne, auf der sich die sauberen Individuen selbst inszenierten. Der in der ästhetischen Diskussion der Aufklärung und der dort geforderten Übereinstimmung von Moral und körperlicher Reinlichkeit herausgebildete Kult des Reinen führte in der Praxis dazu, daß der eigene Körper in einer Art Weihehandlung gesäubert wurde.

Die Ärzte, die als Gründer und Betreiber der Salonbäder ursprünglich die Funktion des Priesters im Schönheits- und Gesundheitskult innehatten, traten im Verlauf der Entwicklung des Badewesens zunehmend in den Hintergrund und wurden von gewinnorientiert wirtschaftenden Geschäftsleuten abgelöst. Der Glaube an den technischen Fortschritt und das Bedürfnis nach Luxus und Bequemlichkeit gingen eine Verbindung ein und sorgten für eine neue Art des Umgangs mit dem eigenen Körper: nicht mehr als lebendige, in sich geschlossene organische Maschine im Sinne Hufelands oder Mays, sondern als Teil einer riesigen Dampfmaschine wurde der Körper betrachtet. Damit trat das selbstbestimmte und selbstkontrollierte Individuum zunehmend hinter großtechnische Reinigungsmaßnahmen zurück.

Neben den äußeren Merkmalen einer Kultstätte stand deshalb die neue Funktion der Luxusbadeanstalt als überdimensionale Maschine. Dies machte den Hauptunterschied zum Salonbad mit seiner Hervorhebung der Geselligkeit und individuellen Körperkontrolle aus. Die mechanische Umsetzung der Tugendanforderungen, bereits in den frühen Tarnmöbeln sichtbar, nahm im Zeitalter der Dampfkraft gewaltige Ausmaße an. Die Luxusbadeanstalt war unter der dekorativen Oberfläche nichts als eine Produktionsstätte, die saubere Körper zeitsparend und in großen Mengen produzierte. Die Uhren, die sich im Dianabad an den Wänden der Aufenthaltsräume befanden, waren ein Ausdruck der Einübung in moderne Zeitdisziplin. Die normativen Anforderungen der Industriegesellschaft hatten bereits vor deren Durchsetzung in der Wirklichkeit auch das Bürgertum erreicht. Von Spaziergängen als Ausdruck selbstbestimmter Körperlichkeit und Geselligkeit war im Luxusbad nicht mehr die Rede. Der Aufwand diente nunmehr dazu, die Bürger über den Werkzeugcharakter des gesunden Körpers im Produktionsprozeß hinwegzutäuschen.

Der Treibstoff, auf den die großen Luxusbadeanstalten in zunehmendem Maße angewiesen waren, war das Wasser. Der gestiegene Wasserbedarf führte deshalb zunächst in den Luxusbadeanstalten zum Bau eigener, moderner Wasserversorgungsanlagen mit dampfbetriebenen Pumpwerken, Filtrieranlagen und Leitungssystemen. Bald versorgten die Badeanstalten auch die umgebenden Stadtviertel mit Wasser. Die beiden Wiener Anstalten »Dianabad« und »Sophienbad« wurden zum Schrittmacher des Ausbaus der Wasserversorgung in der Großstadt. Wenn aber die privaten Badeanstalten am Beginn der städtischen Wasserversorgung gestanden haben, müßte das auch für die Vielzahl stadtbürgerlicher Privathaushalte gelten, in denen bereits Duschschränke, Dampfapparate und andere Hygienemobel verbreitet waren. Mit ihrer Installation im Rahmen der Cholerafurcht mußte zwangsläufig der Wunsch nach einer verbesserten Wasserversorgung steigen.

3. Der Bau der ersten städtischen Wasserleitungen im Zeichen des »häuslichen Comforts«

In den Zeiten der Cholera verband sich der Wunsch nach Häuslichkeit einerseits und nach wirtschaftlicher Sicherheit andererseits mit einer Intensivierung der persönlichen und der öffentlichen Hygiene. Man strebte zunächst nach »häuslichem Comfort«, nach der Verbindung von Intimität und Luxus als Ausdruck des erwirtschafteten Wohlstands. Der Begriff

»Comfort« wurde definiert als »Gemütsfrieden« auf der Basis des erworbenen Reichtums: »Comfort ist jene Anordnung des materiellen Lebens, welche Bequemlichkeit, Behaglichkeit und einen friedlichen, ungetrübten Genuß des Daseins bezweckt.« Die Reinlichkeit des Körpers und in der Wohnung galt gleichermaßen als die Grundbedingung des inneren Friedens und Ausdruck materiellen Reichtums. Da es bequemer war, zu Hause zu baden als in die Badeanstalt zu gehen, gehörte dem »häuslichen Comfort« die Zukunft.[31]

Zwei neue Entwicklungstendenzen lassen sich ausmachen, wenn man die private Hygienetechnik um 1850 betrachtet. Zum einen scheint sich die Gruppe der Anwender vergrößert zu haben. Nicht mehr nur die Angehörigen des Bildungsbürgertums oder wohlhabende Kaufleute, sondern zunehmend auch Kleinbürger tauchten als Nutzer von Hygienegeräten auf. Die Werbeschrift der Heidelberger Sanitärfirma Fischer nannte als Benutzer nicht mehr ausschließlich Ärzte, Geistliche, Staatsbeamte und Pädagogen, die noch um 1830 vorzugsweise als Kunden für Tarnmöbel wie den vorn beschriebenen Duschschrank aufgetreten waren. Darüber hinaus hatten nun auch Bauführer, Holzhändler und Sattler die Duschen und Dampfbadeeinrichtungen im privaten Gebrauch, wie deren eingerückte Lobschreiben bezeugen. Beide Geschlechter verwendeten die neuen Hygienemöbel, die Zeitersparnis und Bequemlichkeit verhießen: »Auch sehr viele Damen«, hieß es, »haben in neuerer Zeit angefangen, sich dieser Bäder zu bedienen.«[32]

Mit der Ausweitung des Gebrauchs moderner Hygienemöbel auch im mittleren und kleinen Bürgertum und der zunehmenden Differenzierung und Intenisivierung der körperlichen Reinlichkeit im Zeitalter der Cholera ging zunächst ein immer breiteres Angebot an stetig aufwendiger gestalteten Konstruktionen von Hygienemaschinen zum häuslichen Gebrauch einher. Die Entwicklung der Hygieneinstrumente verlief innerhalb weniger Generationen von der einfachen, zur Ganzkörperwäsche vergrößerten Waschschüssel mit Gießkanne, Seife und Handtuch zu technisch komplizierten Apparaten, bis um 1850 eine Vielzahl moderner sanitärtechnischer Objekte zumindest in den technischen Grundzügen vorlag. Mobile Hygienemöbel wie Badewannen für Ganz- und Teilbäder aus unterschiedlichsten Materialien, Duschschränke, Toilettentische, Dampfbäder, Bidets, Nachtstühle und Waterklosetts nebst Zubehör waren um 1850 in mehr oder weniger kostspieligen Varianten in zahlreichen Bürgerhaushalten verbreitet.

Der neue Trend zur privaten Hygienemaschine im Zeichen des Komforts führte bei anderen Reinigungsinstrumenten zu schwerfälligen, aufwendigen Konstruktionen, weil das Prinzip der Tarnmöbel nicht aufgegeben und gleichzeitig der Einbau einer komplizierten Mechanik betrieben wurde.

Das war etwa bei den neuen Abtrittsmöbeln, den »Retiraden«, wie das aus dem Französischen entlehnte zeitgemäße Hüllwort lautete, der Fall. Das leitende Prinzip war, daß der Benutzer nicht mit seinen Exkrementen in Geruch- oder Sichtkontakt kam. Die Mechanik sollte jeden Kontakt mit dem Schmutz verhüten. Selbst die Sitzbrille brauchte nicht mit den Händen berührt zu werden, sondern klappte mittels einer Feder von selbst zurück. Äußerlich wurde bei den Retiraden das Prinzip des Tarnmöbels weiterentwickelt. Die früher gebräuchlichen einfachen Nachtstühle wandelten sich in korpulente Polsterfauteuils mit wildem heraldischen Schnitzwerk im Stil des Historismus.

Im beginnenden Zeitalter der Massenproduktion verleugnete man den Werkzeugcharakter der Dinge, indem man Illusionen hervorrief. Damit wurde eine neue Ebene des Umgangs mit Gebrauchsgegenständen erreicht. Der gestiegene dekorative Aufwand läßt sich einerseits auf die notwendige Verhüllung der Mechanik zurückführen. Man tarnte nicht mehr nur eine notwendige körperliche Verrichtung, sondern auch die aufwendige Mechanik, die eine bequeme Ausführung ermöglichte. Andererseits war die Retirade ein Ausdruck des Wunsches nach Bequemlichkeit und Wohnkomfort.

Das neue Toilettenmodell glich deshalb häufig einem Thronsessel mit riesenhafter gepolsterter Rückenlehne, in denen sich das Wasserreservoir zum Nachspülen verbarg. Diese sogenannten »feststehenden zug- und geruchlosen Retiraden« sollten das mühsame Geschäft des Wasserholens vereinfachen, indem die Wasserbehälter das Spülwasser für mehrere Tage enthielten. Ein kleiner Zeiger informierte den Benutzer, »wie oft, resp. von wie vielen Personen der Leibstuhl nach der Auffüllung des Reservoirs bereits benützt worden ist«. Durch den geruchlosen Verschluß konnte der Apparat mehrmals hintereinander benutzt werden. Spitzenpreise bis zu 200 fl. wurden für ein solches Modell verlangt.[33] Die geschilderten Retiraden waren zum Aufstellen in Wohnräumen gedacht. Die voluminösen Möbelstücke waren jedoch, besonders mit gefülltem Wasserreservoir, so unbeweglich geworden, daß sie nach einem festen Ort verlangten. Deshalb enthielt der Katalog der Firma Fischer auch einen neuen Typus von häuslichen Hygienemöbeln, bei denen das Wasserreservoir außerhalb des Möbelstücks angebracht wurde. Damit wurde um 1850 der Übergang zu einem eigenen Hygieneraum innerhalb der Wohnung eingeleitet.

Diese Modelle »nach englischem System« folgten grundverschiedenen Konstruktionsprinzipien. Sie waren unverkleidet und bestanden im wesentlichen aus einem Porzellantrichter mit Geruchsverschluß und Spülvorrichtung. Diese Hygienegeräte mit offenliegender Mechanik benötigten eine kontinuierliche Wasserversorgung. Dazu war der an der Wand oberhalb des WC´s angebrachte Spülkasten mit einem Schwimmerventil versehen. Solche Toilettenmodelle gelangten um 1850 in zahlreichen verschiedenen Konstruktionen auf dem Markt. Allein die genannte Firma Fischer hatte nicht weniger als 26 (!) verschiedene Nachtstuhl- und WC-Konstruktionen verschiedener Preisklassen im Angebot. Allen Modellen war gemeinsam, daß sie nur dann »geruchlos« waren, wenn größere Mengen Wasser nachgeschüttet wurden.[34]

Die neuen geruchlosen Abtritte steigerten im Verbund mit anderen Hygienemaschinen den häuslichen Wasserbedarf innerhalb kürzester Zeit in solchem Maße, daß er selbst von Haushalten mit zahlreichen Dienstboten nicht mehr durch Wasserholen gestillt werden konnte. Während die Sanitärfabrik Fischer & Co nur bei einem kleinen Teil der angebotenen Hygienemöbel eine Wasserleitung voraussetzte, machte eine nahezu zeitgleich im Jahr 1857 in Berlin erschienene Werbebroschüre mit dem bezeichnenden Titel »Die Wasserversorgung Berlins und die neuen Wasserwerke in ihrer Bedeutung für die Häuslichkeit und das Familienwohl« die wohlhabenden Bürger in zahlreichen Abbildungen mit den neuesten WC-Modellen mit festem, an der Wand angebrachten Wasserkasten bekannt. Diese »Wasserclosets« wurden nicht mehr mit dem bisher unumgänglichen Hinweis auf die englische Herkunft versehen, ein Beleg für die Etablierung dieser Sanitärtechnik im deutschen Sprachraum.[35]

Es handelte sich um moderne, mit Wasserhähnen und Abflußrohren ausgestattete Funktionsmöbel mit einem festen Standort innerhalb der Wohnung und separatem Wasseranschluß. Die Abbildungen in den zeitgenössischen Werbeschriften zeigen Waschtoiletten und Waschbecken, die sowohl im häuslichen Wohnbereich, meist in der Nähe der Fenster, aufgestellt werden konnten als auch die Zusammenfassung mehrerer Hygienemöbel in einem separaten Zimmer. Dieser von Beginn an »Badezimmer« genannte Raum bot sich an, weil die komplizierte Mechanik der einzelnen Gerätschaften eine Tarnung häufig unmöglich machte, und zudem die Wasserzuleitung in einen zentralen Raum einfacher und preisgünstiger war. Schließlich verlangte allein schon die gestiegene Anzahl an Hygienegeräten nach einer räumlichen Differenzierung bei denjenigen, die es sich leisten konnten.

Eine Badewanne mit Boiler, Waschbecken und -tisch sowie eine Duschkabine gehörten bereits zu Beginn der zweiten Hälfte des 19. Jahrhunderts zur vorbildlichen häuslichen Sanitäreinrichtung. Die ersten privaten Badezimmer des Bürgertums in Deutschland waren jedoch äußerlich keine reinen Funktionsräume, sondern trugen noch Saloncharakter mit Stuckdecke, Plüschvorhängen, Teppichen, gemusterten Tapeten und großem Porzellanofen. Auch Sitzgelegenheiten waren vorhanden. Hier lassen sich Gemeinsamkeiten zwischen den ersten Badezimmern mit zentraler Wasserversorgung und der Einrichtung der Badekabinen der Salonbäder und

Luxusbadeanstalten erkennen.[36] Empfehlungen zum Einbau häuslicher Badezimmer in herrschaftlichen Wohnungen nannten zusätzlich zu den oben genannten Einrichtungsdetails auch ein Sofa und einen Dampfapparat. Das häusliche Badezimmer für Wohlhabende wurde gepriesen, weil es die Reinlichkeit des Körpers fördere und es zudem bequemer sei, im Hause zu baden, als in die Badeanstalt zu gehen. Das Badezimmer sollte direkt neben dem Schlafzimmer liegen. Die notwendig gewordene räumliche Differenzierung führte zu einer Funktionsänderung des bürgerlichen Schlafzimmers. Es ist nur noch zum Schlafen da, Toiletten- und Waschtische oder auch Duschschränke, selbst die Nachttöpfe verschwinden aus dem Schlafbereich.[37]

Die Abbildungen im Berliner Werbeprospekt von 1857 zeigen zusätzlich zur zentralen Wasserversorgung erstmals auch Gasbeleuchtung im Badezimmer. Diese Koppelung von Wasserleitung und Gasversorgung ist nicht nur ein allgemeiner Beleg für die umfassende Modernisierung der Alltagswelt. Zum häuslichen Komfort zählte außer der täglichen Körperhygiene auch die zeitgemäße Beleuchtungstechnik, um den Schmutz zu jeder Tages- und Nachtzeit erkennen zu können. Wolfgang Schivelbusch hat auf die Funktion des künstlichen Lichts, Ordnung und Kontrolle im öffentlichen Bereich der Stadt herzustellen, hingewiesen. Die Gasbeleuchtung im Badezimmer war, so kann man hinzufügen, ein Ausdruck der Kontrolle des Körpers im privaten Bereich und das Pendant zur gleichzeitig vorangetriebenen Durchsetzung der modernen Gesellschaftsordnung außerhalb des Hauses. Das Vordringen der Gasbeleuchtung im Badezimmer bietet auch einen weiteren Beleg für den wiederholt geschilderten Zusammenhang der Einführung neuer Tugenden mit der Auf- oder Abwertung der Organe der sinnlichen Wahrnehmung. Die Wasserleitung trug zur Entlastung des Geruchssinns, die Gasbeleuchtung zur Entlastung des Auges bei.[38]

Die um die Jahrhundertmitte erhobenen Forderungen nach der Einrichtung komfortabler Badezimmer wiesen jedoch weit in die Zukunft. Es kann nicht oft genug wiederholt werden, daß die meisten der beschriebenen Hygienemöbel und besonders das Badezimmer nur für einen zahlenmäßig äußerst geringen Teil des Bürgertums um 1850 in Frage kamen. Zählt man die Anschaffungskosten der einzelnen Hygienegeräte anhand der überlieferten Preislisten zusammen, dann kostete die Einrichtung eines Badezimmers mit den preisgünstigsten Modellen noch um 1870 etwa 100 T., eines Wasserclosets etwa 25 T., ohne die zusätzlichen Ausgaben für die Wasserversorgung. Die Kosten für die »eleganten« Ausführungen der Sanitärobjekte in Marmor und Mahagoni lagen weit darüber.[39]

Umgekehrt lassen die Preislisten und Werbebroschüren, die Hygieneartikel in zahlreichen Ausstattungsvarianten anboten, den Schluß zu, daß die Etablierung der Reinlichkeitsnormen im Erziehungsprozeß und die Angst des Bürgertums vor der Cholera, schließlich das Streben nach häuslicher Bequemlichkeit als Ausdruck des Wohlstands und einer gewissen Saturiertheit zwischen 1830 und 1860 zur tendenziell zunehmenden Anschaffung verschiedenster Hygienegeräte auch in breiteren Schichten des städtischen Bürgertums geführt hatten. Mit deren Gebrauch stieg der Bedarf an sauberem Wasser im Bürgertum überproportional zum absoluten Anwachsen der Stadtbevölkerung in jener Zeit an.

Mit dem gestiegenen Wasserbedarf stieß die traditionelle Form der städtischen Wasserversorgung, das eimerweise Schöpfen aus Hausbrunnen und öffentlichen Pumpen, an die Grenzen des möglichen Aufwands und erzeugte im städtischen Magistrat einen wachsenden Handlungsdruck, der schließlich in den Bau kommunaler Wasserleitungen einmündete. Man kann deshalb sagen, daß in Deutschland die Wasserleitung nicht der Schrittmacher individueller Hygiene war, sondern umgekehrt die durch den neuen Zentralbegriff »Reinlichkeit« hervorgerufene Zunahme des Wasserbedarfs im Bürgertum einen der Hauptgründe für den Bau städtischer Wasserleitungen bildete.

Die ersten Wasserleitungsprojekte des frühen 19. Jahrhunderts, die man in Abgrenzung zu den wenig später in Angriff genommenen allgemeinen Wasserleitungen als »bürgerliche Wasserversorgung« bezeichnen kann, versorgten zunächst nur wenige wohlhabende Haushalte in einzelnen Städten. Obwohl das Wasserholen beschwerlich war, verzichteten viele Kommunen bis in die Zeit der Cholera aus verschiedenen Gründen auf den Bau von Wasserversorgungsanstalten. »Man ist damit zufrieden so wie mit allen ererbten Zuständen, so lange man die mögliche Besserung im Vergleiche nicht kennt; oder kurzsichtig die anfänglichen Kosten und Ungewohnheiten fürchtet«, klagte der Würzburger Universitätsprofessor Escherich über die Zustände der Wasserversorgungsanlagen in den deutschen Städten vor 1850. Zwar hatte die bayerische Staatsregierung bereits im Jahr 1809 bei den Stadtmagistraten anfragen lassen »ob die vorhandenen [Wasserleitungs-] Anstalten ihrer Art und deren Anzahl mit Rücksicht auf die Zahl der Häuser und Volksmenge überall ein hinreichendes Quantum für den benötigten Gebrauch, für die Reinlichkeit« liefern könne. Die Magistrate beeilten sich daraufhin, auf die ausreichende Wasserversorgung ihrer Einwohnerschaft hinzuweisen, besondere Maßnahmen wurden, soweit feststellbar, nicht getroffen.[40]

Außer den befürchteten Unkosten waren aber auch tiefere Gründe für die weitgehende Untätigkeit vieler Kommunen zwischen 1800 und 1850 ausschlaggebend: Die Verhaltensnorm Reinlichkeit wurde als Bestandteil der bürgerlichen Leistungsethik individuell erworben, und ihre praktische Umsetzung, die Reinhaltung des Körpers, der Kleidung und der Wohnung, lag im Verantwortungsbereich des einzelnen. Es stand jedem Bürger frei, sich je nach seinem Einkommen möglichst bequemer Reinigungsinstrumente zu bedienen, wenn er nur für eine reinliche Erscheinung Sorge trug. Das entsprach dem Gesellschaftsmodell des bürgerlichen Liberalismus. Die Luxusbäder als Privatgesellschaften auf Aktienbasis blieben diesem Modell verpflichtet.

Diese Haltung änderte sich wenige Jahre später mit dem wiederholten Auftreten der Cholera und dem gleichzeitigen Anstieg des häuslichen Komforts. Neue technische Möglichkeiten und die Anwendung moderner Materialien, Dampfmaschine und Gußeisen begünstigten zusammen mit den genannten Faktoren den Bau neuer Wasserleitungen. Bereits 1820 schrieb der Verfasser einer Denkschrift, daß mehrere Städte begonnen hätten, gußeiserne Wasserleitungsröhren einzuführen, da diese preisgünstiger und witterungsbeständiger seien als die bisher gebräuchlichen hölzernen Röhren. Diese zunächst bei privaten Hygienemöbeln eingesetzte Sanitärtechnik fand seit 1830 auch im öffentlichen Raum Verwendung, weil sie dem Gebot der Sparsamkeit entgegenkam: »Die Anwendung des Eisens hat in unseren Tagen die Construktion der Wasserleitungen gänzlich umgestaltet. Man bedarf kaum noch den fünften Teil des Geldes und baut in einem Monat dieselbe Strecke, die in alter Zeit ein ganzes Jahr erforderte«.[41]

Die ersten, bereits zu Beginn der zwanziger Jahre begonnenen städtischen Wasserleitungen standen noch ganz in der Tradition der bereits in früheren Jahrhunderten üblichen Versorgung durch Röhrenleitungen, nur daß das Wasser nicht mehr repräsentative Röhrenbrunnen an öffentlichen Plätzen speiste, sondern direkt in einzelne Gebäude gelegt wurde. Um die Versorgung der Stadtbevölkerung mit reinem Wasser sicherzustellen, wurde einerseits begonnen, Quellen außerhalb des Stadtbereichs einzufassen und das Quellwasser in die Stadt zu leiten. Andererseits wurde sauberes Flußwasser oberhalb der Stadt durch Kanäle in Pumpwerke geführt und dort mittels Dampfkraft weiter verteilt.

Zahlreiche Beispiele aus verschiedenen Städten Nord- und Süddeutschlands lassen sich anführen. In der Stadt Magdeburg wurde bereits im Jahr 1819 erstmals eine Dampfmaschine aufgestellt, um den nötigen Druck für die neuen Wasserleitungen zu erhalten. Auch in Breslau und Hamburg wurden zu Beginn der dreißiger Jahre zu diesem Zweck erste dampfbetriebene Wasserwerke in Betrieb genommen. In München machte die Hofbauintendanz im Oktober 1833 allen Hausbesitzern den Baubeginn einer zentralen Wasserversorgung mit Brunntaler Quellwasser bekannt und fordert sie zur »Teilnahme und Förderung dieses höchst wichtigen gemeinnützigen Unternehmens« auf. Im Jahr 1837 existierten bei Ausbruch der Cholera in München bereits zwei Brunnenwerke, eines der Hofbauintendanz und ein städtisches, von denen »Laufwasser« gekauft werden konnte.

Die Münchner Wasserleitungen belieferten außer Großkunden wie Kasernen und Brauereien auch die wohlhabenden Bürger im Innenstadtbereich. Die besonders epidemiegefährdeten Vorstädte verfügten dagegen über keinerlei moderne Wasserzufuhr.[42]

Auch in Stuttgart waren die Militärs zusammen mit örtlichen Brauereien als Großabnehmer am Aufbau einer zentralen Wasserleitung zu Beginn der dreißiger Jahre beteiligt. Beim Bau der neuen Infanteriekaserne im Jahr 1830 hatten die Militärbehörden den Stuttgarter Magistrat aufgefordert, eine neue Wasserversorgung aufzubauen. Wenige Jahre später war die örtliche Wasserleitung nach einem getrennten Trink- und Brauchwassersystem erbaut worden.[43] In Augsburg begann der Stadtmagistrat nahezu zeitgleich mit dem erstmaligen Erscheinen der Cholera in Bayern mit Überlegungen zur Erneuerung der städtischen Wasserversorgung. Hier hatten sich Bürger beim Magistrat über die bisher gebräuchlichen hölzernen Wasserleitungen beschwert und die Anwendung gußeiserner Leitungsrohre gefordert, was auf die Zunahme des häuslichen Wasserverbrauchs hindeutet. Der Stadtmagistrat informierte sich zunächst über die Wasserleitungen in anderen Städten. Man begnügte sich aber mit der Erneuerung der bestehenden Wasserleitungsröhren. Der Bau einer zentralen Wasserversorgung verzögerte sich bis 1879, hauptsächlich wohl, weil man die hohen Kosten scheute.[44]

In Frankfurt am Main und in Wien war wegen des gestiegenen häuslichen Wasserbedarfs und der gleichzeitig gesunkenen Wasserqualität der Flüsse die Einrichtung von Wasserleitungen ebenfalls bereits in den 1830er und 40er Jahren notwendig geworden, um den Bedarf einzelner wohlhabender Bürgerhaushalte, die sich einen Wasseranschluß leisten konnten, zu decken. Bis zum Jahr 1837 verfügten in Frankfurt 304 Privathäuser über einen Anschluß. Damit war die Wasserkapazität vorläufig ausgeschöpft. In Wien wurde, nachdem die Verschmutzung der Donau gewaltig zugenommen hatte, im Jahr 1840 mit dem Bau der Kaiser-Ferdinand-Wasserleitung begonnen, durch welche die Stadt ab 1843 mittels zweier Dampfmaschinen mit filitriertem Donauwasser aus dem Donaukanal versorgt und die bisherigen Pumpbrunnen nach und nach ersetzt wurden. Die Wiener Wasserversorgungsanstalten zählten daher zu den größten derartigen Einrichtungen ihrer Zeit.[45]

Auch hier reichte die Planung bis in die Zeit der ersten Choleraepidemie zurück. Als der österreichische Bauexperte Francesconi im Vorfeld des Wiener Wasserversorgungsprojektes in den Jahren 1837/38 den Deutschen Bund und die angrenzenden Länder Europas bereiste, zeigte es sich, daß die genannten deutschen Städte nicht weit hinter englischen Städten wie London, Liverpool, Glasgow oder Edinburgh zurückstanden. Aus Gründen der Reinlichkeitspflege wie der Industrie war, so die Expertenmeinung, auch in Deutschland der tägliche Wasserbedarf angestiegen. Dabei überwog die private Nutzung des Leitungswassers bei weitem. In London wurden 1849 nach dem von Escherich zitierten »Report by the General Board of Health« insgesamt 89% des Leitungswassers für private Zwecke verbraucht, nur 11% für gewerbliche und öffentliche Zwecke. In den deutschen Ländern lagen die Verhältnisse ähnlich.[46]

Um die »constante Zufuhr frischen Wassers durch Röhren in die Häuser, in jedes Stockwerk, jede Küche, Badezimmer und Abtritt« zu sichern, errichtete man in Hamburg zwischen 1842 und 1848 in den Dachgeschossen einzelner Wohnhäuser mit Blei oder Kupfer ausgeschlagene Holzreservoirs, die den Tagesbedarf an Wasser sicherstellen sollten. Zunächst verfügte auch Hamburg nur über Fernwasserleitungen für Wohlhabende. Der Rest der Stadtbevölkerung schöpfte sein Wasser aus der Alster. Erst nach dem großen Brand, der im Jahr 1842 etwa ein Drittel der Innenstadt vernichtet hatte, entschloß sich der Hamburger Magistrat aus Gründen des Feuerschutzes zur Anlegung einer zukunftsweisenden Wasserversorgung und -entsorgung.

Zwischen 1848 und 1853 wurden nach Aussage des Experten Escherich in Hamburg mit 6556 Einheiten die Hälfte aller Häuser an die Wasserleitung angeschlossen. Diese Zahlen sagen aber noch nichts über die soziale Verteilung des Wassers aus. Die Wasserwerke berechneten nicht den individuellen Wasserverbrauch, sondern verlangten einen Pauschalbetrag von 2 Mark jährlich. Gewerbebetriebe zahlten entsprechend mehr. Die Behauptung Escherichs, daß die Stadtarmen ihr Wasser umsonst erhielten, mag durchaus zutreffen. Allerdings waren die Anschaffungskosten für die notwendigen Hygienegeräte wie Waterclosets oder Badezylinder so hoch, daß der bürgerliche Charakter der Wasserversorgung gewahrt blieb.[47]

Ein besonders krasses Beispiel für den Klassencharakter der bürgerlichen Wasserversorgung bildet die Berliner Wasserleitung, mit deren Bau 1851 unter der Leitung des Berliner Polizeipräsidenten v. Hinkeldey begonnen wurde. Er übergab die Ausführung des Projektes einer englischen Privatgesellschaft, die nach der Meinung zeitgenössischer Experten vorrangig die rasche Gewinnmaximierung anstrebte. Deshalb wurde, um Geld zu sparen, die Wasserleitung in geringem Abstand zur Stadt angelegt und die Röhren waren schnell zu eng für den wachsenden Wasserbedarf. Das Spreewasser wurde durch einen unterirdischen Kanal in das Maschinenhaus geleitet und dann mittels Dampfkraft aus zwölf Dampfkesseln durch ein Filterbecken in das Reinwasserbecken gepumpt.

Von dort aus wurde es in das neue Röhrensystem aus gußeisernen Röhren eingespeist und gelangte über Bleiröhren in die einzelnen Privathäuser. Im Gegensatz zur Hamburger Wasserleitung war das Berliner Leitungswasser gefiltert und kam zudem direkt aus dem Hahn. Die aus statischen Gründen schwierige Anlage von Wasserreservoirs im Dachbereich wurde dadurch vermieden. Daher wurde die Berliner Wasserleitung schnell zur Touristenattraktion: Theodor Griebens Deutschland-Reiseführer pries die aufwendige Anlage mit den Worten: »1855 wurde eine großartige Wasserleitung vollendet, welche bereits viele Häuser bis in die höchsten Stockwerke mit fließendem Wasser versorgt.«[48]

Zwar läßt sich über die Menge der Anschlüsse keine genaue Angabe machen. Im Nürnberger Stadtarchiv hat sich aber ein Werbeprospekt der Berliner Wasserwerke vom September 1855 erhalten, der einen genauen Einblick in die sozial eingeschränkte Verteilung des Wassers erlaubt. Die Bedingungen zum Erwerb von Leitungswasser durch Privathaushalte oder Gewerbetreibende wurden darin vertraglich festlegt. Jeder »Consument« schloß einen Vertrag mit der privaten Wasserleitungsgesellschaft, worin er sich verpflichtete, mindestens für ein Jahr Leitungswasser zu beziehen. Der Mieter zahlte dafür 4% seiner Jahresmiete, bei Gewerbemieten 3%. Die Verwendung des kostbaren Wassers wurde genau festgelegt. Sie galt »für den gewöhnlichen häuslichen Bedarf von Wasser, inclusive Versorgung der Water-Closets und Bade-Einrichtung« und stand zwölf bis vierzehn Stunden täglich zur Verfügung. Für Pferde, Viehställe oder Gewächshäuser galten besondere Tarife.

Die in der Werbebroschüre enthaltenen Hinweise auf WCs und Badeeinrichtungen zeigen, daß es sich bei Leitungswasser um ein Luxusgut handelte, das vorrangig den Wohlhabenden zugute kam. Auf subtilem Wege wurde die Berliner Arbeiterschaft vom Bezug des Leitungswassers ausgeschlossen: Von einem jährlichen Mietwert von 75 T. ab abwärts wurde nach den Vorstellungen der Betreibergesellschaft der Kontrakt nicht mehr mit dem Mieter, sondern mit dem Hauseigentümer abgeschlossen, um finanzielle Risiken zu minimieren. Welcher Hausbesitzer hatte jedoch Interesse, seine finanzschwachen Mieter aus der Unterschicht mit dem teuren Luxusgut Leitungswasser zu versehen, noch dazu, wenn er gegenüber einer einflußreichen Privatgesellschaft für die anfallenden Kosten geradezustehen hatte? Da die Privatgesellschaft den Hausbesitzern zusätzlich die kompletten Installationskosten der Röhrenleitung aufbürdete, verzichteten besonders die zahlreichen Spekulanten im Berliner Mietskasernenbauwesen auf den Einbau moderner Wasserleitungen. Die Gewinnorientierung der privaten Hausbesitzer und der Wassergesellschaften führte so zu einer verstärkten sozialen Differenzierung der häuslichen Hygiene.[49]

Auch in Würzburg war die Verbreitung moderner privater Hygieneinstrumente der Grund zum Bau einer neuen Wasserleitung im Jahr 1849. So meldete der Magistrat kurz nach der Eröffnung der neuen Wasserleitung im Juli 1856 stolz an das bayerische Innenministerium: »Unsere Wasserleitungsanstalt ist auch im Stande, die neuesten Einrichtungen von Water-

Closets zu machen nach dem Muster anderer Städte, und es sind dergleichen bereits dahier eingerichtet und es steht zu vermuten, daß diese geruchslosen Abtritte in einigen Jahren allgemein dahier eingeführt werden.« Trotz des angfänglichen Zögerns der Bevölkerung stieg die Zahl der angeschlossenen Grundstücke von 144 (1856) auf 658 (1866), so daß das mittels Dampfkraft betriebene kommunale Wasserwerk mit Gewinn arbeitete. Angesichts des betonten Interesses des Magistrats an einer Förderung der häuslichen Bequemlichkeit ist es auch kein Wunder, daß man in Würzburg gleichzeitig für künstliche Beleuchtung sorgte. Wie im bereits geschilderten Modell des privaten Badezimmers sollte auch ein kommunales Gaswerk nach dem Vorbild anderer Städte durch die Subskription einzelner wohlhabender Bürger entstehen.[50]

Wie die Beispiele gezeigt haben, reichen die Anfänge kommunaler und privatgesellschaftlicher Wasserleitungsprojekte bis in die Zeit der ersten Choleraepideme 1832 und davor zurück. Sie dienten zunächst der Wasserversorgung der Begüterten im Innenstadtbereich und daneben den Bedürfnissen von Gewerbebetrieben und Militär sowie der Feuersicherheit. Zahlreiche weitere Kommunen folgten bis 1900. Der Klassencharakter der geschilderten bürgerlichen Wasserversorgungsprojekte zeigte sich darin, daß man sich um die Ableitung des in den Stadtraum gepumpten Wassers zunächst keine Gedanken machte, da das Leitungswasser ja nur einer kleinen Schicht zugute kommen sollte.[51]

Im Gegensatz zu der wenig später sich durchsetzenden Vorstellung vom Wasserkreislauf aus zirkulierenden Zu- und Abwassern dominierte zunächst das Modell der unbeschränkten Zuführung möglichst großer Mengen sauberen Wassers zur Reinhaltung des Körpers und des häuslichen Bereichs in den Zeiten der Cholera und des verbindlichen hygienischen Lebensstils. Den Gesundheitsreformern und Sozialpolitikern war aber von Anfang an klar, daß der durch die hohen Kosten sozial eingeschränkte Gebrauch des Wassers eines Gegengewichts bedurfte. Es war deshalb weniger die technische Seite der Wasserversorgung, die England zum Vorbild werden ließ, als vielmehr die mit dem Schlagwort des »Sanitary Movement« gemeinte Verbindung von Technik und Humanität, die der Reinlichkeit in der bürgerlichen Gesellschaft neue Perspektiven eröffnete und durch die das Leitungswasser nicht nur den Wohlhabenden, sondern der gesamten Stadtbevölkerung zugute kommen sollte.

X. Von der Reinlichkeitspflege zur »Hygieine«

1. Das demokratische Wasser

Betrachtet man die Argumente für den Bau von Wasserleitungen, wird der Zusammenhang zwischen der Zunahme des häuslichen Wasserverbrauchs und der Orientierung an den bürgerlichen Reinlichkeitsvorstellungen deutlich, sowohl was die regelmäßige Reinigung des Körpers als auch der Kleidung und Wohnung anging. Befriedigt registrierten die Experten die Zunahme des privaten Wasserverbrauchs im Bürgertum seit den dreißiger Jahren. Sie argumentierten schlüssig, daß der Bau von Wasserleitungen im Zuge der Durchsetzung des häuslichen Komforts den Wasserverbrauch weiter vergrößern und damit eine weitere Anhebung des privaten Reinlichkeitsstandards erzeugen werde. Die häusliche Wasserversorgung garantiere ein »unbeschreibliches Gefühl des Behagens, Wohlbefindens und der häuslichen Sicherheit und Unabhängigkeit«. Es fällt nicht schwer, in solchen Aussagen das Streben der städtischen Bürger nach dem privaten Glück mit dem Ziel der materiellen Existenzsicherung und der Freiheit von äußeren Zwängen zu erkennen.[1]

Die Wasserleitung erschien als Mittel der praktischen Durchsetzung der bürgerlichen Tugenden Reinlichkeit, Sparsamkeit und Gesundheit und damit verbunden der Förderung von Bequemlichkeit, Häuslichkeit und Familienwohl. Das geschah nach der frühliberalen Gesellschaftsauffassung durch die Verbindung des individuellen Wohlseins mit dem allgemeinen Besten. »Mögen die Inhaber einer solchen Wohnung arm oder reich sein, mögen sie den höheren oder mittleren Ständen angehören, immer werden sie es als einen unberechenbaren Segen, als eine der wohltätigsten Umwälzungen ihres ganzen Hauswesens zu preisen wissen, daß ihnen jetzt im Inneren desselben nach Wunsch und Bedürfnis ein Wasser entgegenfließt«, um mit »geringerer Mühe eine durchgreifendere Reinlichkeit zu bewirken«, hieß es in der Berliner Werbeschrift zum Bau von Wasserleitungen. Deshalb gehörten, so fuhr der Verfasser fort, Badezimmer genauso wie Wasserclosets zu den »unbedingtesten Notwendigkeiten« und dürften nicht nur »Luxusgegenstände für reiche Leute« sein.[2]

Daher war das Leitungswasser eines der ersten Produkte des Massenkonsums in Deutschland. Die allgemeine Bezeichnung der Bezieher von Leitungswasser unabhängig von ihrer Berufs- oder Standeszugehörigkeit als »Consumenten« durch die Betreibergesellschaften brachte diesen Sachverhalt zum Ausdruck. Der Bürger als Konsument ist nicht mehr nur durch die gemeinsamen Normen in die Gesellschaft eingebunden, sondern durch einen gemeinsamen Zugang zum Markt. Das neue Wasser war so nicht mehr ein Geschenk der Natur, das direkt aus der Quelle oder aus dem Erdreich geschöpft wurde, sondern ein Industrieprodukt. Es kam aus dem Wasserwerk und mußte mit einem festgelegten Preis bezahlt werden.

Das allgemeine Wasser hatte deshalb eine zweifache Bedeutung: einmal als Mittel zur Steigerung der häuslichen Bequemlichkeit, zum anderen als Grundstoff der Verbreitung bürgerlicher Tugenden. Der Konsum, auch der Massenkonsum beinhaltete sowohl die individuelle Aneignung von Produkten als auch die Formen des klassenspezifischen Umgangs. Sozialhistorisch war das demokratische Wasser um 1850 nicht mehr ein Emanzipationsmittel im kulturellen Kampf gegen die aristokratischen Oberschichten des Ancien régime, sondern es wurde vom Bürgertum als Mittel im Kampf gegen die soziale Revolution eingesetzt. Das fließende Wasser diente der Stabilisierung der sozialen Ordnung. Die Arbeiterschaft müsse mit Trinkwasser versorgt werden, um sie zu Reinlichkeit und Ordnung zu erziehen, vom Branntweintrinken und vom Wirtshausbesuch abzuhalten, wurde in den Kreisen der Reformer verbreitet. Das Leitungswasser war als Transportmittel bürgerlicher Tugenden in den Arbeiterhaushalt konzipiert. Am Ende sollte auch in dieser Bevölkerungsschicht der »neue Mensch« stehen.[3]

Die zahlreichen um die Jahrhundertmitte und danach veröffentlichen Schriften zur »Volksgesundheitspflege«, die sich an den qualifizierten, aufstiegsorientierten Teil der Fabrikarbeiterschaft richteten, legten diesen Arbeitern die körperliche Reinlichkeit als Mittel der Gesundheit, der Selbstachtung und des Strebens nach Verbesserung ihrer Lebenssituation ans Herz. »Reinlichkeit ist das halbe Leben«, lautete der Spruch, der den aufstiegsorientierten Arbeitern immer wieder gepredigt wurde. Ohne körperliche Reinlichkeit drohe der Verlust der Selbstachtung, sozialer Abstieg und Isolation. Die Parallele zur Einführung des zentralen Tugendmusters im Erziehungsdiskurs des Bürgertums ist in der Verheißung individuellen Aufstiegs einerseits und der Drohung mit Krankheit und Isolation andererseits unübersehbar. Auch die Hinweise auf die Förderung des ehelichen Friedens durch die Reinlichkeit fehlten nicht: »Vor allem sollte die Frau des Arbeiters es sich angelegen sein lassen, ihre ordnende und säubernde Hand überall sichtbar werden zu lassen.« Der heimkehrende Ehemann werde dann, so hieß es weiter, lieber zu Hause bleiben, statt sich ins Wirtshaus zu begeben.[4]

Von der Übertragung klassenspezifischer Wertmuster erhofften sich die bürgerlichen Reformer einen sozialintegrativen Effekt, parallel zur Integrationskraft des Zentralbegriffs in der eigenen sozialen Klasse. Wie sehr die eigenen Reinlichkeitstandards das Arbeiterbild der Bürger bestimmten, zeigt die Charakterisierung der »Proletarier« nicht nur als besitzlos, sondern auch als Klasse, die »schmutzige und lebensgefährliche Arbeiten« ausführte und in »schmutzigen Hütten« wohnten. Sie wurden von Medizinern und Technikern nicht nur als unmoralisch gekennzeichnet, sondern auch die »Dürftigkeit ... ohne Schuld des einzelnen Individuums und ohne außergewöhnliche Zufälle« wurde hervorgehoben. Armut und Schmutz erschienen im Zeichen des kollektiven Wassers nicht mehr als individuelles, sondern als soziales Problem.

Für den um die Jahrhundertmitte einflußreichen Hygieniker Friedrich Oesterlen waren hinsichtlich der Industriearbeiterschaft nicht die Abhängigkeit und Fremdbestimmung am Arbeitsplatz oder Qualifikationsunterschiede ausschlaggebend, vielmehr machte erst der kollektiv anhaftende Schmutz die Arbeiterschaft zum »Proletariat«. Der Proletarier zeichnete sich nach Oesterlen vor allem durch »wenig Sinn für Reinlichkeit« aus. Oesterlen übersetzte den Begriff Proletariat deshalb bündig mit »Lumpen«. Man könnte an dieser Stelle weiterfragen, inwieweit selbst der Marxsche Begriff des »Lumpenproletariats« (als Produkt der »passiven Verfaulung der untersten Schichten der alten Gesellschaft«) auf bürgerlichen Reinlichkeitsvorstellungen oder vielmehr Verschmutzungsängsten aufbaut.[5]

Der Hauptzweck der »Hygieine« [gr. »hygieinos« = heilsam, der Gesundheit zuträglich] als Wissenschaft sollte nach Oesterlen die Förderung der allgemeinen Gesundheit aller Klassen im privaten und öffentlichen Bereich sein. Als Erbin der aufgeklärten Medizinischen Polizey verstand sich die wissenschaftliche Hygiene als »Diener und Hüter des allgemeinen öffentlichen Gesundheitszustandes«. Das neue System der »Hygieine« zielte deshalb besonders auf die Arbeiterschaft. Dazu bediente man sich der alten Verknüpfung von Gesundheit und Moral. Das zeigt sich in der Forderung nach einer gesundheitsgemäßen Anlage von Fabriken und Wohnungen, sowie nach Gratisbädern für die Arbeiterschaft, die außer von Oesterlen auch von anderen Hygienikern der Jahrhundertmitte gefordert wurden.

Wie die Medizinialpolizisten der Aufklärung wiesen die modernen Gesundheitspolitiker dem Staat und den Kommunen die Initiative für die technischen Großprojekte zu. Der Bau von kommunalen Wasserleitungen und die Wasserversorgung der Arbeiterhäuser sollte nach Oesterlens Ansicht nicht privaten Firmen und ihren einseitigen Gewinninteressen überlassen bleiben.[6] Im Zusammenhang mit der Demokratisierung des Wassers suchten die sozialpolitisch inspirierten Hygieniker ihre Wissenschaft ein weiteres Mal als Gesellschaftswissenschaft zu etablieren. Die Vorstellung vom Konsumgut Wasser bildete die Grundlage der Interpretation als Wasserkreislauf mit sozial stabilisierender Funktion.

Die Einbindung in einen umfassenden Kreislauf der Zufuhr und des Verbrauchs, der an den privaten Hygienemöbeln des wohlhabenden Bürgertums um 1800 erstmals sichtbar wurde, geschah jedoch auf klassengebundene Art und Weise. In den Privathaushalten des Bürgertums diente die Erhöhung des Wasserverbrauchs einer Steigerung der indivduellen Hygiene, im Industrieproletariat sollten kollektive Bade- und Waschanstalten für eine kontrollierte Einbindung in die neue Konsumgemeinschaft sorgen. Das demokratische Wasser auf der Grundlage des Massenkonsums bedeutete für die einen ein Mehr an Bequemlichkeit und für die anderen ein Mehr an Kontrolle.

Noch einmal zeigt sich hier im Verlauf des Prozesses der kulturellen Modernisierung die reflexive Wechselwirkung von Selbst- und Fremddisziplinierungsmaßnahmen, gebündelt in der Einführung eines zentralen Tugendmusters. Einerseits diente das demokratische Wasser der Durchsetzung eines modernen Körperbewußtseins durch die Kontrolle des eigenen Körpers, andererseits der gesundheitlichen und moralischen Kontrolle der Arbeiterschaft und schließlich ihrer Einbindung in die Gesamtgesellschaft. Das Wasser sorgte für eine Verbreitung bürgerlicher Normen in der gesamten Stadtbevölkerung und gleichzeitig für einen effektiven Schutz des Bürgertums vor ansteckenden Krankheiten. Mit dem Wandel des Wassers vom Luxus- zum allgemeinen Konsumgut veränderte sich sein Charakter vom individuellen zum kollektiven Reinigungsmittel.

Im vorhergehenden Abschnitt wurde aber gezeigt, daß gerade der Charakter der frühen Wasserversorgungsanstalten in Deutschland als Privatunternehmen einer allgemeinen Verbreitung des Konsumgutes Wasser im Wege stand. Oesterlen führte deshalb als einen der Hauptübelstände der großen Städte »die relativ geringe Menge Wassers, welche sich der einzelne und besonders ärmere Bewohner verschaffen kann« an.[7] Einen Ausweg aus dem Klassencharakter der Wasserversorgung im Sinne der bürgerlichen Kontroll- und Humanitätsbestrebungen bot die englische Gesundheitsbewegung. Die individuelle Wasserversorgung des Bürgertums fand ihre Entsprechung in der kollektiven Wasserversorgung der Arbeiterschaft nicht in ihren Wohnungen, sondern an besonderen Plätzen unter der Aufsicht bürgerlicher Experten.

2. Edwin Chadwicks »Sanitary Movement« als Vorbild für die ersten Bade- und Waschanstalten für die Arbeiterschaft in Deutschland

Im Gegensatz zu den deutschen Medizinalpolizisten, die beim Erscheinen der Cholera in den einzelnen deutschen Staaten im Verein mit den staatlichen Behörden zunächst auf verstärkten Zwang und Kontrolle der Unterschichten setzten, hatte sich unter dem Einfluß der Epidemie zur gleichen Zeit (1832) in England eine Gesundheitsreformbewegung gebildet, deren Vertreter nicht nur den Zusammenhang zwischen Wasserversorgung und schlechten Wohnverhältnissen monierten, sondern aus dieser Einsicht heraus die systematische Wasserversorgung und -entsorgung für alle Bevölkerungssschichten der Stadt forderten. Sicher spielte dabei die im Verhältnis zu Deutschland durch den früheren Übergang zum Industriekapitalismus verschärften sozialen Spannungen eine Rolle. Viele in den deutschen Städten erst ansatzweise erkennbaren sozialen Probleme forderten angesichts der menschenunwürdigen Wohn- und Arbeitsverhältnisse der englischen Arbeiterschaft ein sofortiges Handeln.

Die Vorstellung der neuen Stadt als eines sozialen Körpers, in dem, analog zum Blutkreislauf des Einzelmenschen das Wasser unaufhörlich zum Zweck der Reinigung zirkulierte, hat Edwin Chadwick in seinem »Report ... on an Inquiry into the Sanitary Conditions of the Labouring Population of Great Britain« (1842) erstmals auf den Punkt gebracht. Das Revolutionäre am Untersuchungsbericht des seit 1832 amtierenden Inspektors der Londoner Armenkommission war nicht die Vorstellung vom rein technischen Wasserkreislauf. Das Neuartige an Chadwicks Bericht lag in der Verbindung von Hygiene und Sozialpolitik und damit in der Ausweitung des Verantwortungsbereichs der Behörden und der verantwortungsbewußten Honoratioren.

In seiner Untersuchung über den Zusammenhang von Armut, Krankheit und Schmutz in der Industriearbeiterschaft hatte er den Handlungsrahmen der staatlichen und kommunalen Behörden für den Aufbau städtischer Großprojekte begründet und damit maßgeblich zum Aufbau von öffentlichen Hygieneeinrichtungen beigetragen. Die Wasserleitungsröhren galten ihm als Adern im sozialen Organismus der Stadt.[8] Chadwicks sozialpolitisches Programm zur Reinigung der Arbeiterschaft mündete in eine Reihe gesetzgeberischer Reformen (Public Health Act, 1848) mit dem Ziel der Verbesserung der sanitären Verhältnisse der städtischen Unterschichten. Das Erfolgsrezept der Reformbestrebungen lag darin, gravierende Mißstände zu nennen, ohne die wirtschaftliche und soziale Ordnung insgesamt in Frage zu stellen. Der Rückgriff auf die Zentralnorm Reinlichkeit machte zusammen mit den Fortschritten der städtischen Wasserversorgung diesen sozialreformerischen Ansatz in England möglich.

Das bekannteste der im Zuge des »Sanitary Movement« durchgesetzten bürgerlichen Wohltätigkeitsprojekte war die Einrichtung von öffentlichen Bade- und Waschanstalten, da der Bevölkerungszuwachs der englischen Industriestädte und die dadurch entstandene Flußverschmutzung das bisher übliche Baden im Fluß unmöglich gemacht hatte. Gleichzeitig war mit dem Bau der Wasserleitungen durch Privatgesellschaften das Konsumgut Wasser im Innenstadtbereich knapp und teuer geworden. Wannenbäder in den auch in England bestehenden Salon- und Luxusbädern waren selbst für Teile der städtischen Mittelschichten nicht finanzierbar. 1842, als Chadwicks Report veröffentlicht wurde, war in Liverpool die erste öffentliche Bade- und Waschanstalt errichtet worden. Wegen der lebhaften Frequentierung arbeitete die Anstalt zunächst mit Gewinn. Vorausgegangen war dort eine private Einrichtung, die im Cholerajahr 1832 mit bürgerlicher Unterstützung gegründet worden war.

Nach dem Liverpooler Vorbild wurden zahlreiche ähnliche Bade- und Waschanstalten in anderen englischen Industriestädten eröffnet, darunter in Glasgow, Aberdeen, Dundee, Manchester, Bolton, die von der örtlichen Arbeiterschaft schnell angenommen wurden. Um die Mitte der vierziger Jahre fanden sich Mitglieder der »höheren Gesellschaftsklassen«, Beamte, Bankiers, Ärzte, Geistliche und Politiker, zu einem »Centralverein für die Beförderung der öffentlichen Bade- und Waschanstalten« zur gemeinsamen Finanzierung weiterer Anstalten zusammen. Freimütig bekannte man im utilitaristisch ausgerichteten englischen Bürgertum den Zweck dieser Anstalten: durch Reinigungsmaßnahmen sollten die Gesundheit, damit die Arbeitskraft der Arbeiter gesichert und zugleich die Armentaxe (und damit letztlich die Kosten der Industrialisierung) vermindert werden.

Im Dezember 1845 wurde in London eine Musteranstalt errichtet, der bald weitere Einrichtungen in derselben Stadt folgten. Die Einrichtung hatte den Charakter einer großen Bademaschine mit Einzelkabinen für Dampf- und Wannenbäder und Schwimmbassin. Alles war auf den Zweck der Körperreinigung funktional ausgerichtet. Verwendet wurde nahezu ausschließlich das modernste Material im Sanitärbereich, Gußeisen und Porzellan. Durch die Einrichtung von Bädern erster und zweiter Klasse wurde versucht, die Badeanstalten auch für das Kleinbürgertum attraktiv zu machen. Rein auf das Proletariat zugeschnitten waren dagegen die Waschanstalten. Sie waren so konzipiert, daß die Wäsche eines Sechs-Personen-Haushalts (man rechnete mit sechzehn Hemden im Durchschnitt) statt wie bisher in zwei Tagen in etwa drei Stunden gewaschen und getrocknet werden konnte.[9]

Die englischen Bade- und Waschanstalten fanden in deutschen Reformkreisen aus mehreren Gründen Aufmerksamkeit. Erstens war eine individuelle Wasserversorgung der einzelnen Arbeiterhaushalte sehr kostenintensiv und führte zweitens zu einem Verlust an sozialer Kontrolle. Drittens bot die in England erprobte Verbindung von Bade- und Waschanstalten eine kombinierte Lösung drängender Alltagsprobleme innerhalb der Arbeiterschaft. Bisher war die Entwicklung von Körper- und Kleiderreinigung in Deutschland getrennt verlaufen. Während die Entwicklung des Volksbadewesens frühzeitig vorangetrieben wurde, machte die technische Verbesserung der häuslichen Waschprozedur kaum Fortschritte. Die teilweise schon seit den 1830er Jahren im Handel erhältlichen schwerfälligen, teuren und aufwendigen Waschmaschinen waren selbst für wohlhabende private Bürgerhaushalte ungeeignet und konnten mit der preisgünstigen Lohnarbeit der zahllosen Waschfrauen in den Städten nicht konkurrieren. Manchmal fuhren auch, wie in Schlesien, Unternehmer mit Waschmaschinen von Haus zu Haus und boten ihre Dienste an.[10]

Solche Dienstleistungen waren für Arbeiterfamilien unerreichbar. In der zunehmenden Zahl der Arbeiterhaushalte in den größeren Städten waren die Frauen den Anstrengungen des häuslichen Waschprozesses, dessen einzelne Arbeitsgänge immer noch viel Zeit in Anspruch nahmen, nicht mehr gewachsen. Gleichzeitig führten fehlende Trockenräume zu Feuchtigkeit in den kleinen und dunklen Wohnungen der Mietskasernen und förderten die Verbreitung von Krankheiten. Der schwäbische Lehrer Jakob Renz veröffentlichte wegen dieser immer deutlicher sich abzeichnenden Problemlagen bereits 1840 eine Schrift mit dem Titel »Das Gemeinde-Waschhaus«.[11] In diesem den örtlichen Behörden gewidmeten Werk pries er die Vorzüge von kommunalen Waschanstalten für Bayern, Württemberg und Baden. Bei einer regelmäßigen Wäsche alle ein bis zwei Monate könne jede Familie reichlich Brennholz und Zeit sparen und zugleich die Feuchtigkeit in der Wohnung verhindern. Allerdings blieb dem Autor eine breitere Beachtung versagt, da er dem Problem der Wasserversorgung zu wenig Beachtung schenkte.

Erst mit dem Anwachsen der Industriearbeiterschaft in den Städten und der Einrichtung erster moderner Wasserleitungssysteme waren die materiellen Voraussetzungen für Reformprojekte nach englischem Vorbild auch in Deutschland gegeben. Außerdem arbeiteten die englischen Anstalten mit Gewinn und waren deshalb auch für deutsche Investoren verlockend. Wie in England waren auch in Deutschland utilitaristische Erwägungen an der Einrichtung von Arbeiterbädern und Waschanstalten beteiligt: »Die Industriellen werden die solchergestalt entstehenden Kosten nicht scheuen, wenn sie die eine Tatsache ins Auge fassen, daß die größere Arbeits- und Widerstandfähigkeit ihrer Arbeiter, wenn zu solcher hygienischen Vorsorge gegriffen wird, überreichlich ersetzt, was diese Vorsorge kostet«, schrieb Karl Hermann Schauenburg. Nahezu zeitgleich traten in Hamburg und Berlin zu Beginn der 1850er Jahre reformorientierte Expertengruppen zusammen. Der Hamburger Ingenieur Lindley argumentierte mit Chadwick, wenn er die Resistenz der Arbeiterbevölkerung gegen die bürgerlichen Tugendnormen auf ihre mangelnde Wasserversorgung und unreinliche Wohnungen zurückführte.[12]

Auch von dem Berliner Polizeiarzt Behrend wurde auf der Grundlage der in England gemachten Erfahrungen ein genauer Plan zum Aufbau solcher Anstalten entworfen. Demnach sollte der Hauptzweck der Bade- und Waschanstalt, die Reinigung der Industriearbeiterschaft an Körper und Kleidung nach den Gesichtspunkten industrieller Warenproduktion erreicht werden: ein größtmöglicher Ausstoß an sauberen Körpern bei maximaler Zeit- und Materialersparnis. Zunächst galt es, die »Herbeischaffung der sehr großen Wassermenge« gefilterten Flußwassers durch Wasserleitungen zu sichern. Zum ersten Mal wurden die Wasserleitungen direkt in die Arbeiterquartiere gelegt.

Die neue Reinigungsfabrik sollte auch nach außen den Charakter eines Symbols der hygienischen Industriegesellschaft tragen. Deshalb sollte sie weithin sichtbar an einem freien offenen Platz liegen. Die Hegemonie bürgerlicher Wertvorstellungen kam auch in der strikten Geschlechtertrennung zum Ausdruck, die nicht nur getrennte Abteilungen im Innern der Anstalt, sondern sogar auch getrennte Eingänge aus verschiedenen Himmelsrichtungen vorsah. Die innere Einrichtung sollte durch die Verwendung »bester Materialien« Haltbarkeit und Solidität ausstrahlen und gleichzeitig Reparaturkosten sparen. Unabhängig von der Größe der Anstalten wurde im Entwurf von Behrend die größte Schnelligkeit und höchste Effektivität beim Baden und Waschen angestrebt. Eine mittelgroße Anstalt sollte über 40 Badewannen, ein Schwimmbassin und 33 Waschzellen verfügen. Bei 15stündigem Badebetrieb rechnete man mit 30 Badenden pro Wanne und Tag, das Bad zu 30 Minuten. Zum raschen Füllen und Leeren der Wanne wurden eigene Apparate entwickelt. Auch die Wäsche sollte »mit größter Schnelligkeit gewaschen, getrocknet und geglättet« werden.[13]

Die angestrebte Kontrolle und Effektivität in den Reinigungsfabriken der Arbeiterschaft erinnert an die vorn geschilderten Verhältnisse in den frühen Volksbadeanstalten einschließlich der Militärschwimmanstalten vor 1830. Die Übernahme von Gestaltungselementen des bürgerlichen Luxusbades, etwa dem Schwimmbassin, entsprach der Grundvorstellung der besitz- und bildungsbürgerlichen Initiatoren im Umkreis des »Centralvereins für das Wohl der arbeitenden Klassen«, der die Sicherung des sozialen Friedens durch eine kontrollierte Teilhabe der Arbeiterschaft am hygienischen Lebensstil des Bürgertums anstrebte. Die Bade- und Waschhäuser in Deutschland sollten nicht nur für die Metropolen, sondern entsprechend dem englischen Vorbild und dem überregional ausgerichteten hierarchischen Organisationsplan des Centralvereins auch in kleineren Städten eingerichtet werden. Der Gründung von Bade- und Waschanstalten kam damit innerhalb bürgerlicher Reformprojekte ein bis heute wenig beachteter Stellenwert unter den verschiedenen sozialreformerischen Einzelinitiativen des »Centralvereins« während der Reaktionszeit zu.[14]

Eine wertvolle Quelle, die Auskunft über die Verhältnisse in den großstädtischen Arbeiterbadeanstalten Berlin und Hamburg gibt und gleichzeitig die Probleme der Umsetzung der Reformen in der bayerischen Provinz verdeutlicht, hat sich in den Akten des Nürnberger Stadtarchivs erhalten. Nachdem im Jahr 1854 die Cholera auf der als Gefängnis genutzten Nürnberger Burg ausgebrochen war, wurde in einer im Januar 1855 abgehaltenen Krisensitzung des Nürnberger Stadtrats vom Bürgermeister ein Artikel aus der Würzburger »Gemeinnützigen Wochenschrift« des dortigen polytechnischen Vereins über »Oeffentliche Wasch- und Badeanstalten« verlesen. Dort wurden die Arbeiterbadeanstalten in Frankreich und England als ein zur Pflege der Reinlichkeit bewährtes, »wesentliches Vorbeugungsmittel gegen die Cholera« genannt und »alle Freunde des Guten und Nützlichen« innerhalb der Stadtbehörden zur Nachahmung aufgefordert. Die Nürnberger Räte beschlossen deshalb die Bildung einer Expertenkommission, welche die bestehenden Anlagen in Berlin und Hamburg persönlich in Augenschein nehmen sollte.[15]

Der Leiter der Berliner Waschanstalt, Scabell, stand den angereisten Nürnberger Kommunalpolitikern persönlich Rede und Antwort über die Anfänge der 1853 gegründeten Aktiengesellschaft. Nach seinen Worten war die Wohn- und Lebenssituation der Berliner Arbeiterschaft, die weite Entfernung der Arbeiter- und Industriequartiere von den bürgerlichen Badeanstalten und deren hohes Preisniveau für den Bau der öffentlichen Bade- und Waschanstalt ausschlaggebend gewesen. Die Arbeiterfrauen seien mit der Doppelbelastung durch Erwerbsarbeit und Hausarbeit außer Stand gesetzt, die Wäsche der Familie sauber zu halten. Auffallend auch hier die Verbindung von Reinlichkeit und Sparsamkeit: Die Dampfreinigung der Wäsche gewährleiste die größtmögliche Schonung des Gewebes, argumentierte Scabell. [16]

Die Beschreibung der Berliner Anstalt durch die Nürnberger Reisenden zeigt eine weitgehende Übereinstimmung mit Behrends Plänen. Zwei Schwerpunkte lassen sich herausarbeiten: Zum einen wurden Elemente bürgerlicher Luxusbäder (Schwimmbassin) kopiert, zum anderen wurde das Element der Kontrolle hervorgehoben. Das nur für Männer zugängliche Schwimmbassin war mit weißen Kacheln, die Wände waren mit weißlackiertem englischen Schiefer verkleidet, auf jegliches Dekor wurde verzichtet. Das Baden selbst war fremdbestimmt. Den badenden Proletariern wurde die Kontrolle über Temperatur und Länge des Bades entzogen, denn der Wasserzufluß und -abfluß wurde von außen durch das Badepersonal gesteuert. So sollte, wie Scabell seinen Besuchern erklärte, »unötigem und unnützem Wasserverbrauch vorgebeugt« werden.

Auch die Sprache des Berichts ist verräterisch: Im Berliner Arbeiterbad gibt es keine Badediener, sondern »Wärter«, die die Ankommenden »zurechtweisen«. Die Badegäste beiderlei Geschlechts unterlagen einer rigiden Verhaltenskontrolle. Wer sich in »roher und unpassender Weise« danebenbenahm, wurde vom »Inspektor« genauso aus der Anstalt entfernt wie besonders schmutzige Badegäste. Zwei Reglements »für die öffentlichen Wasch- und Badeanstalten in Berlin« aus den Jahren 1855 und 1866 liefern weitere Belege für die herrschenden Kontrollmechanismen. Die Vorstellungen innerhalb der Arbeiterschaft vom rechten Gebrauch einer Badeanstalt waren noch recht diffus: Man versuchte etwa, Hunde mit ins Schwimmbassin zu nehmen oder erschien betrunken zum Baden. In den Badebestimmungen wurde auch darauf hingewiesen, daß »das Schwimmbad nicht zum Reinigungsbad bestimmt ist«. Die Benutzung von Seife im Schwimmbassin war untersagt. Auch die Einübung in fabrikmäßige Zeitdisziplin wurde weiter vorangetrieben: wer länger als eine halbe Stunde badete, mußte nachzahlen.[17]

Da die Reinhaltung des Wassers im Bassin durch Chlorzusatz noch unbekannt war, mokierten sich die Nürnberger Besucher über den »gelblichen Schein« und den »farbigen Schimmer« des Berliner Schwimmbassins.[18] Auch die kleinen Zellen zum Waschen und Spülen sowie der Trokkenraum für die Kleidung wiesen nach Ansicht der Reisenden sowohl in Berlin als auch in Hamburg, dem nächsten Ziel der Informationsreise, große Mängel auf: Die Hitze in den Berliner Waschräumen war unerträglich, die Hamburger Trockenräume besaßen keinerlei Dunstabzüge, zudem sei die Hamburger Badeanstalt weit außerhalb der Stadt gelegen. Zum Abschluß ihrer Besichtigung informierte man sich genau über die Bau- und Betriebskosten.

Die Kommission berichtete, daß die Berliner Anstalt bei Baukosten von 82.000 T. nach dreimonatigem Betrieb nur einen spärlichen Gewinn abwerfe, obwohl in diesem Zeitraum immerhin 16.682 Badegäste und 32.636 Waschbesucher gezählt wurden, die Hamburger Anstalt arbeite gar nur kostendeckend. Angesichts dieser Risiken wurde das gesamte Projekt einer kommunalen Bade- und Waschanstalt vom Nürnberger Magistrat im Juli 1857 eingestellt. Man kehrte vorläufig zu den kostengünstigeren und bewährten offenen Armenbädern zurück, die nun auch »für die minder bemittelte Bevölkerung weiblichen Geschlechts« eingerichtet werden sollten. Erst Jahrzehnte später sollte auch in Nürnberg eine große kommunale Bade- und Waschanstalt gebaut werden.

Die vorgebrachten Argumente sind aufschlußreich, weil sie einen Einblick sowohl in die finanziellen Schwierigkeiten eines kommunalen Großprojektes dieser Art in einer Provinzstadt als auch in bürgerliche Vorurteile und schließlich in die Mentalität der städtischen Unterschichten selbst geben. Man fürchtete im Magistrat in der Hauptsache, die Bade- und Waschanstalt werde im Sommer nicht genügend ausgelastet sein und hohe Verluste verursachen. Man glaubte schließlich zu wissen, daß jeder Arbeiter selbst bei niedrigen Badepreisen »lieber diese wenigen Groschen in Bier vertrinken und sich nach wie vor allwöchentlich hinter dem Ofen reinigen, als dafür [für die Bade- und Waschanstalt] auch nur einen Groschen auszugeben«. Auch war man sich sicher, daß es selten vorkommen werde, daß »ein weiblicher Dienstbote zum Gebrauch eines Bades, ja nur eine halbe Stunde Urlaub bei der Dienstherrschaft nachsucht«.[19]

Der Bau von Bade- und Waschanstalten zur Reinigung der Arbeiterschaft, war jedoch nicht von der Größe der Stadt, sondern vom jeweiligen Grad der Industrialisierung und damit von der Existenz einer zahlreichen Industriearbeiterschaft abhängig. Deshalb wurde die erste Bade- und Waschanstalt in Bayern (die vierte in Deutschland überhaupt) nicht in Nürnberg, sondern im Jahr 1856 in der benachbarten Industriestadt Fürth als private Gesellschaft auf Aktienbasis gegründet.[20] Auch in Wien wurde eine solche Anstalt nach englischem Vorbild in den 1850er Jahren eröffnet. In den folgenden Jahren entstanden in vielen weiteren Städten Bade- und Waschanstalten nach dem Hamburger und Berliner Muster, um die klassenspezifischen Auswirkungen des Baus bürgerlicher Wasserleitungen zu kompensieren.[21]

3. Verhaltenssteuerung im öffentlichen Raum. Die neuen Bedürfnisanstalten

Gewissermaßen ebenfalls um Wassernöte geht es in diesem Abschnitt. Mit der verbindlichen Akzeptierung in allen Schichten der Stadtgesellschaft war die Voraussetzung gegeben, Reinlichkeit als aktives Verhalten nicht nur wie bisher im häuslichen Bereich, sondern auch in der Öffentlichkeit zu praktizieren. Sogenannte »natürliche« Verhaltensweisen galten seither als unanständig und fielen dem gesellschaftlichen Verdikt anheim. Besonders deutlich läßt sich dieser Entwicklungsschritt an der öffentlichen Befriedigung geheimer Bedürfnisse ablesen. In allen größeren deutschen Städten war es zumindest unter Männern seit jeher üblich gewesen, die Notdurft im

Schutz der Dunkelheit alleine oder gemeinsam mit anderen auf der Straße zu verrichten. Auch bei Tage scheute man zumindest in Seitenstraßen vor dieser Praxis nicht zurück.

Das wurde im Zuge des Übergangs zum hygienischen Lebensstil nicht länger hingenommen. Die Rücksicht auf die Sittlichkeit wurde nun als wichtiger angesehen als die durch Harnverhaltung drohenden Gesundheitsgefahren. So klagte der anonyme Verfasser der Schrift »Von der Reinlichkeit« im Jahr 1829: »Es ist höchst unangenehm, in der Hauptstadt Menschen zu sehen, welche am hellen Tage mit diesen ekelhaften Verrichtungen beschäftigt sind. Wäre es nicht möglich, in jedem Quartier öffentliche und Privatörter einzurichten, wo der Arme umsonst hingelassen würde und der Wohlhabendere ein davon getrenntes Lokal fände, von welchem er gegen eine geringe Vergütung Gebrauch machen könnte? Dann könnte man für diejenigen, welche die Gesetze der Schamhaftigkeit und der Reinlichkeit verletzten, eine Strafe ansetzen.«[22]

Dieser Vorschlag ist deshalb beachtenswert, weil hier dasselbe Muster der Einhegung und des Verbots im Prozeß des Übergangs zu neuen Verhaltensweisen deutlich wird, dessen man sich bereits bei der Entwicklung des sozial differenzierten Badewesens bediente. Auch hier sollten getrennte Bürger- und Volksbedürfnisanstalten eingerichtet werden, um eine traditionelle Form des Umgangs mit dem Körper zu modifizieren. Die Vorschläge zu einer Änderung kamen aber nicht nur aus Expertenkreisen, sondern von der Bürgerschaft selbst. In Nürnberg beschwerte sich etwa ein Bürger im Jahr 1846 über neuerdings als unhaltbar empfundene Zustände: »Mit dem Eintritte der Dunkelheit darf mit Ausnahme derjenigen durch besondere Warnungstafeln bezeichneten Orte Jedermann seinem natürlichen Bedürfnisse wann und wo er will freien Lauf lassen.« Diese »die sonstige Reinlichkeit Nürnbergs beschimpfende Unfläterei«, hieß es weiter, sei so verbreitet, daß die Gäste aus den vielen Wirtschaften auf die Straße hinausgingen, »um sich wie die Schneegänse reihenweise aufzustellen«.

Auch andere Bürger klagten über diese Unsitte, die mit einer starken Geruchsbelästigung verbunden war, besonders weil das Stammpublikum der vielen Bierschenken immer wieder dieselben Orte zur nächtlichen Erleichterung aufsuchte. Dem gewandelten Reinlichkeitsgefühl der Bürgerschaft und der Forderung nach einem generellen Verbot des nächtlichen öffentlichen Urinierens entgegnete der Nürnberger Magistrat zunächst mit dem entwaffnenden Hinweis, daß es schwer sei, nächtens Verbotstafeln zu lesen, und es außerdem in keiner Stadt, selbst in München nicht, verboten sei, »sich zur Nachtzeit zu entledigen«. Dieser lockeren Auffassung der Stadtbehörden mochte sich die Ansbacher Bezirksregierung nicht anschließen und forderte die Polizeibehörden auf, darauf zu achten, daß innerhalb der Wirtschaften entsprechende Sanitäreinrichtungen geschaffen würden.[23]

Auch in Wien machte man sich zur gleichen Zeit (1847) Gedanken über die »allenthalben stattfindende Verletzung des Schicklichkeit- und Sittlichkeitsgefühles« durch das »freche Benehmen derjenigen, die sich an solche Orte zur Verrichtung ihrer Notdurft hinstellen«. Wie in Nürnberg hatten sich auch hier Bürger beschwert, daß sie ihre Augen nicht mehr zum Fenster wenden könnten, ohne in ihrem Schamgefühl verletzt zu werden. In den engen und stark frequentierten Gassen der Wiener Altstadt bestanden zahlreiche öffentliche »Uriniersteine« zur spontanen Erleichterung. Mehrere Dekrete der Obrigkeit aus den Jahren 1819 und 1820, die eine öffentliche Bedürfnisbefriedigung an anderer Stelle verboten, waren unbeachtet geblieben.

Wie häufig in der Geschichte der Städtereinigung, läßt sich auch hier feststellen, daß eine restriktive Verordnungspraxis keine oder wenige Auswirkungen auf das tatsächliche Verhalten der Stadtbevölkerung hatte. Erst im Zusammenhang mit der Einrichtung von Kanalisationsanlagen bestand die Möglichkeit, die seit alters her bestehenden öffentlichen Standplätze in das Innere der Gasthäuser zu verlagern. Zwar hatte ein Wiener Unternehmer 1844 sogenannte »privilegierte Notdurftkabinette« aufgestellt. Diese Kabinette wurden gereinigt und bewacht und konnten nur gegen Entgelt besucht werden, so daß die Sparsamkeit oder der Geldmangel der Notdürftigen eine breitere Akzeptierung dieser Einrichtung verhinderten. In der Diskussion des Wiener Stadtrates setzten sich jedoch vorläufig wie in Nürnberg die Stimmen derer durch, die einer »uneingeschränkten menschlichen Bedürfnisbefriedigung« das Wort redeten.[24]

Die Begründung der Nürnberger und Wiener Bürger, die sich über den beschriebenen Übelstand beklagten, gibt die Ausrichtung an der neuen Zentralnorm Reinlichkeit wieder. Man klagte dabei vor allem über die Mitglieder der eigenen sozialen Gruppe. Es waren keinesfalls nur Angehörige der unteren Bevölkerungsschichten, die unangenehm auffielen, sondern auch die honorigen Bürger der Stadt, die an Sonntagen nach dem Mittagessen mit der Familie an öffentlichen Orten zu lustwandeln pflegten. »Wenn man in Nürnberg namentlich an Sonntagen beobachtend die Promenade durchgeht, so wird man«, hieß es im »Nürnberger Anzeiger« aus dem Jahr 1860, »immer das Schamgefühl verletzende Ansichten wahrnehmen«.

Das galt auch für einen anderen maßgeblichen Versammlungsort des gebildeten städtischen Bürgertums, das Theater. Noch 1870 beklagte man sich im Nürnberger Magistrat über Theatergäste, die durch ihre kontinuierlichen und schamlosen Verrichtungen den Steinsockel des Gebäudes derart beschädigt hätten, daß Renovierungsmaßnahmen notwendig wurden. Folgerichtig zeigen Abbildungen von frühen Bedürfnisanstalten Bürger mit Zylinder und Gehrock, die sich, den Spazierstock unter den Arm geklemmt, in öffentliche Pissoirs begeben.[25] Diese Bürger erfüllten damit vorbildlich die neuen Gebote der Reinlichkeit und Sittlichkeit, indem sie ihren natürlichen Drang in gesellschaftlich akzeptierte Bahnen lenkten.

Als die ersten öffentlichen Bedürfnisanstalten bei der Weltausstellung 1851 gezeigt wurden, kamen diese Konstruktionen deshalb einem allgemeinen Bedürfnis entgegen und erregten internationales Aufsehen. Innerhalb kurzer Zeit wurden auch in Deutschland von mehreren Privatfirmen verschiedenste Konstruktionen angeboten. Alle Einrichtungen verfügten über einen Wasseranschluß und -abfluß. Mit dem Fuß konnten die Benutzer die Spülung betätigen. Weil zudem zur gleichen Zeit in vielen Städten Fragen der Wasserversorgung und der Kanalisation diskutiert wurden, konnten sich die Magistrate der Städte nicht mehr der meist kostspieligen Lösung des Problems ablehnend gegenüberstellen.

In vielen Städten Frankreichs, Englands, Hollands und Belgiens genauso wie in München, Frankfurt oder Augsburg waren an den Treffpunkten des städtischen Bürgertums, den Promenaden, mit »Buschwerk maskierte Häuschen« aufgestellt worden, die von einem eigens angestelltem Personal saubergehalten wurden. Auch der Nürnberger Magistrat beschloß die Aufstellung von öffentlichen Bedürfnisanstalten nach französischem Muster in Form eines Zylinders bzw. schneckenförmiger, gußeiserner Gehäuse, die von verschiedenen einheimischen Fabriken angeboten wurden. Die getroffenen Einrichtungen waren allgemein zugänglich, wurden polizeilich überwacht, regelmäßig desinfiziert und verfügten über einen stetigen Wasserzufluß. Weil es in Augsburg keine unterirdische Kanalisation gab, floß das Wasser in offenen Rinnen ab, sicher auch nach damaligen Maßstäben keine hygienisch einwandfreie Lösung.[26]

In Wien errichtete man schließlich 1854 zur Lösung des Problems nach französischen und italienischen Vorbildern außer einzelnen, für jeweils eine Person bestimmten Winkelpissoirs in den Seitenstraßen auch größere, tempelartige Gebäude, sogenannte »Pavillons Anti-Dysodique«. Die außen angebrachten Dekorationselemente verweisen noch einmal auf den hygienischen Tempelbaustil des frühen 19. Jahrhunderts: Steinsockel, umlaufende Säulenreihen und ein vorspringendes, mit gußeisernen Zierstükken geschmücktes Dach. Mit der Verwendung dieser Formelemente wurde auf die bürgerliche Reinlichkeitskultur der Badetempel und damit weithin sichtbar auf die Einführung neuer Verhaltenspraxen hingewiesen. Seither war es unter keinen Umständen mehr denkbar, daß Bürger in der Öffentlichkeit ihren natürlichen Bedürfnissen freien Lauf ließen.

Die allgemeinen Bedürfnisanstalten zeigten die soziale Ächtung einer bisher als selbstverständlich geübten Verhaltensweise an und förderten dadurch die Selbstbeherrschung des Bürgers, aber auch der anderen Bevölkerungsschichten. Für eine Trennung von Bürger- und Volksbedürfnisanstalten, wie sie die vorn zitierte Quelle von 1829 empfahl, ließen sich in den Akten keine Belege auffinden. Als Gebrauchs- und Verbotsmöbel hatten die Pavillons eine ähnliche Doppelfunktion wie die beschriebenen Spucknäpfe in bürgerlichen Haushalten vor 1850. Die Verwandtschaft zwischen privaten Verbotsmöbeln und öffentlichen Bedürfnisanstalten zeigt die Ausweitung von häuslichen Verhaltensweisen in den öffentlichen Bereich und damit die Verbindlichkeit des neuen hygienischen Lebensstils über die Grenzen des Stadtbürgertums hinaus. Jedermann, Fremde und Einheimische, Wohlhabende und Arme, hatten sich an die neuen verbindlichen Verhaltensregeln zu halten. Die Einhaltung der Regeln der Reinlichkeit war nicht mehr nur auf das Bürgertum beschränkt, sondern galt für die gesamte Stadtgesellschaft.

4. Kanalisation oder Abfuhr? Erste umfassende Maßnahmen zur »Assanierung« der Städte

»Die Art, wie ein Volk mit seinen Exkrementen umgeht, ist in vieler Hinsicht ein Kriterium für sein ganzes Wesen, seinen Kulturzustand. Kein Tier, wenn frei und im Naturzustand, bleibt und schläft bei seinem eigenen Auswurf.« Diese Äußerung stammt von dem Hygieniker Oesterlen und belegt die Abhängigkeit der Frage der Kanalisierung der Städte von der Verbreitung bürgerlicher Reinlichkeitsnormen.[27] Dieser soziale Kern wurde jedoch in den Debatten um 1850 nicht ohne weiteres deutlich. Vordergründig ging es bei den Maßnahmen zur »Assanierung« darum, auf welchem technischen Weg die Exkremente der gesamten Stadtbevölkerung aus der Stadt zu schaffen seien, um gesunde Wohnverhältnisse zu schaffen. Erst wenn man sich das bisher beschriebene Verlaufsmuster der Durchsetzung der Zentralnorm Reinlichkeit vergegenwärtigt, wird die Abhängigkeit der Kanalisierungsfrage von bürgerlichen Normen sichtbar. Immer stand die möglichst effektive Entfernung der festen und flüssigen Schmutzstoffe aus dem Umfeld des bürgerlichen Lebens im Vordergrund. Zwei verschiedene Wege boten sich an: entweder der kostspielige und aufwendige Bau moderner kommunaler Anlagen zur unterirdischen Schwemmkanalisation nach Hamburger und Londoner Muster, oder das seit altersher praktizierte System der oberirdischen regelmäßigen Sammlung und der anschließenden Abfuhr der Dungstoffe auf die Felder, kurz: »Canalisation oder Abfuhr?« wie Rudolf Virchow seine Studie zu diesem Themenbereich überschrieben hatte.[28]

Der Zusammenhang der kommunalen Großprojekte mit der bisher im häuslichen Bereich vorangetriebenen Reinigungstechnik und damit die

Wechselwirkung der privaten und öffentlichen Sphäre liegt auf der Hand: Während die Befürworter der Abfuhr in Kübeln oder Tonnen (»fosses mobiles inodores«) das bereits bei der häuslichen Hygienetechnik des frühen 19. Jahrhunderts erwähnte Cazeneuvesche System der Abfalltrennung in flüssige und feste Stoffe für die gesamte Stadtbevölkerung einzuführen trachteten und im übrigen weiterhin auf geruchsdichte Nachtstühle bauten, bevorzugten die Anhänger der Waterclosets die Schwemmkanalisation. Betrachtet man die Expertendebatte unter dem Aspekt übergeordneter politisch-sozialer Weichenstellungen, läßt sich die Frage »Kanalisation contra Abfuhr« mit »Verschwendung contra Sparsamkeit« und mit »Liberalismus contra Konservativismus« zur Deckung bringen.

Der Streit war damit auch der Ausdruck einer zunehmenden sozialen Distanz zwischen dem Groß- und dem Kleinbürgertum innerhalb der Städte. Zweitens ist die Bedeutungsebene der ungleichzeitigen Entwicklung in Stadt und Land hervorzuheben: Den Modernisten unter den Kanalisationsbefürwortern ging es um eine strikte Trennung zwischen den Bereichen der Stadt (Reinlichkeit) und des Landes (Schmutz). Umgekehrt argumentierten die Abfuhrbefürworter, gestützt auf die Erkenntnisse der Agrarchemie mit der Präferenz des Landes vor der Stadt. Eine funktionierende, auf Düngemittelproduktion gestützte Landwirtschaft sei die Grundlage einer starken Nation. Drittens ist die Ebene der Konkurrenz der sinnlichen Wahrnehmungsmuster zu nennen, die sich bis in die Anfänge der Geschichte der Reinlichkeit in Deutschland zurückverfolgen läßt. Die Verfechter des Abfuhrsystems hoben die besondere Geruchlosigkeit ihrer Methode der Abfallbeseitigung hervor, während die Kanalisationsbefürworter den Schmutz unsichtbar zu machen strebten und ihrerseits den widrigen Anblick der auch tagsüber fahrenden Pumpwagen als Argument ins Feld führten.

Beide Parteien waren sich jedoch einig, daß der Stadtkörper gereinigt werden mußte. Trotz der mitunter heftigen polemischen Attacken der Gelehrten gegeneinander sollte man deshalb die Unterschiede der konkurrierenden Lehrmeinungen (ähnlich den Streitigkeiten zwischen Miasmatikern und Kontagionisten beim Ausbruch der Cholera) nicht überbetonen. Alle noch auftretenden Teilnehmer des Diskurses, darunter die namhaftesten Ärzte und Ingenieure der Zeit wie Max v. Pettenkofer, Georg Varrentrapp, Friedrich Oesterlen, Rudolf Virchow, William Lindley, Friedrich Behrend und James Hobrecht, gehörten zu jener »Handvoll bürgerlicher Mediziner und Ingenieure mit liberalen politischen Vorstellungen« (J. v. Simson), deren Diskurs in unmittelbarem Zusammenhang mit den ersten kommunalen Kanalisationsprojekten am Beginn der zweiten Hälfte des 19. Jahrhunderts stand und die in verschiedener Weise ihren Beitrag zur Assanierung der Städte lieferten.[29]

Zudem wurde der Streit – wie ohnehin die meisten theoretischen Debatten – letztlich durch langlebige strukturelle Gegebenheiten der Praxis entschieden, in diesem Fall durch die wechselseitige Abhängigkeit des Baus von Wasserleitungen und der unaufhaltsamen Zunahme häuslicher Hygienemöbel, darunter vor allem der Waterclosets im städtischen Bürgertum. »Wo reichliche Wasserversorgung der Stadt eingerichtet wird, kommen übrigens die Wasserclosette von selbst, man mag sie wollen oder nicht«, schrieb Georg Varrentrapp in einem seiner Beiträge zur Lösung des Kanalisationsproblems und folgerte weitsichtig, daß sich in der Waterclosetfrage die ganze Kanalisationfrage verberge.[30]

Tatsächlich mußte jedem Einsichtigen um 1850 klar sein, daß das einseitige Hineinpumpen großer Wassermengen in den Stadtkörper zu einer Überlastung der teils noch aus dem Spätmittelalter stammenden, unsystematisch angelegten Kanäle führen mußte. Die Abwässer aus den Waterclosets, von denen in Berlin im Jahr 1865 nach Varrentrapps (wohl übertriebener) Schätzung bereits 10.000 Stück existierten, ergossen sich ohne Kanalisation in die offenen Rinnsteine der Straßen, in die Hinterhöfe der Häuser und gelangte so ins Grundwasser oder in die Flüsse im Stadtbereich, aus denen sich wiederum ein Großteil der städtischen Unterschichten mit Wasser versorgte. Als bei den großen Choleraepidemien in London in den Jahren 1849 und 1854 nahezu zwanzigtausend Menschen starben, war dafür auch die Verschmutzung der Themse durch die in den Häusern und in den Hotels der dortigen Oberschicht verbreiteten Waterclosets verantwortlich. Wohlhabende Hausbesitzer hatten private Anschlüsse an die bestehenden Kanalisationsanlagen gelegt und diese dadurch überlastet.[31]

Allen Experten der Zeit war klar, daß das verbrauchte Wasser genauso wie die anfallenden festen Abfallstoffe systematisch aus dem Stadtkörper entfernt werden mußten. Das forderten nicht nur die Behörden aus gesundheitspolitischen Erwägungen, sondern auch die Besitzer von Waterclosets, denen in vielen Städten die Ableitung des Wassers in die bestehenden Kanäle zunächst verwehrt wurde. Wie bei der Wasserversorgung war es auch bei der Kanalisation das wohlhabende Bürgertum, das die Ortsbehörden unter Handlungsdruck setzte.[32] Die ersten Schriften zur modernen Entwässerung der Städte, die zu Beginn der vierziger Jahre in Deutschland erschienen, stellten bereits vor dem Bekanntwerden von Chadwicks Untersuchungen den engen Zusammenhang von Wasserversorgung und Städtereinigung im Zusammenhang mit der öffentlichen Gesundheit zur Diskusssion.

Zunächst geschah das in apologetischer Absicht. Unter dem Primat der Gewerbeförderung hoffte man auf die Verteilung und Verdünnung der Schadstoffe in den Flüssen, die im Zeichen der herrschenden Fortschrittsgläubigkeit vom Trinkwasserlieferanten zu »Vorflutern« degradiert wurden. Der preußische Medizinalpolizist Albert Magnus kam aufgrund seiner Untersuchung der Wasserqualität der Spree im Jahr 1840 zu dem Schluß, daß die Einleitung von Abfallstoffen nur unter gewissen Umständen und zu gewissen Zeiten Gesundheitsgefahren berge. Der Berliner Oberbaurat Crelle unterschied zwischen flüssigen und festen Abfallstoffen (»Müll«), deren Trennung das Ziel moderner Stadtreinigung sein müsse und verwies in der Folge besonders auf die enormen Kosten. Er berechnete den Kostenaufwand eines kompletten Entwässerungssystems für die Stadt Berlin auf die riesige Summe von 3 Millionen T. und schloß lakonisch: »Die Einwohner werden diese Ausgaben natürlich bezahlen müssen.«[33]

Genau hier lag die Schwierigkeit für viele Kommunen, deren Magistrat den hohen Kostenaufwand einer systematischen Kanalisation nach englischem Muster scheute. Zunächst reagierte man deshalb auf die neuen Anforderungen im Stadtbereich mit einer wenig effektiven, aber kostengünstigen Verbotspraxis. In den meisten deutschen Städten wurde, wie in München, der Anschluß von Waterclosets an bestehende Kanäle polizeilich verboten.[34] Im städtischen Bürgertum reagierte man darauf mit der teilweisen Abkehr vom englischen Watercloset und mit der Einführung von sogenannten »Trockenklosetts« oder »Erdklosetts«, deren Verbreitung sich in vielen europäischen Ländern ab 1850 nachweisen läßt.

Das Erdklosett war gewissermaßen der letzte Trumpf der Fraktion der Miasmatiker, die den Bereich der gesamten häuslichen Hygiene im frühen 19. Jahrhundert dominiert hatten. Die Schonung der Geruchsnerven wurde hier zum obersten Prinzip der Reinlichkeitspflege erklärt. Der Nutzen des Erdklosetts sollte in der totalen Desodorierung des häuslichen Umfelds bei gleichzeitig vollständigem Verzicht auf Leitungswasser liegen. Die am meisten verbreiteten Systeme waren das »Schwedische Luftklosett« (1855) und die Erfindung des englischen Predigers Moule (1861), die auf eine Trennung der festen von den flüssigen Exkrementen zielten, um entstehende Gerüche zu vermeiden. Zur Desinfektion wurde bei einigen Konstruktionen auch Ätzkalk verwendet. Meist handelte es sich jedoch um sogenannte »Streu-Klosetts«, bei denen aus einer bereitgestellten Büchse Erde, Torfmull oder Asche nachgeschüttet wurde.[35]

Es bleibt festzuhalten, daß diese Erdklosetts nicht etwa eine Vorform der Waterclosets bildeten, sondern umgekehrt erst längere Zeit *nach* der Einführung von Waterclosets erfunden wurden und mit dem System der Abfuhr von Fäkalien und deren Verwertung als Dünger in Verbindung standen. Diese phantasievollen Konstruktionen verdienten heute über einen gewissen Kuriositätswert hinaus kaum Aufmerksamkeit, wenn sich nicht in der Verbindung von Reinlichkeit und Häuslichkeit das im Hintergrund wirkende bürgerliche Tugendmuster Reinlichkeit zeigte und zweitens nicht die zentrale Frage der Hygienisierung der Städte, nämlich die

Frage nach Kanalisation oder Abfuhr, auf der Ebene privater Hygienemöbel abgebildet würde. Die Verfechter der Trockenklosetts waren überzeugte Gegner jeder Form der Kanalisation, gleich ob es sich um Grubensysteme, Rieselfelder oder Schwemmkanalisation handelte und verfochten statt dessen die Gebote der Sparsamkeit und Werterhaltung durch die Produktion von Dünger.

Es zeigte sich jedoch schnell, daß Erdklosetts zwar auf dem Land durchaus am Platz, in den großen Städten aber nicht anwendbar waren. Man errechnete für eine Familie den Verbrauch von ca. zwei Tonnen Erde pro Jahr zur vollständigen Desodorierung der Exkremente. Die Erde mußte außerhalb der Wohnungen gelagert werden. Dadurch verlagerte sich das Problem vom Inneren der Wohnung nach außen und wurde zum Problem für die Reinlichkeit der Stadt. Außerdem verlangte die Einrichtung von Erdklosetts ein Maß an Beschäftigung mit den eigenen Exkrementen, die der nahezu vollständigen Tabuisierung der Körperverrichtungen im Bürgertum widersprach. War es doch gerade das Grundprinzip der Hygienemöbel gewesen, unsichtbar zu sein und automatisch die Exkremente verschwinden zu lassen.

Die Trennung zwischen festen und flüssigen Abfallstoffen geschah ebenso wie die Bevorzugung der Erdklosetts aus wirtschaftlichen Gründen. Mit den Fortschritten der Chemie und der Agrarwissenschaft präferierten einige Experten, darunter Justus v. Liebig, die Düngererzeugung nach dem Prinzip des Kreislaufs der Werterhaltung, der aufs beste mit dem in den meisten Bürgerhaushalten unerläßlichen Zwang zur Sparsamkeit korrespondierte. Keinesfalls dürfe die Reinlichkeit der Städte von den landwirtschaftlichen Interessen getrennt werden, hieß es von seiten dieser Agrarwissenschaftler. Eine auf Veranlassung des preußischen Landwirtschaftsministers v. Selchow zusammengetretene Kommission aus Agrarökonomen, die zu Beginn der sechziger Jahre die bestehenden Abfuhrsysteme süd- und mitteldeutscher Städte (darunter Karlsruhe, München, Nürnberg, Dresden, Leipzig) besichtigte, kam in ihrem Bericht zu der Überzeugung, daß sich »in Rücksicht auf Reinlichkeit und Gesundheit« das System der Abfuhr und Verwertung der Exkremente in allen bereisten Städten bewährt hätte. Keiner der Bürgermeister hätte auf einer Kanalisation nach englischem Modell bestanden, während die kanalisierten Städte unter den hohen Kosten ihres Systems schwer zu leiden hätten.[36]

Gegen die gängige Vorstellung von der unnötigen systematischen Kanalisation der Städte trat in Deutschland frühzeitig ausgerechnet Max v. Pettenkofer auf. Sein Einfluß auf die kommunalen Behörden wird zumindest in Süddeutschland größer gewesen sein, als die Vorbildwirkung der englischen »Sanitary Movenment«. In empirischen Studien zur lokalen Choleradisposition einzelner Städte suchte er den Nachweis zu führen, daß die aus den Abtritten sickernden und im Boden durch den steigenden und fallenden Grundwasserspiegel sich ausbreitenden Krankheitskeime von dort wiederum in die Luft gelangten und so für die Verbreitung von Epidemien wie Cholera und Typhus verantwortlich seien.

Nicht nur durch Reinlichkeit im Haus, sondern nur durch »rasche Entfernung oder sorgfältigen Verschluß luftverderbender Stoffe« könne man seine Gesundheit schützen.[37] Pettenkofer hatte (wenn auch in der Sache selbst bekanntermaßen seit der Entdeckung des Choleraerregers (Vibrio comma) durch Robert Koch im Jahre 1883 widerlegt) unrecht und recht zugleich: unrecht, weil er dem Wasser erst in zweiter Instanz nach der Bodenbeschaffenheit krankmachende Qualitäten zuschrieb – recht, weil er zur Reinhaltung des innerstädtischen Bodens frühzeitig nicht nur auf Wasserversorgung, sondern auch auf eine Kanalisierung der Städte setzte.

Der Glaube an die Verunreinigung des Wassers durch miasmatische Dünste konnte auch zu folgenschweren Irritationen führen. So galt etwa ungefiltertes Flußwasser, wenn es aus der Leitung kam, wegen des fehlenden Luftkontakts als »sauber« und wurde bedenkenlos getrunken, während die Benutzer häuslicher Pumpbrunnen zumindest in England nach dem Rat der Ärzte ihr Trinkwasser abkochten. Da man beim Bau des Hamburger Wasserwerkes auf den Einbau von Filteranlagen verzichtete, legten die Stadtväter damit ungewollt den Keim künftiger Katastrophen.[38] Daß Pettenkofer sich wenige Jahre später unter (für einen Hygieniker erstaunlichen) Hinweisen auf die Situation der Landwirtschaft und »Nachteilen für die Salubrität« gegen die Einführung der Schwemmkanalisation ausgesprochen hat, ist ihm von Kollegen, besonders von Georg Varrentrapp, sehr verübelt worden.

Dieser gehörte seit 1863 zusammen mit Lindley einer Expertenkommission an, die in Frankfurt ein Schwemmsystem nach dem Hamburger Vorbild errichten wollte. Auf der Grundlage einer reichlichen Wasserzufuhr wurden nach diesem Prinzip die flüssigen und festen Abfallstoffe stark verdünnt und unterhalb der Stadt in den Vorfluter geleitet. In seiner scharf polemischen Verteidigungsschrift der Schwemmkanalisation faßte Varrentrapp alle Argumente für die neue Kanalisationsart zusammen: Wie die Wasserclosets nichts anderes als Schwemmanlagen im Kleinen seien, sei die Schwemmkanalisation die Übertragung dieses Prinzips ins Große. Dagegen seien Erdklosetts und das damit verbundene Abfuhrsystem und die Düngererzeugung auf lange Sicht zu teuer und außerdem unhygienisch, weil man zur Aufbewahrung der Erde im Haus gezwungen werde.[39]

Auch der Ingenieur James Hobrecht, ebenfalls ein Befürworter der Schwemmkanalisation und in den sechziger Jahren für die Planung und den Bau der Berliner Kanalisation verantwortlich, empfahl die Anlegung von Rieselfeldern zur Reinigung des Abwassers und zum Nutzen der Landwirtschaft. Nach englischem Muster schlug Hobrecht vor, die Kanäle aus dem Stadtinnern in mehreren radialen Entwässerungssystemen in die Außenbezirke und schließlich auf Rieselfelder zu führen, um sich dem Wachstum der Stadt jederzeit anpassen zu können. Darin war auch eine Kritik des Frankfurter Systems der Schwemmkanalisation enthalten, bei deren Bau zunächst die Frage der Entsorgung offengeblieben war. Die Verfechter von Rieselfeldern nahmen deshalb eine Vermittlungsposition im Streit der Parteien um Kanalisation oder Abfuhr ein.[40]

Diese gemäßigte Position der Modernisten war in Berlin besonders notwendig, denn hier formierten sich die Gegner des Kanalisationssystems um den bereits als Initiator der dortigen Bade- und Waschanstalten hervorgetretenen Polizeiarzt Friedrich Behrend. Man fürchtete hier vor allem die aus der Kanalisation aufsteigenden Gase. Der Miasmatiker Behrend sprach sich deshalb in einem Gutachten gegen das Hobrecht'sche Projekt einer unterirdischen Kanalisationsanlage aus und empfahl statt dessen die Einführung eines geordneten und geregelten Abfuhrsystems in Verbindung mit einem Sielsystem zum Auffangen des Regen- und Straßenwassers.[41]

Obwohl sich in den Großstädten Hamburg, Frankfurt und Berlin schließlich die Befürworter der Schwemmkanalisation gegen die Front der Abfuhrbefürworter durchsetzten, ist es irreführend, vom Beginn einer »eigentlichen Phase der Schwemmkanalisation« (M. Rodenstein) in den sechziger Jahren des 19. Jahrhunderts zu sprechen. Tatsächlich waren selbst in Berlin gegen Ende des 19. Jahrhunderts noch längst nicht alle Häuser an die neue Schwemmkanalisationsanlage mit Rieselfeldern angeschlossen. In ganz Deutschland verfügten im Jahr 1892 von 564 Städten mit mehr als 5000 Einwohnern ganze 18 Städte über Anlagen zur Schwemmkanalisation, der Rest der Kommunen war mit dem hygienisch bedenklichen, herkömmlichen Grubensystem, seltener mit dem moderneren Tonnensystem ausgerüstet.[42]

Die Einrichtung des Schwemmkanalisationsystems war nicht nur abhängig von der Größe der Stadt, sondern mehr noch von der Existenz einer kommunalen Wasserleitung und damit von langfristigen Weichenstellungen der hygienischen Stadtentwicklung. Würzburg bildet mit ca. 30.000 Einwohnern dafür ein Beispiel. Weil hier seit der Einführung der Wasserleitung die Pumpbrunnen weniger benutzt wurden, stieg der Grundwasserspiegel stark an und machte zur Trockenlegung der Häuser den Bau tieferer Kanäle notwendig. Außerdem waren die bestehenden Kanäle durch die Wassermenge aus Privathaushalten überlastet, eine unmittelbare Folge des verstärkten Anschlusses von Waterclosets. Deshalb begann man hier gleichzeitig mit den Großstädten mit der Planung einer Schwemmkanalisation. Würzburg blieb jedoch die Ausnahme unter den bayerischen Provinzstädten.[43]

Die meisten kommunalen Abfuhrsysteme arbeiteten im ländlichen Bayern während des gesamten 19. Jahrhunderts nach dem herkömmlichen Prinzip des Sammelns der Exkremente in Gruben oder, wie in Ausburg, in nach flüssigen und festen Abfallstoffen getrennten Tonnen. Die Entleerung der Gruben fand wie seit altersher nachts oder auch tagsüber mit Hilfe von Eimern und Jauchewagen statt. Diese im Kern traditionellen Methoden der Städtereinigung wurden modifiziert und nun »geregelte Abfuhr« genannt. Trotz technischer Verbesserungen wie der Einführung von dampfbetriebenen Saug- und Druckpumpen mit geruchsdichten Schläuchen zur Entleerung der Gruben, blieb dieses System arbeitsaufwendig und unhygienisch.[44]

Ein weiteres typisches Beispiel solcher modifizierter Anlagen ist die Stadt München. Zwar waren hier zwischen 1858 und 1869 Kanäle gebaut worden, sie dienten jedoch nur der Einleitung von Spül- und Regenwasser. Die Folge dieser Halbherzigkeit waren Klagen der Bürgerschaft über die Geruchsbelästigung durch die mangelhaft gespülten und deshalb intensiv riechenden Kanäle. Statt der Einführung der Schwemmkanalisation wurden von Seiten der Münchner Staatsregierung auf der Basis von Pettenkofers Schrift über den »Luftwechsel in Wohngebäuden« (1855) genaue Vorschriften zum Neubau von Abtritten in Privathäusern und zur Verbesserung der bestehenden Abtritte und Dunggruben erlassen, die in allen größeren Städten Bayerns gelten sollten.

Darin wurde den Hausbesitzern unter Hinweis auf die Choleragefahr nur die Wahl zwischen der Anlage von »fosses fixes« (Gruben) oder »fosses mobiles« (Tonnen) gelassen. Waterclosets mußten von den Behörden ausdrücklich genehmigt werden. Alle Details der Abtrittskonstruktion wurden nach Größe und Material normiert. Im Regelfall sollten die Abfallstoffe durch Röhren einheitlicher Größe in ausgemauerte und mit Ton abgedichtete, außerhalb der Wohnräume angebrachte Gruben geleitet werden. Diese durften nicht in der Nähe von Brunnen oder Pumpanlagen gebaut werden und sollten wasser- und geruchsdicht sein.[45] Mit dieser Verordnung galt mit wenigen Ausnahmen überall in Bayern das System der geregelten Abfuhr, oder anders gesagt: Es galt die Verbindung von Reinlichkeit und Ordnung statt Reinlichkeit und Technik.

Die Frage, warum man in den meisten süddeutschen Städten auch nach 1850 am System der Abfuhr festhielt, obwohl es auch nach Ansicht vieler Zeitgenossen die bei weitem unhygienischere Vorgehensweise war, läßt sich zunächst dahingehend beantworten, daß in den Provinzstädten der kleinbürgerliche Verhaltenskodex der Verbindung von Ordnung und Reinlichkeit wirksam blieb. Die Reinigung des Stadtkörpers wurde nicht auf großtechnischem Wege, sondern durch Verbote und genaue Vorschriften durchgesetzt. Dieses System der Überwachung und Kontrolle bot sich offenbar für die kleinen Kommunen Süddeutschlands eher an als die finanziell aufwendigen Kanalisationsprojekte.

Ein zweiter wichtiger Grund für das Festhalten am Abfuhrsystem lag in der ländlichen Struktur Bayerns. Die erste Hälfte des 19. Jahrhunderts war im gesamten süddeutschen Raum überschattet von Ernteausfällen, Teuerung und periodischen Hungerkrisen, deren schlimmste in den Jahren 1816/17 und 1845/46 die Lebensbedingungen der Bevölkerungsmehrheit katastrophal verschlechterten. Die wegen der gleichzeitigen Krise des städtischen Handwerks überlebensnotwendige landwirtschaftliche Subsistenzsicherung vieler kleinstädtischer Ackerbürger führte deshalb zu Spannungen zwischen der vom großstädtischen Wirtschafts- und Bildungsbürgern sowie den Staatsbeamten in der Münchner Regierungszentrale vorangetriebenen ökonomischen und kulturellen Modernisierung und der in den meisten kleineren Kommunen von traditioneller Agrarwirtschaft dominierten Lebenswelt.

Die Gebote des Subsistenzwirtschaftens, äußerste Sparsamkeit bei der Nutzung vorhandener Ressourcen, ragten zusammen mit der Orientierung an überlieferten Verhaltensweisen in den Stadtbereich hinein und kollidierten dort mit der Ausbreitung des hygienischen Lebensstils. In den kleinen Landstädten beschwerten sich die Ackerbürger vielfach über die Hygienisierungsversuche der Behörden. Aus dem fränkischen Gemünden hieß es etwa 1846: »Wir sind größtenteils unbemittelte Einwohner und nähren uns nebst unseren Familien durch etwas Feldbau und von einer Kuh, wobei noch einige von uns Gewerbe treiben. Ohne Felder und ohne Kuh fehlen uns die erforderlichen Subsistenzmittel; ohne Dünger tragen unsere Felder nichts.« Deshalb bat man um die Erlaubnis zur Beibehaltung der offenen Dungstätten.[46]

Einen Ausweg aus dem Dilemma der staatlichen Aufgabe zur öffentlichen Gesundheitsvorsorge einerseits und der Sicherung der Nahrungsgrundlage der breiten Bevölkerung andererseits boten die bereits zu Beginn des 19. Jahrhunderts mancherorts eingerichteten Düngersammelplätze am Rande der Städte. Unter dem Einfluß moderner agrarchemischer Bodenbearbeitungsmethoden wandelten sich in ganz Deutschland die einfachen Düngerplätze in sogenannte »Guano-« oder »Poudrette-« Fabriken nach einem in Frankreich entwickelten Verfahren. Dabei wurden die Exkremente unter Kalkzusatz an der Luft getrocknet, mit Schlegeln zerkleinert, durch ein Wurfsieb geworfen und schließlich von Privatunternehmern verkauft. In vielen Städten existierten seit den 1820er Jahren Guanofabriken zur Verarbeitung der »Fosses mobiles inodores«.[47]

Die Entsorgung von Abfallstoffen war offensichtlich schon in der Mitte des 19. Jahrhunderts ein lukratives Geschäft, so daß selbst in kleineren fränkischen Kommunen unter 5000 Einwohnern um 1850 Guanofabriken eingerichtet wurden. Die Einrichtung solcher Produktionsstätten bildete den notwendigen Abschluß des verbreiteten, aus Erdklosetts, geregelter Abfuhr und Düngerfabrikation bestehenden Entsorgungssystems. Gemessen am landwirtschaftlichen Nutzen war dieses System keineswegs so rückschrittlich, wie die Anhänger der Schwemmkanalisation behaupteten, nur entsprach es nicht mehr den modernen hygienischen Ansprüchen.[48]

Von den bayerischen Behörden wurde ein Ausgleich zwischen Stadt und Land im Sinne eines geschlossenen Kreislaufs der Werterhaltung angestrebt, der außer den Interessen der Stadtbürger auch die Förderung der Landwirtschaft berücksichtigen sollte. Dieser Interessenausgleich kam auf Kosten moderner Hygienevorstellungen zustande, die von Experten der Schwemmkanalisationsanlagen vertreten wurden. Diese war auch deshalb die eigentlich bürgerliche Form der Abfallbeseitung, weil sie auf technischem Weg das Prinzip der Verinnerlichung von Normen und Verhaltensmustern zum Ausdruck brachte. Der anfallende Schmutz wurde im eigentlichen Sinne »verdrängt«, wenn man ihn unterirdisch wegspülte.

Die hier am Beispiel der Frage nach Kanalisation oder Abfuhr erörterten Probleme der Umsetzung des Zentralbegriffs Reinlichkeit durch großtechnische oder ordnungspolitische Maßnahmen verweisen noch einmal auf die größeren Städte als die Hauptorte der praktischen Durchsetzung des hygienischen Lebensstils. Gleichzeitig wurden die durch die Agrarstruktur Süddeutschlands gesetzten Grenzen des Modells der kulturellen Modernisierung deutlich. Es war aber nicht nur eine Frage der bäuerlichen Wirtschaftsweise, sondern auch der Mentalität der Landbevölkerung, die eine breite Einführung moderner Hygienemaßnahmen verhinderte. Abschließend soll deshalb ein Blick auf die Lebensverhältnisse des überwiegenden Teils der bayerischen Landbevölkerung diese Grenzen sichtbar machen und die Grenzen der Ausbreitung des bürgerlichen Verhaltensmusters Reinlichkeit aufzeigen, um die strukturelle Gebundenheit von Wertwandelprozessen aus der umgekehrten Perspektive zu belegen.

XI. Die Rückseite der kulturellen Modernisierung

Traditionelle Wertmuster in der ländlichen Lebenswelt in Bayern um 1860

1. Die bayerischen Physikatsberichte als Quelle zur Hygienegeschichte des Landes

Wie die dargestellte Diskussion um die Frage der Reinigung der Städte um 1850 deutlich gemacht hat, führte der von den Bürgern als Fortschritt erfahrene kulturelle Modernisierungsprozeß zu Ungleichzeitigkeit und wachsender räumlicher Differenzierung. Die Modernisierung hatte ein Doppelgesicht. Bisher wurde, ausgehend von der Beschreibung der hygienischen Zustände im Alten Reich, lediglich die Vorderseite dieses Wechselprozesses dargestellt. Sie entsprach weitgehend den privaten und öffentlichen Räumen der größeren Städte, deren Charakter sich unter dem Einfluß der verschiedenen Hygienisierungsmaßnahmen innerhalb weniger Generationen grundlegend geändert hatte. Angesichts der Tatsache, daß während des gesamten 19. Jahrhunderts der überwiegende Teil der Bevölkerung in den deutschen Staaten auf dem Land lebte, stellt sich die Frage nach den Grenzen der kulturellen Modernisierung oder, anders ausgedrückt, nach der Rückseite des historischen Prozesses.

Die Thematisierung der Probleme regionaler Differenzierung ist für die Analyse des kulturellen Modernisierungsprozesses unbedingt erforderlich, weil durch einen Wechsel der Perspektive seine Außengrenzen genauer bestimmt werden können. Erst wenn man weiß, welche Schichten der Bevölkerung an den beschriebenen Veränderungen der Alltagswelt nicht teilhatten, kann man umgekehrt die Gruppe der Teilnehmer eingrenzen. Auf der theoretisch-methodischen Ebene bietet der von Anthony Giddens gewählte Begriff der »Regionalisierung« und die darin enthaltene Differenzierung in vorderseitige und rückseitige Regionen eine Möglichkeit der Einbindung der Stadt-Land-Unterschiede in den übergreifenden Zusammenhang der kulturellen Modernisierung, weil er nicht nur die Zeitebene, sondern auch die räumliche Ausdehnung der Modernisierung zu berücksichtigen erlaubt.[1]

Außerhalb der disziplinierenden Gewalt neuer zentraler Normen und ihrer Zurschaustellung im öffentlichen Raum der Städte existierten, läßt sich in Anschluß an Giddens argumentieren, weite Bereiche des Verborgenen, die mehr als das umfassen, was bisher unter dem Stichwort »Intimisierung« gefaßt wurde. Nicht nur der einzelne Körper verfügt über vorder- und rückseitige Regionen, sondern der Begriff der Regionalisierung kann auch kollektive Handlungsräume bezeichnen, die dem kontrollierenden Zugriff der etablierten stadtbürgerlichen Kultur weithin entzogen waren. Aus der Perspektive der kulturellen Modernisierung kann das flache Land als eine solche rückseitige Region interpretiert werden, in der auf der Grundlage einer umfassenden Abhängigkeit von der Natur spezifische Formen der Rationalität das Handeln der Akteure bestimmten.

Zur Analyse dieser weiten Bereiche des Verborgenen im Rahmen des Hygienisierungsprozesses eignet sich besonders die umfassende Quellengruppe der 207 bayerischen Physikatsberichte, die von den einzelnen Landgerichtsärzten nach einer Anweisung des bayerischen Innenministeriums aus dem Jahr 1858 zur »medizinisch-topographischen und ethnographischen Beschreibung« des ganzen Landes verfaßt wurden.[2] Die Vorgeschichte dieser einzigartigen Quellensammlung reicht bis in die Zeit der Spätaufklärung und der zu Beginn des 19. Jahrhunderts einsetzenden territorialen Neuordnung Bayerns zurück. Im Gefolge der Urbanisierungs- und Industrialisierungstendenzen der folgenden Jahrzehnte, spätestens mit dem Auftreten der aisatischen Cholera, hatte sich das Augenmerk der medizinischen Experten immer stärker zugunsten der urbanen Zentren verschoben, wie die Vielzahl der überlieferten medizinischen Topographien deutlich macht.[3]

Diese mehr der Privatinitiative einzelner engagierter Mediziner überlassene Tätigkeit der medizinischen Ortsbeschreibung wurde im Laufe des 19. Jahrhunderts mehr und mehr vom Staat vereinnahmt. Im jungen Fach Staatsarzneikunde galt um 1830 die Meinung, daß »Medicinal-Geographien«, Beschreibungen der gesamten Region, nicht nur für den Fachbereich Medizin, sondern auch wegen der »Berücksichtigung der eigentlichen Lebensverhältnisse seiner Bevölkerung« für Staat und Volk wichtig seien.[4] Im Rahmen der in Bayern betriebenen staatlichen Verwaltungsreformen war auch der Gesundheitsbereich zum Objekt der normativen Vereinheitlichung und der umfassenden Neuordnung und Kontrolle der zersplitterten politischen Einheiten des Alten Reichs geworden.

Eine kurfürstlich bayerische Instruktion hatte die Landärzte der ehemals fürstbischöflichen Territorien in Franken unmittelbar nach dem Jahr 1803 dem bayerischen Sanitätskollegium unterstellt und die neuen Amtsärzte gleichzeitig mit der Abfassung einer »räsonnierenden Darstellung aller

Lokalitätsverhältnisse, welche mit dem Gesundheitswohl der Einwohner in einem näheren oder entfernteren Bezug stehen« beauftragt, um aufgrund flächendeckender Expertisen die Grundlage für ein zentral gesteuertes Behördenhandeln auf dem Land zu schaffen. Die Resonanz scheint anfangs gering gewesen zu sein, denn bereits wenige Jahre später (1808) erschien eine Neufassung der Verordnung zur Neuregelung des bayerischen Medizinalwesens.[5]

Als gegen Mitte des 19. Jahrhunderts die Massenarmut auf dem Land zunahm und sozialpolitisch engagierte Mediziner wie Rudolf Virchow (der 1852 seinen berühmt gewordenen Bericht über die »Noth im Spessart« vorlegte) über die Notlage der ärmeren ländlichen Bevölkerungsschichten, über beengte Wohnverhältnisse, Ernährungsprobleme und die schlechte Gesundheitsverfassung klagten, rückte das Interesse an staatlicher Gesundheitspolitik wieder mehr in den Vordergrund. Ein Jahr nach dem Erscheinen von Virchows Bericht erließ das Münchner Innenministerium am 13. März 1853 durch das oberfränkische Regierungspräsidium wegen des »mehr und mehr sich verschlimmernden Gesundheitszustand(es) auf dem platten Land« eine Weisung an sämtliche Landgerichtsvorstände, die zur Abfassung von Berichten über Kleidung, Nahrung, Wohnung der Landbevölkerung, die Zustände der Schulen und Dorfstraßen, die Reinlichkeit der Brunnen und Wege, die Verbreitung von Badeanstalten und anderes mehr zum Zweck der Hebung der sittlichen und materiellen Notstände aufforderte.[6]

Den unmittelbaren Anlaß zu der großangelegten Datenerhebung wenige Jahre später bildete jedoch außer sozial-, gesundheits-, und wirtschaftspolitischen Erwägungen das nationalromantisch inspirierte Interesse des bayerischen Königs Max II. an der kulturellen Vielfalt des Volkslebens in den verschiedenen Regionen seines Landes. Die Berufung Wilhelm Heinrich Riehls zum Professor an die Universität München, die Pläne zur Errichtung eines Bayerischen Nationalmuseums und schließlich die Erstellung einer umfassenden Landes- und Volkskunde Bayerns, der von Riehl herausgegebenen »Bavaria« (1860/7), zeugen von diesen Bestrebungen.[7]

Die 1858 im ärztlichen Intelligenzblatt erschienene Anweisung des bayerischen Innenministeriums an die Landgerichtsärzte, binnen drei Jahren nach genau vorgegebenem Muster topographische und ethnographische Berichte zu erstellen, hatte mithin eine lange Vorgeschichte. In ethnographischer Hinsicht sollte über Alter und Geschlecht, Wohnungs-, Kleidungs- und Ernährungsverhältnisse, Arbeit, Wohlstand und Vergnügen, religiöse Sitten und schließlich über »Reinlichkeit in und außer den Häusern; an Wäsche und Kleidung; Neigung zum Baden« berichtet werden.[8] In den letzten Jahren wurde von Sozialhistorikern und Volkskundlern auf die Bedeutung dieser einzigartigen Quellengruppe im Rahmen des verstärkten Interesses an der Sozialgeschichte des Gesundheitswesens wie auch an Fragen der Mentalitätsgeschichte hingewiesen.[9]

Da die Heranziehung der Physikatsberichte an dieser Stelle lediglich zu Kontrollzwecken geschieht, um die Grenzen der Ausbreitung der Grundnorm Reinlichkeit bis 1860 aufzuzeigen, kann es (auch wegen der Ungleichwertigkeit des Materials) im folgenden nicht um eine erschöpfende qualitative Inhaltsanalyse gehen.[10] Vielmehr wird auf der Basis einer breiten Sichtung der vorhandenen Berichte versucht, eine typische Auswahl an Belegen zu treffen, die sich schwerpunktmäßig auf die bereits abgehandelten Gegenstände beziehen, um die Grenzen des kulturellen Modernisierungsprozesses deutlich zu machen. Mit dieser zusammenfassenden Vorgehensweise soll die willkürliche Auswahl von Einzelbeispielen ebenso vermieden werden wie die langatmige Aufstellung von Zitatreihen.[11]

Zwei Regionen wurden schwerpunktmäßig untersucht, weil sie sich in der Bewertung durch die Berichterstatter grundlegend unterscheiden: das »schmutzige« Nord- und Ostbayern, (Ober-, Mittel- und Unterfranken, Oberpfalz) und das »saubere« Schwaben. In dieser Gegenüberstellung der Regionen wird die von bürgerlichen Normen geprägte Sichtweise der Autoren besonders deutlich. Zum einen ermöglicht das empirische Material einen recht genauen Einblick in die hygienischen Verhältnisse der Landbevölkerung um 1860. Zum anderen dient die von Vorurteilen systematisch verzerrte Perspektive der Ärzte zur Bestätigung der Ausbreitung und Funktion der Grundnorm Reinlichkeit innerhalb des Bürgertums.

2. Außenposten des Bürgertums. Das Zeugnis der Landärzte

Es wurde schon erwähnt, daß die Physikatsberichte die reale Lebens- und Arbeitssituation der Landbevölkerung durch den Filter bildungsbürgerlicher Betrachtungsweise wiedergeben. Die Wahrnehmung der zeitgenössischen Beobachter war durch ihre Vorurteile und soziale Distanzen vielfach gebrochen. Eine der Ursachen dieser Brechungen ist im beschwerlichen Leben der schlechtbesoldeten bayerischen Landgerichtsärzte zu suchen, deren soziale Position als Bildungsbürger, umgeben von einer in vormodernen Denkweisen verhafteten Landbevölkerung, zum Aufbau von sozialen Vorurteilen und zur Abschottung nach unten beigetragen hat.

Der »Landdienst« war wegen des Umherreisens auf schlechten Wegen bei jedem Wetter beschwerlich und auf die Dauer gesundheitsschädigend.

Neue medizinische Fachliteratur war schwer zu beschaffen. Für die Kinder der Landärzte waren häufig keine geeigneten Ausbildungsmöglichkeiten vorhanden. Auch die geselligen Kontakte waren auf diesen Außenposten des Bildungsbürgertums sehr eingeschränkt. Mögliche Zusatzeinnahmen durch Privatpatienten scheiterten an der schlechten Zahlungsmoral der wenigen Wohlhabenden oder an der Armut der Landbevölkerung, die sich zudem den Repräsentanten des Staates gegenüber passiv bis ablehnend verhielt.

Vor dem Hintergrund der häufig angespannten Lebenssituation müssen die Äußerungen der einzelnen Physikatsärzte zum Thema Reinlichkeit beurteilt werden. Zur angestrebten Versetzung kann es nicht beigetragen haben, wenn man die vorteilhaften Lokalverhältnisse seines Bezirkes allzusehr hervorhob. Gerade die Reinlichkeitsverhältnisse galten ja als Gradmesser des Fortschritts und der Kultur. Auch hatten nur wenige Ärzte den Mut, den vorgesetzten Behörden einzugestehen, daß sie wegen häufiger Versetzung oder aus Desinteresse kaum Zugang zur Lebenswelt der jeweiligen Bezirksbevölkerung hatten. Wenn ein Bezirksarzt bemerkte, daß die meisten Orte »beim Durchreisen einen freundlichen Eindruck« zurückließen, sagt das auch etwas über die Art seiner Beobachtungen aus.[12]

Ein konkretes Beispiel, wie vorsichtig man im Umgang mit diesen Quellen sein muß, gerade wenn über die hygienischen Verhältnisse berichtet wird, liefert der Bericht des Landgerichtsarztes aus Bischofsheim/Rhön, Dr. Heffner. Er hatte unter anderem behauptet, daß in seinem Bezirk das Sauerkraut in Erdlöchern mit Urin und Mistjauche zubereitet würde. Das kam seiner vorgesetzten Dienstbehörde unwahrscheinlich vor, man fragte bei Heffners Kollegen vor Ort nach, und es stellte sich heraus, daß seine Aussagen über die desolaten Reinlichkeitsverhältnisse im Bezirk auf bloßem Hörensagen beruhten. Der Fabulant bekam infolgedessen eine Rüge wegen Verletzung der Dienstpflicht.[13]

Wenn einige Verfasser in ihren Berichten über Schmutz und Unreinlichkeit ausführlich räsonnierten, konnte es dafür also mehrere Motivationsgründe geben: Man wollte entweder wahrheitsgetreu über die Lokalverhältnisse berichten, oder aber durch den Rückgriff auf Übertreibungen und gruppenspezifische Stereotype vom »schmutzigen Bauern« seinen bildungsbürgerlichen Habitus herausstreichen, um endlich in einen besseren Bezirk versetzt zu werden. In vielen Fällen wurde die ländliche Welt des Königreiches Bayern um 1860 als eine Welt der Armut, des Schmutzes und der kulturellen Rückständigkeit geschildert, um »das traurige Los der praktischen Ärzte« desto mehr hervorzuheben.[14]

Die Verfasser der Physikatsberichte lassen keinen Zweifel daran, daß sie eine ihnen fremde Welt schildern. Häufig hat man den Eindruck, als lese man Berichte von exotischen Reisen in die Südsee und über die seltsamen

Gewohnheiten der dortigen Eingeborenen. Diese, im Ausspruch »ländlich, sittlich« ironisch gefaßte distanzierte Haltung umschreibt nicht nur die augenfällige Andersartigkeit des Körperbewußtseins, der Kleidungs- und Wohnverhältnisse der Landbevölkerung, sondern auch eine andere Art zu sehen, zu riechen und zu schmecken. Diese ländliche Welt sahen die Mediziner aus ihrer von städtisch-bürgerlichen Wertvorstellungen geprägten Perspektive.

Zu den Grundmustern der Fremdwahrnehmung zählte die seit der Aufklärungszeit verbreitete Annahme verschiedener, horizontal sich überlagernder Kulturstufen: »Wenn v. Liebig recht hat, daß der Verbrauch der Seife maßgebend für den Culturzustand eines Volkes ist, so ist die Culturstufe des Bezirks durchschnittlich noch eine geringe«, hieß es, oder: »Von einer armen, größtenteils noch auf niedriger Culturstufe stehenden Bevölkerung läßt sich keine besondere Pflege der Reinlichkeit erwarten.« In der Vorstellungswelt der Berichterstatter existierten zwei Kulturstufen übereinander, oben die Bürger und unten die Landbevölkerung. Zwischen diesen Stufen verlief die gedachte Kulturgrenze. So werden häufig verwendete Floskeln, daß die Reinlichkeit »im Allgemeinen unter der Mittelmäßigkeit« sei, möglich.[15]

Mit der niederen Kulturstufe vieler bayerischer Bezirke wurde das fehlende Moralbewußtsein der dort ansässigen Landbevölkerung in Zusammenhang gebracht. Trägheit, zähes Festhalten am Hergebrachten, Ungehorsam, Liederlichkeit, Frechheit, Zügellosigkeit, Verschwendung, sexuelle und alkoholische Ausschweifung, sogar kommunistische Neigungen wurden neben anderen Negativurteilen vermerkt, dazu vor allem in Nord- und Ostbayern immer wieder: »Unreinlichkeit und Unordnung«. Es scheint, als sei Nicolais »katholische Religionsphysiognomie« in den Köpfen der medizinischen Experten immer noch präsent gewesen.[16] Dementsprechend hieß es auch, daß sich die Reinlichkeit »gewöhnlich mit einem fröhlichen Wesen verbindet« und aller Lebensgenuß auf Reinlichkeit und Ordnung gründe: »Wem die Reinlichkeit nicht zum Bedürfnisse geworden ist, der wird sich auch aus seinem unflätigen Wesen nicht erheben wollen.«[17]

Die Etablierung eines modernen Reinlichkeitsverhaltens ist deshalb für die meisten Berichterstatter, ganz in der Tradition der Aufklärung, eine Frage der Vermittlung von Tugenden im Erziehungsprozeß. Die Mediziner hofften etwa, das Baden durch die Verbindung mit dem Turnunterricht fördern zu können. Daneben galt die Reinlichkeit als häusliche Tugend und als Frage des ästhetischen Gefühls. Fehlte diese Tugend, wurde »Indolenz und Gleichgültigkeit gegen das Schöne in der Bevölkerung« dafür verantwortlich gemacht. Die Schönheit im Haus war dem Bürger eine Sache der Frauen. Deshalb galt die dort praktizierte Reinlichkeit als ein »hervorragender Zug der Weiber« oder im umgekehrten Fall als Ausdruck der

»wenig sorgfältigen Erziehung des weiblichen Geschlechts«. Das Erziehungsideal der klassischen Ästhetik als Einheit von Schönheit, Moral und Geschlecht findet sich in Textpassagen, in denen es heißt, daß die Frauen von Natur aus dazu bestimmt seien, »die Formen des Schönen zu präsentieren und das Ideal der Schönheit darzustellen«.[18]

Erstaunlich ist die Präsenz von Diskurselementen des späten 18. Jahrhunderts unter den Bezirksärzten auch im Bereich der medizinischen Anschauungen. Hinweise auf Franks »System der Medizinischen Polizey« und auf Hufelands »Nöthige Erinnerung an die Bäder« belegen das Vorhandensein von Reinlichkeitsvorstellungen der Aufklärungszeit genauso wie die Hinweise auf die grundlegende Bedeutung frischer Luft und regelmäßiger Hautpflege zur Abwehr von Schmutzkrankheiten und Epidemien.[19] Die Grundlage dieser Einstellung war ein ungebrochener Glaube an den kulturellen Fortschritt. Tatsächlich finden sich in beinahe jedem Bericht stereotype Hinweise auf die im Fortschreiten befindliche Hygienisierung, selbst wenn der Autor zuvor durch seine detaillierte Schilderung (etwa der Wohnverhältnisse der ländlichen Unterschichten) dem Leser ganz andere Schlüsse nahegelegt hat.[20]

Weiter wurde versucht, die Unreinlichkeit als »volkstümliche Neigung« an einem fiktiven Stammescharakter festzumachen: »Wenn endlich die Sitten ein Stammeskennzeichen bilden, so ist der große Mangel an Reinlichkeit, wodurch sich leider die ostfränkische Bevölkerung vor Altbayern und den Rheingegenden auszeichnet und der auch im hiesigen Bezirke zu beklagen ist, ein sicheres Merkmal der ostfränkischen Abkunft«, wurde aus dem fränkischen Hofheim berichtet. Auch aus anderen fränkischen Bezirken hieß es: »Die Reinlichkeit, wie sie in Schwaben und Altbayern getroffen wird, kennt der Franke nicht und vermißt sie daher auch nicht.« Umgekehrt pochte man in Schwaben auf einen »den Schwaben innewohnenden Reinlichkeitssinn«. Solchen Schmutz wie in Altbayern oder Oberfranken finde man in der Region nicht im ärmsten Hause.[21]

Häufig wurden die Reinlichkeitsverhältnisse unter dem Gesichtspunkt »Wohlstand« subsumiert. Man wußte genau zu unterscheiden zwischen den landlosen Unterschichten der Dienstknechte und -mägde, der Tagelöhner und Kleinbauern, den Mittelbauern, den Handwerkern und den kleineren Gewerbetreibenden und schließlich den reichen bayerischen Vollbauern oder »Ökonomen«, den gewinnorientiert wirtschaftenden Landwirten und Gutsbesitzern, sowie der dünnen Schicht der Besitz- und Bildungsbürger, der Wirte und Kaufleute, der Beamten, Pfarrer und Ärzte. Die traditionelle Trennlinie zwischen Stadt und Land, zwischen Bürgern und Nichtbürgern blieb im Hintergrund immer präsent.

Der Blick der Ärzte auf die hygienischen Verhältnisse in den einzelnen bayerischen Landgerichtsbezirken war deshalb vielfach differenzierter, als es die vorn geschilderten allgemeinen Grundlinien der Betrachtungsweise mit ihren aus der Zeit der Aufklärung übernommenen Vorstellungen von zwei getrennten Kulturen, einer Verbindung von Moral und Hygiene oder regionalen Unterschieden zunächst vermuten lassen. Die im Wertmuster Reinlichkeit enthaltene dichotomische Grundstruktur bot sich auch als Unterscheidungshilfe für tiefergehende Differenzierungen an. Ökonomische und soziale Unterschiede der ländlichen Gesellschaft, Stadt-Land-Beziehungen, konfessionelle Unterschiede, regionale Besonderheiten des Umgangs mit Körper und Kleidung, die unterschiedliche Alltags- und Festtagskultur, sowie überlieferte volksmedizinische Vorstellungen wurden in den Berichten unter der Rubrik »Reinlichkeit« erwähnt und liefern ein recht geschlossenes Bild nicht nur des praktischen Hygieneverhaltens, sondern des ländlichen Lebens in den Einzelhöfen, in den Dörfern, Märkten und kleinen Städten Bayerns überhaupt. Im Folgenden stehen deshalb nicht mehr die Berichterstatter, sondern die Subjekte selbst im Vordergrund der Betrachtung.

3. »Augiasställe gibt es zuhauf, nur die Herkulesse sind selten«. Die Wohnverhältnisse der Armen und Reichen auf dem Land

Die Anspielung aus dem niederbayerischen Landgerichtsbezirk Vilshofen auf eine notwendig herkulische Säuberung zeigt die ironisch-distanzierte Haltung der Berichterstatter gegenüber den ländlichen Wohn- und Lebensverhältnissen. Die durchgehende Klage der Bezirksärzte über die katastrophalen Wohnverhältnisse vor allem in den armen Gegenden Nordbayerns, der Rhön, des Spessarts oder des Fichtelgebirges hatten ihre Ursachen im Niedergang des Heimgewerbes seit der Aufhebung der Kontinentalsperre, geringem Landbesitz, sowie in den hohen Holzpreisen. Besonders letztere zwangen in den Mittelgebirgsregionen die dort lebenden Tagelöhner, Kleinbauern und Heimarbeiter zu einer Form der Mangelwirtschaft unter Lebensbedingungen, die häufig selbst rudimentärste hygienische Aufwendungen in den niedrigen, ein- bis zweistöckigen Wohnställen, in denen Mensch und Tier gemeinsam unter einem Dach lebten, unmöglich machten.[22]

Zusammen mit dem ebenfalls zur Beleuchtung verwendeten Rüböl, dem Stallgeruch, Küchendünsten, Tabakrauch und dem Geruch der feuchten Arbeitskleidung erzeugten die vom ganzjährig geheizten Stubenofen aufsteigenden Wasserdämpfe eine dumpfe Atmosphäre aus Hitze, Dampf und Qualm, noch verstärkt durch die verbreitete Gewohnheit, die Fenster immer dicht verschlossen zu halten: »Da nun durch den Rauch die Decken schwarz nicht grau sind und an den Wänden, welche bei der schlechten Bauart dünn, immer kalt und daher feucht sind, sich der Rauch und Staub mit dieser Feuchtigkeit vermischt, so haben die meisten Stuben ein schmutziges Aussehen«, lautete eine für Nordbayern typische Beschreibung. Schließlich verursachten auch die in den Heimarbeitsregionen in den Wohnstuben aufgestellten Webstühle Augenkrankheiten durch Staub.[23]

Trotz der starken regionalen Unterschiede im Königreich Bayern finden sich bezüglich der Wohnhygiene viele Gemeinsamkeiten innerhalb der unterbäuerlichen und kleinbäuerlichen Schichten der Landbevölkerung. Zwar wurde in Schwaben und Altbayern der höhere Wohlstand hervorgehoben, doch auch hier wurden bei den Tagelöhnern und Kleinbauern im Winter und Frühjahr Kleintiere in den Wohnstuben gehalten, die Stuben mit Kienspänen beleuchtet und die Öfen ganzjährig beheizt, um das Viehfutter zu kochen. Aus dem Bezirk Wörth/Donau wurde gar von förmlichen Dunghaufen berichtet, die in den Zimmerecken verfaulten. Ähnliche menschenunwürdige Wohnverhältnisse fanden sich nicht nur auf dem Land, sondern auch in den Häusern der Armen in den Märkten und kleinen Provinzstädten unter 2000 Einwohnern.[24]

Blickt man dagegen auf die Wohnverhältnisse der ländlichen Mittel- und Oberschichten, zeigen sich teils gravierende Unterschiede zum Großteil der unbemittelten Landbevölkerung einerseits und Gemeinsamkeiten zur Wohnweise der kleinstädtischen Bürger andererseits, was die äußeren Kennzeichen bürgerlichen Wohnkomforts und, damit verbunden, des Reinlichkeitsverhaltens, angeht. Aus dem Bezirk Hof hieß es knapp: »die Klasse der Kaufleute und Fabrikanten, dann die gelehrte Klasse und auf dem Lande eine kleine Anzahl wohlhabender Ökonomen« sei besonders reinlich, »der Rest ist schmutzig«. Tatsächlich begann sich im Verlauf des 19. Jahrhunderts auch im »schmutzigen« Franken unter den wohlhabenden Schichten die »obere Stube« als nicht heizbarer Repräsentationsraum durchzusetzen. So hieß es aus dem fränkischen Bezirk Arnstein: »es gibt jetzt viele so reinliche, elegante freundliche und wohnliche Bauern-Zimmer, daß auch der Gebildete, an städtischen Comfort Gewöhnte sich wohl und behaglich in denselben fühlt«.[25]

Die Begründung für diesen Sachverhalt kann aber nicht, wie bei den Unterschichten, allein in den materiellen Lebensverhältnissen gesucht werden, sondern diese bildeten nur eine Voraussetzung für die Übernahme neuer kultureller Wertmuster, wenn man die Austauschbeziehungen, die vor allem wohlhabende Landwirte mit städtischen Handelspartnern pflegten, berücksichtigt. Kam es darauf an, »in die Märkte mit prachtvollen Equipagen zu fahren, dann zeigen sie Reinlichkeit und Luxus in Wäsche und Kleidung«, hieß es vom Auftreten der großen Bauern in Niederbayern.[26] Der Handel mit Agrarprodukten auf städtischen Märkten und die damit verbundene Kommunikation war jedoch kein Privileg der Reichen. Er kann deshalb auch für mittlere Schichten der Landbevölkerung als Ursache für eine Übernahme städtischer Hygienenormen gelten.

Die Quellen verweisen vielfach auf diese Form des kulturellen Austauschs. So hatte der Wendinger Gerichtsarzt beobachtet, daß die dortigen Landfrauen, wenn sie als Dienstboten in der Stadt waren, »Begriffe von Reinlichkeit in die Heimat zurückbringen«. Sein Alzenauer Kollege machte die Nähe der Stadt Frankfurt und die dortigen Marktbeziehungen für die Ausbreitung bürgerlicher Normen verantwortlich. Auch in der Umgebung Nürnbergs stellte der dortige Gerichtsarzt fest, daß besonders diejenigen Bewohner viel auf reinliche Kleidung und Wäsche hielten, die sich zwei- bis dreimal in der Woche auf den Nürnberger Markt begaben.[27] Das bedeutete nicht unbedingt eine freiwillige Übernahme stadtbürgerlicher Wertmaßstäbe durch die Landbevölkerung, sondern bildete die Voraussetzung für Handelsbeziehungen überhaupt.

So geschah es, daß »diejenigen Frauen der umliegenden Ortschaften, welche den Viktualienmarkt der Stadt Schweinfurt mit ihren Produkten beziehen, in neuerer Zeit gezwungen werden, mehr auf Reinlichkeit zu sehen, weil jetzt schon niemand mehr von einer schmutzig aussehenden oder unreinliche Wäsche zeigenden Frau etwas auf dem Markte kaufen will«.[28] Zwar waren diese Feststellungen auf die sichtbaren Körperteile und die Oberbekleidung der Landfrauen gerichtet, man kann jedoch annehmen, daß ein solcher Zwang zur Reinlichkeit auch auf die Wohn- und sonstigen Lebensverhältnisse zurückgewirkt hat.[29]

Neben diesen Formen der Reinlichkeitspflege wurde öfters ein Faktor erwähnt, der auf eine eigenständige vormoderne Tradition der Wohnhygiene verweist, nämlich auf die Verbindung von Reinlichkeit und Religion. So berichtete der Orber Physikus, daß die Landbevölkerung die Zimmer der Wohnungen am Wochenende auch deshalb reinige, »um das Abendmahl würdig zu empfangen«. Die Stuben würden allenthalben »zur Feier des Sonn- und Feiertags« gescheuert.[30] Allerdings setzten diese Ansätze zu einer regelmäßigen Reinlichkeitspflege zumindest ein geringes Maß an Wohlhabenheit voraus.

4. »Naturalia non sunt turpia«. Der Dünger als Symbol des bäuerlichen Wohlstands. Der heilende und der schützende Schmutz

Es scheint zunächst seltsam, wenn es in den gleiche Berichten, deren Verfasser das gepflegte Innere der Wohnhäuser und das reinliche Auftreten der »Ökonomen« in den lokalen Zentren loben, häufig heißt, daß die Höfe gerade der wohlhabenden Bauern besonders schmutzig und ekelhaft seien.[31] Dieser scheinbare Widerspruch in der Bewertung des bäuerlichen Wohnumfeldes findet seine Erklärung, wenn man außer der Übernahme von Elementen stadtbürgerlicher Hygiene- und Wohnstandards auch die grundlegenden, nicht überbrückbaren Unterschiede des Wertehorizonts von Bauern und Bürgern berücksichtigt. Die Grundlage des Wohlstands vieler bayerischer Klein-, Mittel- und Großbauern war ein gesunder Viehbestand. Deshalb wurde in den Quellen immer wieder auf die Reinlichkeit der Ställe im Vergleich zu den unsauberen Wohnhäusern der Bauern Bezug genommen. Das hatte seine Ursache jedoch nicht in der habituellen Unreinlichkeit der Landbevölkerung, sondern in der wirtschaftlichen Abhängigkeit von der Viehhaltung und dem sich daraus herleitenden sozialen Status des Bauern.[32]

Je größer der Viehbestand, desto größer war der Reichtum des betreffenden Bauern und desto höher seine soziale Stellung in der Dorfgemeinschaft. Als Symbol dieses Reichtums galt der Dunghaufen im Hofbereich, der am besten und eindrucksvollsten direkt vor der Haustüre zur Geltung kam. Dort »paradierte« er nicht ohne Grund. So hieß es aus dem wohlhabenden Ochsenfurter Gau: »Auf dem Lande gehört eine rechte große Dungstätte im Hof oder an dem Haus zu den gerngesehensten Zeichen des Reichtums und spielt bei Verheiratungen mitunter gerade keine unbedeutende Rolle.« Dieser Satz belegt den engen Zusammenhang zwischen materiellem Besitzstand und sozialem Status des jeweiligen Hofbesitzers. Auch im reichen Schwaben galten Düngerhaufen als Schatz und wurden stolz behütet: »es scheint den Hausbesitzer beim steten Anblick dieses seines allerdings wertvollen landwirtschaftlichen Schatzes eine Art von Wohlbehagen zu überkommen«, hieß es aus dem Bezirk Ottobeuren.[33]

Da der Düngerhaufen nicht nur als Gradmesser des Viehbestandes, sondern auch als Garant künftiger reicher Ernten diente, vertrug sich diese alte Gewohnheit auch mit den Grundsätzen der rationellen Landwirtschaft, die sich langsam bei den bayerischen Vollbauern durchzusetzen begannen. »Naturalia non sunt turpia«, [frei übersetzt etwa: Naturprodukte sind niemals ekelhaft] sei der Grundsatz der Landbevölkerung, hieß es wiederholt in den Berichten.[34] Tierische und menschliche Exkremente machten für die Bauern keinen Unterschied, denn sie trugen gleichermaßen zur Mehrung des Wohlstands bei. Der Bauer, der auf den Mist ging, um sich zu erleichtern, bereicherte sich zugleich. Entsprechend befanden sich auch bei wohlhabenden Landwirten die Abtritte direkt auf dem Dunghaufen.

Bei den mittleren und kleineren Landwirten galt ein Abtritt als überflüssig. »Die Kinder – sobald sie nur laufen können – werden auf dem Lande fast durchgehends auf die Dungstätte oder in die Stallungen zur Befriedigung ihrer Notdurft verwiesen«, wurde aus dem schwäbischen Bezirk Günzburg gemeldet. Trotz der tiefen ökonomischen und sozialen Unterschiede innerhalb der Dorfgemeinde mußte auch reichen Bauern die Konstruktion eines Waterclosets als etwas Widersinniges erschienen sein. Dieses moderne Hygieneinstrument wurde in den eingesehenen Physikatsberichten nur ein einziges Mal erwähnt, bezeichnenderweise bei der Beschreibung des vornehmen Kurortes Kissingen und seines interationalen Publikums. Die Abtrittsverhältnisse auf dem Land konnten im Vergleich zur Stadt und zu den dortigen Bürgerhäusern nicht gegensätzlicher sein.[35]

Vom Dünger als Naturprodukt und Statusmerkmal zur Vorstellung des schützenden, heilenden Schmutzes war es nur ein kleiner Schritt. Gemäß dem Grundsatz »naturalia non sunt turpia« gab es für alle Schichten der Landbevölkerung eine Tradition des Umgangs mit Schmutz, an der sich das Fortbestehen vormoderner Verhaltensweisen deutlich ablesen läßt. So waren die Gebote der eingangs erwähnten »Dreckapotheke« des frühen 18. Jahrhunderts in vielen Regionen Bayerns noch uneingeschränkt gültig. Bei Verbrennungen wurde Kuhmist zur Heilung auf die betreffenden Körperpartien gelegt, um den Heilungsprozeß zu beschleunigen. Auch zur Vorbeugung vor Gesundheitsgefahren hielt man sich an altes Herkommen: »Der Bauer glaubt, der Schmutz halte warm und schütze noch nebenbei vor manchen Krankheiten.« Selbst Läuse am Körper galten als besonderer Schutz. Über die verbreiteten Filzläuse hieß es aus Marktbreit: »Sie werden sogar von manchen Leuten mit Fleiß in dieser Gegend gehegt, weil der Glaube herrscht, diese Tiere gewährten hier einen Schutz vor Hernien [Brüchen].« Auch die verbreitete volksmedizinische Vorstellung, daß Flöhe die schädlichen Körpersäfte gleichsam herauszögen, ist bereits für das 17. Jahrhundert belegt.[36]

Ebenso geschätzt wurden andere Formen der Prävention: »Eine unreinliche Sitte findet sich hier in Folge eines eben albernen Glaubens, man dürfe nämlich unter einem Jahre den Kopf des Kindes nicht reinigen – selbst bei besseren Ständen – indem alles Fett und allen sonstigen Unrat man auf dem Kopf des Kindes läßt, so daß sich ein Dreckpilz bildet, den ganzen Kopf bis weit in die Stirn vor und an die Ohren herab einnehmend, oft mehrere Linien dick wie ein Pechpflaster aussehend. Diese Pech- oder

Dreckkappe bezeichnen die Leute mit dem eigenen Namen – Kenuß [?]«, schrieb der Miltenberger Physikatsarzt. Der Berichterstatter hob extra hervor, daß es sich hierbei um eine allgemeine Sitte und nicht etwa um individuelle Verwahrlosung handelte. Auch aus anderen Bezirken liegen ähnliche Berichte vor, die darin übereinstimmten, daß gegen das Waschen von Säuglingen und kleinen Kindern »unüberwindliche Vorurteile« herrschten und diese vielfach von der Hebamme das bis ins hohe Alter hinein letzte Bad erhielten.[37]

Mit der Vorstellung des heilenden und schützenden Schmutzes korrespondierte eine tiefgreifende Angst vor dem Wasser als Reinigungsmittel, mit durchaus nachvollziehbaren praktischen Bezügen zur Lebensweise der Landbevölkerung: »Waschen macht unnötiger Weise naß und erkältet; man weiß das vom Regenwetter her«, wurde aus dem Bezirk Aub berichtet. »Ja, darf man denn den Kranken naß machen? wird immer gefragt«, schilderte der Münnerstädter Arzt die Ängste seiner Patienten. Bei kranken Kindern pflegte man auf alles Waschen des Körpers und des Gesichts zu verzichten, denn man glaubte, daß das Waschen »Rotlauf« erzeuge.[38] Die Angst vor dem Wasser konnte in flußnahen Orten auch in der mangelnden Schwimmfähigkeit ihre Ursache haben. So relativieren die Quellen auch die vorn geschilderte Bedeutung der Militärschwimmanstalten als disziplinierendes wie reinigendes Institut. Der Miltenberger Physikatsarzt berichtete, »daß bei einer Bevölkerung von 3600 Seelen kein männliches Individuum zu finden ist, welches schwimmen kann«.[39]

Ob aus volksmedizinischen Gründen des Schutzes vor Krankheiten, aus Angst vor Erkältung, aus mangelnder Schwimmkenntnis: Die Abneigung der Landbevölkerung gegen das Wasser als Mittel zum Waschen und Baden des Körpers war ein Grund vieler Klagen der Berichterstatter. Manche Ärzte trugen durch ungeschicktes Verhalten dazu bei, diese traditionsreiche Abneigung zu zementieren, wenn sie etwa warme Bäder gegen eine schwere Krankheit verordneten und dadurch den Glauben an eine Verbindung von Wasser und Tod nährten: »Man glaubt nämlich allgemein, daß, wenn einem Kranken von einem Arzte ein Bad angeraten werde, dies das letzte Mittel und Ersterer hoffnungslos verloren sei«, berichtete der Uffenheimer Bezirksarzt.[40]

Man pflegte statt dessen in der bäuerlichen Welt die Haut durch Schwitzen zu reinigen: »Baden ist unseren Landbewohnern fremd und glauben solches durch ihren Arbeitsschweiß zu ersetzen«, hieß es aus dem Bezirk Werneck. Die Körper der erwachsenen Landbevölkerung würden bis auf Gesicht und Hände niemals durch Wasser, sondern lediglich »von Zeit zu Zeit durch den Schweiß von dem krustenartigen Schmutz befreit«, ergänzte sein Kollege aus Euerdorf. Aus der Region Schwaben (Augsburg, Wertingen) wurde wiederholt von den immer noch bestehenden Lohschwitzbädern berichtet, die von älteren Leuten fleißig besucht würden. Es muß deshalb als Vorurteil der bürgerlichen Ärzte angesehen werden, wenn angesichts dieser Praxis behauptet wurde, daß die Körperpflege »kaum dem Namen nach bekannt« sei, oder, wie es aus dem Bezirk Burgebrach hieß, »gänzlich vernachlässigt werde«.[41]

Daß insbesondere ältere Menschen »höchstens an Sonn- und Feiertagen Kopf und Hals mit frischem Wasser« wuschen und sonst das Baden durchweg verschmähten, wie der Amberger Kollege berichtete, stand augenfällig mit religiösen Gewohnheiten in Verbindung. Der Rest des Körpers war mit einem Tabu belegt. In der Region Oberpfalz galt das Reinigen der Geschlechtsteile als sündhaft. Viele Erwachsenen mieden dementsprechend aus Schamgefühl das »wilde« Flußbad im Sommer. Das Bewußtsein, sich im Einklang mit religiös-moralischen Vorschriften zu verhalten, führte einerseits zu einer zumindest wöchentlichen Reinigung von Gesicht und Händen, andererseits erklärt es den gewissen Stolz vieler älterer Landbewohner, wenn sie erzählten, sich noch niemals in ihrem Leben gebadet zu haben.[42]

Dabei bestanden seit dem Aufschwung des Badewesens auch in kleinen bayerischen Landstädtchen (wenn auch kärglich) eingerichtete Badestuben, die ein regelmäßiges warmes Bad ermöglichten. Diese, häufig auf Veranlassung der Bezirksärzte oder der wenigen lokalen Honoratioren (Müller, Gastwirte, Bierbrauer) gegründeten Anstalten wurden beinahe ausschließlich von denjenigen Einwohnern besucht, die sich zu den Bürgern zählten. Es »gehen einzelne Familien, die Lehrer, die Geistlichen etc. in die benachbarten Mainstädte, um hie und da ein Bad zu nehmen«, schrieb der Marktheidenfelder Physikus. Hier läßt sich eine auch für die ländliche Gesellschaft Württembergs belegte Verhaltensweise feststellen, nämlich die Übernahme des stadtbürgerlichen Habitus durch das Provinzbürgertum.[43]

Zahlreiche Projekte zur Gründung von Badeanstalten auf dem Land scheiterten weniger an der Kostenfrage als vielmehr an den unterschiedlichen Auffassungen von der Pflege des Körpers, die vielerorts unüberbrückbar waren. Eine Ausnahme scheinen hier die wohlhabenden Bezirke des bayerischen Schwabens zu machen, zumindest wenn man den Bezirksärzten Glauben schenken will. So soll im Bezirk Dillingen auch die Landbevölkerung zur Sommerszeit eifrig in der Donau gebadet haben und im Bezirk Krumbach badeten tagsüber die Männer und bei einbrechender Dunkelheit die Frauen im Fluß. Doch auch hier gilt: Wenn vereinzelt auf dem Land gebadet wurde, waren es meist die wenigen, die sich zu bürgerlichen Kreisen zählten, die sich dieses Reinigungsmittels bedienten.[44]

5. »Schmutz und Putz im Überfluß«. Reinliche Kleidung als soziales Zeichen

Noch deutlicher als bei der Schilderung der Bedeutung von Wohn- und Körperhygiene wird die Trennung von der Welt der Bürger beim Blick auf die ländliche Kleidungsweise. Die Kleidung und der Umgang mit der Wäsche geben einen Einblick in die Bedeutung der Reinlichkeit für den hierarchischen Aufbau der Dorfgemeinde und die Unterscheidung zwischen Alltag und Festtagen. Für alle Mitglieder der Dorfgemeinde war neben der konfessionell, regional, sozial und geschlechtsspezifisch gebundenen Kleidungsweise die Unterscheidung zwischen Alltags- und Feiertagskleidung bindend. Meist setzte sich die Arbeitskleidung der unterbäuerlichen Schichten aus dunkel gefärbten Leinen- und Baumwollmischstoffen zusammen, um ein häufiges Waschen der Kleidung unnötig zu machen.[45]

Um so größer war der Unterschied zwischen der schmutzigen Kleidung, die bei der Haus- und Feldarbeit getragen wurde, und der Kleidung der Landbevölkerung am Sonntag, im Wirtshaus und in der Kirche. Die in ganz Bayern bei beiden Geschlechtern verbreitete Gewohnheit, in regelmäßigen, meist einwöchigen Abständen das alte Hemd gegen ein frischgewaschenes zu tauschen oder zumindest zwischen einem Alltags- und einem Sonntagshemd abzuwechseln, deutet auf die hergebrachte Abhängikeit von Glaubensvorstellungen hin. Am Sonnabend, spätestens jedoch vor dem Kirchgang, wurden die Leibwäsche gewechselt, die Schuhe geputzt und reinliche Oberbekleidung angelegt.[46]

Dieser Wäschewechsel wurde von den unterbäuerlichen Bevölkerungsschichten unter großen Opfern vorgenommen. In armen Mittelgebirgsgegenden legten sich die Bewohner nackt zu Bett, um einen regelmäßigen Wechsel des Hemdes zu ermöglichen: »Es gibt im Bezirke eine Gemeinde, wo sich die Kinder nackt in ein unüberzogenes, schmutziges Bett legen, wenn eben gewaschen wird«, wurde aus dem Bezirk Münnerstadt berichtet.[47] Eine Erklärung für dieses vergleichsweise aufwendige Verhalten liefert der Bericht des Arztes aus Hilders in der Rhön: »Auch ärmere Leute sehen darauf, daß sie viele und gute Leinwandware haben, es seien denn ganz verkommene und durch Liederlichkeit verarmte Familien.«[48]

Die Blicke der anderen trugen wie im städtischen Bürgertum zur sozialmoralischen Einordnung des einzelnen bei. Wer nicht in der Lage war, sein Hemd zu wechseln, um am Sonntag in der Kirche reinlich zu erscheinen, zählte im Kontrollbereich des Dorfes nicht als vollgültiges Mitglied. Dabei spielte es keine Rolle, ob der oder die Betreffende ein selbstgefertigtes Leinenhemd oder ein gekauftes Baumwollhemd trug. Allein der reinliche, weiße Zustand war Ausweis der Zugehörigkeit zur Dorfgemeinschaft, weil es angesichts der Arbeits- und Wohnverhältnisse so aufwendig war, die Kleidung rein zu erhalten.

Der Unterschied zwischen den bäuerlichen und unterbäuerlichen Schichten verlief dort, wo man es nicht nötig hatte, das einzige Hemd regelmäßig zu waschen oder zwischen einem Alltags- und einem Feiertagshemd wechselte, sondern wo es möglich war, jeden Sonntag nach dem Aufstehen oder samstags nach der Arbeit ein frisches Hemd anzuziehen. Da im allgemeinen nur zweimal jährlich gewaschen wurde, im Frühjahr und im Herbst, bedeutete das, daß ein großer Vorrat an Hemden notwendig war. So wechselten wohlhabende Bauern zur Erntezeit auch während der Woche das Hemd. In der Region Schwaben und Altbayern mehr noch als in Franken war das reine, weiße Hemd das Statussymbol schlechthin: »Man liebt es zur Sommerzeit im Wirtshause und auf der Kegelbahn in Hemdsärmeln, d. h. ohne Spenser, sich umzutun, und da würde ein unreinliches oder geflicktes Hemd – bei dem Luxus der eben in Kleidern hier zu Lande herrscht – schnell in die Augen fallen und übel vermerkt werden.«[49]

Die reine, weiße Leibwäsche galt auf dem Land für Frauen wie für Männer als Zeichen der sozialen Stellung. Um die Wirkung des weißen Hemdes zu steigern, pflegten schwäbische Frauen im Sommer an Sonn- und Feiertagen blühend weiße Batistärmel zu zeigen und auf dem Kopf ein weißes Tuch vom gleichen Stoff zu tragen. Es scheint, als habe sich auf dem Land der im städtischen Bürgertum um 1800 verbreitete »weiße Ausputz« als Zeichen des Wohlstand und der Gruppenzugehörigkeit erhalten.[50] In der ländlichen Mangelgesellschaft galt der Grundsatz, daß aller Aufwand der Kleidungshygiene als Statusmerkmal strikt nach außen gekehrt wurde. Der aus dem fränkischen Bezirk Hilders als »märzen« überlieferte Brauch, die Wollkleider zusammen mit der Wäsche im Frühjahr vors Haus zu hängen, zeigt das Gewicht, das auf die repräsentative Form der Reinheit gelegt wurde.[51]

Diese repräsentative Reinheit der Landbevölkerung wurde von den bürgerlichen Beobachtern als Täuschung empfunden und abgelehnt. Die »Kleider sind etwa rein, unter denselben aber auf der Haut ist der Schmutz angehäuft«, lautete eine typische Bemerkung aus dem wohlhabenden fränkischen Bezirk Aub. Der Kollege aus dem schwäbischen Nördlingen bemängelte ebenfalls die »scheinbare Reinlichkeit« der Landbevölkerung, die zwar auf ihre Oberbekleidung viel Aufmerksamkeit und Geld verwende, deren ungereinigter Körper jedoch Ekel verursache. Die »blendend weiße Leibwäsche und die an Luxus oft grenzende Kleidertracht« bildeten auch im Bezirk Weißenburg einen Topos der Kritik. Man begnüge sich lediglich damit, den »Schein nach außen zu wahren«, klagte der Schweinfurter

Physikus, und sein Hofheimer Kollege brachte seine Kritik auf die griffige Formel: »Schmutz und Putz im Überfluß«.[52]

Die mangelnde Übereinstimmung von Sein und Schein, von innen und außen bildete den Kern der Luxuskritik, die sich auf die Bedeutung der Grundnorm Reinlichkeit im pädagogisch-ästhetischen Weltbild des Bürgertums mühelos zurückführen läßt. Die Ärzte lehnten die auf dem Land üblichen Reinlichkeitsvorstellungen als substanzlos, als Täuschung ab, weil sie nicht mit der seit der Zeit der Aufklärung kanonisierten Anforderung der Spiegelung von inneren Tugenden im äußeren Erscheinungsbild übereinstimmte. Wenn dieselben Landleute, deren Begriffe von Gesundheitspflege, von Arbeits- wie auch von Sexualmoral stark von den Werten der bürgerlichen Beobachter abwichen, trotzdem die Kleidungsweise der Städter nachahmten, mußte das als bloße Imitation, als Persiflage auf den Vorgang der Industrialisierung des Bewußtseins erscheinen.

Der häufig konstatierte geringe Seifenverbrauch galt ebenfalls als Indiz einer ausschließlich nach außen gekehrten Reinlichkeitspflege. Der Umgang mit dem Rohstoff der Hygiene, der im Gegensatz zu den Gewohnheiten des städtischen Bürgertums nur zur Kleiderreinigung, nicht für den Körper Verwendung fand, wurde dementsprechend kritisch beurteilt.[53] Daß es sich bei der Seife um ein knappes und dementsprechend wertvolles Gut handelte, reflektierten nur wenige Autoren: »Seife ist für den Bauern ein wenig benutzter Luxusartikel, und sie sparen dieselbe beim Wäsche reinigen oft sehr«, wußte der Arzt aus dem fränkischen Marktbreit zu berichten. Sein Kollege aus dem oberpfälzischen Bezirk Weiden erwähnte die Seife als Bestandteil des Heiratsgutes: »Es gehört mit zum Reichsten, viel Seife vorzeigen zu können.«[54]

Im Gegensatz zu der drastischen Kritik am abweichenden Hygienestandard der Landbevölkerung schien es auf Seiten der Bezirksärzte an konkreten Gegenmaßnahmen gemangelt zu haben. Vermutlich beschränkten sich die meisten Berichterstatter bei ihren vereinzelten Krankenbesuchen auf wiederholte Ermahnungen. Einige Ärzte berichteten von fehlgeschlagenen Projekten des Aufbaus von einfachen Flußbadeanstalten in ihren Bezirken, die am Mißtrauen oder an der Trägheit und Interesselosigkeit der Bauern gescheitert seien. Die meisten Bezirksärzte haben sich vermutlich mit der Existenz zweier unterschiedlicher Reinlichkeitskulturen abgefunden.[55]

Resümee

Als Otto Gmelin in seinen Beobachtungen zur »Naturgeschichte des Bürgers« (1929) den Versuch einer Typisierung bürgerlicher Tugenden unternahm, vermutete er Angst und Verunsicherung als treibende Kräfte beim Aufbau der bürgerlichen Wertegemeinschaft: »Alles Ungeordnete, Wilde, Gefährliche, Vulkanische muß der Bürger von sich fernhalten.« Deshalb seien die Verminderung der Gefahr und Erhöhung der Sicherheit grundlegende Ordnungsprinzipien der entstehenden Bürgergesellschaft gewesen.[1]

In der vorliegenden Untersuchung stand die Beantwortung der Frage nach der Entstehung und der Durchsetzung des maßgeblichen und bis heute fortwirkenden bürgerlichen Kulturmusters »Reinlichkeit« im Vordergrund. Dabei ging es keineswegs nur um die Beschreibung des Kampfes von Gesundheitsexperten gegen Kindersterblichkeit oder die Seuchenzüge der Cholera, sondern um den Nachweis, daß das Streben nach Reinlichkeit weitaus mehr umfaßte als Gesundheit und Hygiene. Der Ausdruck »Reine Bürger« meinte nicht bloß die Abwesenheit von Schmutz an Körper und Kleidung, sondern die planmäßige Entwicklung eines neuen sozialen Typus des selbstbewußten, tätigen Individuums, den »neuen Menschen«.

Dazu bedurfte es beim Zusammenbruch des ständischen Gesellschaftssystems der Entwicklung eines neuartigen, säkularen Zentralbegriffs, der als kollektives Leitbild die Richtung wies. Der von Norbert Elias untersuchte frühneuzeitliche Zivilisationsprozeß des höfischen Adels fand deshalb in der Umbruchszeit zwischen 1760 und 1860 seine Entsprechung und gleichzeitig seine charakteristische Umwandlung in einem kulturellen Modernisierungsprozeß, in dessen Zentrum nicht mehr die Normen des Adels, sondern die der wohlhabenden und gebildeten Bürger standen. Das normative Grundmuster der Reinlichkeit bot deren medizinischen und pädagogischen Experten die Möglichkeit, im Zeitalter der Aufklärung auf der Grundlage einer neuen Auffassung vom Körper und von seiner Leistungsfähigkeit ein Raster der Orientierung im sozialen Raum zwischen Oben und Unten, Wohlstand und Armut, Schönheit und Häßlichkeit, Fleiß und Faulheit, Gesundheit und Krankheit zu entwickeln. Damit trug es maßgeblich zur Herausbildung einer gemeinsamen Wertegrundlage dieser heterogenen Schichten in der künftigen Arbeitsgesellschaft bei. Die »hygienische

Revolution« in der zweiten Hälfte des 19. Jahrhunderts erscheint in dieser Perspektive als Folge eines langfristigen Prozesses, an dessen Ausgangspunkt die soziokulturelle Konstituierung der Bürgergesellschaft in Deutschland stand.

Am Wendepunkt der traditionellen zur modernen Gesellschaft, angestoßen von strukturellen Veränderungen im Stadtbereich, trieben Expertengruppen die Modernisierung zunächst des bürgerlichen Bewußtseins und dann des praktischen Alltagsverhaltens planmäßig voran. Mediziner und Pädagogen schöpften nicht aus dem Nichts, sondern sie bedienten sich, auf der Grundlage traditioneller Gefahrenkonzepte von Medizinern und Predigern, eingespielter Verhaltensmuster aus den drei Kulturen des Ancien régime: des höfischen Adels, der bäuerlichen Landbevölkerung und der stadtbürgerlichen Gesellschaft. Deren Verhalten wurde der kritischen Vernunft unterworfen und unter dem Aspekt der Anpassung an die neue Lebenssituation modifiziert: Vom repräsentativen Reinheitsbegriff des Adels übernahmen die Experten das Wahrnehmungsmuster des distanzierenden Blicks, von den ländlichen und städtischen Unterschichten den unbefangenen Umgang mit dem bisher als gefährlich angesehenen Wasser und vom alten Stadtbürgertum das System der Verbindung von Reinlichkeit und Ordnung zur Stabilisierung des Sozialsystems. Auch anhand der charakteristischen Umdeutung tradierter religiöser Reinheitsvorstellungen in beiden Konfessionen konnten die Wurzeln dieses Säkularisierungsprozesses in der Aufklärung belegt werden. Die Reinlichkeit sollte für alle Bürger verbindlich sein, jenseits konfessioneller Unterschiede.

Ausgehend von der Neubewertung der Haut als Grundlage für Leistungsfähigkeit und Empfindsamkeit und der Bedeutung des Wassers als Mittel der Hautreinigung verschob sich die Aufmerksamkeit der Experten vom Körperinneren zur Körperoberfläche. Die bis dahin üblichen Techniken der inneren Reinigung des Körpers verloren an Bedeutung. Das aristokratische System des »Rouge et Blanc« wurde durch das Wasser als Mittel zur Desodorierung des Körpers ersetzt. In Johann Zacharias Platners »Tractat von der Reinlichkeit« (1752) wurden die überlieferten Elemente des normativen Wertmusters Reinlichkeit erstmals in neuem Licht interpretiert und ihre Bedeutung für die individuelle Gesundheit und für das soziale Leben hervorgehoben.

Das Wasser und die Luft galten in der zweiten Hälfte des 18. Jahrhunderts im Gefolge des Aufstiegs der experimentellen Naturwissenschaften nicht mehr ausschließlich als Gefahrenstoffe. Sie wurden als Mittel der Gesundheitspflege in der Neufassung der Diätetik als Kunst der Verlängerung des Lebens kanonisiert und in zahlreichen populären Gesundheitsschriften zur physischen Erziehung der Kinder und zur Pastoralhygiene in der entstehenden Kommunikationsgemeinschaft der Bürger verankert. Im

Panoptikum der medizinischen Experten wurden neue imaginäre Räume als Pufferzonen zwischen Bürgern und Nichtbürgern geplant und in einem weiteren Schritt Seite an Seite mit den staatlichen Behörden in die Wirklichkeit umgesetzt, um die perhorreszierte Ansteckung und damit die Destabilisierung der bürgerlichen Kernzonen Haus und Familie zu verhindern.

Die Reformpädagogen der Aufklärungszeit förderten den Bezug des individuellem Körper zum Kollektiv auch aus anderen Gründen. Im Zentralbegriff »Reinlichkeit« verbanden sich seit der Mitte des 18. Jahrhunderts individuelle Aufstiegshoffnungen und humanitäre Weltverbesserungsideen mit den Anfängen eines nationalen Selbstbewußtseins, der Neubestimmung der Geschlechterrollen im Rahmen des Ideals der bürgerlichen Kleinfamilie und schließlich mit der Lehre vom Schönen als Einheit des äußeren und inneren Menschen. Die Abwertung des Geruchssinns durch die Verknüpfung von Schmutz, Scham und Ekel und die Hervorhebung des Sehsinns trug zur Ausformung eines einheitlichen Sozialcharakters wie auch zur angestrebten Reproduktion von Tugendmustern im Erziehungsprozeß durch Kontrolle und Einhegung der wilden, kindlichen Körper bei.

Die Gemeinsamkeit aller Gebildeten im Alten Reich, die Sprache, wurde im Diskurs der Experten zum Transportmittel eines neuartigen Tugendmusters, das durch den Zusammenhang von Sittlichkeit, Schönheit und Gesundheit die sinnliche Wahrnehmung der Angehörigen des Bürgertums prägte. Die reisenden Bürger nahmen als Botschafter ihrer Klasse konkrete Umsetzungsprobleme der neuen Verhaltensanforderungen im öffentlichen Raum der Städte und der Landstraßen ins Visier und forderten die Beseitigung des Schmutzes, wie auch die Ausrichtung der gesamten Bevölkerung an bürgerlichen Wertmaßstäben.

Von der Ebene des diskursiven Bewußtseins wirkten die rational begründeten Deutungsmuster auf die verschiedenen privaten und öffentlichen Handlungsebenen der Stadtgesellschaft zurück. Am Beispiel der Verwandtschaft zwischen verborgener Sprache und verborgenen Reinigungsinstrumenten konnte die Verbindung zwischen Diskurs und Praxis belegt werden. Der Ausbreitung des Verhaltensmusters im privaten Raum entsprach der Einsatz neuartiger privater Hygieneinstrumente vom Spucknapf als symbolischem Verbotsmöbel im Speisezimmer über aufwendige Waschtische bis zum Duschschrank im Schlafzimmer als dem Schauplatz der intimen Körperpflege. Daneben stand im öffentlichen Raum die etappenweise Entwickung des Badewesens vom einfachen Saisonbetrieb bis zum aufwendigen Salonbad mit der Verbindung von Reinlichkeit und Geselligkeit. Eine Sonderrolle spielte die Entwicklung des häuslichen Badezimmers vom transportablen Wannenbad über das Gartenbad bis hin zum modernen Badezimmer. Zusammen mit der Durchsetzung eines hygienischen Kleidungsstils, der in beiden Geschlechtern durch Schnitt und Farbe das neue Körperbewußtsein unterstrich, wurde die Herausbildung eines gemeinsamen bürgerlichen Habitus möglich.

Zur Kontrolle der Unterschichten und zur Sicherung der Gesundheit der Bürger wurden nach dem Expertenmodell der Medizinischen Polizey Volksbadeplätze und Allgemeine Krankenhäuser eingerichtet, die im frühen 19. Jahrhundert nicht nur zur Hygienisierung des Stadtbereichs, sondern auch zur Einübung neuer Techniken der fremdbestimmten Körperkontrolle beitrugen. Die Trennung der in der Frühen Neuzeit kombinierten Armen-, Waisen-, Zucht- und Arbeitshäuser um 1800 geschah auch aus dem Grund, verbreitete Schmutzkrankheiten einzudämmen. Die kommunalen und staatlichen Behörden leisteten, wie am Beispiel der Bekämpfung der Krätzkrankheit oder der Einrichtung von Militärbadeanstalten deutlich wurde, zusammen mit bildungsbürgerlichen Reformkräften ihren Beitrag zu einer flächendeckenden, kollektiven Reinigungspraxis der Unterschichten. Die Diskussion um die Straßenreinigung durch Strafgefangene zeigte schließlich die Abhängigkeit von der Aufklärungspädagogik genauso wie von wirtschaftsbürgerlichen Geboten der Sparsamkeit und Nützlichkeit.

Die Allianz aus Staat und Bürgertum wurde durch die zu Beginn der 1830er Jahre erstmals auftretende Cholera neu gefestigt. Aus Angst vor Ansteckung wurde von den Wohlhabenden eine Vielzahl neuer Hygieneinstrumente, etwa private Dampfbademaschinen oder Waterclosets eingeführt, die nicht nur einen festen Platz in der Wohnung, das häusliche Badezimmer, forderten, sondern auch den Wasserbedarf der Privathaushalte in die Höhe trieben. Die ersten Wasserleitungen in den Städten lassen sich auf den durch die Vielzahl von Hygienegeräten verursachten gestiegenen Wasserbedarf in wohlhabenden bürgerlichen Haushalten zurückführen und hatten die Wandlung des Wassers vom individuellen Körperreinigungsmittel zum allgemeinen Konsumgut zur Folge. Aufwendige Luxusbadeanstalten für das Bürgertum und frugale Bade- und Waschanstalten als Reinigungsfabriken für die Arbeiterschaft, letztere geplant von Experten im Umkreis des »Centralvereins für das Wohl der arbeitenden Klassen« und angelehnt an das Vorbild von Edmund Chadwick´s »Sanitary Movement«, waren in den Metropolen Wien, Berlin und Hambung einander zugeordnet und forderten neue Techniken der Abwasserbeseitigung, die auf der Vorstellung vom Wasserkreislauf gründeten. Durch die Planung und den Bau von großtechnischen Anlagen wie Wasserleitungen und Schwemmkanalisationssystemen war man dem Endziel der reinlichen Bürgergesellschaft bereits um 1860 ein gutes Stück nähergekommen, wenn auch von einer Verwirklichung dieses Plans erst in der Phase der Hochindustrialisierung gesprochen werden kann, da kommunale Finanzierungsprobleme und die Expertendebatte über »Kanalisation oder Abfuhr« einen raschen Aufbau der modernen Stadtentwässerung zunächst verhinderten.

Der Blick auf die »Rückseite«, das heißt auf die Grenze des kulturellen Modernisierungsprozesses, zeigte am Ende der Untersuchung noch einmal deutlich die Gruppenbezogenheit von Wertmustern und zugehörigen Verhaltensweisen und die Fragwürdigkeit des Erfolgs der »Kulturvermittler«. Er bestätigt die Vermutung einer Wechselbeziehung zwischen traditionellen Wirtschafts- und Sozialstrukturen und kulturellen Verhaltensmustern, die zur Herausbildung von räumlich getrennten, unterschiedlichen Auffassungen von der Reinhaltung des Körpers und seiner Umgebung in Stadt und Land geführt hatten. Die Parallelen zur vormodernen Reinlichkeitspflege, wie sie bis etwa 1750 vorherrschte, sind unübersehbar. Die regional unterschiedlichen Verhaltensweisen der Landbevölkerung in Bayern, etwa die Angst vor dem Baden oder die Hochschätzung einer repräsentativen Reinheit der Kleidung erinnern an die eingangs beschriebene Reinlichkeitspraxis der aristokratischen Oberschichten des 17. und frühen 18. Jahrhunderts.

Der Blick auf die hygienische Situation auf dem Land führt deshalb über die Feststellung zweier eigenständiger kultureller Wertsysteme an die Wurzeln des beschriebenen Modernisierungsprozesses zurück. Erst mit der Propagierung des multifunktionalen Zentralbegriffs »Reinlichkeit« als neuartigem Verhaltensmuster im Prozeß der kulturellen Modernisierung und seiner Funktion als Integrationsklammer und Richtpunkt der Orientierung zunächst der verschiedenen Formationen des Bürgertums und dann der städtischen Gesellschaft insgesamt konnte mit Recht behauptet werden, daß die Seife zum »Maßstab für den Wohlstand und die Cultur der Staaten« geworden war, wie Justus v. Liebig in seinen populären »Chemischen Briefen« (1844) geschrieben und damit das Selbstverständnis breiter bürgerlicher Schichten auf den Punkt gebracht hatte.[2] Innerhalb weniger Generationen war die Orientierung am Leitbild der »Reinlichkeit« zum durchgängigen und bis heute wirksamen Grundmuster bürgerlichen Verhaltens in Deutschland und in vergleichbaren modernen Industriegesellschaften geworden.

Abkürzungen

ADB	Allgemeine Deutsche Biographie, 56 Bde.
AKG	Archiv für Kulturgeschichte
Art.	Artikel
BayHStA	Bayerisches Hauptstaatsarchiv München
BStB	Bayerische Staatsbibliothek München
cgm.	codex germanicus monacensis (Handschriftenabteilung der Staatsbibliothek München)
DBA	Deutsches Biographisches Archiv
fl.	Gulden
FS	Festschrift
GG	Geschichte und Gesellschaft
GGr	Geschichtliche Grundbegriffe
GWU	Geschichte in Wissenschaft und Unterricht
HStAS	Hauptstaatsarchiv Stuttgart
Ht.	Heft
HZ	Historische Zeitschrift
JAH	Journal of American History
Jb./Jbb.	Jahrbuch/Jahrbücher
JbVK	Jahrbuch für Volkskunde
KA	Bayerisches Hauptstaatsarchiv München Abt. IV: Kriegsarchiv
Kat.	Katalog
LG	Landesgeschichte
MA	Militärarchiv
MEW	Marx-Engels-Werke, 39 Bde.
ND	Neudruck
StadtA	Stadtarchiv
StA	Staatsarchiv
T.	Taler
VO	Verordnung
VSWG	Vierteljahresschrift für Sozial- und Wirtschaftsgeschichte
Wb.	Wörterbuch
ZHF	Zeitschrift für historische Forschung
ZSSD	Zeitschrift für Stadtgeschichte, Stadtsoziologie und Denkmalpflege
ZfV	Zeitschrift für Volkskunde

Anmerkungen

Einleitung

1 »Der Spiegel«, 29, 1992, S. 211. Vgl. die Beschreibung eines ähnlichen Vorfalls bei *Krumrey*, S. 211.

2 *Bollnow*, S. 15; *Bergler*, S. 109–115, 128f.; *Zach u. Hofstätter*, Sauberkeit, S. 49–58.

3 *Grimm*, Bd. 8, Sp. 680f.; *W. Pfeiffer*, Etymologisches Wörterbuch, Berlin 1984, S. 1403.

4 *Gaupp*, S. 13–15; *F. Kluge u. A. Götze*, Etymologisches Wörterbuch, Berlin 1951[15], S. 609; *J. Hoffmeister* (Hg.), Wörterbuch der philosophischen Begriffe, Hamburg 1955[2], S. 521.

5 *Grimm*, Bd. 8, Sp. 680.

6 *Simmel*, Soziologie, S. 489.

7 *Douglas*, S. 207–211.

8 *Steinbach*, Bd. 2, S. 250; *Zedler*, Bd. 31, Sp. 300.

9 *Steinbach*, Bd. 2, S. 251.

10 StadtA Nürnberg, Bestand A 6, Mandate. VO vom 23. Aug. 1679. Vgl. auch *Grimm*, Bd. 8, Sp. 703.

11 *Adelung*, Wörterbuch, Tl. 4, Sp. 1059f., 1292; *Grimm*, Bd. 8, Sp. 705.

12 *J. W. v. Goethe*, Werke, Bd. 3, Leipzig 1914, S. 459. Die Schreibweise aller folgenden Textzitate wurde behutsam modernisiert, Titelangaben dagegen in der Diktion der Zeit belassen.

13 *Kocka*, Bürgertum und Bürgerlichkeit, S. 27; *Gall*, Stadt und Bürgertum, S. 2. Diese Vorstellung zentraler Werte geht über die von M. Rainer Lepsius vorgeschlagene Vergesellschaftung durch »Bildungswissen« hinaus. *Lepsius*, S. 9.

14 *Laube*, Reise, S. 121.

15 *Koselleck*, S. 14–59; *Niethammer*, Bürgerliche Gesellschaft als Projekt, S. 17–41.

16 *K. A. Schmid*, Enzyklopädie, S. 1; *Pierer*, Bd. 17, S. 603; *Meyers* Lexikon, Bd. 5, S. 819, kennt nur den Begriff »Reinheit«.

17 *Kaschuba*, Sauberkeit, S. 292–326. Aus der Vielzahl populärer Darstellungen vgl. stellvertretend die Arbeiten von *Delille* u. *Grohn*, Geschichten der Reinlichkeit; *Priegnitz*, Wasserkur; *ders.*, Paradiese der Badelust; *Böhme*, Kulturgeschichte des Wassers; *Reineking v. Bock*, Bäder, Duft und Seife; *Schall*, Immer sauber bleiben; *Bertrich*, Kulturgeschichte des Waschens; *Lutz*, Büchlein vom Bad; *Th. Mildner*, Badesitten und Körperpflege.

18 *Simmel*, S. 489f.

19 *Freud*, Unbehagen, S. 223–227. Über Freuds Interesse an Reinlichkeitsvorstellungen vgl. auch sein Geleitwort zur deutschen Ausgabe von *Bourke*, Der Unrat, S.Vf.

20 Für Frankreich die Arbeiten von *Corbin*, Pesthauch; *Vigarello*, Wasser und Seife; *Le Guérer*, Macht der Gerüche; *Goubert*, Du Luxe au confort, S. 51–63; *Guerrand*, Les Lieux; *Gasnier*, Le Silence des organes; *Laporte*, Eine gelehrte Geschichte; *Loux*, Pratiques et savoirs populaires, S. 82–92; *Perrot*, Les dessus. Für England und USA: *Bushman*, Clean-

liness; *Davidoff*, Family Fortunes, S. 381–389; *Giedion*, Mechanisierung, S. 679–764; *Wright*, Clean and decent; *Palmer*, Water closet; *Lambton*, Chambers of delight; *Smith*, Cleanliness; demnächst: *E. M. Collingham*, From Nabob to Sahib: the Construction of the British Body in India, 1800–1947.

21 *Foucault*, Geburt, S. 48, 177; *Schwartz*, Gesundheitspflege; *Barthel*, Medizinische Polizey, S. 131–146; *Labisch*, Homo hygienicus, S. 105–135; *ders.*, Hygiene ist Moral – Moral ist Hygiene, S. 265–286, 272; *Göckenjan*, Medizin und Ärzte, S. 17–19; *ders.*, Kurieren; *Frevert*, Krankheit; *dies.*, »Fürsorgliche Belagerung«; *Huerkamp*, Der Aufstieg der Ärzte; *W. Krauss*, Zur Hygiene.

22 *Dreißigacker*, Populärmedizinische Zeitschriften; *Brügelmann*, Blick des Arztes. Über den hier verwendeten Diskursbegriff vgl. *Lepsius*, S. 9f.

23 *Göckenjan*, Schmutz, S. 117.

24 *Münch*, Ordnung, S. 32–38; *Glantschnig*, Liebe als Dressur, S. 171; *Rehle*, Aufklärung und Moral, S. 168; *D. Richter* »Es war einmal...«; *Nassen*, Das Kind als wohltemperierter Bürger; *Wild*, Die Vernunft der Väter; *Kamper*, Selbstkontrolle, S. 11f.; *Barlösius*, Über den Geruch.

25 *Reiter*, Waschen und Wäschepflege; *Hausen*, Große Wäsche; *Orland*, Wäsche waschen; *Stolz*, Handwerke; *Jeggle*; *Beutelspacher*, Kultivierung; *Trümpy*, Sauberkeit; *Schultz*, Das häusliche Leben, S. 122–141, 337–341; *Heyne*, Hausaltertümer, S. 180–288; *Schwarz*, Sachgüter, S. 147–152; *Kühnel*,«Mit Seife mißt man die Kultur«.

26 *Mesmer*, Reinheit, S. 470; *Berndt*, Hygienebewegung; *Simson*, Kanalisation; *Illi*, Stadtentwässerung; *Illich*, H_20; *Hösel*, Abfall; *Reulecke*, Hygienisierung; *Daniel*, Der unaufhaltsame Aufstieg; *Goudsblom*, Zivilisation; *Mönkemeyer*, Sauberkeit; *Griep*, Die reinliche Stadt; *Evans*, Tod in Hamburg; *Zimmermann*, Wohnungsfrage.

27 *Gleichmann*, Verhäuslichung; *Rodenstein*, »Mehr Licht, mehr Luft«; *Seledec*, Baden und Bäder; *Bien*, Badegemächer; *Heizmann*, Baden um die Jahrhundertwende; *Hartmann*, Volksbad; *Ruhlender*, Büketubben.

28 *Jean Paul*, S. 211.

29 *Hillmann*, Wertwandel; *Inglehart*, Kultureller Umbruch; *Braun*, Ethische Perspektiven.

30 *Weber*, S. 578; *van Dülmen*, Kultur und Alltag, Bd. 2, S. 282f.; *Roeck*, S. 117.

31 *Kaschuba*, Volkskultur, S. 45, 85.

32 *Van Dülmen*, S. 283; *Bausinger*, Bürgerlichkeit, S. 136–139.

33 *Münch*, Lebensformen, S. 16f.

34 *Giddens*, Strukturierung, S. 111–116; *Ariés*, Die Geschichte der Mentalitäten, S. 137–165. Zur Kritik des Konzepts Mentalitätsgeschichte *H. Schulze*, »Mentalitätsgeschichte«, in: GWU, 1985, S. 247–270; *V. Sellin*, Mentalität, in: HZ 241, 1985, S. 555–598; *Schöttler*, S. 85–137.

35 *Elias*, Prozeß der Zivilisation, Bd. 1, S. 338–411.

36 Ebd., S. 135–137, 328–332; *Kaschuba*, Sauberkeit, S. 301–303. Zur Kritik vgl. *Duerr*, S. 113f.. Zur »Elias-Duerr-Kontroverse« vgl. auch *M. Maurer*, Der Prozeß der Zivilisation, in: GWU 4, 1989, S. 225–238; *M. Schröter*; Scham im Zivilisationsprozeß. Zur Diskussion mit Hans Peter Duerr, in: H. Korte (Hg.), Gesellschaftliche Prozesse und individuelle Praxis, Frankfurt 1990, S. 42–85. *Roeck*, S. 101–108; *Neckel*, S. 145.

37 *Foucault*, Dispositive der Macht, S. 81–94; *ders.*, Überwachen und Strafen.

38 *Van Dülmen*, Kultur und Alltag, Bd. 2, S. 276–281.

39 *Habermas*, Theorie des kommunikativen Handelns, Bd. 2, S. 187–191. Zur Kritik an Foucault vgl. auch *Giddens*, Strukturierung, S. 209.

40 *Weber*, S. 681.

41 Vgl. stellvertretend für diese Literaturgattung *J. H. M Ernestis* »Sitten- und Diättafel oder Lehren der Höflichkeit«, Coburg 1790.

42 *Sachße*, Soziale Sicherheit, S. 11–45. M. Jeismann hat in seiner Untersuchung stereotyper Wahrnehmungsmuster auf den Zusammenhang zwischen Selbst- und Fremddefinitionen in teleologischer Perspektive hingewiesen und damit einen ähnlichen Weg wie den hier eingeschlagenen aufgezeigt: *Jeismann*, S. 91.

43 *H. van der Loo u. W. van Reijen*, Modernisierung, München 1992; *H.-U. Wehler*, Modernisierungstheorie; *Th. Nipperdey*, Probleme der Modernisierung, S. 44–60.

44 *Giddens*, Spätmoderne, S. 26–28.

45 *Leach*, S. 68; *Harris*, S. 20f.; *Bausinger*, S. 121.

46 *Hillmann*, S. 53–61.

47 *Titzmann*, S. 47–61; *A. Hartmann*, S. 19–29; *Schöttler*, S. 102–116.

48 *Giddens*, Strukturierung, S. 73f.

49 *Kreckel*, S. 83–89; *K. Eder*, Wertwandel, S. 270.

50 *Weber*, S. 534–539; *Lepsius*, S. 8–18.

51 *P. A. Berger*, Sozialer Wandel, S. 120.

52 *Vaihinger*, S. 53; *Simmel*, Das Problem der historischen Zeit, S. 163f.

53 Ebd., S. 165.

54 *Simmel*, Der Konflikt der modernen Kultur, S. 152f.

55 *Ders.*, Soziologie, S. 24f.; *ders.*, Das individuelle Gesetz, S. 63–70.

56 Ebd., S. 55–68. Vgl. dazu auch *van der Loo*, S. 88.

57 Der französische Soziologe Pierre Bourdieu versteht bekanntermaßen unter »Habitus« ein System verinnerlichter Muster, das der Erzeugung (gruppen-) typischer Wahrnehmungen dient. Der kollektive Habitus repräsentiert das inkorporierte symbolische Kapital einer Gruppe im (horizontal in verschiedene Praxisfelder und vertikal in Rang- und Prestigeskalen geteilten) sozialen Raum. Mit Hilfe symbolischer Klassifikationsschemata ordnen sich die Individuen selbst in ein Gehäuse der sozialen Ungleichheit ein. Dagegen wird hier die kulturelle Eigendynamik betont. *P. Bourdieu*, Zur Soziologie der symbolischen Formen, S. 143; *ders.*, Sozialer Raum und »Klassen«, S. 9–15. Zur Kritik an Bourdieus Ansatz vgl. *K. Eder* in: *ders.* (Hg.), Klassenlage, Lebensstil und kulturelle Praxis, Frankfurt 1989, S. 9; *C. Bohn*, Habitus und Kontext, Opladen 1991, S. 112.

58 *J. v. Liebig*, Chemische Briefe, S. 88.

I. Der gefährdete Körper und die Reinheit der Seele

1 *Tülsner*, S. 31; *Münch*, Lebensformen, S. 22.

2 *Delumeau*, S. 26–38.

3 *Douglas*, S. 53.

4 *Jeggle*, S. 22f.; *Göckenjan*, Schmutz, S. 117f.

5 Über Guarinonius vgl. ausführlich *J. Janssen*, Culturzustände, Freiburg 1893, S. 364–426; *Schultz*, S. 98–126; *J. Bücking*, Kultur und Gesellschaft in Tirol um 1600, Lübeck 1968.

6 *Paullini*, Dreck-Apothecke, Vorrede; *K. F. H. Marx*, Zur Beurtheilung des Arztes Christian Franz Paullini, Göttingen 1872, S. 28–30.

7 *C. F. Richter*, Erkenntnis, Leipzig 1729[9], S. 174, 327; *Göckenjan*, Schmutz, S. 117; *Münch*, Lebensformen, S. 454f.

8 *Eckart*, S. 47–60; *Winau*, S. 210–212; *Fischer*, Bd. 1, S. 119–121.

9 *Hellwig*, Heimlichkeiten, S. 124.

10 *Corbin*, S. 28.

11 *C. F. Richter*, Erkenntnis, S. 326.

12 Ebd., S. 327.

13 *Tissot*, Von den Krankheiten, S. 2.

14 *Ders.*, Von der Epidemie, S. 31, 66.

15 *Liselotte von der Pfalz*, S. 328; *Paullini*, Luststunden, Bd. 2, S. 3.

16 *Zedler*, Bd. 2, Sp. 984.

17 Über Mittel zur Verbesserung des Wassers: ebd., Sp. 993–1043; Kunst- und Werck-Schule, Tl. 2, S. 618f.

18 *Vigarello*, S. 15–30; *Bushman*, S. 1217; *Wright*, S. 75.

19 *Zedler*, Bd. 2, Sp. 987.

20 *C. G. Schwenke*, Das gesunde Landleben, S. 17.

21 *Hellwig*, Heimlichkeiten, S. 424f.

22 Über ungesunde Luft in geschlossenen Räumen vgl. *Wolff*, Gesellschaft, S. 349. Einen guten Überblick über die Miasmentheorie gibt *Schürmayer*, S. 285–289. Vgl. auch *Corbin*, S. 21–27 und *Illich*, S. 52.

23 *Martin*, S. 204f.

24 *Corbin*, S. 32; *Le Guerer*, S. 108.

25 Hamburgisches Magazin, S. 288f.

26 *J. C. G. Ackermann*, Bernhard Ramazzinis Abhandlung von den Krankheiten, S. 76f. Diese Geschichte findet sich in der zeitgenössischen Literatur auch andernorts, etwa im Magazin für die gerichtliche Arzneikunde und medizinische Polizei, Tl. 1, Stendal 1782, S. 217. Über den Tod durch Gestank vgl. auch *Illich*, S. 85.

27 *C. F. Richter*, Nothwendiger Unterricht, S. 36.

28 *Wolff*, Gesellschaft, S. 358; Kunst- und Werck-Schule, S. 622.

29 *Hellwig*, Heimlichkeiten, S. 24.

30 *A. G. Baumgarten*, Theoretische Ästhetik, Hamburg 1983, S. 11. Vgl. dazu *J.-P. Wils*, S. 82–87.

31 *Meyer*, S. 138; *Welsch*, S. 10.

32 *Hellwig*, Heimlichkeiten, S. 26, 31.

33 *Paullini*, Luststunden, Bd. 1, S. 703; Hamburgisches Magazin 1757, S. 288; Corbin zitiert ganz ähnliche Beispiele aus der französischen Literatur der Zeit: *Corbin*, S. 11.

34 *Simmel*, Soziologie, S. 489.

35 *Wolff*, Gesellschaft, S. 359.

36 *Corbin*, S. 84–86.

37 Über Gerüche und ihre Assoziationsfelder vgl. *Jeggle*, S. 134–145. Über die ansteigende Sensibilisierung des Geruchssinns: *Barlösius*, S. 243–253.

38 *C. v. Hellwig*, D. Valentini Kräutermanns Lehre, Ausburg 1788. Neben den heute kurios klingenden Regeln der Uringuckerei nennt der Verf. auch die Grundregel des Wirkens aller Quacksalber und Bauernfänger: »Vor allen Dingen muß sich der Arzt hüten, ja kein schriftliches Urteil über die Besichtigung des Harns von sich zu stellen, indem er sich dadurch abscheulich prostituieren kann.« (S. 29).

39 *C. G. Schwenke*, Schola Salernitana, Anm. S. 178. Über die weite Verbreitung dieser urspr. aus dem 13. Jahrhundert stammenden Schrift zur hygienischen Volksbelehrung in Deutschland vgl. auch *Fischer*, Bd. 1, S. 188–191. Die Unterscheidung zwischen »innerer« und »äußerer« Reinlichkeit findet sich bei *Richter*, Notwendiger Unterricht, S. 36. »Mäßigkeit« zur Seuchenprävention empfiehlt *F. Hoffmann*, Unterricht, S. 6.

40 *Paullini*, Luststunden, Bd. 2, S. 414; *Richter*, Höchstnöthige Erkenntniß, S. 867–871; *S. Schaarschmidt*, Medicinischer und chirurgischer Berlinischer wöchentlicher Nachrichten, 1. Jg., Berlin 1739, S. 318f. Art. »Wasser-Medicin«, in: *Zedler*, Bd. 53, Sp. 645–649.

41 *R. Burton*, Anatomie der Melancholie (1621), ND München 1991, S. 180f.

42 *Richter*, Unterricht, S. 36.

43 Ebd., S. 36.

44 Abraham a Sancta Clara gibt, im Gegensatz zu Paullini, immerhin den »claravallensische(n) Abt Bernardus« als Quelle an (*Lahnstein*, Das Leben im Barock, S. 88). Über die »theologische Körperfeindlichkeit« bei Abraham a Sancta Clara vgl. auch *Göckenjan*, Schmutz, S. 117. Zur Verbreitung der Gedanken von Bernhard von Clairvaux siehe auch das Sonett des bereits genannten *Adam Tülsner* »Von Eitelkeit des Menschen. Aus dem h. Bernardo«: »Was zierest du denn viel den Leib und mästest ihn« (S. 45).

45 Paullini (1643–1712) studierte Theologie und Medizin, Hellwig (1663–1721) Philosophie und Medizin: *Hirsch*, Bd. 4, S. 532 u. Bd. 3, S. 149f.

46 *Hiss*, S. 49–62; *E. Friedrich*, Die Schriften des honigfließenden Lehrers Bernhard von Clairvaux, Bd. 4, Wittich 1936, S. 139f.; *Kamper*, S. 47.

47 Der Erzbischof Bruno von Köln soll sich angeblich ebenfalls nie gewaschen haben. *Reineking v. Bock*, S. 8; *Kamper*, S. 34; Art. Baden, Bäder, in: *Wetzer*, Sp. 1843–1846; *Wright*, S. 24.

48 *Augustinus*, Selbstgespräche, Zürich 1954, S. 84; *ders.*, Ausgewählte Schriften, Bd. 8, Kempten 1879, S. 303–306.

49 *Wright*, S. 24f. Über Badeanlagen in Klöstern des Mittelalters siehe *Bien*, S. 6f.

50 *J. C. Hartmann*, S. 29–40, 97.

51 *J. Arndt*, S. 85, 255–265.

52 *Le Noble*, S. 237.

53 *Hunolt*, Tl. 1, S. 136–138.

54 *Riga*, Tl. 5, S. 288–302.

55 Art. »Weihrauch«, in: *Wetzer*, Sp. 1259–1262.

56 Aus der sog. »Augustinerregel« des hl. Augustinus in dessen »Brief an einige Klosterfrauen«, denen der Heilige empfohlen hatte, »durch guten Wandel vom Wohlgeruche Christi (zu) duften«. (*Augustinus*, Ausgewählte Schriften, Bd. 8, S. 306). Über den Geruch der Heiligkeit vgl. auch *Le Guerer*, S. 181–183. Aus dem Mißtrauen der Kirche gegen weltliche Wohlgerüche folgt aber keineswegs, wie die Autorin meint, eine »Abwertung des Geruchssinns« im Christentum (S. 210–213).

57 *Riga*, Horti plantationum, Tl. 5, S. 655.

58 *Gelasio di Cilia*, Geistliche Krancken-Praktica, Regensburg 1701, S. 7; *M. Kayser*, Geistliche Artzney Für die Krancke, Augsburg 1746, S. 12–28.

59 *P.H. Venedien*, Fruchtbarer Himmels Thaw, Köln 1731, S. 198. Der Verfasser schreibt auch, »daß die leibliche Gesundheit unter allen natürlichen Gütern die beste Perl sei« (ebd.). Auch der Prediger Riga führt in seinen Predigten die »Doctores der Medicin« als Gewährsmänner der Tugend der Mäßigkeit an (Horti plantationum, Tl. 6, 1755, S. 47, 254).

60 *Hartmann*, S. 44; *LeNoble*, S. 240.

61 *Riga*, Tl. 5, S. 295.

62 Ebd., S. 655.

63 *G. Oestreich*, Strukturprobleme, S. 329–347. Vgl. dazu *Schulze*, S. 265–301.

64 *H. Schilling*, Sündenzucht und frühneuzeitliche Sozialdisziplinierung, in: *G. Schmidt* (Hg.), Stände und Gesellschaft im Alten Reich, Stuttgart 1989, S. 265–302. Vgl. dazu auch die Textbeispiele bei *E. Moser-Roth*, Dem Kirchenvolk die Leviten gelesen, Stuttgart 1991.

65 *Schilling*, S. 302.

66 *Zedler*, Bd. 53, Sp. 14.

67 *Labisch*, Gesundheitskonzepte, S. 15–17.

68*Zedler*, Bd. 31, Sp. 310f.

69 *Barlösius*, S. 243.

70 *Zedler*, Bd. 31, Sp. 311–313; *Lersch*, Balneologie, S. 5–52; *Eliade*, Die Religionen, S. 217–246; *Wetzer*, Bd. 12, Sp. 1262f.

71 *Riga*, Tl. 6, S. 303.

72 *R. D. G. Rippel*, Alterthumb, Ursprung u. Bedeutung. Aller Ceremonien, S. 160.

II. Wasser und Schmutz, Puder und Parfüm, Reinlichkeit und Ordnung

1 *Vigarello*, S. 54–111; *Kaschuba*, Sauberkeit, S. 304–306.

2 *Münch*, Lebensformen, S. 40–44; *Lahnstein*, Barock, S. 61–63.

3 *Zedler*, Bd. 31, Sp. 311–313; *Lersch*, S. 5–52; *Eliade*, S. 217–246.

4 *Orland*, S. 25.

5 *Ribeiro*, S. 113. Die Übersetzung des englischen Sprichwortes, daß »Reinlichkeit das Nächste an Gottseligkeit« sei, findet sich in Deutschland erst spät: *O. Hamm*, Ordnung und Schönheit am häuslichen Herd, Jena 1867, S. 161.

6 *G. Henisch*, Teutsche Sprach vnd Weisheit (1616) ND Hildesheim 1973, S. 170; *Martin*, S. 18–34.

7 *Kaschuba*, Sauberkeit, S. 304.

8 *Zedler*, Bd. 3, Sp. 94; *J. S. Hahn*, Unterricht, Breslau 1749³, S. 71; *Martin*, S. 16, zitiert aus der Sonthofener Badstuben-Ordnung (1544), die vorschrieb, »im ganzen jahr wöchentlich 1 Bad am Samstag zu halten«. Henisch führt dazu die Sprichworte an: »Man soll den badtag halten wie den Sontag« (S. 170). Der Verweis auf Guarinonius bei *Martin*, S. 176.

9 *Moritz*, S. 66.

10 *Prosch*, S. 20. Die Szene dürfte sich um 1760 abgespielt haben. Über P. Prosch (1744–1804) vgl. auch *Beutelspacher*, S. 62.

11 *Prosch*, S. 131; der Hinweis auf Bräker bei *Kaschuba*, Sauberkeit, S. 305.

12 *Bräker*, S. 65; *Beutelspacher*, S. 62.

13 *Stolz*, S. 114; *M. Bitz*, Badewesen in Südwestdeutschland, Idstein 1989, S. 383. Über Vergnügen und Unterhaltung in Bädern der Frühen Neuzeit vgl. *Priegnitz*, Wasserkur, S. 38–48, *Martin*, S. 14.

14 Darauf wies schon *Fischer*, Bd. 1, S. 308 u. Bd. 2, S. 209, hin. Vgl. *Schwarz*, S. 148.

15 *Stolz*, S. 114–119. Einen gedrängten Überblick über den Rückgang der Badestuben in einzelnen Städten gibt *Martin*, S. 209–211.

16 *Kaschuba*, Sauberkeit, S. 303.

17 *Zedler*, Bd. 3, Sp. 98f.

18 *J. K. Bundschuh*, Lexikon von Franken, Bd. 5, Ulm 1802, S. 768f. Über Nürnbergs Badestuben vgl. *W. Rulffs*, Das Wildbad zu Nürnberg, Berlin 1964; *A. Jegel*, Wie die alten Nürnberger Reinlichkeitsbedürfnisse befriedigten, in: Med. Mitteilungen 1, 1947, S. 167–171; *J. Bassler*, Bäder, in: Nürnberg. Festschrift, Nürnberg 1892, S. 303f.

19 Vgl. die Abbildung einer Schwitzbadestube in: Neu erfundener Lustweg (1700), ND Dortmund 1980, Taf. 2; *Martin*, Abb. S. 214.

20 StA Augsburg, RA 20/I, 4236: »Die in der kgl. baierischen Provinz in Schwaben befindlichen Schwitzbäder und deren zweckmäßige Abänderung betreffend« (1806). In der Schweiz hatten Gastwirte bereits im Mittelalter das Recht erworben, Schwitzbäder abzuhalten. *Priegnitz*, Wasserkur, S. 38. Über Schwitzbäder auf dem Land vgl. auch *Kaschuba*, Sauberkeit, S. 303. Auch im Odenwald sollen Schwitzbäder um 1750 gebräuchlich gewesen sein. *Lersch*, S. 156f.; *Martin*, S. 214f.

21 *Grimm* definiert »Seelbad« als ein »durch Testament gestiftetes freies Bad für arme Leute, gewöhnlich in einer bestimmten Badstube an festgesetzten Tagen«. Es kann sich aber auch um eine »Spende für die Armen überhaupt« handeln (*Grimm*, Bd. 9, Sp. 2848). J. H. Campe spricht im Jahr 1810 von Seelbädern nur in der Vergangenheitsform als »ehemals freies Bad, welches man armen Leuten zum Heile seiner Seele stiftete« (*Campe*, Wörterbuch, S. 368).

22 *Kramer*, Bauern und Bürger, S. 47.

23 StadtA Königshofen i. Grabf., Sign. V/I, Badewesen (1639–1753).

24 *F. A. Jäger*, Topographische Nachrichten über die Stadt Gerolzhofen (1790–98), (Abschrift), StadtA Gerolzhofen, HV MS q. 11., Bl. 17.

25 StA Bamberg, VO betr. Badeanstalten vom 5. Juni 1737. In Nürnberg wurden allein zwischen 1753 und 1759 vier Mandate des Stadtmagistrats veröffentlicht, die das Baden in der Regnitz und in den Weihern der Umgebung der Stadt verboten: StadtA Nürnberg, A 6, Mandate. Vgl. auch die Badeverbote in: Sammlung Würzburger Verordnungen, Tl. 3, Würzburg 1801, S. 405f.; *Fischer*, Bd. 2, S. 210; *Martin*, S. 39–43.

26 Zur These einer subversiven Körperkultur der Unterschichten *Eder*, »Sich nackend zu baden erkünnen«, S. 92–104.

27 *Martin* erwähnt das »Zurückgehen des Badebedürfnisses beim gemeinen Mann« um 1750, gibt aber keine Gründe an (S. 213).

28 *Amaranthes*, Sp. 163; *Zedler*, Bd. 3, Sp. 98, 102.

29 *Zedler*, Bd. 3, Sp. 99; *Martin*, S. 170.

30 *Paullini*, Dreck-Apothecke, Frankfurt 1748^{5}.

31 *Bourke*, S. 255 (dort über Paullini S. 271–276).

32 Im »Beschluß« der Ausgabe von 1748 heißt es: »Diß Werklein aber ist geschrieben vor arme, sonderlich Land und Bauersleute, welche...diese Dreck Arzneyen also beständig um sich haben und damit umgehen.« (S. 263).

33 *Bräker*, S. 10.

34 *Amaranthes*, Sp. 2101.

35 Über das Waschen der Hände und Arme durch Dienstboten s. *Liselotte*, S. 73.

36 *U. Schneider*, Der moralische Charakter, Stuttgart 1976, S. 240–251; *B. Zaehle*, Knigges Umgang mit Menschen, Heidelberg 1933, S. 1; *Martens*, Die Botschaft der Tugend, Stuttgart 1968. Über den Zusammenhang von medizinischen und moralischen Tugenden vgl. *Schipperges*, Tugenden im Programm der diätetischen Lebensführung, S. 111–127.

37 *J. Ph. Florinus*, Allgemeiner Kluger und Rechts-verständiger Haus-Vatter, Tl. 1, Nürnberg 1722, S. 9.

38 *Hoffmann*, Unterricht, S. 10; *Paullini*, Luststunden, Bd. 2, S. 137.

39 *Zobel*, S. 9; *Erasmus*, S. 31.

40 *Zobel*, S. 9f.

41 *Pontoppidan*, S. 593. Vgl. auch *Mag. Graf*, Musensohn, Frankfurt 1766: »Spuck in das Zimmer nicht, zumalen wenn es rein; sonst wird die Magd mit dir nicht wohl zufrieden sein« (S. 28) und das Zitat aus *Menantes* La Civilité moderne, Hamburg 1708 bei *Heckendorn*, S. 99.

42 *K. L.v. Pöllnitz*, Nachrichten, Tl. 4, Franfurt 1735, S. 19.

43 *Erasmus*, S. 43; *Zobel*, S. 13.

44 *J. G. Zimmermann*, Vom Nationalstolz, S. 122.

45 *Tissot*, Von den Krankheiten, S. 6. Über den Verfasser, einen der berühmtesten Ärzte des 18. Jahrhunderts, dessen aufklärerisches Profil sich auch an einem Ruf an die medizinische Klinik nach Pavia durch Joseph II. ablesen läßt vgl. *Hirsch*, Bd. 5, S. 594.

46 Der Patriot, Bd. 1 (1724), ND Berlin 1984, S. 186; *Erasmus*, S. 137; *Graf*, Musensohn, S. 23.

47 *E. Vehse*, Illustrierte Geschichte des preußischen Hofes, Bd. 1, Stuttgart 1901, S. 152. Angeblich ernährte sich halb Berlin von den Resten der königlichen Tafel.

48 *D. Langhans*, Von den Krankheiten des Hofes, Bern 1770, S. 117.

49 *Liselotte*, S. 26, 287.

50 *Langhans*, S. 105, 142; *Tissot*, Krankheiten, S. 171. *Schwencke* empfahl das Händewaschen nach dem Essen, weil es die »Coction der Speisen im Magen« und »alle Excretionenes« befördere. (Schola Salernitana, 1750, S. 34, Anm. b).

51 *Zedler*, Bd. 41, Sp. 1265.

52 *Krünitz*, Tl. 41, S. 60–131, 120.

53 *Vigarello*, S. 102.

54 *Reineking v. Bock*, S. 46–48.

55 Ebd., S. 42–45. StA Bamberg, Archiv v. Brockdorff G 32/13: Das Inventarium des Amtmanns Baron v. Stein zu Nordheim (1746) führte »ein groß vergüldetes Lavoir mit der Kanne«, daneben »ein zinneres Lavoir mit Kanne », dazu »sechs Lavoir-Tücher« und 22 »grobe Handtücher« auf.

56 Kunst- und Werck-Schule, S. 618f.; *M. Foisil*, Die Sprache der Dokumente, in: *Ariés*, Geschichte des privaten Lebens, S. 362. Über das Händewaschen *Zedler*, Bd. 53, Sp. 7.

57 *Hellwig*, Heimlichkeiten, S. 34. Auch Zedler wendet sich gegen »allzuhäufiges Händewaschen«, weil es den Händen ihren Glanz nehme. *Zedler*, Bd. 53, Sp. 20.

58 Kunst- und Werck-Schule, S. 646; *Amaranthes*, Sp. 1833f. Über die Anwendung der Seife zur Wäschepflege und im textilverarbeitenden Gewerbe vgl. *Kühnel*, S. 81f.

59 *Amaranthes*, Sp. 2105.

60 *J. H. Cohausen*, Satyrische Gedancken Von der Pica Nasi Oder Der Sehnsucht der Lüstern Nase, Leipzig 1720, zit. n. *E. Corti*, Geschichte des Rauchens, Frankfurt 1986, S. 216.

61 *Zedler*, Bd. 35, Sp. 604; *Amaranthes*, Sp. 1752; *Boehn*, Bd. 4, S. 222f.; *Corti*, S. 203–228.

62 *Liselotte*, S. 285.

63 *Zedler*, Bd. 35, Sp. 605f.

64 *Riga*, S. 294.

65 *W. Benjamin*, Gesammelte Schriften, Bd. 2, S. 440.

66 Über die Gewinnung von Rosenöl vgl. *Rimmel*, S. 289; Kunst- und Werck-Schule, S. 618f.; *Hellwig*, Heimlichkeiten, S. 35, und *C. W. F. Struve*, Schönheitspflichten, S. 189, raten zu Düften auf pflanzlicher Basis.

67 *Langhans*, S. 33.

68 *Barth*, S. 60.

69 *Erasmus* , S. 35; *Zobel*, S. 7f.

70 *Gottsched*, Die vernünftigen Tadlerinnen, S. 75.

71 Ebd., S. 55; *Stolz*, S. 160 (Abb.), *Rimmel*, S. 245.

72 *Riga*, S. 295; *Boehn*, S. 164.

73 *Zobel*, S. 2; *Stolz*, S. 159.

74 *Boehn*, S. 165f.; *Stolz*, S. 161.

75 *Riga*, S. 297; *Hellwig*, Heimlichkeiten, S. 31.

76 *Riga*, S. 291.

77 *Vigarello*, S. 26–30.

78 *Krünitz*, Tl. 40, S. 214. Über die Frauenkleidung vgl. *Friedell*, Bd. 2, S. 166f.

79 *Zedler*, Bd. 35, Sp. 609. Zur Kleidung vornehmer Personen vgl. auch *Boehn*, S. 171f.

80 *Junker*, S. 10.

81 *Vigarello*, S. 84–86.

82 *Graf*, S. 19. Häufiges Kämmen wurde als Mittel zur Haarpflege und zur Beseitigung von Ungeziefer empfohlen: *Alberti*, S. 35; *Boehn*, S. 144.

83 *Amaranthes*, Sp. 551f.; *Reineking v. Bock*, S. 60f. (Abb.).

84 *Zobel*, S. 10; *Vigarello* bezieht sich auf gleichlautende Quellen aus dem 16. Jahrhundert (S. 55).

85 *Paullini*, Luststunden, Bd. 2, S. 23.

86 Ebd., S. 5. Auch aus Frankreich sind entsprechende Vorstellungen von gelehrten Medizinern des 17. Jahrhunderts belegt: *Vigarello*, S. 55f.; *Le Guerer*, S. 94f.

87 *Boehn*, S. 144. Dieser feine, aber wichtige Unterschied bleibt bei Vigarello ungeklärt, S. 84.

88 Vom Nutzen der Reinlichkeit für die Gesundheit, Hamburg 1757, S. 25–32, 26.

89 *Boehn*, S. 146. Über die Häufigkeit des Waschens vgl. *Zedler*, Bd. 52, Sp. 503.

90 *Vigarello*, S. 83. Beim wohlhabenden deutschen Stadtbürgertum darf man um 1730 einen ähnlich hohen Wäschebestand annehmen. Waschen bedeutete »in Lauge einweichen, brühen, mit Seife einschmieren, ausreiben, in frischem Wasser ausspülen, aufhängen, trocknen, rollen oder platten« wie Zedler 1733 zusammenfaßte. Die dazu notwendige Seife wurde meist im Haus hergestellt, teils zugekauft. *Zedler*, Bd. 53, Sp. 15f.; *ders.*; Bd. 52, Sp. 503; *Orland*, S. 36–60.

91 Beispiele bei *Boehn*, S. 146–150.

92 *Elias*, Die höfische Gesellschaft, S. 126–129, 141f.; *P. Burke*, Ludwig XIV, Die Inszenierung des Sonnenkönigs, Berlin 1993, S. 111; *Elias*, Prozeß der Zivilisation, Bd. 1, S. XII; *Podloch*, S. 509–517, 515.

93 *R. Sennet*, Verfall und Ende des öffentlichen Lebens, S. 89; *M. Dinges*, Der »Feine Unterschied«, S.63–67. Ob es allerdings tatsächlich bürgerliche Funktionseliten waren, die das Distinktionsmodell der Sauberkeit bei Hof einführten, wie der Verf. meint, ist fraglich. Über die Bedeutung des Spiegels vgl. *Friedell*, Bd. 2, S. 167f.

94 *J. B. v. Rohr*, Ceremoniel-Wissenschafft, S. 543–551. »Die Kleidung eines Kavaliers muß eben nicht prächtig, doch reinlich sein.« (*W. B. v. Tschirnhauß*, Getreuer Hofmeister, S. 151, 250). Über die Bedeutung des Begriffs »propre«: *J. C. Wächter*, Commodes Manual, S. 6, 253.

95 *Tschirnhauß*, S. 91.

96 Sammlung von lustigen Erzählungen, Tl. 1, Hamburg 1759, S. 88f.

97 *Bohse*, S. 408; *Tschirnhauß*, S. 151; *Zobel*, S. 83.

98 *Gottsched*, Vernünftige Tadlerinnen, Halle 1725, S. 75–78.

99 Der Patriot, Nr. 31, S. 264.

100 Sammlung der Landesverordnungen, Bd. 2, Würzburg 1776–1801, S. 69f. *Hösel*, S. 46–50.

101 *K. Gerteis*, Die deutschen Städte der Frühen Neuzeit, S. 59.

102 *J. Kuczynski*, Geschichte des Alltags 2, Köln 1983^3, S. 305–308. Auch in der Stadt

Wien verdoppelte sich die Bevölkerungszahl zwischen 1754 und 1790 (*H. Klüthing*, Stadt und Bürgertum, S. 27. Für Hamburg vgl. *F. Kopitzsch*, Aufklärung und Reform, S. 56f.

103 *P. J. Marperger*, Von Reinigung der Gassen, S. 7f.

104 Ebd., S. 7; *Paullini*, Dreck-Apotheke, Vorrede; *Pöllnitz*, Nachrichten, Tl. 4, S. 34, 116f.; *Pontoppidan*, S. 330f. Über Paris als »Schmutzstadt« vgl. Auch *Schultz*, S. 69. Der Begriff »Großstadt« konnte in der Agrargesellschaft um 1750 bereits Städte mit mehr als 20.000 Einwohnern bezeichnen. Lediglich Hamburg, Berlin und Wien hatten schon Mitte des 18. Jahrhunderts mehr als 100.000 Einwohner (*Gerteis*, S. 55).

105 *O. Moser*, Anmerkungen zum Nord-Süd Vergleich, S. 68. Vgl. auch *P. Höker*, Konstanz und Wandel in Wohnausstattung und Hauswirtschaft, S. 309–331.

106 Vgl. etwa den Grundriß eines alten Naumburger Bürgerhauses bei *Gerteis*, S. 45.

107 Zumindest sah das die Chur-Brandenburgische Gassenordnung vom 1. Dez. 1700 vor. *Marperger*, S. 28; *Möller*, Familie, S. 122–124.

108 *Zedler*, Bd. 15, Sp. 154; *R.-E. Mohrmann*, Städtische Wohnkultur, S. 121.

109 *M. Heyne*, Hausaltertümer, S. 253; *Sandgruber*, S. 43; *Meiners*, Wohnkultur, S. 169f.

110 *Amaranthes*, Sp. 1691; *Mohrmann*, Städtische Wohnkultur, S. 121; *Reineking v. Bock*, Abb. S. 53.

111 *J. C. G. Ackermann*, Abhandlung, Stendal 1780, S. 13–41. Die Bearbeitung Ackermanns stützte sich auf die grundlegende Schrift des Arztes Ramazzini »De morbis artificium diatriba«, die erstmals 1700 in Modena erschien. Ackermann ergänzte das Werk durch eigene Erfahrungen. Vgl. dazu ausführlich *Münch*, Lebensformen, S. 463–470.

112 *Marperger*, S. 2–17. Hinweise auf Vitruv bei *Wolff*, Gesellschaft, S. 350. Vgl. dazu *Rodenstein*, S. 17–28.

113 *Marperger*, S. 5. Über das Programm von Struppius ausführlich *Fischer*, Bd. 1, S. 90, 174–183; *Hösel*, S. 66; *Labisch*, Homo hygienicus, S. 64.

114 Vgl. als Beispiele die bei *Marperger*, S. 26–35 vollständig angeführten Gassenreinigungsverordnungen von Berlin (1. Dez. 1700), Hannover (9. Okt.1704), Hamburg (22. Mai 1695), Dresden (20. Okt.1719); ferner das Dekret Würzburg (19. Dez. 1763) in: Sammlung hochfürstlich-würzburgischer Verordnungen, Bd. 2, Würzburg 1776, S. 783.

115 Nach der Würzburger Gassenordnung von 1732 »soll jeder entstandenen Unrat vor seinem Haus abends wegräumen«, ebd., Bd. 2, S. 70.

116 StadtA Würzburg, Nr.1300, Bl. 18; *M. Illi*, S. 58; *Gleichmann*, S. 254–278.

117 *Marperger*, S. 27.

118 Die Pestordnung der Stadt Wien, in: *J. D. John*, Medizinalgesetze, S. 63; StadtA Nürnberg A 6/Mandate 23. Aug. 1679.

119 In Nürnberg wurden Kontumazanstalten bereits 1665 eingerichtet. *E. Mummenhof*, Krankenanstalten, S. 231. Auch *Wolff* empfahl, »dergleichen Leute teils in Lazarethe und Krancken-Hospitäler zu bringen«, teils ihre Häuser zu säubern (Gesellschaft S. 359f.).

120 Sammlung Würzburger Verordnungen, Bd. 2, S. 579f.

121 *Grimm*, Bd. 7, Sp. 1331–1334. Über den Ordo-Gedanken im 17. Jahrhundert vgl. E. Trunz, Weltbild und Dichtung im deutschen Barock, München 1992, S. 7–40. Der Hinweis auf die These einer Verbindung von Geruchstaxonomien und Staatsbildungsprozeß von *Laporte* bei *Corbin*, S. 86.

122 »Der Kehrigführer«, Abb. im Anhang zu: *C. Weigel*, Abbildung und Beschreibung der gemein-nützlichen Hauptstände (1698), ND Nördlingen 1987, o. S.

123 *J. Schlumbohm*, S. 267–269; *Möller*, Familie, S. 89–116. Über das Kleinbürgertum als dominierende Schicht in den deutschen Städten des 18. Jahrhunderts vgl. auch *D. Ebeling*, Entwicklungstendenzen, S. 79–80.

III. Strukturen des Wandels

1 *Wolff*, Gesellschaft, Frankfurt 1736, Vorrede. Über den sozialen Wandel der Stadtbevölkerung vgl. *Kluething*, S. 28.

2 Die Ausführungen dieses Kapitels stützen sich auf die einschlägigen neueren Gesamtdarstellungen von *Münch*, Lebensformen; *Nipperdey*, Deutsche Geschichte 1800–1866; *Wehler*, Deutsche Gesellschaftsgeschichte; *van Dülmen*, Kultur und Alltag Bd. 2; *Botzenhart*, Reform, Restauration, Krise. Ferner auf die einzelnen Beiträge in den Aufsatzsammlungen: *Niethammer*, Bürgerliche Gesellschaft in Deutschland; *Kocka*, Bürgertum im 19. Jahrhundert; *Vierhaus*, Bürger und Bürgerlichkeit im Zeitalter der Aufklärung.

3 *Lichtenberg*, Vermischte Schriften, Bd. 1, S. 106.

4 *Thomasius*, Kurzer Entwurf der Politischen Klugheit, S. 55.

5 *Sonnenfels*, Grundsätze, S. 13.

6 *Rosenbaum*, Formen der Familie, S. 263–279.

7 *Sennet*, S. 113; *Roth*, Die Erfindung des Jugendlichen, S. 46.

8 *Nassen*, S. 214.

9 Moderne Höflichkeitsregeln, Wien 1788[3], S. 137; *Nassen*, S. 213–236.

10 *Wild*, Vernunft der Väter, S. 87.

11 *Campe*, Väterlicher Rath, S. 321.

12 *Justi*, Staatswirtschaft, Tl. 1, S. 59, 164–167; *Sonnenfels*, S. 23.

IV. Die Herausbildung eines neuen Körperbildes

1 *Barthel*, S. 8; *Göckenjan*, Kurieren, S. 25f.

2 *Foucault*, Geburt der Klinik, S. 37; *Barthel*, S. 12; *Frevert*, Krankheit, S. 15–20; *Labisch*, »Hygiene ist Moral – Moral ist Hygiene«, S. 265–285.

3 *Eckart*, S. 170–182.

4 *Hahn*, Unterricht, S. 77.

5 *C. W. F. Struve*, Gesund- und Schönheitspflichten, S. 103. Vgl. dazu auch *Richter*, Erkenntnis, 1729[9], S. 333.

6 *C. G. Schwenke*, Vorrede zu *J. Z. Platner*, Tractat von der Reinlichkeit, Leipzig 1752, S. 14. *Krünitz* faßte diese Veränderung der Expertenmeinung in eine Art Stoßseufzer: »Indessen wäre doch zu wünschen, daß auch Erwachsene das Baden wenigstens so oft im Jahre wiederholen möchten, als sie es für gut finden, den Leib von innen durch Purganzen und Präservations-Curen zu reinigen.« (*Krünitz*, Bd. 67, S. 280).

7 Der Begriff »Abschwitzen« meinte nach *Adelung*: »Durch Schwitzen reinigen« (Wörterbuch, Tl. 1, S. 103). *Struve* riet seinen Leserinnen 1754: »Bewegen sie sich, so werden die Säfte verdünnet und geben viele subtile, duftige Feuchtigkeiten« (Gesundheitspflichten, S. 84).

8 Vom Nutzen der Reinlichkeit, 1757, S. 26.

9 *Schwenke*, S. 14f.; *Struve*, S. 89f.

10 *May*, Fastenpredigken, Tl.1, S. 372.

11 *Hufeland*, Erinnerung an die Bäder, S. 18. Über die Bedeutung der Hautfunktion und den Zusammenhang von Arbeit und Ausdünstung vgl. auch *Senfft*, Gesundheitskatechismus, S. 128; *C. A. Struve*, Gesundheitslehre, Braunschweig 1800.

12 *Lichtenberg*, Werke, Bd. 6, S. 66–69.

13 *Hufeland*, Erinnerung, S. 17; *ders.*, Die Kunst, das Menschliche Leben zu verlängern, S. 170.

14 Von der Reinlichkeit, S. 12f.

15 *Hufeland*, Kunst, S. 170f.

16 *Ders.*, Erinnerung, S. 18f.

17 Über Haller vgl. *Eckart*, S. 177f.

18 *Senfft*, S. 127; *Eckart*, S. 178f.

19 *Senfft*, S. 129f.

20 *May*, S. 372.

21 *Pikulik*, S. 197–209.

22 *Weikard*, Toilettenlektüre, S. 425f.

23 *May*, S. 41, 315f.

24 *Scherf*, Archiv, Tl.1, S. 323–325.

25 *Krünitz*, S. 251. Über die Beiträge van Helmonts (1579–1644) zur klinischen Chemie durch die Entdeckung des Kohlendioxyds und der Kohlensäure vgl. *Eckart*, S. 153f.; *Corbin*, S. 21f.

26 Stahls umfassendes Erklärungskonzept chemischer Vorgänge wurde erst durch die Oxidationslehre Antoine Laurent Lavoisiers abgelöst (*Eckart*, S. 175f.). Scheele galt als der Entdecker der »dephlogistizierten« Luft (*Scherer*, Luftgüteprüfungslehre, S. 37 (Anm.).

27 May schrieb in seinen »Medizinischen Fastenpredigten« vom »schädlichen Brennstoff« (Phlogiston) dessen sich die Lunge entledige (S. 40).

28 *M. Landriani*, Physikalische Untersuchungen; *J. C. H. Ackermann*, Versuch über die Prüfung der Luftgüte; *J. A. Scherer*, Geschichte der Luftgüteprüfungslehre (Überblick über die zeitgenössische Literatur); *Krünitz*, Bd. 81, Art. »Luft«, S. 251–327. Über Luftarten vgl. auch *Corbin*, S. 25f.

29 *J. C. H. Ackermann*, Versuch, S. 2; *Landriani*, Vorrede. Vgl. auch *Ferro*, Über die Wirkungen der Lebensluft, S. 43f.. Über den Doppelcharakter der Luft vgl. auch *May*, S. 56.

30 *Krünitz*, Bd. 81, S. 285; *J. C. H. Ackermann*,Versuch, S. 27; Über Ackermann vgl. *Krünitz*, Art. »Luftgütemesser«, Bd. 81, S.409f.

31 Das Experiment verlief nicht zur Zufriedenheit Forsters, da es den drei Forschern nicht gelang, die brennbare Luft am Austritt aus dem Kubus zu hindern (*G. Forster*, Werke, Bd. 4, S. 201).

32 Vgl. die Abb. eines solchen Instruments bei *Corbin*, S. 45; Über Fontanas »Eudiometer« auch *Krünitz*, S. 410–431, sowie *Scherer*, Luftgüteprüfungslehre, S. 149–152.

33 *Lichtenberg*, Schriften, Bd. 7, S. 5. Vgl. auch die Beschreibung bei *Landriani*, S. 69.

34 *Scherer*, Bd. 2, S. 75–78.

35 Ebd., S. 78–102.

36 Ebd., S. 165–167.

37 *Corbin*, S. 27.

38 Über Luftreinigung und Luftverbesserung vgl. *Krünitz*, Bd. 81, S. 561–573.

39 Über den Gebrauch des Schwefelpulvers und der Salzsäure: *C. H. T. Schreger*, Balneotechnik, S. 60. Über Weinessig: *Scherf*, Archiv, Bd. 1, Leipzig 1783, S. 203–241. Über Salpeter und Essigsäure: *Herholdt*, Übersicht der mechanischen und chemischen Mittel zur Reinigung der Luft, S. 98–112.

40 Ebd., S. 4–33.

41 *Schreger*, Balneotechnik, S. 56f.

42 *Scherf*, Archiv, Bd. 2, S. 152.

43 *C. H. T. Schreger*, Kosmetisches Taschenbuch, S. 158; *ders.*, Balneotechnik, Bd. 1, S. 61.

44 *Lichtenberg*, Schriften, Bd. 6, S. 61–68; *Günther*, Etwas über den Werth des warmen Bades, S. 48–56; *Renard*, Das Bad, S. 88–90.

45 Hervorzuheben sind hier besonders die Schriften von F. Hoffmann und seiner Schüler über hydrologische Themen. *Lersch*, S. 212.

46 *Martin*, S. 370f.; *Bergius*, Vom Nutzen der kalten Bäder, S. 62.

47 Martin erwähnt Auflagen aus den Jahren 1833, 1834 und eine gegen Ende des 19. Jahrhunderts (S. 370, Anm.). Für die folgenden Ausführungen wurden die 3. A. (Breslau 1749) und die 4. verm. A. (Breslau 1754) herangezogen.

48 *J. S. Hahn*, Unterricht, Breslau 1749^3, Vorrede.

49 *Ders.*, Unterricht, Breslau 1754^4, S. 65–80.

50 Ebd., S. 67–70.

51 *Hahn*, 1749^3, S. 81, 105.

52 *Hahn*, 1754^4, S. 66–85.

53 Vom Nutzen der Reinlichkeit, S. 27.

54 *Marcard*, Über die Natur, S. 6.

55 *Ferro*, Vom Gebrauch, S. 75–128.

56 Ebd., S. 60, 116f. Auch Krünitz schrieb: »wie man dann überhaupt die Reinlichkeit der Engländer in allen Dingen nicht genug rühmen kann« (*Krünitz*, Bd. 40, S. 124).

57 *Ferro*, Vom Gebrauch, S. 54,138.

58 Ebd., S. 53–70, 147.

59 Ebd., S. 162–165 (über den Schwimmkasten ebd., S. 142).

60 Ebd., S. 153. Diese nach Martin zuerst in England als »Shower bath« praktizierte frühe Form der Dusche hatte vor Ferro jedoch schon dessen Kollege Marcard in Deutschland eingeführt. Da das Spritzbad zunächst nicht zur Hautreinigung gedacht war, wird hier auf eine nähere Beschreibung verzichtet. Über Marcard vgl. *Martin*, S. 48f. Über die Einrichtung von Duschen und kalten Bädern in England gegen Ende des 18. Jahrhunderts vgl. *Bushman*, S. 15.

61 *J. P. Frank*, System, Bd. 4, S. 95–97; eine detaillierte Beschreibung von Ferros Badeanstalt ebd., Bd. 3, S. 1003.

62 *Elschenbroich*, S. 165–172.

63 *Frank*, System, Bd. 3, S. 997–1004; *Scherf*, Archiv, Bd. 1, S. 356–358. Zu Person und Werk Franks vgl. *Mann*, S. 2–4.

64 *Bergius*, Nutzen, S. 112. *May*, S. 375; *Günther*, S. 1–42; *Zwierlein*, Ueber die neuesten Badeanstalten, S. 35; *Aronsson*, Anleitung, S. 15–36; Auch Schreger nannte die Wirkungen des kalten Bades »stark und erschütternd« (*Schreger*, Balneologie, S. 28).

65 *Marcard*, S. 25–30.

66 Ebd., S. 115–117.

67 Über Hahnemann vgl. ausführlich *Martin*, S. 382–385. Auch bei Hahnemanns Kollegen Georg Gottlieb Offterdinger und dem Badearzt Brandis stand die Bedeutung des kalten Wassers als Heilmittel im Vordergrund. Über die Reform des Kurbadewesens im frühen 19. Jahrhundert durch Prießnitz vgl. *Martin*, S. 389–398; *Eckart*, S. 252.

68 *Schreger*, Balneotechnik, Tl. 2, S. 60f. Hufeland schlug als Richtwert zum lauwarmen Reinigungsbad eine mittlere Badetemperatur von 18–23 Grad R. vor (*Hufeland*, Erinnerung, S. 34).

69 Die Abhandlung wurde in der gleichen Zeitschrift im Jahr 1801 mit einer Nachschrift des Herausgebers F. J. Bertuch erneut abgedruckt und erschien gleichzeitig, ebenfalls von Bertuch herausgegeben, separat als Broschüre. Letztere wurde im folgenden zur Zitation herangezogen.

70 *Hufeland*, Erinnerung, S. 9.

71 Ebd., S. 29.

72 *Renard*, S. 86; Auch *Günther* nannte die lauwarmen Bäder als »Verlängerungsmittel des Lebens« (S. 21).

73 *Vigarello*, S. 122.

74 *Zwierlein*, S. 46–52 (hier die Berufung auf Marcard).

75 Als Beleg für seine These führte Zwierlein an, daß nach einstündigem Bad der Urin des Badenden »eimerweise« abgehen würde (S. 53).

76 *Aronsson*, S. 79.

77 In der populärmedizinischen Abhandlung »Von der Reinlichkeit« (1829) hieß es über die Saugkraft der Haut: »Diese Wirkung äußert sich besoders stark im Bade, wo das Wasser die Poren durchdringt, und zwar in so großer Menge, daß es die Masse und das Gewicht des Körpers vermehrt«(S. 14).

78 *Zwierlein*, S. 78.

79 *Aronsson*, S. 69–78; Auch der Mediziner *J. C. H. Ackermann* hatte in seiner Schrift »Winke zur Verbesserung öffentlicher Brunnen- u. Badeanstalten« (1802) geschrieben: »ekelhaft und schädlich würde es sein, wenn man genöthigt wäre, sich eben des Wassers, das kurz vorher von einem andern zu einem Bade angewendet worden, zu bedienen« (S. 23).

V. Der Begriff der Reinlichkeit im Zentrum der neuen Diätetik

1 *Friedell*, Bd. 1, S. 62.

2 *Frevert*, Krankheit, S. 15; *Göckenjan*, Kurieren, S. 87; *Labisch*, homo hygienicus, S. 51–67.

3 *Wolff*, Thun und Lassen, S. 313.

4 *Wolff*, Gesellschaft, Halle 1736[4], S. 156–162; *Labisch*, homo hygienicus, S. 110.

5 *Wolff*, Gesellschaft, S. 159.

6 *Schwenke*, Vorrede zu Platner.

7 Ebd., S. 11; Weikard schrieb in seinem eigenen, an Platner angelehnten diätetischen Konzept »Von der Unreinlichkeit«, das 1797 erschienen war: »Seit Platners Disputation über die Unreinlichkeit habe ich keine eigentliche Abhandlung über diese Materie gelesen« (Toilettenlektüre, S. 375).

8 *Schwenke*, Vorrede, S. 11.

9 *Platner*, Tractat, S. 9.

10 Ebd., S. 4.

11 Ebd., S. 23.

12 Ebd., S. 32–35.

13 Ebd., S. 33.

14 Ebd., S. 30. Vgl. dazu *Honegger*, Frauen und medizinische Deutungsmacht, S. 190f.

15 *Platner*, S. 2–22.

16 *O. Ranum*, Refugien der Intmität, in: *Ariés*, Geschichte des privaten Lebens, Bd. 3, S. 213–269; Zur Frage der öffentlichen Reinlichkeit hat Platner nichts Originelles beigetragen. Er schloß sich im wesentlichen den Forderungen der Stadtärzte und Kameralisten des frühen 18. Jahrhunderts zur Reinigung, Pflasterung und Kanalisierung der Straßen und der Städte an (*Platner*, S. 11, Anm., u. S. 14–16).

17 *Sachße*, S. 17.

18 Vom Nutzen der Reinlichkeit, Hamburg 1757, S. 25–32.

19 Ebd., S. 26.

20 Ebd., S. 27. *Hahn* schrieb 1749: »Ärgert dich dein Haar, so schneide es ab und wirf es von dir« (Unterricht, S. 107). Man solle sie kurz halten und regelmäßig abbürsten oder kämmen, um die Ausdünstung des Kopfes zu fördern und Ungeziefer zu verhüten. Darüber sollte man die Perücke tragen. Auch Platner meinte, daß »krauses oder in Locken gelegtes Haar ... jedem eine Zierde und Wohlanständigkeit« sei (*Platner*, S. 38).

21 Vom Nutzen der Reinlichkeit, S. 30f.

22 *Graumann*, Diätetisches Wochenblatt, Bd. 1, S. 8. *C. A. Struve* definierte die Diätetik als »die Wissenschaft, die menschliche Gesundheit zu erhalten«. Diese Wissenschaft sei »mit der Moral innigst verbunden« (Gesundheitslehre, S. 13–15).

23 Ebd., S. 97.

24 So der anonyme Verfasser der Schrift »Von der Reinlichkeit« (Darmstadt 1829, S. 24f.); *C. A: Struve,* Gesundheitslehre, S. 98; *Weikard*, Toilettenlektüre, S. 393–395, 409.

25 *Feiler*, Handbuch der Diätetik, S. 369.

26 *J. Kant*, Anthropologie in pragmatischer Hinsicht, in: *ders.*, Sämtliche Werke, hg. *von F. W. Schubert u. K. Rosenkranz* Bd. 7.2, Leipzig 1838, S. 48–51.

27 *Barlösius*, S. 243.

28 *Zwierlein*, S. III. Nach einer Schätzung von *Lersch* sollen in Deutschland im 18. Jahrhundert »etwa 230« Schriften über das Wasser im Allgmeinen und das Baden im Besonderen erschienen sein (Balneologie, S. 212).

29 *J. D. Meyer*, Rathgeber, S. 19; *Schreger*, Balneotechnik, Tl. 2, S. 13; »Die einladenden Versprechungen der Ärzte ... lockten viele Liebhaber an; Alles wollte baden, Gesunde, um auf allzeit gesund zu bleiben, und Kranke, um bald aller Kränklichkeit los zu werden« schrieb *Zwierlein* über die »Bademode« im Bürgertum um 1800 (S. 17).

30 *Krünitz*, Bd. 1, S. 404. Vgl. auch *Aronsson*: »Der gesunde Mensch, der sich des Bades bedient, hat dabei nur die Reinigung der Haut von dem ihr anklebenden Schmutze ... zur Absicht« (S. 9).

31 *Marcard*, S. 3. Vgl. auch *Schreger*, Balneotechnik, Tl. 1, S. II. *Zwierlein* bezog sich besonders auf Hufelands Hervorhebung der Hautreinignung, wenn er schrieb, die »Freunde des Bades stimmen ... überein, daß die Bäder die Haut von allem Schmutze und Unsauberkeit reinigen, die Schweißlöcher öffenen, die Ausdünstung freier machen« (S. 16).

32 Über die Klassifikation der verschiedenen Bäder: *Schreger*, Balneotechnik, Tl. 1, S. 2.

33 Über die verschiedenen Anwendungsarten *Schreger*, Kosmetisches Taschenbuch, S. 170 und *ders.*, Balneotechnik, Tl. 2, S. 22–27. Über die Anwendung von Seife beim Baden vgl. *Hufeland*, Erinnerung, S. 35; *Aronsson*, S. 70; *Schreger*, Taschenbuch, S. 168–176; *ders.*, Balneotechnik, Tl. 2, S. 104; *Renard*, S. 70.

34 Ebd., S. 88; *J. E. Aronsson*, S. 82; *Hufeland*, Erinnerung, S. 30; *Schreger*, Taschenbuch, S. 164–176. Über das notwendige Nacktbaden *Zwierlein*, S. 76.

35 Von der Reinlichkeit, S. 42–47. Als Verhütungsmittel empfahl der anonyme Autor Frauen nach einem außerehelichen Geschechtsverkehr »Waschungen und Einspritzungen unmittelbar nach dem Beischlafe«, um die »Folgen einer unreinen Vermischung zu mindern« (S. 47). *Aronsson* empfahl (zum selben Zweck?) die Verwendung eines neuartigen Badewännchens, eines sogenannten »Bidet«, zur Reinigung der »Geburtsteile« (S. 64).

36 *Hufeland*, Erinnerung, S. 37f.; *Aronsson*, S. 7; *Meyer*, S. 22, *Schreger*, Balneotechnik, Tl. 2, S. 17.

37 *Weikard*, Toilettenlektüre, S. 419. Über die Probleme des freien Flußbades vgl. *Arronson*, S. 6; *Zwierlein*, S. 38; *Meyer*, S. 21; *Ferro*, S. 134.

38 *C. A. Struve*, Gesundheitslehre, S.103. Weikard klagte über den Aberglauben »daß man bey Kranken weder Better, noch Hemder abwechseln dörfe« (*Weikard*, Toilettenlektüre, S. 406). Dazu auch *J. P. Frank*, System, Bd. 3, S. 769.

39 Von der Reinlichkeit, S. 117. Struve forderte, daß man im Sommer täglich frische Wäsche tragen sollte (Gesundheitsfreund, S. 107). Zum Hemdenwechsel vgl. auch die Empfehlungen bei *May*, S. 372; *J. B: Faust*, Gesundheitskatechismus (1794), ND Stuttgart 1976^2, S. 27; *Hufeland*, Kunst, S. 176f.; *Weikard*, Toilettenlektüre, S. 402–405; *Krünitz*, Bd. 40, S. 273; *W. Artelt*, Kleidungshygiene im 19. Jahrhundert, S. 119–135.

40 Von der Reinlichkeit, S. 123–138, 123; *Weikard*, Toilettenlektüre, S. 386.

41 *Weikard*, Toilettenlektüre, S. 406–408; *Struve*, Gesundheitfreund, S. 104.

42 *Hufeland*, Kunst, S. 95–107; *L. Kunze*, Die Physische Erziehung, S. 13. Die Verfasserin zählt insgesamt 154 Monographien zu diesem Themenbereich.

43 *J.-J. Rousseau*, Emil oder über die Erziehung, Tl. 1, Braunschweig 1789, S. 194–198; *Ferro*, Vom Gebrauch, S. 18–45. Über den Einfluß Rousseaus auf die Ärzte *Göckenjan*, Kurieren, S. 15; *Kunze*, S. 77.

44 *Crusius*, Von den Mitteln, S. 61.

45 *Faust*, S. 10–12. Auch der Görlitzer Arzt C. A. Struve bestimmte seine »Gesundheitslehre« (1800), neben anderen populärmedizinischen Schriften, zum Vortrag an Gymnasien und Bürgerschulen der ersten Klasse, sowie für den Privatunterricht (Vorrede).

46 *Faust*, S. 35–38.

47 *J. E. Ewald*, Über Volksaufklärung (1790), in: *Z. Batscha* (Hg.), Aufklärung und Gedankenfreiheit, Frankfurt 1977, S. 337–345; *Möller*, Vernunft, S. 289–297. Der Kampf gegen Pfuscherei, Quacksalberei und Aberglauben gehörte seit dem Erfolg von Tissots »Anleitung für das Landvolk« (1767) zum Minimalprogramm der Theoretiker der Aufklärung.

48 Die Auswertung ähnlicher Subskriptionslisten durch H. Pompey ergab, daß die Abnehmer populärmedizinischer Traktate im wesentlichen Landgeistliche waren (*Pompey*, Pastoralmedizin, S. 98). *Faust*, S. 12; »Austeilung des Faustischen Gesundheits-Catechismus betr.«, VO v. 31. Dez. 1793, in: Sammlung der LandesVO, Bd. 3, Würzburg 1801, S. 613f. Vgl. auch *Sahmland*, Der Gesundheitskatechismus, S. 58–73; *Kunze*, S. 88–90 (über zeitgenössische Kritik).

49 *Paulitzky*, Anleitung, S. XVII; *Senfft*, S. 544–564; *Göckenjan*, Kurieren, S. 76.

50 *Pompey*, S. 100. Zur Definition der Pastoralmedizin heißt es bei *Schreger*, Handbuch der Pastoral-Medicin: »Diese Übereinstimmung, dieses Zusammenwirken der praktischen Seelsorge mit der Heilkunde, diese Berücksichtigung alles dessen, was die Gesundheitspflege und der Krankendienst unserer Mitbürger betrifft, hat man Pastoral-Medizin genannt« (S. 1).

51 *May*, S. 10f.

52 *Metzler*, Über den Einfluß, S. 82. *Pompey* datiert mit Metzler den Beginn der eigentlichen Pastoralmedizin (S. 124f.). Auch Hufeland beteiligte sich am Diskurs um die Rolle der Landgeistlichen (*Frevert*, Krankheit, S. 55f.).

53 *Vering* warnte in diesem Sinne vor »Halbärzten und Pfuschern« (Handbuch der Pastoral-Medizin, S. III-V) und forderte die Anwendung »unschuldiger diätetischer Mittel«. Zur Diskussion um den Nutzen der PM, die seit dem Erscheinen von *A. v. Hallers* »Elementa physiologiae corporis humani« (Lausanne 1757/66) geführt wurde, vgl. *Pompey*, S. 43–89; *Wetzer*, Bd. 9, Art. »Pastoralmedizin«, S. 1583–1585. Über die Suche der staatlichen Obrigkeiten nach billigen »Ersatzmedikern« *Frevert*, Krankheit, S. 64.

54 *Weiß*, S. 45–67. Pompey wies nach, daß die gesamten Bemühungen zur Volksaufklä-

rung zwanzig bis dreißig Jahre später als in protestantichen Gegenden einsetzten (S. 110–115). Der österreichische Arzt *Macher* wollte mit seiner »Pastoral-Heilkunde für Seelsorger« ein »medizinisches Volksbuch« zur Verbreitung in den Diözesen liefern, worin er die Reinlichkeit »zur Veredelung des Charakters« gepriesen hatte (S. 291).

55 *Schreger*, Handbuch, S. 281–285. Auch Macher empfahl in seiner Pastoralmedizin häufige Luftbäder zur Regeneration der Haut (S. 100).

56 *Paulitzky*, S. 182.

57 Zur Widerspenstigkeit des Landes gegen die ärztlichen Medikalisierungsbemühungen vgl. auch *Frevert*, Krankheit, S. 49.

58 Forster hatte in einem Brief an Jakobi über die moralische Bewertung leidenschaftlicher Urteile geschrieben: »der Liebenswürdigste ist der, der sich selbst am vollkommensten beherrscht, denn das ist Gerechtigkeit gegen alle Mitmenschen« (*Forster*, Werke, Bd. 4, S. 174).

59 *Hufeland*, Erinnerung, S. 26.

60 *May*, S. 45; *Vigarello*, S. 141.

61 *May*, S. 5f. Über die Grundlagen innerweltlicher Askese *Weber*, Religionssoziologie Bd. 1, S. 84–124. Über Franklin ebd, S. 32–38; *W. Sombart*, Der Bourgeois, Zur Geistesgeschichte des modernen Wirtschaftsmenschen, Hamburg 1987, S. 120–126. Der Streit zwischen Weber und Sombart, ob Franklin ein »Originalgenie« gewesen sei oder nicht, ist aufschlußreich, weil er die Vorbildwirkung der Normenwelt Franklins für Generationen von Bürgern noch ein Jahrhundert später spiegelt.

62 *J. M. Miller*, Sigwart. Eine Klostergeschichte, Leipzig 1776. Über Nervosität als gesteigerte Reaktionsgeschwindigkeit vgl. *Friedell*, Bd. 1, S. 66. Die Begriffe »Hypochondrie« und »Hysterie« werden hier dem Zeitverständnis entsprechend verwandt, nicht im Sinne moderner medizinischer Fachbegriffe.

63 *Hufeland*, Erinnerung, S. 14f.; *ders.*, Kunst, S. 16.

64 *Hufeland*, Erinnerung, S. 9.

65 *May*, S. 3–6; *Hufeland*, Erinnerung, S. 9f.; *Weikard*, Toilettenlektüre, S. 364.

66 Ebd., S. 391–393. Auch Faust hatte im Abschnitt »Von der Reinlichkeit« in seinem Gesundheitskatechismus angemerkt, »daß es nicht allein die Tugend, sondern auch die Selbsterhaltung es den Reichen zur Pflicht mache, sich der Armen aus allen Kräften anzunehmen« (S. 35).

67 *Graumann*, S. 270.

68 Ebd., S. 269f.

69 *Göckenjan*, Kurieren, S. 100–104; *Barthel*, S. 49.

70 *Hußty*, Tl. 2, S. 20. Zum Stellenwert der Reinlichkeit im Kameralismus siehe *Wolff*, Gesellschaft, S. 541f.; *Dithmar*, Einleitung, S. 6, 136; *Justi*, Staatswirtschaft,, Tl. 1, S. 164–170; *Sonnenfels*, S. 13, 56. Dazu auch *Barthel*, S. 54–78.

71 *Ruland*, Staatsarzneykunde, S. 3f., 327. Vgl. auch *Erhard*, Theorie der Geseze, S. 102. Über den Verfasser, der es vom Handwerker bis zum Obermedizinalrat brachte *Göckenjan*, Kurieren, S. 99–109.

72 *Frank*, System, Bd. 1, S. 19 (Anm.); *Hußty*, Bd. 1, S. 542; *Göckenjan*, Kurieren, S. 108; *Barthel*, S. 40.

73 *Frank*, System, Bd. 1, S. 5.

74 »Denn man wird nicht verlangen, daß eines Taglöhners Kind die feine weisse Haut des vornehmen Bürgers mühsam verwahren solle« (*Frank*, System, Bd. 2, S. 263). Vgl. auch *Hußty*, Bd. 2, S. 104.

75 Auf die Konsequenzen hat bereits *Foucault* hingewiesen: »Weil die Epidemie auf gesellschaftliche Strukturen bezogen ist, muß sie durch die Polizei ergänzt werden« (Geburt der Klinik, S. 43).

76 Über die Verhältnisse der Ärzte im Staate, in: *Henke*, Staatsarzneikunde, Bd. 9, S. 122; *Frevert*, Krankheit, S. 36f.; *Göckenjan*, Kurieren, S. 99–105; *Barthel*, S. 53.

77 *Hirsch*, Bd. 2, S. 600. Man könnte sagen, daß der lange Erscheinungszeitraum von Franks »System« zugleich die Ära der Medizinischen Polizey insgesamt umfaßte.

78 *Frank*, System, Bd. 5, Vorrede, S. IX.

79 Ebd., Bd. 3, S. 918–1004, 919.

80 *Hußty*, Bd. 1, S. 330.

81 *Frank*, System, Bd. 3, S. 921–948. Die von Frank im Einzelnen geforderten Maßnahmen zur Gassenreinigung der Städte stützten sich auf das traditionelle Erfahrungswissen der Stadtverwaltungen zur Pestprophylaxe und deren Verordnungspraxis, die Frank, am Beispiel der Stadt Wien aus eigener Erfahrung kannte. Frank zitiert etwa die Hamburgische Gassenordnung von 1710 (S. 940) und die aktuelle Wiener Gassenordnung sowie verschiedene Edikte zur Gassenreinigung aus der ersten Hälfte des 18. Jahrhunderts.

82 *Frank*, Bd. 3, S. 936–954. Über den Kampf gegen Perücke, Reifrock, Schnürbrust, Schminke usw., ebd., S. 739–745; *Hußty*, Bd. 1, S. 334–349.

83 *Hußty*, Bd. 1, S. 355. Über die Hygiene von Nahrungsmitteln, Brot- und Fleischbeschau, Garküchen und Wurstfabriken und Küchenutensilien vgl. ausführlich *Schürmayer*, S. 68–124.

84 *Frank*, System, Bd. 3, S. 918–1004, 924. Auch im Kapitel über die Abtritte beklagte Frank die fehlende Kanalisation (S. 977).

85 Gesetzliche Bauordnungen waren der Hebel, um die Wohnungen der Privatpersonen nach den hygienischen Kriterien der Medizinischen Polizei umzugestalten. Frank hatte gefordert, »daß kein Gebäude ohne hinlängliche Abtritte aufgeführet, als daß diese am rechten Orte angelegt, nach vernünftigen Regeln gebauet und reinlich unterhalten werden sollen« (S. 974). Vgl. auch *Hußty*, S. 348; *Schürmayer*, S. 142–146.

86 »Es wäre demnach zu wünschen, daß man, um die Bürger einer großen Stadt zu mehrerer Reinhaltung ihres Körpers zu bewegen, die Gelegenheit zu kalten Bädern vermehrte« (*Frank*, Bd. 3, S. 999f.); *ders.*, Bd. 4, S. 96; *Schürmayer*, S. 383–385.

87 »Das Spital ist, wie die Zivilisation, ein künstlicher Ort« (*Foucault*, Geburt der Klinik, S. 33).

88 *Göckenjan*, Kurieren, S. 214–234.

89 Über das Panoptikum Benthams vgl. *Dreßen*, S. 93. Zur Theorie des Panorama vgl. *Benjamin*, S. 655–665.

90 *Schürmayer*, S. 60f.

91 *Frank*, System, Bd. 2, S. 574–595.

92 Ebd., S. 610–644. Hußty schloß sich weitgehend Franks Forderungen an, verbot jedoch wegen der »Onaniegefahr« die Anlage gemeinschaftlicher Abtritte in Schulen (*Hußty*, Bd. 2, S. 140–169).

93 *Frank*, System, Bd. 2, S. 508; *Hußty*, Bd. 2, S. 143.

94 Für männliche Patienten sollte die Kleidung aus einem blauen Schlafrock, blauen Beinkleidern, zwei Nachtmützen, zwei Paar Strümpfen, zwei Schnupftüchern, zwei Halstüchern, zwei Hemden und einem Paar Pantoffeln oder Socken bestehen. *J. F. Niemann*, Handbuch, Tl. 1, S. 546f. Über Spucknäpfe auch *Schürmayer*, S. 462.

95 *Schürmayer*, S. 394f. Die Wäsche der Irren sollte alle 8 Tage gewechselt werden (ebd, S. 404).

96 *Niemann*, S. 574.

97 *Frevert*, Krankheit, S. 75–82; *Göckenjan*, Kurieren, S. 214–234.

98 *Frank*, System, Bd. 3, S. 742, 768–775.

99 *Hußty*, S. 404f.

100 *Howard*, Praktisches System, S. 81; *ders.*, Ueber Gefängnisse und Zuchthäuser, Leipzig 1780. Über Howard vgl. *Dreßen*, S. 61.

101 *Howard*, Praktisches System, S. 23.

102 *Wagnitz*, Ueber die moralische Verbesserung, S. 5–67.

103 *Pyl*, Neues Magazin, Bd. 2, 2. St., S. 134.

104 *Hußty*, Bd. 2, S. 603–612; *Schürmayer*, S. 216; *Pyl*, S. 77.

VI. Die Erziehung zur Reinlichkeit im Zeitalter der Aufklärung

1 *C. G. Cramer*, Leben und Meinungen auch seltsamliche Abentheuer Paul Ysops eines reducierten Hofnarren, Bd.1, Frankfurt 1799, S. 56.

2 Hinweise auf Platners »De morbis ex immunditie« bei *Gellert*, Moralische Vorlesungen, S. 273. Auf J. P. Frank bei *Ernesti*, S. 75, Anm.

3 »Wenn ihr euch nicht fleißig waschet, so werden die Schweislöcher eurer Haut ... so von Unreinigkeit verstopft, daß der Schweis nicht recht mehr durchdringen kann und daraus entstehen viele, recht schmerzliche Krankheiten« (*Campe*, Sittenbüchlein, S. 30f.).

4 *Rousseau*, Emile, Tl. 1, S. 194.

5 *Hergang*, Bd. 2, S. 492. »Auch haben endlich die großen Volkserzieher aller Zeiten die körperliche Reinlichkeit nicht allein als ein Symbol geistiger Reinheit, sondern auch als Anfang derselben angesehen; und die christliche Taufe hat einen tiefen anthropologischen Grund« (*Mansfeld*, S. 297).

6 *Ernesti,* S. 75, Anm.; *J. B. Basedow*, Methodenbuch (1770), in: *ders.*, Ausgewählte Schriften. S. 103.

7 Krünitz unterschied zwischen »Reinigkeit« als dem »Zustand eines Dinges, da es rein ist« und »Reinlichkeit« als dem Bemühen, diesen Zustand zu erreichen. (*Krünitz*, Bd. 122, S. 99); Mansfeld bezeichnete »die äußere Reinlichkeit als die Urmutter aller Tugenden« und als »Anfang der moralischen Vervollkommnung« (S. 197).

8 *Adelung*, Leipziger Wochenblatt, S. 58f.; *Wild*, Kinder- und Jugendliteratur, S. 56f.

9 *Rousseau*, Emile, Bd. 1, S. 198.

10 *Milde*, S. 95. Ebd. *K. Fischer*, Nachwort zur Neuausgabe, S. 692. Über die Parallelen von Strafvollzug und Pädagogik im 18. Jahrhundert vgl. *Nassen*, S. 215.

11 Art. »Reinheit« in: *Pierer*, Bd. 17, S. 603. Daß Unreinlichkeit »verdächtig« mache, befand noch Herders Lexikon der Pädagogik (Bd. 5, Freiburg 1915, S. 289).

12 *R. Muchembled*, Die Erfindung des modernen Menschen, Hamburg 1990, S. 309.

13 *R. Wild*, Vernunft der Väter, Stuttgart 1987.

14 Zum Charakter der Kinderliteratur vgl. *Wild*, Vernunft der Väter, S. 39. Zu den unterschiedlichen Gattungen: *ders.*, Kinder- und Jugendliteratur, S. 74–95. Der Verfasser schätzt, daß im 18. Jahrhundert etwa 3000 Kinderbücher, inklusive Schulbücher, erschienen sind (ebd., S. 45).

15 Zwar trifft es zu, daß die Verbreitung des einzelnen Werkes mitunter gering war. Adelungs »Kinderfreund«, die erste deutsche Kinderzeitschrift, wurde wohl nur von wenigen hundert Kindern der bürgerlichen und aristokratischen Oberschicht gelesen. Umgekehrt

konnten von Rochows Lesebuch »Der Kinderfreund« binnen kurzem 100 000 Exemplare abgesetzt werden. J. H. Campes »Robinson der Jüngere« erreichte eine Auflage von 120 000 Exemplaren und Volksbücher wie J. Z. Beckers »Noth- und Hülfs-Büchlein« waren zu Beginn des 19. Jahrhunderts nach unterschiedlichen Schätzungen in etwa 400 000 – 1 000 000 Exemplaren verbreitet. *Engelsing*, S. 191; *Martens*, Der gute Ton, S. 205; *Nusser*, S. 25; *R. Siegert*, Nachwort zu J. Z. Becker, Noth- und Hülfs-Büchlein (1788) ND Dortmund 1980, S. 476; *H. Göbels*, Zeitschriften für die deutsche Jugend, Dortmund 1986, S. 10–21. Diese weite Verbreitung darf nicht darüber hinwegtäuschen, daß um 1800 nur etwa 25% der Gesamtbevölkerung überhaupt lesen konnten. Vgl. dazu *Schenda*, Volk ohne Buch, S. 444f.

16 *Bahrdt*, Handbuch der Moral, S. 10–16.

17 *Campe*, Väterlicher Rath, S. 214.

18 Ebd., S. 217.

19 *P. Villaume*, Allgemeine Theorie, S. 212; *Basedow*, S. 103.

20 *C. A. Fischer*, S. 9f. Dazu auch *Wild*, Kinder- und Jugendliteratur, S. 63.

21 *Hey*, Tafel 7. »Sei reinlich! eine Tugend, die der Wohlstand und die Gesellschaft empfiehlt; aber eben so sehr die Gesundheit« (*Gellert*, S. 273); *Bahrdt*, Moral für alle Stände, Bd. 1, S. 306. Weitere Beipiele zur Verbindung von Reinlichkeit und Geselligkeit in der Exempelliteratur des 18. Jahrhunderts bei *D. Richter*, S. 330.

22 *Weiße*, Kinderfreund, Tl. 4, S. 188f.

23 *Bahrdt*, Moral, S. 306. Vgl. auch *J. A. C. Löhr*, Erstes Bilder- und Lehrbuch (1805), ND Dortmund 1979, S. 73.

24 *Weiße*, Kinderfreund, Tl. 4, S. 184f.; *Salzmann*, Moralisches Elemtarbuch, S. 8.

25 *Oest*, S. 28f.

26 Ebd., S. 130.

27 *Gellert*, S. 299; *Elias*, Prozeß der Zivilisation, Bd. 1, S. 329.

28 *Schmid*, Bd. 7, S. 1.

29 *Weiße*, Kinderfreund, Tl. 4, S. 178f.; *Eyth*, Der Jüngling: »Das Äußere ist ja das Erste, was auf andre wirkt« (S. 2). Vgl. dazu *Pape*, S. 25.

30 *Hergang*, S. 492.

31 Die weitgehende Übereinstimmung von Herkunft und Lebenslauf der Teilnehmer des pädagogischen Diskurses läßt sich anhand einschlägiger biographischer Nachschlagewerke (ADB, DBA) leicht ermitteln. Als Söhne von Perückenmachern (Basedow), aus Offiziers- (Campe, Löhr), Mediziner- (Lavater), Theologen- (Salzmann, Bahrdt) oder Lehrerfamilien (Becker, Weiße), studierten die späteren Reformpädagogen meist Theologie. Nach dem Studium waren sie übergangsweise als Hauslehrer in wohlhabenden Bürgerhäusern oder als Hofmeister in Adelshäusern tätig. In ihrer späteren beruflichen Position als Pfarrer, Schullehrer und pädagogische Schriftsteller flossen dann neben der theologischen Vorbildung auch ihre individuellen Aufstiegserfahrungen und Stolz auf die erreichte Berufsrolle ein.

32 *Sulzer*, Unterredungen, S. XX; *Bahrdt*, Moral, S. 306f.

33 *Sulzer*, Allgemeine Theorie, Tl. 1, S. 35–39.

34 *Campe*, Väterlicher Rath, S. 210; *Weiße*, Kinderfreund, S. 178.

35 Ebd., S. 72. Erst mit zunehmender Verinnerlichung wird das Schöne zum absichtslosen Wohlgefallen: »Das Schöne gefällt uns, nicht darum, weil es wahr, oder gut, oder nützlich ist, sondern bloß seiner Form wegen« (*Dolz*, Anstandslehre, S. 5). Vgl. auch *Bahrdt*, Handbuch, S. 203.

36 Der Pädagoge G. Eyth hatte der »Kultur des Blickes« und dessen Kontrolle einen eigenen Abschnitt in seinem Anstandsbuch für Jünglinge gewidmet (S. 39–42).

37 *Bahrdt*, Philanthropischer Erziehungsplan, S. 155.

38 *Oeser*, S. 70–72. »Die Hinneigung des menschlichen Sinnes zur R(einheit), und das Streben, sie selbst in den nähern Lebenskreisen, also zu allernächst am eignen Körper, sich zu erhalten, bezeichnet man als Reinlichkeit« (*Pierer*, Bd. 17, S. 602). Vgl. zum Verhältnis von Moral und Ästhetik auch *Wils*, S. 82–87.

39 *Campe*, Väterlicher Rath, S. 210; *Dolz*, S. 5; *Pape*, S. 24f.

40 *Weiße*, Kinderfreund, S. 189.

41 Ebd., S. 191–3.

42 *Siede*, S. 9; *Nassen*, S. 230.

43 *Friedell*, Bd. 2, S. 378f.

44 *Winckelmann*, S. 1.

45 *Greiner*, S. 143.

46 *A. G. Meißner*, Skizzen, Tl. 5, Leipzig 1784, S. 190.

47 *J. G. D. Schmiedtgen*, Andeutungen, oder: Kleine Erzählungen, Kiel 1809, S. 111.

48 *Goethe*, Bd. 3, S. 472f.; *F. Rückert*, Gesammelte poetische Werke, Bd. 5, Frankfurt 1882, S. 219.

49 *Sulzer*, Theorie, S. 39; *Bahrdt*, Philanthropischer Erziehungsplan, S. 155.

50 Moderne Höflichkeitsregeln, S. 51.

51 *Lavater*, Regeln, S. 109.

52 *Salzmann*, Carl von Carlsberg, Bd. 1, S. 232, 360–367; Bd. 4, S. 198–218; Bd. 6, S. 155.

53 Ebd., Bd. 3, S. 347.

54 *Lavater*, Regeln, S. 108f.; *Villaume*, Theorie, S. 212–215; *ders.*, Abhandlung, S. 297–616, 553–555. Zur kommunikativen Tiefenstruktur der Trivialliteratur vgl. *Nusser*, S. 119–126. Zur Verbindung von Schmutz und Ekel *D. Richter,* S. 327.

55 Moderne Höflichkeitsregeln, S. 159f.

56 *Salzmann*, Carl von Carlsberg, Bd. 1, S. 360.

57 *Weiße*, Kinderfreund, S. 179. Über Scham und Peinlichkeit vgl. *Elias*, Prozeß der Zivilisation, Bd. 2, S. 397–404; *Neckel*, S. 126–129. Über Scham als Erziehungsinstrument: *Thalhofer*, S. 71.

58 *Rousseau*, Emile, Tl. 2, Braunschweig 1789, S. 249.

59 *F. C. Trapp*, Anmerkungen zu Rousseaus Emile, ebd., S. 247–249. Vgl. auch *Campe*, Sittenbüchlein, S. 32. Der kräftige Ausruf »Pfui! diese Leute haben keine Erziehung« wurde den Müttern gleichzeitig als Antwort auf das Bemerken von Schmutz bei fremden Kindern und auf die Frage nach den Umständen der Geburt empfohlen und Schmutz und Sexualität auf diese Weise verknüpft (Magazin für Frauenzimmer, Bd. 2, S. 160).

60 *Thalhofer*, S. 76. Über Campes obsessive Methoden der Sexualerziehung vgl. auch *Dreßen*, S. 172f.

61 *Villaume*, Abhandlung, S. 553; *Basedow*, Schriften, S. 100; *Nassen*, S. 217–219.

62 C. A. *Fischer*, Über den Umgang, S. 11; *Hausen*, Polarisierung, S. 161–195.

63 *Siede*, S. 22; *Bahrdt*, Moral, S. 307; *Nassen*, S. 230.

64 *Rousseau*, Emile, Bd. 1, S. 197f. (Über das Baden kleiner Kinder) und S. 594 (über harte Betten). Die Anmerkung von Ehlers und Resewitz zum Thema Baden S. 603. Auch Basedow empfahl in seinem »Methodenbuch« nach Lockes Rat kalte Bäder zur Abhärtung für kleine Kinder (*Basedow*, Schriften, S. 81); *Weiße*, Kinderfreund, S. 172–174.

65 *Schmid*, S. 1. Selbst Herders »Lexikon der Pädagogik« aus dem Jahr 1915 führt diese Maxime noch auf (Bd. 4, S. 291).

66 *Weiße*, Kinderfreund, S. 181.

67 *Horst*, S. 235; *Weiße*, Kinderfreund, S. 179; *Eyth*, S. 3.

68 *Weiße*, Briefwechsel des Kinderfreundes, Tl. 12, Leipzig 1792, S. 312f.

69 *Rousseau*, Emile, Tl. 3, 1790, S. 281. Das Salzmannsche Institut in Schnepfenthal führte bei 1000 fl. Pensionskosten im Jahr in seinen besten Zeiten 60 Zöglinge, Basedeows Philanthropin in Dessau kam nach zaghaftem Anlauf des Projektes bei einer jährlichen Pension von 250 T. im Jahr 1777 nur auf 50 Zöglinge. (DBA 58, S. 316–362). Nach einer Liste der Erziehungsanstalt in Schnepfenthal wurden die meisten Schüler später Kaufleute oder Fabrikbesitzer (68), Beamte bis zum Minister (40), Gutsbesitzer (33) und Offiziere (30), daneben auch zwei Angehörige aus regierenden Fürstenhäusern (*Dreßen*, S. 162).

70 *Rousseau*, Emile, Tl. 1, S. 389. »Wir entfernen sie [die Zöglinge] gänzlich von allem Umgange mit Bedienten, Mägden und anderen Personen, von denen, in den vornehmsten Häusern, die Kinder das meiste Böse lernen« (*Bahrdt*, Philanthropischer Erziehungsplan, S. 210). Über die »Vernunft der Väter« und den Ausschluß der Mütter vgl. *Wild*, Kinder- und Jugendliteratur, S. 67–69; *Dreßen*, S. 197; *Thalheimer*, S. 76f.

71 *Bahrdt*, Erziehungsplan, S. 229, 292.

72 *Salzmann*, Noch etwas über die Erziehung, S. 158; *ders.*, Ameisenbüchlein, S. 32f.; *Bahrdt*, Philanthropischer Erziehungsplan, S. 40. Vgl. dazu auch *Glantschnig*, S. 47–49.

73 *Guts-Muths*, Kleines Lehrbuch, S. 120.

74 *Hufeland*, Anleitung, S. 1. Das Subskribentenverzeichnis des mehrfach aufgelegten, von einer »Gesellschaft deutscher Frauen« verfaßten und von *A. F. Geisler* hg. »Archiv weiblicher Hauptkenntnisse« nennt insgesamt 327 Subskribenten, darunter etwa zwei Dutzend Personen aus höherem und niederem Adel und unterschiedliche bürgerliche Berufsgruppen: Postverwalter, Gerichtsassesor, Chirurgus und Gastwirt, Stadtschreiber, Müllermeister, Kaufmann, Postsekretär, Kutscher, Bürger und Schneidermeister, Bankier, Apotheker usw.. Über geschlechtsspezifische Erziehung vgl. *Wild*, Kinder- und Jugendliteratur, S. 95–98; *Glanschnig*, S. 155; *Dreßen*, S. 196f.

75 *Ewald*, S. 12, 34–55. Zu diesem Thema vgl. *Brandes*, Der Wandel des Frauenbildes, S. 49–65. Über die Konstituierung der Hausfrauenrolle im Rahmen der neuen Arbeitsteilung im späten 19. Jahrhundert vgl. *Kuhn*, »... und herrschet weise im häuslichen Kreise«, S. 238–277.

76 *Ewald*, S. 9; *Campe*, Väterlicher Rath, S. 17.

77 *Jacobs*, S. 364–371. Über den notwendigen Ausschluß der Frauen aus der Öffentlichkeit vgl. auch *Ewald*, S. 37; *Meyer-Krentler*, Die Leiden der jungen Wertherin, S. 235.

78 *Rousseau*, Emile, Paderborn 1963, S. 462. Zur Reinlichkeit im Zentrum weiblicher Identität und zur Interpretation des Rousseauschen Frauenbildes *Glantschnig*, S. 158–172; *Brandes*, S. 61.

79 *Campe*, Väterlicher Rath, S. 216; *Hufeland*, Anleitung, S. 3.

80 *Weiße*, Briefwechsel, Tl. 9, S. 269f.; *Renner*, S. 214; *Campe*, Väterlicher Rath, S. 17. Vgl. auch die nahezu gleichlautenden Passagen bei *C. A. Fischer*, S. 78f; *Germershausen*, S. 9.

81 *C. v. Schmid*, Rosa von Tannenburg, S. 85. Über Autor und Werk vgl. *Wild*, Kinder- und Jugendliteratur, S. 143–145.

82 C. v. *Schmid*, S. 108f.

83 *W. Frank*, Bd. 2, S. 34f.

84 *Rousseau*, Emil, Paderborn 1963, S. 462f.; *Villaume*, Allgemeine Theorie, Tl. 4, S. 212–215. Über die Verbindung von Reinlichkeit und Sparsamkeit vgl. *Siede*, S. 138; *Ewald*, Bd. 3, S. 134f.; *Renner*, S. 228f.

85 *Gellert*, Moralische Vorlesungen, S. 299f.; *Salzmann*, Krebsbüchlein, S. 206. Schon J. Ph. Florinus hatte in seinem »Hausvater« geschrieben: »also kann hingegen das übermäßige Fegen, Scheuren, Putzen und Kehren, einer Haushaltung schlechten Vorteil bringen, indem

die Hausgeräte dadurch nicht allein abgenutzet ... nötigere Hausgeschäfte aber indessen verabsäumet werden müssen« (Tl. 1, S. 140).

86 *C. A: Fischer*, S. 78–90; *Renner*, S. 21.

87 *Meyer-Krentler*, S. 232. Über die Rolle der Frau im »ganzen Haus« vgl. *Duden*, S. 131.

88 *Campe*, Väterlicher Rath, S. 257.

89 *Lichtenberg*, Schriften, Bd. 1, S. 204; *Siede*, S.53. »Ein wichtiger Teil dieser großen Kunst [des ehelichen Umgangs] ist die bezaubernde Reinlichkeit, die allen Sinnen schmeichelt, und die Formen wie in sich selbst verjüngt«(*C. A. Fischer*, S. 69).

90 *Siede*, S. 83; *Renner*, S. 14–21.

91 *Rousseau*, Emile, Braunschweig 1791, S. 193. Über die Gefährdung der Männer durch die weibliche Sinnlichkeit *Glantschnig*, S. 160–170.

92 *Krünitz*, Tl. 37, S. 169–172; *Wutka*, Bd. 4, S. 143; *J. Cella*, Antwort auf eines Ungenannten Gedanken über meine Abhandlung von Strafen unehelicher Schwängerungen, Ansbach 1784, S. 70–76; *Hufeland*, Anleitung, S.78f.; *J. D. Hensel*, System der weiblichen Erziehung, Tl.1, Halle 1787, S. 256 (zit. n. *Glantschnig*, S. 172); *Renner*, Lehrsätze, S. 102f.

93 *Renner*, S. 12f.; *Glantschnig*, S. 169.

94 *Renner*, S. 13; *Sennet*, S. 91.

95 *Bahrdt*, Handbuch, S. 11f.

96 *S. J. Ehrhardt*, Ueber die vernachläßigte Reinlichkeit, S. 101f.; *ders.*, Ueber Beförderung mehrerer Reinlichkeit, S. 3–8.

97 *Wagemann*, S. 36; *Ehrhardt*, Über die vernachläßigte Reinlichkeit, S. 98–101. Auch das »Allgemeine Lesebuch für katholische Bürger und Landleute« bezeichnete den Ungezieferbefall als Strafe für Faulheit und Unreinlichkeit (S. 144).

98 *R. Z. Becker*, Noth- und Hülfs-Büchlein, S. 133f. Beckers Erfolgsbuch wurde wegen seinen Anklangs bei der Landbevölkerung auch von Krünitz´ Enzyklopädie zur Reinlichkeitserziehung besonders empfohlen (*Krünitz*, Bd. 122, S. 111f.). Im folgenden wird Beckers Bestseller sowohl nach dem Text der Erstausgabe (1788, ND 1980) als auch nach der für süddeutsche Katholiken von *Placidus Muth* bearbeiteten Lizenzausgabe: *R. Z. Becker*, Noth- und Hülfsbüchlein, Neue verbesserte Ausgabe, Anderer Theil, Gotha und Wirzburg 1799 zitiert, weil letztere einige interessante Anmerkungen zum Thema des öffentlichen Badens aus katholischer Sicht enthält.

99 *Becker* (1788), S. 178. Bei der erkennbaren Bereitschaft zur Stereotypenbildung ist es kein Problem, ähnliche Geschichten in anderen Publikationen aufzufinden: Krünitz beschrieb Bäuerinnen von solch »bäuerlicher Eleganz, daß die benachbarten Städte am liebsten ihre Butter und Käse von so reinlichen Leuten nahmen« (*Krünitz*, Bd. 122, S. 128f.). Auch *F. E. v. Rochow* erwähnte in seinem »Kinderfreund«, daß eine unreinliche Bäuerin auf ihrem ekelhaften Warenangebot sitzen bleibt (*Rochow*, S. 219).

100 *Schlez*, S. 9. Auch der Verfasser der »Moralischen Regeln« empfahl der Bauersfrau »reinlich, schamhaftig und ehrbar« zu sein (S. 18).

101 *Ehrhardt*, Über die vernachläßigte Reinlichkeit, S. 100; *Krünitz*, Bd. 122, S. 128.

102 *Krünitz*, Bd. 122, S. 113; *Becker* (1788), S. 159. Der Volksaufklärer *J. A. Wening* hatte diese Passage beinahe wörtlich in seinen Roman »Leben, Reisen und Schicksale Georg Schweigharts, eines Schlossers« übernommen (Bd. 1, S. 29f.).

103 *Krünitz*, Bd. 122, S. 113; *Zinserling*, S. 37; (Z. erwähnt eine Predigt über die Reinlichkeit im »Journal für Prediger, Bd. 21«, die ich jedoch nicht auffinden konnte). Über die Rolle der Geistlichkeit in der Spätaufklärung vgl. auch *Herzog*, S. 159–161.

104 Allgemeines Lesebuch, S. 144, 196–209.

105 Die christliche Sittenlehre, S. 110f.; *Becker* (1799), S. 207–211.

106 *Krünitz*, Bd. 122, S. 109–115.

107 *Ehrhardt*, Über die vernachläßigte Reinlichkeit, S. 102f.. Über Wohnungsvisitationen auf dem Land vgl. auch *Krünitz*, Bd.122, S. 111.

108 Ebd., S. 102–123.

109 *Zinserling*, S. X; *Krünitz*, Bd. 122, S. 101. Über Industrieschulen vgl. *Dreßen*, S. 179–181. Zum Volksschulwesen in Süddeutschland bis 1848 allgemein *Nipperdey*, Deutsche Geschichte, S. 463–470.

110 *Zinserling*, S. 26–29.

111 Ebd., S. 61–78. Bereits R. Z. Becker hatte es als Erziehungsmittel empfohlen, unreinliche Kinder vom Dorfschulunterricht auszuschließen (*Becker*, 1788, S. 173).

112 *Mansfeld*, S. 197.

113 Ebd., S. 201–203.

Exkurs

1 So der Verfasser eines anonym erschienenen Reiseberichts »Bemerkungen über Menschen und Sitten«, (Zürich 1794) in seiner Vorrede; *Kaschuba*, Erkundung der Moderne, S. 29–52. Die kulturelle Bedeutung des Reisens ist jüngst mit verstärktem Interesse untersucht worden. Vgl. dazu die einzelnen Aufsätze in *Bausinger*, Reisekultur; *H. Schmidt*, Fremde Heimat, S. 395. Vgl. die aufgeklärte Utopie bei *Wekhrlin*, S. 60–75; *Reichard*, Passagier, S. 51; *F. Posselt*, Apodemik oder die Kunst zu reisen, Bd. 1, Leipzig 1795, S. 9, 20f.; *H. Zimmermann*, Irrenanstalten, Zuchthäuser und Gefängnisse, in: *Bausinger,* Reisekultur, S. 207–213; *Bennholt-Thomsen*, S. 82–110.

2 *Küttner*, Bd. 4, S. 504; *K. J. Weber*, S. 235; *Gockerell*, S. 334–345.

3 *Pezzl*, S. 218. Nahezu wörtlich findet sich diese Bewertung der Landbevölkerung auch in anderen Reiseberichten der Zeit. Auch der anonyme Verfasser eines Reiseberichts aus Bayern und Österreich aus dem Jahr 1794 beklagte den Schmutz und die Unreinlichkeit der dortigen Bauernhäuser und empfahl eine bessere Aufsicht durch die Behörden (Bemerkungen, S. 72f.).

4 *Riesbeck*, S. 131; Romantische Reise, Eisenach 1802, S. 121; *Wekhrlin*, S. 65; *Alexis*, Schattenrisse, S. 51.

5 *Hirschfeld*, S. 216.

6 *Nicolai*, Beschreibung einer Reise, Bd. 1, S. 117.

7 *J. G. Seume*, Spaziergang nach Syrakus, Braunschweig 1803.

8 Zur Wahrnehmung städtischen Schmutzes in der Reiseliteratur vgl. *Griep*, S. 135–154.

9 *Heinse*, Tl. 2, S. 125, 184f.; *K. J. Weber*, Reise durch Franken (1826), ND Stuttgart 1980, S. 72f. Auch Nicolai hatte die Reinlichkeit Nürnbergs gerühmt (*Nicolai*, Beschreibung einer Reise, Bd. 1, 1783, S. 221). Über Nürnberg als Zentrum kultureller Entfaltung vgl. auch *Endres*, S. 52.

10 Über Wien: *Weikard*, Denkwürdigkeiten, S. 450–469; Reisen durch das südliche Deutschland, Bd. 1, Leipzig 1789, S. 192–213; *Nicolai*, Beschreibung einer Reise, Bd. 3, S. 205–209; *J. F. Reichardt*, Vertraute Briefe, Bd. 2, München 1915, S. 145; *C. G. Küttner*, Reise durch Deutschland, Bd. 1, S. 259; Österreichische Zustände, Tl. 1, S. 102f.

11 *Weber*, Deutschland, S. 57; *Alexis*, Schattenrisse, S. 110; *Heinse*, S. 342; *Küttner*, Bd. 4, S. 346–368.

12 *Nicolai*, Beschreibung einer Reise, Bd. 1, S. 135–147. Über Nicolais Religionskritik vgl. *Martens*, Ein Bürger auf Reisen, S. 567–572, sowie *H. Schmidt*, S. 406f.

13 *Nicolai*, Beschreibung einer Reise, Bd. 2, S. 341f.

14 Die erste Schrift Lavaters über Physiognomie war das 1772 in Leipzig von J. G. Zimmermann nach einem Vortrag Lavaters herausgegebene Werk »Von der Physiognomik«. In den Jahren 1775/8 folgte dann die »große« Ausgabe der Physiognomik in 4 Bänden.

15 *Lavater*, Tagebuch: »Aber, noch immer zu sinnlich, zu träge, zu eigensinnig, zu bequem bin ich« (S. 176).

16 *Lichtenberg*, Über Physiognomik, wider die Physiognomen, in: *ders.*, Vermischte Schriften, Bd. 4, S. 8.

17 *Lavater*, Schriften, Tl. 4, S. 46; Auch persönlich war der berühmte Theologe auf Reinlichkeit bedacht. Dem Tagebuch seiner gemeinsam mit Goethe und Basedow unternommenen Rheinreise ist zu entnehmen, wie unangenehm ihm der »schreckliche Schweißgeruch« des bekannten Reformpädagogen in die Nase stieg. Ein reinlicher Körper war ein grundlegendes Element seiner Auffassung von Menschenwürde und Religion. Folgerichtig war er von der »unbegreiflichen Reinlichkeit« der Herrenhuter fasziniert und pflegte neue Bekanntschaften nach ihrer reinlichen Erscheinung zu taxieren. *A. Bach* (Hg.), Goethes Rheinreise mit Lavater und Basedow im Sommer 1774, Zürich 1923, S. 85–125.

18 *Zschokke*, Eine Selbstschau, S. 72.

VII. Elemente des hygienischen Lebensstils im Bürgertum um 1800

1 *F. Nietzsche*, Die fröhliche Wissenschaft (1887), Stuttgart 1956, S. 51.

2 *Formey*, S. 67.

3 *Lichtenberg*, Vermischte Schriften, Bd. 4, S. 203.

4 *Junker*, S. 79; *Adelung*, Wörterbuch, Bd. 1, Sp. 323.

5 *Schurold*, S. 19. Der Brief von Goethes Mutter zit. n. *Lahnstein*, Report, S. 71. Weitere Beispiele aus anderen Städten bei *Gläntzer*, S. 82. *Petsch*, S. 36 spricht von durchschnittlich 6–7 Zimmerwohnungen. In kleineren süddeutschen Städten muß man wohl eine etwas geringere Durchschnittsraumzahl von 3–6 Zimmern veranschlagen. Über die Wohnverhältnisse der Armen in Berlin *Formey*, S. 86; *Zimmermann*, Wohnungsfrage, S. 21–27.

6 *Suckow*, S. 230.

7 Dieser und ein weiterer mobiler Abtritt sind im Mainfränkisches Museum Würzburg (Inv. Nr. S 46372 u. S 47539) ausgestellt. Weitere Beispiele bei *Wright*, S. 102.

8 *Varrentrapp*, Ueber Entwässerung, S. 123f. Ablehnende Äußerungen zu Nachtstühlen bei *Suckow*, S. 60; *Stieglitz*, S. 76.

9 Über die Münchner »Kübelquartiere« *Rodenstein*, S. 55. Über Frankfurter Sanitärverhältnisse Varrentrapp, S. 6f. Über die Situation in Hamburg *Evans*, S. 174–179. Zur Trennung von Dienstboten- und Herrschaftsabtritten *Suckow*, S. 225. Für England: *Girouard*, S. 265.

10 *Suckow*, S. 59; *Krünitz*, Bd. 1, S. 168–170.

11 Ein Vorläufer des modernen WCs wurde bereits 1596 von Sir John Harrington in dessen »Metamorphosis of Ajax« beschrieben. *Palmer*, S. 28; *Wright*, S. 72, 106f. Detaillierte Schilderungen der »englischen Abtritte« mit Konstruktionszeichnungen bei *Stieglitz*, S. 74; *Helfft*, S. 7f. (Abtritt) und S. 404f. (Waterklosed); *Ersch*, Bd. 1, S. 205–110.

12 *Helfft*, S. 7f.; *Cazeneuve*, S. 6–8. Vgl. dazu auch *Hösel*, S. 127.

13 *Wutka*, S. 142. Zur Funktion des Schlafzimmers vgl. auch *Petsch*, S. 37.

14 *Bestelmeier*, Nr. 1062 (Lavoir), Nr. 677 (Toilettenkasten). Die gleiche Firma verkaufte auch ein zusammenklappbares Kästchen »mit verschiedenen Sachen zum täglichen Gebrauch

bei Reinigung des menschlichen Körpers«, das zwei Büchsen mit englischem Zahnpulver, Zahntinktur, Zahnbürsten, Seifenspiritus und neben anderen Dingen noch einen Spiegel enthielt. Es war von außen nicht als Reinigungsutensil erkennbar und konnte deshalb sowohl mit auf die Reise genommen, als auch im Wohnbereich verwahrt werden. Die Abb. eines typischen Lavoirs der Zeit findet sich bei *Benker*, Abb. 202.

15 Über die Hygienemöbel von Sheraton u. Heppelwhite vgl. *Wright*, S. 112–120; *Reineking v. Bock*, S. 68f. (mit Abb.); *Giedion*, S. 361f. Über Waschtische in Amerika s. *Bushman*, S. 1221 (Abb.).

16 *F. G. Hoffmann*, Neues Verzeichniss, S. 6, Taf. XI, XX, XXI. Zu Bidets in England vgl. *Wright*, S. 115. Die Empfehlung des Bidets bei *Arronson*, S. 64. Krünitz beschreibt ein Bidet, das in der Lehne eine kleine Toilette oder ein Behältnis zur Pomade, einem Kamm, Spiegel und eine Schere enthält und von außen wie ein Nachtstuhl aussah (*Krünitz*, Tl. 4, S. 416). Weitere Belege für Waschgarnituren und Bidets bei *Benker*, S. 57 u. Abb. 212.

17 Historisch-genealogischer Kalender, S. 68f.

18 *Wutka*, S. 143.

19 *Wright*, S. 95; *Bushman*, S. 1215; *Girouard*, S. 265. Über Reinlichkeit als religiöses Ziel innerhalb der englischen middle class um 1800 s. *Davidoff*, S. 90.

20 Zit. n. *Reineking v. Bock*, S. 71; *Mohrmann*, Alltagswelt, Bd. 2, S. 577. Um welche Erfindung es sich dabei handelte, ist beiden Autorinnen verborgen geblieben.

21 *Schneider*, S. 7–10.

22 *Ebd.*, S. 34.

23 *Menzel*, Beschreibung und Zeichnung eines wohlfeilen und bequemen Badeapparates; Vgl. auch *Giedion*, S. 730, Abb. 469.

24 *Menzel*, S. 4–16, Abb. Taf. I u. II.

25 Braunschweigische Pastorenhaushalte als Zentren der neuen hygienischen Sachkultur bei *Mohrmann*, Alltagswelt, Bd. 1, S. 268.

26 *Reineking v. Bock*, S. 71. Vgl. die Badeanzeigen der Kannstadter Badunternehmer Linkh und Zoller über transportable Bäder in der Neuen Stuttgarter Zeitung vom 2. und 13. Mai 1819, S. 364, 400. Auch das Theresienbad in Meidling bei Wien hatte transportable Bäder im Angebot (Ueber die lauwarmen Bäder zu Meidling, S. 70f.). Über mobile Bäder in Paris vgl. *Magnus*, S. 45; *Bien*, S. 29; *Wright*, S. 137.

27 StadtA Frankfurt, S 5/212, Grebsches Badebuch, S. 5–10.

28 *Krünitz*, Bd. 3, S. 409f.

29 *Bertuch*, S. 39–47; Bertuchs »Nachschrift« erschien zusammen mit Hufelands »Nöthiger Erinnerung« zweimal im »Journal des Luxus und der Moden« (Juli 1790 und May 1801), zudem als separate Buchausgabe, nach der im folgenden zitiert wird.

30 *Bertuch*, S. 40–45.

31 Auch der Mediziner Renard äußerte sich über die Vorteile des Privatbades: »Man kann ohne aus dem Hause zu gehen, ohne die Kleider zu wechseln, zu jeder Tagszeit, sich mit Bequemlichkeit eines solchen Bades bedienen« (*Renard*, S. 91).

32 Zit. n. *Gleichen-Russwurm*, S. 17. Über Badegewohnheiten in England vgl. *Wright*, S. 189.

33 *Schreger*, Balneotechnik, S. 55–57.

34 Über Tempel und Badehäuser *Hirschfeld*, S. 144–147.

35 *E. Wagner*, Die reisenden Maler, Bd. 1, Leipzig 1806, S. 180. Die englische Oberschicht pflegte bereits um 1780 in den weitläufigen Gartenanlagen, die ihre repräsentativen »country houses« umgaben, Badetempel mit kalten Bädern zu errichten. Die Merkmale des von Schreger beschriebenen Sommerbadehauses lassen sich in den Badepavillons des hohen

Adels in den Gartenanlagen der Schlösser in Darmstadt (1780) oder bei Passau (1785) wiederfinden. Über Badetempel in England *Girouard*, S. 262 (Abb. 162); *Bien*, S. 25.

36 StadtA Nürnberg, A4/BR 1839/40, Nr. 187: »Anbau eines Badehäuschens im Hause des Kaufmanns C. B. Cramer«.

37 *Salzmann*, Carl von Carlsberg, Bd. 5, S. 273; Moderne Höflichkeitsregeln, S. 132f.; Auszüge aus Menantes bei *Heckendorn*, S. 99.

38 *Dolz*, S. 44f.

39 Ebd., S. 44f.; *Ernesti*, S. 5; *Eyth*, S. 32. Noch in der zweiten Hälfte des 19. Jahrhunderts warnten Manierenschriften vor dem Ausspucken auf Teppiche oder in Gesellschaft. Vgl. dazu die Beipiele bei *Heckendorn*, S. 128f.

40 *Leuchs*, S. 38. Über den Gebrauch dieser einfachen Spucknäpfe vgl. *Lahnstein*, Report, S. 93; *Hofheim*, Bd. 1, S. 225f.

41 *Meiners*, S. 188–190. Abbildungen von aufwendig gearbeiteten Spucknäpfen der Biedermeierzeit bei *Stone*, S. 46; *Haaff*, S. 309. Auch Friedell erwähnt Spucknäpfe in Urnenform und aus edlem Material (Bd. 2, S. 499).

42 *Elias*, Prozeß der Zivilisation, Bd.1, S. 214.

43 Über die Bedeutung von Spucknäpfen in Pfarrhaushalten vor 1850 und das »kontrollierte Spucken« *Mohrmann*, Alltagswelt, Bd.1, S. 268f.

44 *F. Eberty*, Jugenderinnerungen, zit. n. *G. Hermann*, Biedermeier, S. 44–50; *Leuchs*, S. 40; *Eyth*, S. 32.

45 *Siede*, S. 170; *Ernesti*, S. 5.

46 *J. C. Schedel*, Taschenwörterbuch der Waarenkunde, Tl. 2, Leipzig 1798, S. 289f.; *Deneke*, Aspekte der Modernisierung, S. 161–177. Über den Zusammenhang von Textilangebot und Waschintervallen *Orland*, S. 70f. Über die Beschäftigungszahlen in der Baumwollindustrie zwischen 1800 und 1830 *Wehler*, Gesellschaftsgeschichte, Bd. 2, S. 92, Übersicht 31.

47 *Moritz*, S. 337, *B. Spiegel*, Markt und Handel, Deggendorf 1984, S. 49; Intelligenzblatt, Würzburg 1829, S. 2350; *Mayer*, S. 23.

48 *J. Most*, Memoiren, New York 1903, S. 18; StadtA Nürnberg, C 23/I Kh Allg 21, Hauptbuch Bd. 4, 1845, Nr. 85 u. Nr. 205. Über die Verbreitung von Unterwäsche auf dem Land vgl. *Reiter*, S. 61f.

49 *B. Knittel*, Manns- und Weibskleider in Unterfranken, S. 89, 167–169; *Hufeland*, Anleitung, S. 123; *Junker*, S. 79–90; *Schidrowitz*, S. 211–213.

50 *F. A. Köhler*, Eine Albreise, S. 38; *Kügelgen*, Jugenderinnerungen, S. 82.

51 *Junker*, S. 91–103 (mit detaillierten Angaben zu den einzelnen Kleidungsstücken und zahlreichen Abbildungen); *Heller*, S. 142–162.

52 Bemerkungen über Menschen und Sitten, S. 89.

53 *Hufeland*, Anleitung, S. 80; *Siede*, Tl. 2, S. 42. Über den Klassencharakter der Mode vgl. *Deneke*, Die Mode, S. 87f.

54 *Eyth*, S. 48; *Siede*, Tl. 1, S. 16.

55 *Krünitz*, Bd. 40, S. 124.

56 Ebd., S. 216f.; *Wertheim*, S. 115; *Auer*, S. 583–599.

57 *Wertheim*, S. 115; *Moritz*, S. 368f. Über die Ablehnung von Perücken vgl. *Laukhard*, Leben und Schicksale, S. 80.

58 *Salzmann*, Carl von Carlsberg, Bd. 1, S. 279–283 und Bd. 4, S. 71f., 182; *C. H. T. Schreger*, Schönheitspflege, S. 133–136.

59 *Nicolai*, Vom Gebrauch, S. V; *K. L. Müller*, Lobrede, S. 38. Über die Veränderungen der Haartracht in der bayerischen Armee KA A VII, 3, 1: »Bekleidung, Haare, Bärte 1753–1871, Circular vom 21. Jänner 1776 u. 19. Okt. 1793. Zur Abschaffung der Zöpfe

ebd., A IV 3, Fasc 61 »Armeebefehle« (24 Dez. 1805); vgl. dazu auch *K. Staudinger*, Geschichte des kurbayerischen Heeres, München 1908, S. 303.

60 *Fischer*, Bd. 2, S. 513–517; *Martin*, S. 46; *M. Bitz*, Badewesen; *Hess*, S. 70. Ferner die einzelnen Beiträge in *Lachmayer*, Das Bad.

61 Diese (primär auf Badeorte bezogene) Formulierung bei *Kaulen*, S. 425.

62 Vgl. die Zusammenfassung der Probleme bei der Einrichtung eines Hausbades bei *Aronsson*, S. 4f.

63 *Herloßsohn*, Damen-Konversationslexikon, S. 28. Über den »ärgerlichen Anblick badender Bürger » auch *Duerr*, S. 94; *E. L. Heim*, Tagebücher, hg. v. *W. Körner*, Leipzig 1989, S. 126; *Schidrowitz*, S. 257.

64 StadtA Wien, HR fasc. 16, 123/1799. Gutachten vom 8. Aug. 1800.

65 *Aronsson*, S. 7; *Wertheim*, S. 29f.

66 Über Poitevin vgl. *Schreger*, Balneotechnik, Tl. 2, S. 18; *Krünitz*, Bd. 3, S. 411–414, sowie Tafel XIV; L' Encyclopédie *Diderot et D'Alembert*, Arts de L'Habillement, ND Barcelona 1989, Tafel IX-XII. Eine umfassende Beschreibung der inneren Einrichtung bei *Martin*, S. 45f.

67 Ebd., S. 47.

68 *Ferro*, Vom Gebrauch, S. 139–143.

69 *Wertheim*, S. 26; *Martin*, S. 47f.

70 *Frevert*, Ausdrucksformen, S. 80–84. Der Begriff des »hygienischen Stils« bei *Gleichen-Russwurm*, S. 440. Über Kohl vgl. *J. C. H. Ackermann*, Brunnen- und Badeanstalten, S. 17f., Anm.

71 *Nitschke*, Bewegungen, S. 32–35; *Saftien*, S. 599–613. Über das neue Bewegungsverhalten um 1800 vgl. auch *Gleichen-Rußwurm*, S. 25f.

72 Eine ausführliche Beschreibung der Welperschen Badeanstalt bei *Aronsson*, S. 125–158, 132f. Vgl. a. *Fischer*, Bd. 2, S. 513.

73 *Simmel*, Soziologie, S. 468; *Aronsson*, S. 133–149.

74 *Flittner*, S. 89f.; Heim schrieb 1818 nach einem Besuch dieses Bades in seinem Tagebuch, daß ihm die Anstalt Pochhammers »sehr gut gefallen« habe (*Heim*, Tagebücher, S. 185). Lebenshaltungskosten in Berlin nach Angaben bei *A. v. Schaden*, Berlins Licht- und Schattenseiten, zit. n. *G. Hermann*, Das Biedermeier, S. 231; *K. F. Klöden*, Von Berlin nach Berlin, Erinnerungen 1786–1824, Berlin 1978, S. 216.

75 StadtA Wien, Hist 4/1834. Ueber die lauwarmen Bäder zu Meidling, S. 59–70.

76 StA Bamberg, K3 FIII 79, »Die Badeanstalt des Dr. Lauterbacher betr.« 1816–27.

77 Ebd., Bericht des Polizeikommissariats vom 1. Mai 1817; Eingaben vom 17. Mai und 17. Juli 1817.

78 StA Würzburg RA 6489 »Badeanstalten in hiesiger Stadt betr.«, 1r–27r. Der Würzburger Badeunternehmer Helmstädter bot bereits 1805 auf seinen »sehr bequem eingerichteten und reinlichen Badeschiffen« Erfrischungen an (*Scharold*, S. 15).

79 Helmstädter hatte insgesamt fünf Konkurrenten (ebd., 10r–27r). Pläne der Herbertschen Badeanstalt (ebd., 35r–38v).

80 Tags- und Erkundungsblatt, Würzburg 1841, S. 618; StA Würzburg, RA 6990 »Die Mainbadeanstalt dahier«(1834); StA Würzburg, RA 6489, 44r–69r. Das Adressbuch der Kgl. Kreishauptstadt Würzburg erwähnte 1829 »die neue Badeanstalt des kgl. Herrn Wehrmeisters Obert, welche in keiner Hinsicht etwas zu wünschen übrig läßt und wo auch dafür gesorgt ist, den Magen zu erquicken und zu stärken« (S. 223). Über die Badeanstalt Oberts vgl. auch *H. Reitberger*, Das alte Würzburg, Würzburg 1977, S. 101–103.

81 HStA Stuttgart E 151/51/87, 1. Mai 1840.

82 StA Würzburg, RA 6489, 30. Juli 1824; StadtA Augsburg, Bestand 4/I, A 238, »Die Aufsicht der Schwimm- und Badeplätze (1816–87)«: Antwort der Regierung v. 19. Aug. 1816 u. v. 28. Juni 1827. Auch in Wiesbaden wurden Bettler, Juden, als »unzüchtig« geltende Dienstboten und badelustige Landleute vom Bad ausgeschlossen (*Bitz*, S. 319f.).

83 StadtA Schweinfurt, HR/VI-D-37-3: »Den Wirtschaftsbetrieb bei der auf dem sogenannten Böcklein errichteten Badanstalt betr.« (1821).

84 StA Bamberg, C/7 VIII, 3581: »Acta, das von dem Herrn Medicinalrath von Schallern angelegte Flußbad am Mayn oberhalb Bayreuth betr.« Erlaß Hardenbergs vom 30. November 1795 und 1. Okt. 1795. Über Schallern vgl. *Martin*, S. 46.

85 Ebd. Antwort v. Schallern vom 18. Nov. 1795.

86 Schweinfurtisches Intelligenz-Blatt, 1791, S. 95; StA Bamberg, C 7/VIII, 3582, »Acta, die von dem Golschmied Weiß ohne vorgängige Concession errichtete BaadAnstalt betr.«.

87 StA Bamberg, K 3/F III, 83 »Die Badeanstalt im städtischen Bauhof dahier betr.« (1845).

88 Zur unterschiedlichen Entwicklung des Badewesens in Deutschland zw. 1820 und 1850 vgl. *Fischer*, Bd. 2, S. 514; *Pinkerton*, Bd. 2, S. 81–90; *Wright*, S. 137f.; *Vigarello*, S. 189; *Corbin*, S. 235f.

VIII. Zwischen Disziplinierung und Diskriminierung

1 Der Begriff der »Hygienebewegung« bei *Mesmer*, S. 470–473. Bei der Verfasserin bleibt jedoch die Differenzierung in unterschiedliche Hygienebewegungen unberücksichtigt.

2 StadtA Wien, HRQ 12, 10693/1857, Relation des Stadtbauamtes; StadtA Mainz, 27/322, Mainzer Stadtarme im Wiesbad; Bitz, S. 69.

3 StadtA Nürnberg, C 2, PD 471: »Die öffentliche Badeanstalt auf der Schütt betr.« (1807–8).

4 Sammlung der Landesverordnungen Bd. 3, S. 405f., VO v. 22. Jun. 1788.

5 Über Wiener Armenbäder vgl. Wiens öffentliche Gärten, Bäder, Wien 1828, S. 53f.; *Wertheim*, S. 27–30; *E. C. Eder*, Antiseptikum, S. 31–38.

6 *Frank*, System, Bd. 3, S. 1002; *C. A. Struve*, Gesundheitslehre, S. 101f., Anm.

7 Handbuch aller Verordnungen, Bd. 1, Wien 1786, S. 164; *Baldinger*, Medizinalgesetze, Tl. 1, S. 148f.; *E. G: Eder*, »Sich nackend zu baden erkünnen«, S. 92–104, 98; *Pirhofer*, S. 154; *Duerr*, S. 381.

8 Niederösterr. LandesA, Bestand Circulare, 8.8.1807, 16. Juli 1829.

9 Ebd., 1. Juni 1811; 16. Juli 1829.

10 StadtA Augsburg, 4/I, A 238, Reg. an PolDir. v. 19. Aug. 1816; Reskript vom 28. Juni 1827; StadtA Mainz 60/4, Beschluß des Maires vom 16. Mai 1808.

11 HStA Stuttgart, E 151/50/87. Vgl. dazu auch *Cless*, S. 157.

12 HStA Stuttgart, E 151/50/87: Bericht des Berger Schultheißen vom 21. Okt. 1851. Tagebuch des Chirurgen Ehrhard Bach vom Sommer 1832. Kostenrechnung der Stuttgarter Behörden vom 6. Febr. 1834.

13 StadtA Karlstadt, Kar 522, Flußbadeanstalt 1836 ff.; StadtA Königshofen i.Gr., Box 30, 522, III, Freibad 1860–1906.

14 StA Augsburg, 4/I, A 238, Anzeigen vom 2. u. 5. Juni 1822.

15 Über die soziale Herkunft der Rekruten vgl. *Aichner*, S. 239–253; *Blessing*, S. 459–480.

16 *J. P. Frank*, System, Bd. 2, S. 641–644; *Guts-Muths*, Kleines Lehrbuch, S. 120; *ders.*, Turnbuch, S. 236–243; *Jahn*, S. 8f.. Zur Verbindung von Reformpädagogik und Militärschwimmschulen vgl. a. *Pirhofer*, S. 153.

17 Niederösterr. LandesA Wien, K 5, POD 1813–5: Schreiben Graf Bentheim vom 6. Jan. 1813; VO v. 19. Febr. 1813; POD 6. Jun. 1813. Über die Gründungsgeschichte der Wiener Militärschwimmschule auch KA MKr 7234, Schwimmschule München, 9. Apr. 1826.

18 Niederösterr. LandesA Wien, K 5, Beschwerde der Polizeibehörde vom 3. März 1813; POD vom 23. März 1814.

19 StadtA Wien, HRQ 3, 17343/1848.

20 KA MKr 7203, Sitzungsprotokoll vom 6. Juni 1805. Bericht des Kriegsministers v. 6. Aug. 1826. Vgl. die Bemerkungen bei *Hess*, S. 73–75.

21 KA MKr 7203, Bericht des Kriegsministers v. 6. Aug. 1826.

22 Ebd., Rapport des Hauptmanns Bechthold v. 24. Sept. 1825; 16. März 1826. Wenige Jahre später bat ein weiterer bürgerlicher Offizier um die Erlaubnis zur Herausgabe eines Schwimmlehrbuches (KA MKr 7204, 10. Juni 1832). Der Leiter der Bamberger Schwimmschule, Hauptmann Schnitzlein, plante im Jahr 1827 eine Erweiterung seiner Anstalt, um mindestens hundert Schüler aufnehmen zu können (KA MKr 7213, 8. April 1827).

23 KA MKr 7203, Zusammenstellung der Schwimmrequisiten vom 16. Juni 1826; dazu auch den Rapport des Hauptmanns Bechthold v. 24. Sept. 1825. Über die Zahl der ausgebildeten Schwimmer vgl. MKr 7204, Summarisches Verzeichnis v. 18. Dez. 1829.

24 Über die Teilnahme von Zivilpersonen in Bamberg im Jahr 1838 siehe KA MKr 7204, Bericht über die Resultate des Schimmunterrichts vom 5. Okt. 1838. Über Amberg, Nürnberg siehe die Berichte ebd. v. 10. Sept. 1838 und vom 6. Okt. 1838.

25 KA MKr 7204, 13. Juni 1828; KA MKr 7205, 10. Dez. 1857 und 25. Juli 1862; KA MKr 7234, 9. und 26. April 1826. Maillot empfahl darin jedoch eine Beteiligung von lediglich 300 Schülern und legte die Eintrittspreise mit 11 fl. pro Kurs sehr hoch fest.

26 Ebd., undat. Kostenvoranschlag des Oberleutnants Graf Laporta (ca.1826).

27 KA MKr 7211: Augsburger Militärschwimmschule, Verzeichnis der Aktienbesitzer vom 24. Jun. 1830. Bericht des Würzburger Divisionschefs v. Treuberg über die Augsburger MSS v. 30. Aug. 1830; 1. Juli 1846 (Anstellung eines Arztes); KA MKr 7205: Bericht v. 25. Juli 1862; KA MKr 7212, 19. April 1857 (über die Erweiterung der MSS Augsburg); StadtA Augsburg, Bestand 2, Nr. 4009, (über die Zulassung von Mädchen im Militärschwimmbad). Über die Augsburger MSS als Vorläufer der modernen Freibäder *R. Braun*, Bayern und seine Armee, S. 211–217.

28 StA Würzburg RA 6990 (Medicinalwesen): Klage des Badbesitzers Clemens Konrad vom 11. März 1852.

29 Über die Berliner Militärschwimmschule vgl. *Fischer*, Bd. 2, S. 514f.. Über Braunschweig *Ruhlender*, S. 90–94.

30 HStA Stuttgart/ Militärarchiv, E 271c/2793 u. 2795.

31 HStA Stuttgart, A 244/114: »Erneuerte allgmeine Ordnung für das Ludwigsburger Armen- Waisen- Zucht- und Arbeitshaus« (15. Okt. 1788). Auch im Würzburger Arbeitshaus wurde die Wäsche alle 8 Tage gewechselt (Horsch, Topographie der Stadt Würzburg, S. 319–322).

32 HStA Stuttgart, A 244/261, »Bauliche Veränderungen im Zuchthaus Ludwigsburg betr.« (1797). Bis zum Jahr 1799 hatte sich an der Überfüllung des Männertraktes in Ludwigsburg nichts geändert: A 213/10525.

33 Der Kleidungsmangel der Häftlinge war ein ständiges Problem im Ludwigsburger Zuchthaus. HStA Stuttgart, A 244/259: »Die Kleidung der Sträflinge betr.«(1775–86).

34 HStA Stuttgart A 244/221, 1. Juni 1804; *Cless*, S. 174f.

35 Bemerkungen über Menschen und Sitten, Zürich 1794, S. 165–171, 167; *Wertheim*, S. 367; *Sothmann*, S. 128–142.

36 *Thinkel*, S. 12–16. Über die Straßenreinigung in Wien vgl. *J. F. Reichardt*, Vertraute Briefe, Bd. 2, S. 145; *Nicolai*, Beschreibung einer Reise, Bd. 3, S. 205–209; *Hösel*, S. 107.

37 Handbuch aller Verordnungen, Bd. 1, Wien 1785, S. 241; *Hösel*, S. 108, Abb. 62.

38 Reisen durch das südliche Teutschland, Bd. 1, S. 325–328.

39 StadtA Wien, H.A. 19/1791: Regierungsdekret über die Neuordnung der Strafgerichtspflege vom 1. April 1791; *Nicolai*, Beschreibung einer Reise, Bd. 3, S. 205–209.

40 *Küttner*, Reise durch Deutschland, Bd. 1, S. 259, 332f.; *Horsch*, S. 325; *Hösel*, S. 125f.; *Scharold*, S. 301.

41 *Wertheim*, S. 20.

42 StadtA Nürnberg, C 2/PD, 495, 24 r-v.

43 Ebd., C 2/PD 828, 27. Dez. 1817.

44 *Wichmann*, S. 2–14, 76–80. Noch 1921 nannte *E. Rieckes* Lehrbuch der Haut- und Geschlechtskrankheiten die Krätze eine »ungemein häufig vorkommende Hautkrankheit« und berichtete über Wiener Anstalten für »Krätzschnellkuren« (Jena 1921, S. 532–538).

45 Vgl. die autobiographischen Schilderungen bei *P. D. Holthaus*, Wanderungen durch Europa und das Morgenland in den Jahren 1824–1840, Barmen 1843, S. 23; *Most*, S. 31. Über die strukturelle Krise des Handwerks vgl. allgemein *Nipperdey*, Deutsche Geschichte, S. 210f.

46 StA Bamberg, K 3/F III 593, 4. August 1846; *Most*, S. 30; *Döllinger*, Bd.XIV, S. 519–522.

47 StadtA Karlstadt, Kar 530; *Döllinger*, Bd. XIV., S. 526f.

48 KA, A XII 28, Gesundheitspflege, 7. Nov. 1833 (Über Behandlungsmethoden von Krätzkranken).

49 StadtA Nürnberg, B 6/II, PD 422, 10. Dez. 1800. Über die Zustände in Krankenhäusern vgl. auch *Oeggl*, S. 230f.

50 *Niemann*, Bd.1, S. 537; *Häberl*, S. 192–194. Vgl. auch *Ersch*, Tl. 11, S. 99. Auch Hufeland hatte nicht nur medizinische Hilfe, sondern auch bessere Wohn- und Lebensbedingungen der Krankenhauspatienten gefordert (*Murken*, S. 33).

51 *Häberl*, Abhandlung, S. 193f.

52 *Murken*, S. 33–42; *J. A. Romberg*, Das Allgemeine Krankenhaus, S. 33–37 (Abb. Taf. 17); *Pfeufer*, S. 22, 116 (Über die öffentliche Beachtung).

53 Über das Bamberger Krankenhaus vgl. *Murken*, S. 43–49 (Abb. S. 45). Das Allgemeine Krankenhaus, Kat. d. SB Bamberg, Neustadt 1989^2, S. 8–15; *Guth*, S. 81–97; Archiv für medizinische Länderkunde, Bd.1, S. 100–112, 105. Über die vorbildliche Regelung der Abtrittsfrage im Bamberger Krankenhaus vgl. auch *Oeggl*, S. 235; *Häberl*, S. 267–271.

54 *Häberl*, S. 265; *Romberg*, S. 34; *Pfeufer*, S. 128.

55 Archiv für medizinische Länderkunde, S. 106.

56 *Ersch*, Tl. 11, S. 142; Kat. Krankenhaus, S. 50; *Guth*, S. 92–94.

57 *Ersch*, Tl. 11, S. 114–141; StadtA Würzburg, JuSpi 3898–90.

58 Über das neue Münchner Großkrankenhaus *Murken*, S. 52–55 und *Bergmeier*, »Die gute Polizey«, S. 85f.

59 *Häberl*, S. 266f., Anm.

60 Ebd., S. 274–303; *Murken*, S. 53.

61 StadtA Würzburg, JuSpi 3900, Badeordnung vom 5. Febr. 1839. Beschwerde vom 9. Juli 1847. Der Aufnahmeritus in der Berliner Charité bei *Formey*, Berlin, S. 269; in Bamberg:

Pfeufer, S. 117; in München: *Häberl*, S. 238, 294–303; über die Anschaffung von Schwefelreinigungs- und Dörröfen zur Kleiderreinigung im Krankenhaus Augsburg StadtA Augsburg, B 1, 1298a, 4. 12. 1820.

62 *Murken*, S. 58–92; *Krauß*, S. 103–119; *Ersch*, Tl. 11, S. 102. Über die Anschaffung von Häberls Reformschrift: KA MKr A XII/13 Lazarettwesen, Verfügung vom 5. Okt. 1817. Einschläfrige Bettstellen in Spitälern und Garnisonen: KA MKr A VII/9, 458, 5. April 1820. Über die Einrichtung von Garnisonsspitälern: A VII/ 9, 457, 9. Nov. 1829 und A XI/32, Regulativ vom 31. März 1831 über die Maximal-Requisiten in Militärkrankenhäusern. Über die Zustände in den Kasernen s. *Aigner*, S. 247.

63 *H. v. Kleist*, Briefe an seine Braut, hg. v. *K. Biedermann*, Breslau 1884, S. 75. Zeitgenössische Kritik auch bei *Murken*, S. 53.

IX. Reinlichkeit in der bürgerlichen Gesellschaft 1830 bis 1850

1 *A. Streckfuß*, 500 Jahre Berliner Geschichte, zit. n. *Hermann*, Biedermeier, S. 283; *M. H. v. Romberg*, Bericht über die Cholera-Epidemie, S. 20. Über Ausbruch und Verlauf der ersten Choleraepidemie vgl. *Stamm-Kuhlmann*, S. 177. Ein Überblick über staatliche Reaktionen auf die Cholera bei *Rodenstein*, S. 56–59.

2 *F. L. Stromeyer*, Erinnerungen eines deutschen Arztes, Bd. 2, Hannover 1874, S. 48–51; *M. H. v. Romberg*, Bericht, S. 20f.

3 *Hermann*, Biedermeier, S. 284; Belehrung über die Orientalische Cholera, München 1831, S. 14f., an: StA Würzburg, RA 6518.

4 *Stamm-Kuhlmann*, S. 181–183; *Streckfuß* zit. n. *Hermann*, S. 281; *Rodenstein*, S. 56; *Evans*, S. 336.

5 Niederösterr. LandesA, K 17, 1831, 1–7200; *Triml*, S. 60–89.

6 StA Würzburg, RA 6512; RA 6518; *Triml*, S. 152–160.

7 StA Würzburg, RA 6521: »Sanitätspolizeiliche Anordnung« und »General-Reskript des Kgl. Staatsmin. d. Innern« v. Juli 1831.

8 *R. Varnhagen*, Buch des Angedenkens, zit. n. *Hermann*, S. 286. Beispiele für diese Ansicht aus dem Hamburger Bürgertum bei *Evans*, S. 505–8. Folgerichtig gab es etwa im Senat der Stadt Bremen im Jahr 1831 Überlegungen, einen Kordon gegen Unterschichtsangehörige und sonstiges »Gesindel« zu errichten (*Stamm-Kuhlmann*, S. 184).

9 *Goudsblom*, S. 240–243.

10 StA Würzburg, RA 6524: Belehrung über die Orientalische Cholera für Nichtärzte, amtlich bekannt gemacht, München 1831, S. 8. Noch bei der Cholera-Epidemie von 1892 wurde in Bürgerhaushalten peinlichst auf Sauberkeit geachtet: *Evans*, S. 512.

11 *F. X. Kopp*, Generalbericht über die Cholera-Epidemie in München 1836/1837, München 1837, S. 38–8, 84 (Tab. VIII); *K. Pfeufer*, Bericht über die Cholera-Epidemie in Mittenwald, München 1837, S. 39; Selbstversuche bei *Kopp*, S. 74f. Über die – modernen wissenschaftlichen Ansprüchen genügende – räumliche Verteilung der Cholera-Opfer liegen erst für die Epidemie in Hamburg von 1892 genauere Daten vor. Vgl. *Evans*, S. 521ff.

12 StadtA Augsburg, B 1/1176 vom 2. Dez. 1831 (bürgerliche Wohltätigkeitsvereine); StA Bamberg, K 3 F III 582 II, (Maßnahmen zur Kontrolle der Unterschichten; StadtA Gerolzhofen, A 1704, (Maßnahmen gegen die Cholera v. 9. August 1831).

13 StA Würzburg, RA 6518, Sanitätspolizeiliche Anordnung v. Juli 1831. Über Wiener

Cholera-Spitäler vgl. *Triml*, S. 175–240; Spitalinventare in einzelnen Städten: StadtA Augsburg B 1, 1176, 11. Sept. 1831; StadtA Karlstadt Kar530, 23. Oktober 1831; StadtA Würzburg, JuSpi Nr. 3900, 30. August 1831; StadtA Gerolzhofen A 1704, 4. Nov. 1831. Über Straßenreinigungsmaßnahmen StA Bamberg, K3 FIII 582 II, 14. Sept. 1831.

14 Über Mord und Todschlag siehe *F. Sentimer*, Die Cholera heilbar!, Quedlinburg 1836, S. 1. Über die Panik in Berlin *Hermann*, S. 283–286, in Wien: *Triml*, S. 132–134. Volkstümliche Rezepte gegen die Cholera bei *Barthelmé*, Der nützliche Hausfreund, Marktbreit 1832, S. 138f. und *Sentimer*, Cholera, S. 51–56. Über die Unruhen in Königsberg *Evans*, S.315f.

15 *Pettenkofer*, Was man gegen die Cholera thun kann, S. 30. Über Pettenkofer *Evans*, S. 307–12.

16 *Mohrmann*, Alltagswelt, Bd. 2, S. 575; *Giedion*, S. 679–765; *Vogel*, S. 1.

17 StadtA Nürnberg, A4/BR 1838/9, 18; *Mohrmann*, Alltagswelt, S. 575; *Streckfuß*, zit. n. *Hermann*, S. 282f. Über Dampfapparate auch *Giedion*, S. 716f. (Abb.).

18 Nachrichten, das zu Berlin angelegte englische Dampfbad betreffend, 1781 (zit. n. *Mayer*, S. 8, Anm.). Über die Einrichtung von Dampfbädern in der Welperschen Badeanstalt *Flittner*, S. 77–85; *Hufeland*, Erinnerung, Weimar 1801, S.31. Zur Einführung der Dampfmaschine in Deutschland *Aubin*, Bd. 2, S. 51.

19 KA A XIIa/39 »Schwefelräucherungs-Apparate« (1821–36), Anschreiben Edels vom 20. Oktober 1828, Antwort der Militärkrankenhausverwaltung vom 12. Mai 1829; Ablehnung des Modells von Dr. Fahrer vom 11. April 1821.

20 StA Würzburg RA 6524: Belehrung, S. 25; KA A XII 13: Preis-Courant nebst Zeichnungen hydropathischer & mechanischer Heilgerätschaften, Heidelberg (ca. 1855). Über Maßnahmen zur »Unterstützung der Hauttätigkeit« vgl. auch *Pettenkofer*, Cholera, S. 31; *Giedion* nennt weitere Beispiele für private Dampfbäder als »Zellenbad« oder als »Bettdampfbad« (S. 702).

21 StadtA Augsburg, Pol 4/I, B 16. Über Dampfbäder in der Lauterbachschen Badeanstalt KA A XIIa/39, 26. Juni 1836 u. 7. Juni 1821.

22 *Mayer*, S. 7–24. Nach dem dortigen Literaturverzeichnis sind in Berlin, Dresden, Leipzig, Frankfurt am Main, Soest, Breslau usw. zu dieser Zeit ebenfalls Dampfbäder entstanden.

23 Ebd., S. 38 (Tab.).

24 *Schürmayer*, S. 387.

25 StadtA Wien, HR fasc. 10–20/1808 (Badekonzession für Karl Hummel). Zur Gründungsgeschichte des Dianabades: *K. Etzel*, Das Dianabad in Wien, S. 115. Zur fünfzigjährigen Jubelfeier der Eröffnung des Praters, Wien 1826, S. 52. Über das Dianabad auch *Pirhofer*, S. 154; *Gleichen-Russwurm*, S. 111.

26 *Vogel*, S. 23.

27 Über die Erweiterung des Wiener Dianabades: StadtA Wien, A 216, Niederösterreichische Privatvereine und Aktiengesellschaften 1774–1852, Bl. 7. Über die Sophienbad-Aktiengesellschaft: StadtA Wien, HR-Index B 5, 1843; *Etzel*, S. 116; *Vogel*, S. 9.

28 *Etzel*, S. 115. Die Anlieger des Dianabades beschwerten sich über den zum Schwimmbassin notwendig gewordenen »großen Saugkanal« (StadtA Wien, HRQ 12, 41936/1840, hier auch Bewilligung der Bade- und Schwimmanstalt vom 9. Sept. 1841). Über die Fragen der dortigen Beheizung und der Baukonstruktion: HRQ 12,16144/1840). Über das Schwimmbassin im »Sophienbad«: StadtA Wien, HRQ 12, 11532/1844; *Vogel*, S. 24.

29 *Etzel*, S. 117; *Pirhofer*, S. 156–159. Der Möbelfabrikant Hassa hatte einen Kontrakt mit der Dianabadgesellschaft zur Nutzung während des Winters geschlossen. Dazu überbaute man das Schwimmbassin mit Parkettboden und verwendete die Auskleidekabinen zu Garderoben-

und Speisezimmern. 1860 wurde ein Tanzsaal eingerichtet und 1862 fand eine Ausstellung von »Möbel- und Luxusgegenständen« statt (StadtA Wien, HRQ 12, 53641/1860; HR-Index B 5, Bl.182r–183v).

30 StadtA Wien, HRQ 12, 79986/1857, Gesuch vom 1. Dez. 1853.

31 Der häusliche Comfort als Bedingung des Wohlseins im Hause, Leipzig 1864, S. 6.

32 *F. Fischer*, Preis-Courant nebst Zeichnungen, Heidelberg (ca. 1855) an: KA, A XII, 13.

33 Ebd., Zimmer-Leibstühle, Nr. 1–3. Zum Vergleich: der Jahresbedarf einer sechsköpfigen bayerischen Schullehrerfamilie betrug im Jahr 1846 etwa 600 fl. (*Zwehl*, S. 65–67).

34 Über geruchlose Abtritte zwischen 1830 und 1860 vgl. *Barbieux*, S. 163f. Die Beschreibung der hermetischen Wasserklosets der Herren Havard in Paris, ebd., S. 162f.; *Hentze*, S. 14; *J. A. Romberg*, Rathgeber, S. 46–50 (Abb. Taf. II); *Gärtner*, S. 86–93 (Abb.).

35 Die Wasserversorgung Berlins, S. 90–105 (Abb).

36 Ebd., Abb. S. 104–109.

37 Der häusliche Comfort, S. 116–119 (Badezimmer) und S. 111 (Schlafzimmer); *Salbach*, S. 47–59 u. Taf. II (Badezimmer).

38 *Schivelbusch*, S. 85.

39 Vgl. die Preisliste gängiger Hygieneartikel bei *Salbach*, S. 92f.

40 *Escherich*, S. 146; StadtA Schweinfurt, HR/Pol 841, 22. Dez.1809. Über den geringen Einfluß von Wasserleitungen auf die individuelle Hygiene in England und Amerika vgl. *Bushman*, S. 1225f.

41 *Kaulen*, S. 37; *T. L. Hasse*, Ueber Wasserleitungs-Röhren von Gußeisen, Dresden 1820, S. 42–56. Über Holz-, Ton-, und Bleiröhren vgl. auch *Fromann*, Gründlicher Unterricht, S. 27–41.

42 KA MKr 7292, Brunnen- und Wasserleitungen 1832–96, Bekanntmachung vom 31. Okt. 1831; *Hösel*, S. 136f.

43 HStA Stuttgart/Militärarchiv, E 271c/1985: Wasserleitung zur neuen Infanteriekaserne, 24. Okt. 1830.

44 StadtA Augsburg, B 2, 1725–6, Wasserversorgung, Wasserleitungen.

45 *Francesconi*, Ueber Wasserleitungen, S. 41–43. Vgl. zur Wasserversorgung Frankfurts auch *Lindley*, Canalisation, S. 95. Über die Wiener Wasserleitung und den Zusammenhang zur Cholera vgl. *Triml*, S. 117; *S. Mattl-Wurm*, S. 142; *Hösel*, S. 136.

46 *Escherich*, S. 148; *Wright*, S. 144–148.

47 Über die Hamburger Wasserversorgung vgl. *Rodenstein*, S. 87f.; *Simson*, Kanalisation, S. 61–86; *Hösel*, S. 137; *Evans*, S. 194–201.

48 *C. Reclam*, Zur Kanalisation Berlins, S. 140f.; *Grieben*, Deutschland, S. 10, 36; *Escherich*, S. 150.

49 StadtA Nürnberg, C 7/I GR 8142: »Reisebericht in Betreff der projektierten Wasserleitung, dann Bade- und Waschanstalt«(1855), 48r. Allgemein zur Verbreitung des Leitungswassers vgl. Wasserversorgung Berlins, S. 59.

50 StA Würzburg, RA 6609: Bericht des Stadtmagistrats Würzburg vom Juli 1856. Über die Würzburger Wasserleitung vgl. *Escherich*, S. 144–191; *Dettelbacher*, S. 45–51. Über Gasbeleuchtung: Bekanntmachung des Stadtmagistrats, Würzburg 20. März 1854, in: Gemeinnützige Wochenschrift 13 (1854), S. 183f.

51 Mit Ausnahme Hamburgs, dessen von dem englischen Eisenbahningenieur William Lindley geplante Schwemmkanalisation von den Zeitgenossen zunächst eher als Prestigeprojekt denn als notwendige Maßnahme angesehen wurde. Hösel nennt Magdeburg (1859), Stuttgart (1861), Essen (1864), Braunschweig (1865), Leipzig (1866), Lübeck (1867) und zahlreiche andere Städte (S. 137).

X. Von der Reinlichkeitspflege zur »Hygieine«

1 *Escherich*, S. 146–149; Wasserversorung Berlins, S. 59; *Hamm*, S. 161. Über die Ziele der bürgerlichen (Wohn-)Reformer seit Mitte der vierziger Jahre vgl. auch *C. Zimmermann*, Wohnungsfrage, S. 27–39.

2 Die Wasserversorgung Berlins, S. 54–57.

3 Das Wassercloset sollte »zur pünktlichen Erfüllung jener geheimen Pflichten aufmuntern« (Wasserversorgung Berlins S. 57); *Escherich*, Wasserversorgungsanstalten, S. 171f. Über die Bezeichnung »Consument« vgl. die Broschüre der Berliner Wasserwerke vom September 1855, in: StadtA Nürnberg, C 7/I GR 8142, 48r; Wasserversorgung Berlins, S. 55. Zum Themenkreis Wasserleitung und soziale Kontrolle *Rodenstein*, S. 88.

4 *Friedrich*, S. 140; *C. Reclam*, Der Arzt, S. 48f.; *L. F. Frank*, Der Arzt als Hausfreund, S. 206; *Reich*, S. 180–185; *Schauenburg*, S. 80f.

5 Zur zeitgenössischen Definition des (Lumpen-) Proletariers: *Schürmayer*, S. 39; *Brunner*, Ueber Not und Hülfe, S. 80f.; *Oesterlen*, S. 743–745. Zum Begriff des Lumpenproletariats *Marx*, Manifest der Kommunistischen Partei (1848), in: MEW 4, S. 472.

6 *Oesterlen*, S. 1–9 (Aufgabe der wissenschaftlichen Hygiene), S. 590 (Öffentliche Badeanstalten) u. S. 743–759 (Maßnahmen zur Gesundheitsförderung des Proletariats). Über Oesterlen vgl. *Labisch*, Homo Hygienicus, S. 118–120. Die Forderung nach Badeanstalten für Arbeiter bei *Friedrich*, S. 137f.

7 *Oesterlen*, S. 426.

8 *E. Chadwick*, Report ... on an Inquiry into the Sanitary Conditions of the Labouring Population of Great Britain, London 1842. Über Chadwick vgl. *Illich*, S. 80f.; *Simson*, Kanalisation, S. 10–16; *Rodenstein*, S. 71–77; *Labisch*, Homo Hygienicus, S. 114f.

9 Eine detaillierte Beschreibung der englischen Bade- und Waschanstalten bei: *Gneist*, S. 1771–1792; *Behrend*, Bade- und Waschanstalten, S. 16–28; *C. H. Schmidt*, Badeanstalten, S. 161–177.

10 *Hamm*, S. 165. Die Nürnberger Großhandlung C. Leuchs u. Comp. bot 1830 eine aus Beutel, Waschkufe und Drehwerk bestehende »englische Waschmaschine für Haushaltungen« zum Preis von 4 T. u. 17 Sgr. an. Die Zielgruppe waren wohl größere Haushalte, denn es hieß, daß damit 60 Paar Strümpfe, 30 Hemden und andere Kleidung auf einmal zu waschen sein sollten (*Leuchs*, S. 42). Andere Quellen berichten von Dampfwaschmaschinen für Fabriken und Kasernen (*Netto*, Gemeinnützliche Nachrichten, S. 3–9).

11 *Renz*, S. 10–35. Über die Wasserversorgung von Arbeiterwohnungen *Hecker*, S. 63f.

12 Über Lindley vgl. *Evans*, S. 164f.; *Schauenburg*, S. 79; *Labisch*, Homo Hygienicus, S. 123; *Simson*, Kanalisation, S. 83; *Rodenstein*, S. 87f.

13 *Behrend*, Bade- und Waschanstalten, S. 36–46.

14 Über Zielsetzung und Organisation des Centralvereins vgl. *Reulecke*, Sozialer Frieden, S. 259–265. Der Centralverein büßte allerdings nach der Jahrhundertmitte stark an sozialpolitischer Bedeutung ein: *C. Zimmermann*, Wohnungsfrage, S. 28.

15 Über die Cholera in Nürnberg vgl. StadtA Nürnberg, C 23/I Kh Allg., 140; Oeffentliche Bade- und Waschanstalten, in: Gemeinnützige Wochenschrift Würzburg 4 (1854), S. 349–351; StadtA Nürnberg, C 7/I GR 8142: »Errichtung öffentlicher Wasch- und Bad-Anstalten in hiesiger Stadt 1854–1870«, 3v-r (Hilpert) und 5v–16r (Bericht und Kostenvoranschlag des Baurates Solger). Über die beiden Musteranstalten in Hamburg und Berlin *C. H. Schmidt*, Badeanstalten, S. 268f. (Hamburg) sowie: Über Brunnen, Mineralbäder, Wasch- und Badeanstalten, S. 315f. (Berlin).

16 StadtA Nürnberg, C 7/I GR 8142 »Reisebericht in Betreff der projektierten Wasserleitung, dann Bade- und Waschanstalt«, 22v–25v.

17 Ebd., 49r, beiliegend: Brüstlein u. a. (Hg.), Reglement für die öffentlichen Wasch- und Bade-Anstalten in Berlin, Berlin 1856 u. 99r, beil.: Hinschius, Reglement ..., Berlin 1866.

18 Ebd., 32v–33r.

19 Ebd., 34r; Einstellungsbeschluß ebd., 88v (Eine Wiederaufnahme der Überlegungen zum Bau einer Bade- und Waschanstalt in Nürnberg erfolgte am 22. Okt. 1869). Zu den neuen Frauenbädern vgl. StadtA Nürnberg C 7/I GR 8133, Ratsprot. vom 18. Feb. 1864. Zur schließlich gebauten Nürnberger Anstalt vgl. *Osthoff*, S. 62–70.

20 Über Brunnen, Mineralbäder, S. 124f.

21 StadtA Wien, HRQ 12, 34505/1851; *Osthoff* nennt Magdeburg (1860), Hannover (1867), Leipzig (1869), Badenweiler (1875) als weitere Gründungsorte von Bade- und Waschanstalten (S. 18).

22 Von der Reinlichkeit, Darmstadt 1829, S. 39f., Anm.

23 StadtA Nürnberg, C 7/I GR 5897, »Verunreinigung der Straßen 1845–85«, 4–57; ebd, GR 5888: »Beschwerden wg. Verunreinigung der Häuser durch Nachbarn«, 12. Sept. 1846.

24 StadtA Wien, HRQ 12 69692/1847, Wirtschaftssitzung des Stadtmagistrats vom 7. Sept. 1847.

25 StadtA Nürnberg, C 7/I, GR 5876, »Die Errichtung von Abtritten und Pissoirs an öffentlichen Plätzen 1832–75«, Nürnberger Anzeiger vom 23. Juni 1860 und Con. plen. 26. Juni 1860; Wasserversorgung Berlins, S. 99 (Abb.).

26 StadtA Augsburg, B 2, 4364: »Errichtung eines öffentlichen Pissoirs in Augsburg«, 19. Jan. 1855; Werbeschrift der Firma Rummel u. Philippi, Kreuznach 1859, an: StadtA Nürnberg, C 7/I, GR 5876, 8. Juli 1859; *Wright*, S. 200; Wasserversorgung, S. 97f. (Abb.).

27 *Oesterlen*, S. 448f., Taf. IV (Querschnitt eines unterirdischen Kanals).

28 *Virchow*, Canalisation oder Abfuhr?, Berlin 1869. Zur Gegenüberstellung der Systeme vgl. *Behrend*, Die Kanalisierung, S. 6. Zur Frage der Assanierung der Städte vgl. *C. Zimmermann*, Wohnungsfrage, S. 93–97.

29 *Simson*, Kanalisation, S. 10. Über das Kosten-Nutzen Denken der Experten *Brüggemeier*, Zauberlehrlinge, S. 284.

30 *Varrentrapp*, Über Entwässerung, S. 9.

31 Ebd. S. 9. Bereits 1770 drohten die Londoner Behörden einem Hausbesitzer mit dem Abschalten der Wasserversorgung, wenn er nicht sein neues WC aus der Leitung nähme (*Wright*, S. 94). Über London vgl. auch *Illich*, S. 117. Über den allgemeinen Zusammenhang von WCs und Kanalisierung *Simson*, Kanalisation, S. 10; *Hösel*, S. 144 (Waterclosets in englischen Städten). Über Hotels als Schrittmacher des hygienischen Fortschritts *Giedion*, S. 749.

32 Der Stettiner Stadtbaurat *J. Hobrecht* erwähnte in seinem Aufsatz über »Die Kanalisation von Städten« die »dringenden Vorstellungen und Bitten« der Anwohner (S. 223).

33 *Magnus*, S. 23. Über Magnus' Schrift vgl. auch *Schürmayer*, S. 143; *Crelle*, S. 4–9 (über den allgemeinen Zusammenhang von Wasserver- und -entsorgung) und S. 80–119 (Konstruktion und Kosten der Abwasserbeseitigung für Berlin).

34 Über die Münchner Abfuhrverhältnisse vgl. *Salviati*, S. 78. Auch in Leipzig war die Anlegung von WCs nicht erlaubt (ebd., S. 89).

35 *Schuster*, S. 1–16; *Hösel*, S. 144f.

36 *Salviati*, S. 95–106.

37 *Pettenkofer*, Bericht über die locale Disposition der Stadt Würzburg; *ders.*, Über den

Luftwechsel, München 1858, S. 73; *ders.*, Untersuchungen und Beobachtungen über die Verbreitungsart der Cholera, München 1855 (Genaue Beschreibung der sanitären Verhältnisse in München, Nürnberg, Augsburg, Würzburg). Über Desinfektionsmaßnahmen vgl. auch Pettenkofers Beitrag in *Griesinger*, S. 12f.

38 Über den Verzicht auf Sandfiltration in Hambung *Evans*, S. 196–199. Allgemein zum Beginn der modernen Bakteriologie: *Eckart*, S. 220–231; *Labisch*, Homo Hygienicus, S. 132f; *Evans*, S.330–363.

39 *Varrentrapp*, Entwässerung, S. 193–195 u. S. 168f. (über Pettenkofer). V. griff darin auch den Berliner Experten Behrend scharf an: Dieser sei »ohne Sachkenntnisse«, auch »von höheren Zielen der Reinlichkeit, Gesundheit, des Anstands« wisse er nichts (ebd. S. 151). Über Varrentrapps praktische Verdienste um die Frankfurter Kanalisation vgl. *Lindley*, S. 81–94.

40 »In Frankfurt a. M. baut man Kanäle, während man noch nicht weiß, ob man das Kanalwasser in den Main abfließen lassen oder zur Berieselung verwenden will« (*Virchow*, Canalisation, S. 11); *Hobrecht*, S. 227–231. Schließlich empfahl sogar Varrentrapp Rieselfelder, um das Projekt der Schwemmkanalisation nicht zu gefährden. Bereits in den vierziger Jahren hatte es in Berlin Überlegungen zum Bau einer Kanalisationsanlage gegeben, diese waren jedoch zunächst eingestellt worden (*Rodenstein*, S. 86).

41 *Behrend*, Kanalisierung, S. 31.

42 *Rodenstein*, S. 88; *Hösel*, S. 140f. (Tab.).

43 *J. Scherf*, Die Kanalisierung der Stadt Würzburg, S. 49–63; Bericht über die Verwaltung und den Stand der Gemeinde-Angelegenheiten der Stadt Würzburg, Würzburg 1870, S. 18f.

44 StadtA Augsburg, B 4/I PolDir A 30: Räumung der Schwind- und Abtrittgruben sowie deren Anlage«, 27. Mai 1857; Werbeschrift der Firma Schneitler, Berlin, an: StadtA Augsburg, B 2/876; Beschreibung der Garnison Augsburg, München 1900, S. 31–36.

45 StA Bamberg, K3 FIII 1620: »Die Beseitigung von Gesundheitsschaedlichkeiten betr. darin Dr. Pettenkofers Schrift über den Luftwechsel in Wohngebäuden«, Staatsmin. d. Innern, 21. Juli 1856. Eine inhaltsgleiche Abschrift der Verordnungen auch im StadtA Augsburg, B 4/I PolDir A 30. Erst ab 1892 wurde in München die Einleitung von Fakälstoffen in die Isar gestattet und damit der Übergang zu einer modernen Kanalisation hergestellt (*Rodenstein*, S. 85).

46 StA Würzburg, RA 6596 »Entfernung der Gesundheit nachteiliger ... Mißstände«, Petition vom 31. Juli 1846; Vgl. auch StA Bamberg, K III F III 1611: »Die Düngergruben im Stadtbezirke«, Petition vom 6. Dez. 1856. Über die Dominanz des Agrarsektors *Nipperdey*, Deutsche Geschichte, S. 145f.

47 Über »Dresdner Guano« vgl. *Salviati*, S. 88; *Virchow*, Canalisation, S. 17.

48 *Salviati*, S. 78–83. Nach Pettenkofers Angaben existierte auch in München 1855 eine Guanofabrik (Luftwechsel, S. 7). Über die Guanofabrik in der kleinen Landstadt Ochsenfurt: StA Würzburg, RA 6609, 1859. Über die Würzburger Guanofabrik RA 6588, 31. März 1837, 28. Juni 1838.

XI. Die Rückseite der kulturellen Modernisierung

1 *Giddens*, Strukturierung, S. 175–185.

2 Physikatsberichte der Regierungsbezirke Niederbayern, Oberpfalz, Schwaben, Ober- Mittel- Unterfranken und Pfalz, in: Bayer. Staatsbibliothek München, Handschriftenabteilung, Sign. Codex germanicus monacensis (cgm) 6874, 1–207.

3 Über die Bedeutung medizinischer Topographien vgl. *Brügelmann*, S. 312f.; Über die spezielle Bedeutung medizinischer Topographien für Stadtplanung und Städtebau *Rodenstein*, S. 45.

4 Bemerkungen über die Abfassung medicinischer Länder- Bezirks- und Orts- Beschreibungen überhaupt, in: *Henke*, 9. Ergänzungs-Heft, S. 215–307, 216.

5 Instruktion für die angestellten und besoldeten Landärzte in dem Fürstenthume Bamberg, in: *Augustin*, S. 231. Zur Neuordnung des Medizinalwesens in Bayern vgl. *Probst*, S. 185–212; *Reder*, S. 205f.

6 StA Bamberg, K 3/F III 5, »Den Gesundheitszustand auf dem platten Land betr.«, Weisung der Regierung von Oberfranken vom 13. März 1853; *Virchow*, Die Noth im Spessart, S. 14.

7 *Riehl*, Bavaria, Landes- und Volkskunde des Königreichs Bayern. Zur Berufung Riehls vgl. *Bergmeier*, Wirtschaftsleben, S. 3.

8 *Reder*, S. 207f.

9 Angestoßen durch die Hinweise von Wolfang Zorn im Jahr 1982 sind in den späten 80er Jahren zahlreiche meist regionalgeschichtlich orientierte Aufsätze und Dissertationen auf der Basis der Physikatsberichte entstanden: *W. Zorn*, Medizinische Volkskunde, S. 219–231. Ein Überblick über die erschienene Literatur bei *Reder*, S. 226 (Anm. 7).

10 Es kann deshalb nicht verwundern, daß eine Quellengruppe heute der Forschung Schwierigkeiten bereitet, die schon zur Zeit ihrer Abfassung ein Torso geblieben ist. Das Hauptziel, eine medizinische Topo- und Ethnographie für jeden Regierungsbezirk, wurde nie verwirklicht. Erst mit zehnjähriger Verspätung erschien der Generalbericht über die Erhebung: *C. F. Mayer*, General Bericht über die Sanitätsverwaltung im Königreich Bayern, München 1868. Über die Probleme bei der Arbeit mit den Physikatsberichten *Zorn*, S. 225–230.

11 Eingesehen wurden für diesen Untersuchungsabschnitt 108 der insgesamt 207 Berichte, vorwiegend aus der Region Nordbayern und Schwaben. Der Rest der Berichte behandelt die hygienische Situation in der Region Oberbayern und in wenigen bayerischen Mittel- und Großstädten, die bereits ausführlich geschildert wurden. Auch von den eingesehenen Berichten konnte nur ein Teil berücksichtigt werden, da die betreffenden Textpassagen vereinzelt unleserlich, öfters nicht aussagekräftig (»Reinlichkeit in der Region durchschnittlich«) waren. Oder, was häufiger vorkam, der betreffende Punkt war vom Berichterstatter gänzlich unberücksichtigt geblieben.

12 Die einzelnen Physikatsberichte werden im folgenden unter Weglassung der durchgängigen Signatur »cgm. 6874-« nach dem Namen des Landgerichtsbezirks und den im Verzeichnis der BStB dahinter aufgeführten Ziffern zitiert. Bei vorhandener Blatt- oder Seitenzählung in den Manuskripten ist diese nach dem Komma angegeben, hier: LG Miltenberg (108, 176).

13 LG Bischofsheim (14, 85–91).

14 LG Orb (122, 20).

15 LG Ochsenfurt (122, 25); LG Schöllkrippen (156, 74); LG Volkach (184, 28).

16 Für die Region Nordbayern: LG Brückenau (14, 171); LG Rothenbuch (122, 49); LG Obernburg (122, 33); LG Baunach (14, 40); LG Bischofsheim (14, 68), für die Region Oberpfalz vgl. *E. Wormer*, Alltag und Lebenszyklus, S. 110.

17 LG Gemünden (30, 37); Ansbach (7, 22).

18 LG Marktsteft (108, 48); LG Ottobeuren (136, 21 u. 29); LG Neunburg (119, 24); Günzburg, (59a, 140); LG Arnstein (3, 9); LG Naila (116.2, 62); LG Aschaffenburg (3, 46).

19 LG Vilshofen (182, 99); LG Orb (122, 58); LG Dettelbach (30, 58); Bamberg (11, 24); LG Kitzingen (88, 14).

20 LG Eichstätt (40, 29); LG Wunsiedel (206, 18); LG Schweinfurt (156, 57); LG Windsheim (200, 16).

21 Für Franken: LG Hofheim (61, 146–150); LG Ansbach (8, 31); LG Wiesentheid (184, 48f.); Für Schwaben: LG Krumbach (91, 107f.); LG Günzburg (59a, 140).

22 LG Vilshofen (182, 62); LG Stadtprozelten (40, 115); LG Kitzingen (88, 14); LG Königshofen (88, 39f.; LG Forchheim (48, 98); LG Bischofsheim 14, 69f.); LG Brückenau (14, 157–159); LG Münnerstadt (108, 204); LG Euerdorf (30).

23 LG Hilders (61, 105). Vgl. zu den geschilderten Wohnverhältnissen auch LG Ansbach (8, 32); LG Hof (71, 50f.); LG Scheßlitz (160, 9f.); LG Ebern (30, 249–255); LG Weyers (184, 62).

24 LG Wörth, 202); LG Günzburg (59a, 65–67); LG Krumbach (91, 108); LG Dingolfing (32, 26); LG Vilshofen (182, 61), LG Landshut (97, 20); LG Memmingen (110, 11).

25 LG Hof (71, 73); LG Ochsenfurt (122, 16f.); LG Arnstein (3, 9); LG Naila (116.2, 18); LG Ebern (30, 255); LG Amorbach (3, 21f.). Vgl. dazu *K. Bedal*, Ländlicher Hausbau, S. 120.

26 LG Pfarrkirchen (142).

27 LG Wending (198, 220f.); LG Alzenau (3, 18 u. 24–28); LG Erlangen (44, 388).

28 LG Würzburg r. d. M. (184, 39); LG Schweinfurt (156, 57); LG Kitzingen (88, 17).

29 LG Wiesentheid (184, 48f.); LG Scheßlitz, (160, 11); LG Neustadt (122, 30f.).

30 LG Orb (122, 51).

31 LG Brückenau, (14, 172); LG Dettelbach (30, 95); LG Gerolzhofen (30, 76).

32 LG Marktbreit (108, 27); LG Pfarrkirchen (142); LG Naila (116.2, 62); LG Landshut 97, 15).

33 LG Gerolzhofen (30, 76); LG Ochsenfurt (122, 18); LG Ottobeuren (136, 20). Über die Hochschätzung des Düngers vgl. *Ilien*, S. 74.

34 LG Uffenheim (178, 18); LG Münnerstadt (108, 204).

35 LG Günzburg (59a, 68); LG Kissingen (61, 265f.); LG Würzburg r.d.M. (184, 34); LG Gerolzhofen (30, 76); LG Ansbach (8, 33f.); LG Hilders (61, 97); LG Scheßlitz (160, 11); LG Amorbach (3, 18); LG Dillingen (31, 80f.); LG Orb (122, 35).

36 LG Rothenfels, (156, 67); LG Marktbreit, (108, 27). Dazu *M.-F. Morel*, Die Konzeption des Kindes in der Medizin des 18. Jahrhunderts, S.197.

37 LG Miltenberg (108, 175); LG Hofheim (61, 221); LG Münnerstadt (108, 205); LG Euerdorf (30); LG Wending (198, 222); LG Memmingen (110, 14); LG Nördlingen (126, 32); LG Amberg (4, 159); LG Forchheim (48, 99).

38 Für Franken: LG Aub (3, 9); LG Münnerstadt (108, 205). Für die Region Oberpfalz: LG Weiden (192, 10); *Wormer*, S. 108. Für die Region Schwaben: LG Zusmarshausen, in: cgm 6876, Medizinische Topographie von Schwaben und Neuburg, S. 129.

39 LG Miltenberg (108, 177); LG Hammelburg (61, 62).

40 LG Haßfurt (61, 72); LG Neustadt/Saale (161, 31); LG Uffenheim (178, 23).

41 LG Werneck (184, 12); LG Euerdorf (30, 15); LG Burgebrach (25, 168); Augsburg (10, 69); LG Wertingen (199, 35).

42 LG Amberg (4, 160); Zur Region Oberpfalz vgl. auch *Wormer* S. 112; LG Bamberg (13, 17); LG Ebern (30, 256); LG Volkach (184, 29).

43 LG Eltmann (30, 21f.); LG Marktheidenfeld (108, 82); *H. Isermeyer*, Ländliche Gesellschaft, S. 184.

44 LG Dillingen (31, 113); LG Krumbach, (91, 109). Vgl. auch für Niederbayern LG Deggendorf (29, 13); dagegen: LG Nördlingen (126, 32). Aus der Vielzahl der Berichte über das desolate Badewesen in Nord- und Ostbayern vgl. LG Amberg (4, 160f.); LG Uffenheim

(178, 23); (LG Hilders, 61, 105f.); LG Rothenburg, (155); LG Forchheim 48, 99); LG Hofheim (61, 180); LG Gräfenberg, (55, 101); LG Wiesentheid (184, 49); LG Ochsenfurt (122, 25); LG Scheßlitz (160, 17); LG Klingenberg (88, 25).

45 LG Kissingen (61, 287); LG Naila (116.2, 32) LG Euerdorf (30); LG Bischofsheim (14, 70f.); LG Königshofen (88, 43); LG Hilders (61, 98).

46 LG Uffenheim (178, 23); LG Krumbach (91, 108).

47 LG Orb (122, 48); LG Münnerstadt (108, 205); LG Bischofsheim (14, 74).

48 LG Hilders (61, 98).

49 LG Ottobeuren (136, 29); LG Neunburg (119, 24); LG Vilshofen (182, 98).

50 LG Dingolfing (32, 31); LG Bamberg (12, 43); LG Amorbach 3, 22).

51 LG Hilders (61, 105).

52 LG Aub, (3, 9); LG Nördlingen (126, 32); LG Weißenburg (196, 49); LG Schweinfurt, 156, 57); LG Hofheim (61, 170).

53 LG Karlstadt (61, 221); LG Rehau (149, 58); LG Ansbach (8, 46).

54 LG Marktbreit (108, 27); LG Weiden (192, 11).

55 LG Stadtprozelten (156, 123); LG Marktheidenfeld (108, 83).

Resümee

1 *Gmelin*, S. 38, 66.

2 *Liebig*, S. 87.

Quellen und Literatur

I. Ungedruckte Quellen

Bayerisches Hauptstaatsarchiv München Abt. IV: Kriegsarchiv
MKr: 7203; 7204; 7205; 7211; 7212; 7213; 7234; 7292; A IV: 3, 61; A VII/9: 457; A XI/32; A XII: 13; 28; A XIIa/39.

Hauptstaatsarchiv Stuttgart
A 244: 213; 261; 144; 259; 221; E 151/51/87; 10 525.

Hauptstaatsarchiv Stuttgart: Militärarchiv
E 271c/1985; 2793; 2795.

Bayerische Staatsbibliothek München, Handschriftenabteilung
cgm 6874: 3; 4; 7; 8; 10; 11; 12; 13; 14; 15; 25; 29; 30; 31; 32; 40; 44; 48; 55; 59a; 61; 71; 88; 91; 97; 108; 110; 116; 116.2; 119; 122; 126; 136; 142; 149; 156; 160; 161; 178; 182; 184; 192; 196; 198; 199; 200; 202; 205; 206; cgm 6876.

Staatsarchiv Augsburg
RA 20/1, 4236.

Staatsarchiv Bamberg
K 3/F III: 79; 83; 582,II; 593; 1611; 1620; C 7/VIII, 3581; 3582.

Staatsarchiv Würzburg
RA: 6255; 6272; 6277; 6291; 6489; 6509; 6512; 6518; 6521; 6524; 6588; 6596; 6609; 6990.

Stadtarchiv Augsburg
B 1, 1176; 1298a; B 2, 876; 1725; 1726; 4009; 4364; B 4/I, PolDir B 16; PolDir A 238; A 30.

Stadtarchiv Frankfurt
Greb'sches Badebuch S 5, 212.

Stadtarchiv Gerolzhofen
HV MS q.11; A 1704.

Stadtarchiv Karlstadt
Kar 522; 530.

Stadtarchiv Königshofen i. Gr.
V/1-Badewesen (1635–1752); Box 30, 522,III.

Stadtarchiv Mainz
60/4; 27/322.

Stadtarchiv Nürnberg
A 4/BR: 1838/9, 18; 1839/40, 187; A 6/Mandate; B 6/II PD, 422; C 2/PD 471; 495; 828; C 7/I GR 8133; 8142; 5876; 5888; 5897; C 23/I Kh Allg: 21; 140.

Stadtarchiv Schweinfurt
HR/ VI-D–37–3; HR/Pol 841.

Stadtarchiv Wien
HA 19/1791; Hist 4/1834; HRfasc.: 10/1808; 16/123/1799; HRI/ B5; HRQ 3, 17343; HRQ 12: 10693; 11532; 16144; 34505; 41936; 53641; 69692; 71850; 79986.

Niederösterreichisches Landesarchiv Wien
K 5, POD 1813–5; Bestand Circulare: 1807; 1808/K 4; 1811/ K 5; 1829; K 17, 1–7200.

Stadtarchiv Würzburg
JuSpi 1300; 3898; 3899; 3900.

II. Gedruckte Quellen

Ackermann, J. C. G., Bernhard Ramazzini's Abhandlung von den Krankheiten der Künstler und Handwerker, Stendal 1780–1783.

Ackermann, J. C. H., Winke zur Verbesserung öffentlicher Brunnen und Badeanstalten, Posen 1802.

–, Versuch über die Prüfung der Luftgüte. Nebst einem Beytrage zur medicinischen Policey, Leipzig 1791.

Adelung, J. C., Grammatisch-kritisches Wörterbuch der hochdeutschen Mundart, 4 Tle., Leipzig 1793–1798.

–, Leipziger Wochenblatt für Kinder, Bd. 1, Leipzig 1773.

Adressbuch der Stadt Würzburg, Würzburg 1829–59.

Alberti, J. F., Die innerliche und äußerliche Gestalt eines rechtschaffenen Schülers, Halle 1729.

Alexis, W. (G. W. Häring), Schattenrisse aus Süddeutschland, Berlin 1834.

Allgemeines Lesebuch für katholische Bürger und Landleute für Stadt und Landschulen eingerichtet von einem katholischen Geistlichen in Franken, Hildesheim 1793.

Allgemeines Magazin der Natur, Kunst und Wissenschaften, Leipzig 1761.

Amaranthes (G. S. Corvinus), Nutzbares, galantes und curiöses Frauenzimmer-Lexicon, Leipzig 1715, ND Leipzig 1980.

Archiv für medizinische Länderkunde, Bd. 1, Coburg 1800.

Arndt, E. M., Reisen durch einen Theil Teutschlands ... in den Jahren 1798 und 1799, Leipzig 1804.
Arndt, J., Paradieß-Gärtlein. Voller christlicher Tugend-Gebeten ..., Leipzig 1715.
Aronsson, J., Anleitung zum diätetischen Gebrauch der Bäder. Nebst Beschreibung der Welperschen Badeanstalt auf der Spree in Berlin, Berlin 1804[2].
Augustin, F. L., Archiv der Staatsarzneikunde, Bd. 1, Berlin 1804.
Aurelius Augustinus, Selbstgespräche, Zürich 1954.
–, Ausgewählte Schriften, Bd. 8; Kempten 1879.
Ueber die lauwarmen Bäder zu Meidling nächst Wien, Wien 1804.
Bahrdt, C. F., Handbuch der Moral für den Bürgerstand, Halle 1789.
–, Moral für alle Stände, Berlin 1797[4].
–, Philanthropischer Erziehungsplan oder vollständige Nachricht von dem ersten wirklichen Philanthropin zu Marschlins, Frankfurt 1776.
Baldinger, E. G., Lexikon der K. K. Medizinalgesetze, Tl. 1, Prag 1790.
Barbieux, F., Zweckmäßige Anlage gußeiserner Abtritte, um den Geruch derselben in den Häusern und den Zug von unten zu verhüten, in: C. F. L. Förster (Hg.), Allgemeine Bauzeitung, S. 163f.
Barth, J. C., Die galante Ethica. In welcher gezeiget wird, wie sich ein junger Mensch bei der Galanten Welt recommandieren soll, Dresden 1728.
Barthelme, Der nützliche Hausfreund oder Noth- und Hülfs-Buch für jede Haushaltung besonders für Ökonomen, Künstler und Handwerker, Marktbreit 1832.
Basedow, J. B., Ausgewählte pädagogische Schriften, Paderborn 1965.
Becker, J. Z., Noth-und Hülfs-Büchlein oder lehrreiche Freuden- und Trauer-Geschichte der Einwohner von Mildheim (1788), ND Dortmund 1980.
–, Anderer Theil. Für katholische Leser eingerichtet von Placidus Muth, Gotha 1799.
Behrend, F. J., Die öffentlichen Bade- und Waschanstalten, ihr Nutzen und Ertrag, Berlin 1854.
–, Die Kanalisierung der Stadt Berlin in gesundheitlicher Beziehung, Berlin 1866.
Bemerkungen über Menschen und Sitten auf einer Reise durch Franken, Schwaben, Bayern und Österreich, Zürich 1794.
Bergius, P. J., Von dem Nutzen der kalten Bäder, Marburg 1793.
Bericht über die Verwaltung und den Stand der Gemeinde-Angelegenheiten der Stadt Würzburg. Geschäftsjahr 1869, Würzburg 1870.
Die Berliner Bade- und Waschanstalt, in: L. Spengler (Hg.), Balneologische Zeitung, Bd. 5, Wetzlar 1857, S. 315.
Bertuch, F. J., Nachschrift, in: *C. W. Hufeland*, Nöthige Erinnerung an die Bäder, Weimar 1801, S. 39–47.
Bestelmeier, G. H., Systematisches Verzeichnis eines Magazin von verschiedenen Kunst- und anderen nützlichen Sachen, zur lehrreichen und angenehmen Unterhaltung der Jugend (1803), ND Zürich 1979.
Bohse, A., Der getreue Hoffmeister adelicher und bürgerlicher Jugend, Leipzig 1703.
Bräker, U., Lebensgeschichte und natürliche Abentheuer des Armen Mannes im Tockenburg, Gotha o. J..
Über Brunnen, Mineralbäder, Wasch- und Badeanstalten in Mittelfranken 1855–56, in: L. Spengler (Hg.), Balneologische Zeitung, Bd. 5, Wetzlar 1857, S. 124f.
Brunner, H. C., Ueber Noth und Hülfe in allen Ständen und Klassen, Landshut 1850.
Buchholz, W., Wasser und Seife oder Allgemeines Wäschebuch, Hamburg 1868.
Bundschuh, J. K., Geographisch-Statistisch-Topographisches Lexikon von Franken, Ulm 1799–1804.
Campe, J. H., Väterlicher Rath für meine Töchter (1796), ND Paderborn 1988.

–, Sittenbüchlein für Kinder, Braunschweig 1788[4].
– (Hg.), Allgemeine Revision des gesamten Schul- und Erziehungswesens, Hamburg 1785ff.
–, Wörterbuch der deutschen Sprache, 4 Bde., Braunschweig 1807–1811.
Cazeneuve u. Comp., Die beweglichen und nicht stinkenden Abtritts-Gruben, Weimar 1819.
Cless, G. u. G. Schübler, Versuch einer medizinischen Topographie der Kgl. Haupt- und Residenzstadt Stuttgart, Stuttgart 1815.
Der häusliche Comfort als Bedingung des Wohlseins im Hause, Leipzig 1864.
Crelle, A. L., Über die Mittel und die nöthigen Bauwerke zur Reinigung der Städte und zur Versorgung derselben mit Wasser; mit besonderer Rücksicht auf die Stadt Berlin, Tl. 1, Berlin 1842.
Crusius, S. G., Von den Mitteln Kinder zu gesunden Menschen zu erziehen, Leipzig 1796.
Di Cilia, G., Geistliche Krancken-Praktica, Regensburg 1701.
Diderot et D´Alembert, L´Encyklopédie, Arts de L´Habillement, ND Barcelona 1989.
Dithmar, J. C., Einleitung in die Oeconomische Policei- und Cameral-Wissenschaften (1745), ND Glashütten 1971.
Döllinger, G., Sammlung der im Gebiete der inneren Staatsverwaltung des Königreichs Beyern bestehenden Verordnungen, Bd. XV (Medizinalwesen), München 1838.
Dolz, J. C., Anstandslehre für die Jugend, Leipzig 1810.
Ehrhardt, S. J., Über Beförderung mehrerer Reinlichkeit bey dem gemeinen Mann, in: S. v. Bibra (Hg.), Journal von und für Deutschland, 7. Stück, 1786, S. 1–8.
–, Über die vernachlässigte Reinlichkeit gemeiner Leute, in: Oekonomische Nachrichten der patriotischen Gesellschaft in Schlesien, XIII. St., 1778, S. 97–104.
Erasmus v. Rotterdam, Civilitas morum puerilium, das ist: Galante Höfligkeit, Wodurch Fürnehmlich die grünende Jugend für den politischen Augen der heutigen Welt sich also aufführen kan, Leipzig 1714.
Erhard, J. B.,Theorie der Geseze die sich auf das körperliche Wohlseyn der Bürger beziehen, Tübingen 1800.
Ernesti, J. H. M., Sitten- und Diättafel oder Lehren der Höflichkeit, Wohlanständigkeit und Gesundheit, Coburg 1790.
Ersch, J. S. u. J. G. Gruber, Allgemeine Encyklopädie der Wissenschaften und Künste, Leipzig 1818ff.
Escherich, Ueber Wasserversorgungsanstalten in Städten und zunächst jene von Würzburg, in: Gemeinnützige Wochenschrift. Organ für die Interessen der Technik, des Handels, der Landwirthschaft und der Armenpflege, hg. von der Direction des polytechnischen Vereins zu Würzburg, Jg. IV, 1854, S. 145–191.
Etzel, K., Das Dianabad in Wien, in:. C. F. L. Förster (Hg.), Allgemeine Bauzeitung mit Abbildungen, Jg. 8, Wien 1843, S. 113–121.
–, Über Bauanlagen zur Erzielung der Reinlichkeit an öffentlichen Plätzen großer Städte, in: C. F. L. Förster (Hg.), Allgemeine Bauzeitung, S. 51ff.
Ewald, J. L., Die Kunst ein gutes Mädchen, eine gute Gattin, Mutter und Hausfrau zu werden. Ein Handbuch für erwachsene Töchter, Gattinnen und Mütter, 3 Bde., Frankfurt 1807.
Eyth, G., Der Jüngling, seine Bildung und sein Beruf als Deutscher, Augsburg 1839[2].
Faust, B. Ch., Gesundheits-Katechismus zum Gebrauche in den Schulen und beym häuslichen Unterrichte (1794), ND Stuttgart 1976[2].
Feiler, J., Handbuch der Diätetik, Landshut 1821.
Ferro, P. J., Vom Gebrauche des kalten Bades, Wien 1790[2].
–, Über die Wirkungen der Lebensluft, Wien 1795.
Fischer, C. A., Über den Umgang der Weiber mit Männern (1800), ND Hildesheim 1990.

Flittner, C. G., Gemeinfaßliche Anweisung über den Nutzen und rechten Gebrauch der einfachen kalten und warmen Wasserbäder so wie der Dampfbäder, Berlin 1822.
Florinus, J. P., Oeconomus prudens et legalis. Oder Allgemeiner Kluger und Recht-Verständiger Haus-Vatter, bestehend in 9 Büchern, Nürnberg 1722.
Förster C. F. L. (Hg.), Allgemeine Bauzeitung, Wien 1840.
Förster, E., Handbuch für Reisende in Deutschland, München 1847.
Formey, L., Versuch einer medicinischen Topographie von Berlin, Berlin 1796.
Forster, G., Werke, Frankfurt 1970.
Francesconi, H., Ueber Wasserleitungen, in: C. F. L. Förster (Hg.), Allgemeine Bauzeitung, S. 39–50.
Frank, J. P., System einer vollständigen medicinischen Polizey, Mannheim 1780–1812.
–, Akademische Rede vom Volkselend als der Mutter aller Krankheiten (1790), eingeleitet u. übersetzt v. E. Lesky, Leipzig 1960.
Frank, J., Reise nach Paris, London, und einem großen Theile des übrigen Englands u. Schottlands in Beziehung auf Spitäler, Versorgungshäuser, übrige Armen-Institute, Medizinische Lehranstalten und Gefängnisse, Wien 1816.
Frank, L. F., Der Arzt als Hausfreund. Ein treuer und allgemein verständlicher Rathgeber für alle diejenigen, welche sich selbst belehren wollen, Leipzig 1854[8].
Frank, W., Emilie im vierfache Stande als Kind, Jungfrau, Gattin, Mutter, Reutlingen 1804[2].
Friedrich, E., Gesundheitspflege für das Volk, Berlin 1864.
Fromann, E. W., Gründlicher Unterricht oder Praktische Anweisung zur Anlegung von Wasserleitungen und Pumpen in dem Umfange, wie solche für die Wasserbeschaffung in Mittel- und kleineren Städten, in Landgemeinden und auf einzelnen Gütern vorkommen können, Koblenz 1840.
Gärtner, J., Über die Mängel der Privat-Wohnhäuser in Städten, sowohl in Hinsicht der baulichen Beschaffenheit, als der zweckmäßigen Einrichtung der Wohnungen, Hamburg 1850.
Geisler, A. F., Archiv weiblicher Hauptkenntnisse, 5. St., Leipzig 1787[3].
Gellert, C. F., Moralische Vorlesungen, Leipzig 1770.
Gercken, P. W., Reisen durch Schwaben, Baiern, angränzende Schweiz, Franken und die Rheinische Provinzen, Stendal 1783–1784.
Germershausen, C. F. v., Die Hausmutter in allen ihren Geschäfften, Leipzig 1782.
Gneist, R., Oeffentliche Bade- und Wasch-Anstalten, in: Mittheilungen des Centralvereins für das Wohl der arbeitenden Klassen (1852), Bd. 3, ND Hagen 1980, S. 1771–1792.
Gottsched, J. C., Die vernünftigen Tadlerinnen, Halle 1725–1726.
Graf, M., Der höfliche Musensohn. Wie er sich in und nach der Schule, zu Hause, über Tische, in der Kirche, bei dem Besuch und in Gesellschaft, wie auch in den Rekreations-Stunden ... nach seinen Umständen zu beobachten habe, Frankfurt 1766.
Graumann, P. B. C., Diätetisches Wochenblatt für alle Stände, oder gemeinnützige Auffsätze und Abbhandlungen zur Erhaltung der Gesundheit, Rostock 1781.
Grieben, Th., Deutschland. Illustriertes Handbuch für Reisende, Berlin 1861.
Griesinger, W. u. a. (Hg.), Cholera-Regulativ. Den Sanitätsbehörden, den Aerzten und dem Publikum, München 1866.
Grimm, J. u. W., Deutsches Wörterbuch, Leipzig 1854–1960.
Griner, H. M., Predigten oder Sittenreden, Augsburg 1770.
Günther, J. J., Etwas über den Werth des warmen Bades nebst einigen Bemerkungen über das Luftbad, vorzüglich in Hinsicht auf die physische Erziehung, Frankfurt 1804.
Guts-Muths, J. C. F., Turnbuch für die Söhne des Vaterlandes (1817), ND Wiesbaden 1973.
–, Katechismus der Turnkunst (1818), ND Wiesbaden 1973.
–, Kleines Lehrbuch der Schwimmkunst zum Selbstunterrichte, Weimar 1798.

Häberl, F. X., Abhandlung über öffentliche Armen- und Krankenpflege, München 1813.
Hahn, J. S., Unterricht von Krafft und Würckung des frischen Wassers in die Leiber der Menschen, Breslau 1754.
Hamburgisches Magazin oder gesammlete Schriften. Aus der Naturforschung und den angenehmen Wissenschaften überhaupt, Bd. 20, Hamburg 1757.
Hamm, O., Ordnung und Schönheit am häuslichen Herd, Jena 1867.
Handbuch aller unter der Regierung des Kaisers Joseph II. für die K. K. Erbländer ergangenen Verordnungen und Gesetze, Bd. 1, Wien 1786.
Hartmann, J. C., Alamode-Teuffel, o. O., 1675.
Hasse, L., Über Wasserleitungs-Röhren von Gußeisen, Dresden 1820.
Hecker, K., Die Wohnungen der Armen, in: Vierteljahresschrift für gerichtliche öffentliche Medizin, Bd. 5, Berlin 1854, S. 13–71.
Heim, E. L., Tagebücher, hg. v. W. Körner, Leipzig 1989.
Heinse, G. H., Reisen durch das südliche Deutschland und die Schweiz, Leipzig 1810.
Helfft, J. J., Encyklopädisches Wörterbuch der Landbaukunst für Cameralisten, Architecten, Bauhandwerker und das bautreibende Publikum, Berlin 1836.
Hellwig, Ch. v., D. Valentini Kräutermanns Lehre von den untrüglichen Kennzeichen des Urins, Augsburg 1788.
–, Neu-entdeckte Heimlichkeiten des Frauenzimmers, Arnstadt 1746[6].
Henisch, G., Teütsche Sprach vnd Weisheit (1616), ND Hildesheim 1973.
Henke, A., Zeitschrift für die Staatsarzneikunde, Bd. 9, Erlangen 1825.
–, 9. Erg. Ht., Erlangen 1828.
Hentze, E., Anweisung zur Anlegung und Construction geruchloser Abtritte, Quedlinburg 1832.
Hergang, K. G., Pädagogische Real-Encyklopädie oder Encyklopädisches Wörterbuch des Erziehungs- und Unterrichtswesens und seiner Geschichte, Bd. 2, Grimma 1847.
Herholdt, J. D., Übersicht der mechanischen und chemischen Mittel zur Reinigung der Luft in Hospitälern, Kopenhagen 1802.
Hey, W., Noch funfzig Fabeln für Kinder. In Bildern, gez.v. O.Speckter, Hamburg 1837.
Historisch-genealogischer Kalender auf das Jahr 1802. Darstellung des Luxus und Lebensgenusses, Berlin 1802.
Hirschfeld, L. C. G., Theorie der Gartenkunst (1792), ND Berlin 1990.
Hobrecht, J., Die Kanalisation von Städten, vom bautechnischen und finanziellen Standpunkte, in: Deutsche Vierteljahresschrift für öffentliche Gesundheitspflege, Bd. 1, Braunschweig 1869, S. 223–231.
Moderne Höflichkeitsregeln um in der Welt sich klug aufzuführen, nebst allgemeinen Hauptregeln um glücklich zu seyn, wie auch wahre Grundsätze, sich bey den Leuten bliebt zu machen, Wien 1788[3].
Hofheim, K. J., Magazin der Polizey, Justiz und innere Staatswirthschaft überhaupt, Hamburg 1804.
Hoffmann, F., Kürtzlicher und gründlicher Unterricht, Wie bey denen anitzo grassierenden gefährlichen Seuchen ein jeglicher sein eigen Medicus seyn könne, Berlin 1710.
Hoffmann, F. G., Neues Verzeichnis und Muster-Charte des Meubles-Magazin (1795), ND Leipzig 1981.
Horsch, J. P., Versuch einer Topographie der Stadt Würzburg in Beziehung auf den allgemeinen Gesundheitszustand und die dahin zielenden Anstalten, Arnstadt 1805.
Horst, J. F. v,. Anstandslehre für Jünglinge, Quedlinburg 1825.
Howard, W., Praktisches System auf die Gefängnisse in Philadelphia angewandt, zum Besten der Menschheit, Leipzig 1797.
–, Ueber Gefängnisse und Zuchthäuser, Leipzig 1780.

Hufeland, C. W., Die Kunst das menschliche Leben zu verlängern, Jena 1798².
–, Nöthige Erinnerung an die Bäder und ihre Wiedereinführung in Teutschland nebst einer Anweisung zu ihrem Gebrauch und bequemen Einrichtung derselben in den Wohnhäusern, Weimar 1801.
–, Anleitung zur physischen und moralischen Erziehung des weiblichen Geschlechts, Leipzig 1857².
Hunolt, F., Christliche Sitten-Lehr Über die Evangelische Wahrheiten, Augsburg 1760⁴.
Hußty, Z. G., Diskurs über die Medicinische Polizei, 2 Bde., Preßburg 1786.
Jacobs, F., Auswahl aus den Papieren einer Unbekannten, Bd. 1, Leipzig 1818.
Jahn, F. L., Die Deutsche Turnkunst (1816), in: F. L. Jahns Werke, Bd. 2.1, Hof 1885.
Jean Paul, Blumen-, Frucht-, und Dornenstücke, hg. v. W. Benz, 3 Bde., München 1924.
John, J. D., Lexikon der K. K. Medizinalgesetze, Prag 1798.
Zur fünfzigjährigen Jubelfeier der Eröffnung des Praters, nebst einem Verzeichnis aller in Wien befindlichen öffentlichen Gärten und Bäder, Wien 1826.
Justi, J. H. G. v., Staatswirthschaft oder Systematische Abhandlung aller Oekonomischen und Cameral-Wissenschaften, die zur Regierung eines Landes erfordert werden (1758), ND Aalen 1961.
Kant, I., Sämtliche Werke, hg. v. F. W. Schubert u. K. Rosenkranz, Leipzig 1838.
M. Kayser, Geistliche Artzney Für die Krancke, Augsburg 1746.
Kleist, H. v., Briefe an seine Braut, hg. v. K. Biedermann, Breslau 1884.
Klöden, K. F., Von Berlin nach Berlin, Erinnerungen 1786–1826, Berlin 1978.
Köhler, F. A., Eine Albreise im Jahr 1790, hg. v. E. Frahm u. a., Bühl 1984².
Kopp, F. X., Generalbericht über die Cholera-Epidemie in München, München 1837.
Krünitz, J. G., Oeconomische Encyklopädie, oder allgemeines System der Staats-Stadt-Haus- und Landwirthschaft, Brünn 1787-Berlin 1813.
Küchelbecker, F., Quintessenz meiner Fußwanderung in süddeutsche Gegenden im Jahre 1800 in sechszehn wahrhaften Abentheuern, Penig 1802.
Kügelgen, W. v., Jugenderinnerungen eines alten Mannes, Berlin o. J.
Küttner, C. G., Reise durch Deutschland, Dänemark, Schweden, Norwegen und einen Theil v. Italien, 4 Bde., Leipzig 1801.
Kunst- und Werck-Schule, Anderer Theil. Darinnen zu erlernen allerhand schöne bewährte Lac-Spick-Terpentin- und Oel Fürnisse, Nürnberg 1732.
Lamotte, G. A. H. v., Vorschläge zur Abfuhr der Unreinigkeiten von den Stassen und Gassen in einer grossen und volkreichen Stadt, Göttingen 1777.
Landriani, M., Physikalische Untersuchungen über die Gesundheit der Luft, Basel 1778.
Langhans, D., Von den Krankheiten des Hofes und der Weltleute, Bern 1770.
Laube, H., Reise durch das Biedermeier (1834), ND Frankfurt 1968.
Lauckhard, F. C., Leben und Schicksale, Berlin 1989.
Lavater, J. C., Regeln für Kinder, o. O. 1793.
–, Unveränderte Fragmente aus dem Tagebuche eines Beobachters seiner Selbst (1773), ND Bern 1978.
–, Ausgewählte Schriften, hg. v. J. K. Orelli, Zürich 1841–1842.
Lehren und Erfahrungen für junges Frauenzimmer, Halle 1786.
LeNoble, Eckel der Welt. Erwecket durch Grundsätz, so aus der Schrifft und denen Vättern gezogen, Würzburg 1730.
Lersch, B. M., Geschichte der Balneologie, Würzburg 1863, ND Leipzig 1987.
Regelmäßiges Lesebuch. Oder Christliche Sittenlehre zur Leseübung für die Schulkinder, Würzburg 1803.
Leuchs, C., Nürnberger Waren-Kunde oder Preisverzeichniß der vorzüglichsten Nürnberger Manufactur-Waren, Nürnberg 1830.

Lichtenberg, G. C., Vermischte Schriften, 8 Bde., Göttingen 1853.

Lieberkühn, P. J., Über die nothwendige Verbindung der öffentlichen und häuslichen Erziehung, Züllichau 1784.

Liebig, J. v., Chemische Briefe (1844), ND Darmstadt 1967.

Lindley, W. C. H., Canalisation und Wasserversorgung, in: Frankfurt a. Main in seinen hygienischen Verhältnissen, FS G. Varrentrapp, Frankfurt 1881, S. 81–94.

Liselotte v. d. Pfalz, Briefe, hg. von C. Künzel, Ebenhausen 1923.

Locke, J., Gedanken über Erziehung, in: J.H.Campe (Hg.), Allg. Revision, Tl. 9, Wien 1787.

Neu erfundener Lustweg zu allerley schönen Künsten (1700), ND Dortmund 1980.

Macher, M., Pastoral-Heilkunde für Seelsorger, Augsburg 1847.

Magazin für Frauenzimmer, Bd.2, Kehl 1784.

Magazin für die gerichtliche Arzneikunde und medizinische Polizei, Stendal 1782.

Magnus, A., Über das Flusswasser und die Cloaquen grösserer Städte, Berlin 1841.

Mansfeld, F., Was kann der Volksschullehrer zur Ausrottung der körperlichen Unreinlichkeit seiner Zöglinge tun? Durch eine Amtserfahrung beantwortet, in: Archiv für das practische Volksschulwesen, Bd. 17, Eisleben 1835, S. 196–204.

Marcard, H. M., Über die Natur und den Gebrauch der Bäder, Wien 1815.

Marperger, P. J., Von Reinigung Der Gassen und Strassen In Grossen und Volckreichen Städten, Dresden 1719.

May, F. A., Medicinische Fastenpredigten, oder Vorlesungen über Körper- und Seelen-Diätetik, zur Verbesserung der Gesundheit und Sitten, Mannheim 1793.

Mayer, J. A., Das neue Dampf-Bad. Programm bei Eröffnung seiner Badeanstalt, Würzburg 1835.

Menzel, W., Beschreibung und Zeichnung eines wohlfeilen und bequemen Badeapparates nebst einem schriftlichen Gutachten des Herrn Staatsrathe Dr. Hufeland in Facsimile und dessen Baderegeln, Lyck 1836.

Metzler, F. X., Über den Einfluß der Heilkunst auf die praktische Theologie. Ein Beitrag zur Pastoralmedizin, Ulm 1794.

Meyer, J., Der Rathgeber für Badende oder Anweisung zu einer zweckmäßigen Benutzung aller Arten von Bädern und Gesundbrunnen, Pirna 1805².

Meyers Conversations-Lexikon für die gebildeten Stände, Hildburghausen 1850.

Milde, V. E., Lehrbuch der allgemeinen Erziehungskunde (1811), ND Paderborn 1961.

Moritz, K. P., Anton Reiser (1785), München 1961.

Most, J., Memoiren. Erlebtes, Erforschtes und Erdachtes, New York 1903.

Müller, K. L., Lobrede auf die Perruquen, Leipzig 1800.

Netto, F. A. W., Gemeinnützliche Nachrichten von den neuesten Erfindungen, Fortschritten und Entdeckungen, Bd. 1, Berlin 1829².

Nicolai, F., Über den Gebrauch der falschen Haare und Perrucken in alten und neuern Zeiten. Eine historische Untersuchung, Berlin 1801.

–, Beschreibunrg einer Reise durch Deutschland und die Schweiz, im Jahre 1781. Nebst Bemerkungen über Gelehrsamkeit, Industrie, Religion und Sitten, Berlin 1783–1796.

Niemann, J. F., Handbuch der Staats-Arzneiwissenschaft, Leipzig 1813.

Vom Nutzen der Reinlichkeit für die Gesundheit, in: Der physikalische und oekonomische Patriot, IV. St., Hamburg 1757, S. 25–32.

Obernburg, J. v., Reisen durch das Königreich Bayern, München 1815–1817.

Oeffentliche Wasch- und Bade-Anstalten, in: Gemeinnützige Wochenschrift des polytechnischen Vereins zu Würzburg, Jg. IV, 1854, S. 349–351.

Oeggl, G. u. A. Röschlaub (Hg.), Hygiea. Zeitschrift für öffentliche und private Gesundheitspflege, Frankfurt 1803–1804.

Oeser, C., Briefe an eine Jungfrau über die Hauptgegenstände der Ästhetik, Leipzig 1867⁷.

Oest, J. F., Höchstnöthige Belehrung und Warnung für Jünglinge und Knaben die schon zu einigem Nachdenken gewohnt sind (1787), ND München 1977.
Oesterlen, F., Handbuch der Hygieine, der Privaten und Öffentlichen, Tübingen 1857[2].
Osthoff, G., Die Bäder und Bade-Anstalten der Neuzeit, Leipzig 1887.
Der Patriot, Hamburg 1724–1726, ND Berlin 1984.
Paullini, C. F., Neu-vermehrte, heylsame Dreck-Apothecke, Frankfurt 1748[5].
–, Zeit-kürtzender Erbaulichen Lust oder Allerhand ausserlesener rar- und curioser ... Merckwürdigkeiten, Frankfurt 1693–1695.
Paulitzky, H. F., Anleitung für Landleute zu einer vernünftigen Gesundheitspflege. Ein Hausbuch für Landgeistliche, Wundärzte und verständige Hauswirthe zumal in Gegenden, wo keine Aerzte sind, Göttingen 1824[7].
Pettenkofer, M. v., Bericht über die locale Disposition der Stadt Würzburg für Cholera-Epidemie (Beilage zur Nr. 128 des Würzburger Anzeigers), Würzburg 1854.
–, Über den Luftwechsel in Wohngebäuden, München 1858.
–, Untersuchungen und Beobachtungen über die Verbreitungsart der Cholera, München 1855.
–, Was man gegen die Cholera thun kann. Ansprache an das Publikum, München 1873.
Pezzl, J., Reise durch den Baierischen Kreis (1784), ND München 1973.
Pfeufer, C., Geschichte des allgemeinen Krankenhauses zu Bamberg, Bamberg 1825.
Pierer, H. A., Universal-Lexikon oder vollständiges encyclopädisches Wörterbuch, Altenburg 1835.
Pinkerton, Mercier u. C. F. Cramer, Ansichten der Hauptstadt des französischen Kaiserreichs vom Jahre 1806 an, Amsterdam 1807–1808.
Platner, J. Z., Tractat von der Reinlichkeit, Leipzig 1752.
Pöllnitz, K. L. v., Nachrichten. Enthaltend, was derselbe auf seinen Reisen Besonderes angemercket, Tl. 3, Frankfurt 1735.
Pontoppidan, E., Menoza, Ein Asiatischer Printz, welcher die Welt umher gezogen, Hollstein 1746.
Prosch, P., Leben und Ereignisse ... eines Tyrolers von Ried im Zillerthal oder das wunderbare Schicksal. Geschrieben in den Zeiten der Aufklärung, München 1789.
Tägliche Prüfung in den Morgen- und Abendstunden sammt den vornehmsten Gesundheit-Sitten- und Klugheitregeln für die Jugend, Wirzburg 1784.
Pyl, J. Th. (Hg.), Neues Magazin für die gerichtliche Arzneikunde und medizinische Polizei, Stendal 1785.
Reclam, C., Der Arzt. Ein volkstümliches Lehrbuch der vernünftigen Lebensweise, Leipzig 1852.
–, Zur Kanalisation Berlins, in: Göttisheim (Hg.). Deutsche Vierteljahrsschrift für öffentliche Gesundheitspflege, Bd. 1, Braunschweig 1869, S. 140f
Moralische Regeln zur feineren Bildung des Landvolks, Leipzig 1792.
Reich, E., Volks-Gesundheits-Pflege, Coburg 1862.
Reichard, O., Passagier auf der Reise in Teutschland, Ein Reise-Handbuch für Jedermann, Berlin 1831.
Reichardt, J. F., Vertraute Briefe geschrieben auf einer Reise nach Wien ... zu Ende des Jahres 1808, ND München 1915.
Von der Reinlichkeit, ihrem Einflusse auf die Gesundheit und ihren Wirkungen auf Erhaltung der körperlichen Schönheit, auf das Wohlseyn und die Dauer des Lebens, Darmstadt 1829.
Romantische Reise von Jena, Weimar, Erfurth, Gotha ... nach Frankfurt am Main, Eisenach 1802.
Reisen durch das südliche Teutschland, Leipzig 1789–1793.

Renard, J. K., Das Bad als Mittel zur Erhaltung und Wiederherstellung der Gesundheit und Schönheit, Mainz 1814.

Renner, K. L., Lehrsätze über die Bestimmung und Veredlung des weiblichen Geschlechts, oder: wie soll sich eine Jungfrau würdig bilden?, Wien 1826.

Renz, J., Das Gemeinde-Waschhaus, seine Erbauung, Einrichtung, Gmünd 1840.

Richter, C. F., Die höchst-nöthige Erkenntnis des Menschen, sonderlich nach dem Leibe und natürlichem Leben, oder ein deutlicher Unterricht von der Gesundheit und deren Erhaltung, Leipzig 1729[9].

–, Nothwendiger Unterricht, wie man sich bey ieztiger Pest und anderen Seuchen ... praeserviren und curiren könne, Leipzig 1710.

Riehl, J. H. (Hg.), Bavaria. Landes- und Volkskunde des Königreichs Bayern, 5 Bde., München 1860–1867.

Riesbeck, K., Briefe eines reisenden Franzosen durch Bayern, Pfalz und einen Teil von Schwaben, Zürich 1783.

Riga, C., Horti Plantationum. Christliche Lehr- und Sitten-Predigen, Augsburg 1755.

Rippel, R. D. G., Alterthumb, Ursprung und Bedeutung Aller Ceremonien der Heiligen katholischen Kirchen, Konstanz 1728[3].

Rochow, F. E. v., Sämtliche pädagogische Schriften, hg. v. F. Jonas und F. Wienecke, Bd. 1, Berlin 1907.

Rohr, J. B. v., Einleitung zur Ceremoniel-Wissenschafft der Privat-Personen, Berlin 1728.

Romberg, J. A., Rathgeber bei dem Bau und der Reparatur der Wohngebäude. Ein Handbuch für Hausbesitzer und die es werden wollen, Glogau 1864[5].

–, Das allgemeine Krankenhaus in Bamberg, in: Zeitschrift für praktische Baukunst, Jg. 1844, S. 33–37.

Romberg, M. H. v., Bericht über die Cholera-Epidemie des Jahres 1837, Berlin 1838.

Rousseau, J. J., Emil oder über die Erziehung, übersetzt v. C. F. Cramer. Mit Anmerkungen von J. H. Campe, Braunschweig 1789–1791.

Rückert, F., Gesammelte poetische Werke, Bd. 5, Frankfurt 1882.

Ruland, T. A., Von dem Einflusse der Staatsarzneykunde auf die Staatsverwaltung. Nebst einem Entwurfe der Staatsarzneykunde, Rudolstadt 1806.

Rumohr, C. F. v., Schule der Höflichkeit für Alt und Jung, Stuttgart 1834.

Sachse, J. C., Der deutsche Gil Blas. Leben, Wanderungen und Schicksale eines Thüringers. Von ihm selbst verfaßt (1822), ND München 1964.

Salbach, B., Die Wasserleitung in ihrem Bau und ihrer Verwendung in Wohngebäuden, zu Wasch-, Bade-, und Closeteinrichtungen, Halle 1870.

Salviati, C. v. u. a. (Hg.), Die Abfuhr und Verwertung der Dungstoffe in verschiedenen deutschen und ausserdeutschen Städten, Berlin 1865.

Salzmann, C. G., Carl v. Carlsberg oder über das menschliche Elend, 6 Bde., Karlsruhe 1784–1789.

–, Krebsbüchlein oder Anweisung zu einer unvernünftigen Erziehung der Kinder, Erfurt 1826[4].

–, Noch etwas über die Erziehung nebst Ankündigung einer Erziehungsanstalt, Leipzig 1784.

–, Moralisches Elementarbuch, Leipzig 1785[2].

–, Ameisenbüchlein, oder Anweisung zu einer vernünftigen Erziehung der Erzieher, Schnepfenthal 1806.

Sammlung von lustigen Erzählungen, sinnreichen Gegenreden und witzigen Einfällen, Hamburg 1759.

Sammlung der höchfürstlich-würzburgischen Landesverordnungen, 3 Bde., Würzburg 1776–1801.

Sanders, D., Wörterbuch der deutschen Sprache, Leipzig 1863.

Schaarschmidt, S., Medicinischer und Chirurgischer Berlinischer wöchentlicher Nachrichten, Berlin 1739.
Scharold, C. G., Würzburg und die umliegende Gegend für Fremde und Einheimische kurz beschrieben (1805), ND Erlangen 1980.
Schauenburg, C. H., Handbuch der öffentlichen und privaten Gesundheitspflege, Berlin 1879².
Schau-Platz der Natur oder Unterredungen von den Beschaffenheiten der natürlichen Dinge, Tl. 7, Frankfurt 1766.
Scherf, J., Die Kanalisierung der Stadt Würzburg, Würzburg 1867.
Scherf, J. C. F.(Hg.), Archiv der medizinischen Polizey und der gemeinnützigen Arzneikunde, Leipzig 1783–1784.
Scherer, J. A., Geschichte der Luftgüteprüfungslehre, Wien 1785.
Schlez, J. F., Der Volksfreund, Nürnberg 1800.
Schmid, C. v., Rosa von Tannenburg, Augsburg 1823.
Schmid, K. A. (Hg.), Enzyklopädie des gesammten Erziehungs- und Unterrichtswesens, Bd. 7, Gotha 1869.
Schmidt, C. H. Die öffentlichen und privatlichen Wasch-, Bleich- und Badeanstalten Frankreichs und Englands,Weimar 1856.
Schneider, F. A., Nachricht von der Einrichtung des patentierten Staubbad-Apparates in Form eines Schranks, Berlin 1831.
Schreger, C. H. T., Handbuch der Pastoral-Medicin für christliche Seelsorger, Halle 1823.
Schreger, C. H. T. d. J., Kosmetisches Taschenbuch für Damen, zur gesundheitsgemäßen Schönheitspflege ihres Körpers, Nürnberg 1811.
–, Balneotechnik oder Anleitung Kunstbäder zu bereiten und anzuwenden, Fürth 1803.
Schürmayer, J. H., Handbuch der medicinischen Policei, Erlangen 1856².
Schuster, G., Die patentierten (trockenen) Erd-Closets, Zürich 1884.
Schwenke, C. G. (Hg.), Schola Salernitana oder Salernitanische Schule, Die Gesundheit zu erhalten, Frankfurt 1750.
–, Das gesunde Landleben, Leipzig 1751.
Senfft, A. A., Gesundheitskatechismus für das Landvolk, Berlin 1781.
Sentimer, F., Die Cholera heilbar! Oder Beleuchtung aller bisher erschienenen Heilarten dieser Krankheit, Quedlinburg 1836.
Siede, J. C., Versuch eines Leitfadens für Anstand, Solidität, Würde und männnliche Schönheit der aufwachsenden männlichen Jugend geweiht, Dessau 1797.
Die christliche Sittenlehre des Wirzburgischen Leß-Buchs, o. O. 1775.
Sonnenfels, J. v., Grundsätze der Policey, Handlung und Finanzwissenschaft, München 1787.
Steinbach, C. E., Vollständiges Deutsches Wörterbuch vel Lexicon Germanico-Latinum (1734), ND Hildesheim 1973.
Stieglitz, C. L., Grundsätze der bürgerlichen Baukunst von Franzesco Milizia, Leipzig 1824.
Stieler, K., Der Teutschen Sprache Stammbaum und Fortwachs oder Teutscher Sprachschatz (1691), ND München 1968.
Stromeyer, G. F. L., Erinnerungen eines deutschen Arztes, Hannover 1874.
Struve, C. A., Gesundheitslehre. Ein Handbuch für alle Stände, Braunschweig 1800.
–, Der Gesundheitsfreund, Hannover 1803.
–, Noth- und Hülfs-Tafel. Von den Mitteln, Kinder gesund zu erhalten, Hannover 1797.
Struve, C. W. F., Gesund- und Schönheitspflichten zur Erbauung des andern Geschlechts wissenschaftich erwiesen, Dresden 1754.
Sturm, L. C., Vollständige Anweisung alle Arten von bürgerlichen WohnHäusern wohl anzugeben, Augsburg 1715.
Neue Stuttgarter Zeitung oder Deutscher Merkur, Stuttgart 1819.

Suckow, L. J. D., Erste Gründe der bürgerlichen Baukunst, Jena 1798.

Süßmilch, J. P., Der königlichen Residenz Berlin schneller Wachstum und Erbauung, Berlin 1752.

Sulzer, J. G., Unterredungen über die Schönheit der Natur, Berlin 1750.

–, Allgemeine Theorie der schönen Künste, Leipzig 1787.

Surin, J. J., Geistreiche Christen-Lehr, Bd. 2, Regensburg 1739.

Theophilus, Tugend-Lehren zum Unterricht der Jugend in kurzen Sätzen entworfen, o.O., 1760.

Thinkel, C. H., Abhandlung ... von der besten Art die Pflasterung der Straßen und die Unterhaltung derselben, Leipzig 1771.

Thomasius, C., Kurzer Entwurf der Politischen Klugheit, sich selbst und andern in allen menschlichen Gesellschaften wohl zu raten und zu einer gescheiten Conduite zu gelangen (1710), ND Frankfurt 1971.

Tissot, S. A., Von den Krankheiten vornehmer und reicher Personen an Höfen und in großen Städten, Frankfurt 1770.

–, Von der Epidemie in Lausanne im Jahre 1766, Zürich 1767.

Tschirnhauß, W. B. v., Getreuer Hofmeister auf Academien und Reisen, Hannover 1727.

Tülsner, A., Hundert geistliche Sonette, Dresden 1644.

Varrentrapp, G., Über Entwässerung der Städte, über Werth und Unwerth der Wasserclosette, Berlin 1868.

–, Frankfurt a. Main in seinen hygienischen Verhältnissen und Einrichtungen. FS zur Feier des fünfzigjährigen Doctorjubiläums, hg. v. A. Spieß, Frankfurt 1881.

Venedien, P. H., Fruchtbahrer Himmels-Thau. Zu Erquickung der Hertzen..hinunter gefallen. Das ist, Geist- und Lehrreiche Predigen, Köln 1731.

Villaume, P., Allgemeine Theorie, wie gute Triebe und Fertigkeiten durch die Erziehung geweckt, gestärkt und gelenkt werden müssen, in: J.H.Campe (Hg.), Allgemeine Revision., Tl. 4, Hamburg 1785.

–, Abhandlung über das Verhalten bei den ersten Unarten der Kinder, in: J. H. Campe (Hg.), Allgemeine Revision, Tl. 2, Hamburg 1785, S. 297–616.

Virchow, R., Die Noth im Spessart. Eine medicinisch- geographisch- historische Skizze, Würzburg 1852.

–, Canalisation oder Abfuhr? Berlin 1869.

Vogel, M. J., Das Sophienbad des Franz Morawetz in Wien. Eine Anleitung zum Gebrauche der Dampf- und Douche-Bäder für Gesunde und Kranke, Wien 1846.

Vollmer, H. G., Deutscher Universalbriefsteller für alle Stände, Quedlinburg 1839[4].

Wächtler, J. C., Commodes Manual, oder Hand-Buch, Leipzig 1703.

Wagemann, L. G. (Hg.), Göttingisches Magazin für Industrie und Armenpflege, Bd. 4, 1. Ht., Göttingen 1800.

Wagner, E., Die reisenden Maler, Leipzig 1806.

Wagnitz, H. B., Historische Nachrichten und Bemerkungen über die merkwürdigsten Zuchthäuser in Deutschland. Nebst einem Anhange über die zweckmäßigste Einrichtung der Gefängnisse und Irrenanstalten, Halle 1791–1794.

–, Ueber die moralische Verbesserung der Zuchthaus-Gefangenen. Halle 1787.

Die Wasserversorgung Berlins und die neuen Wasserwerke in ihrer Bedeutung für die Häuslichkeit und das Familienwohl, Berlin 1857.

Weber, K. J., Deutschland oder Briefe eines in Deutschland reisenden Deutschen (1826), ND Stuttgart 1980.

Weigel, C., Abbildung und Beschreibung der gemeinnützlichen Hauptstände (1698), ND Nördlingen 1987.

Weikard, M. A., Toilettenlektüre für Damen und Herren in Rücksicht auf die Gesundheit, Frankfurt 1797.
–, Biographie, von ihm selber herausgegeben (1784), ND Fulda 1988.
–, Denkwürdigkeiten aus der Lebensgeschichte (1802), ND Fulda 1988.
Weisse, C. F., Der Kinderfreund. Ein Wochenblatt, Tl. 4, Leipzig 1777.
–, Briefwechsel des Kinderfreundes, Tl. 9–12, Leipzig 1789–1792.
Wekhrlin, W. L., Anselmus Rabiosus Reise durch Ober-Deutschland, Salzburg 1778.
Wening, J. A., Leben, Reisen und Schicksale Georg Schweigharts eines Schloßers. Ein Büchlein für Meister, Gesellen und Lehrjungen, Salzburg 1791–1792.
Wertheim, D. Z., Versuch einer medicinischen Topographie von Wien, Wien 1810.
Wetzer u. Welte, Kirchenlexikon, 12 Bde., Freiburg 1901².
Wichmann, J. E., Aetiologie der Krätze, Hannover 1786.
Wiens öffentliche Gärten, Bäder, Theater, Wien 1828.
Willebrand, J. P., Grundregeln und Anleitungssätze zur Beförderung der gesellschaftlichen Glückseeligkeit in den Städten, Leipzig 1771.
Winckelmann, J. J., Gedanken über die Nachahmung der Griechischen Werke in der Malerei und Bildhauerkunst, Dresden 1756.
Wolff, C., Vernünfftige Gedanken von der Menschen Thun und Laßen, Halle 1720.
–, Vernünfftige Gedancken Von dem Gesellschafftlichen Leben, Frankfurt 1736³.
Wutka, A., Encyklopädie für die weibliche Jugend, Wien 1815.
Zedler, J. H., Großes vollständiges Universal-Lexikon (1742 ff), ND Graz 1961.
Zimmermann, J. G., Vom Nationalstolz (1768), ND 1980.
Zinserling, W., Ideen über die Erziehung des Volks zur Reinlichkeit, Sondershausen 1820.
Zobel, E. F., Neu-angerichtetes Hand- und Reise-Buch, Für alle und jede in die Fremde ziehende Junge Personen, so wohl Kauffmanns-Bediente, als auch andere Künstler und Handwerks-Gesellen, Altdorf 1755.
Zschokke, H., Eine Selbstschau, Aarau 1849.
Österreichische Zustände. Von einem beschaulichen Reisenden, Kassel 1838.
Zwierlein, K. A., Ueber die neuesten Badeanstalten, Frankfurt 1803.

III. Literatur

Aichner, E., Das bayerische Heer in den Napoleonischen Kriegen, in: H. Glaser (Hg.), Krone und Verfassung, S. 186–221.
Allgemeine Deutsche Biographie, Leipzig 1875–1912.
Ariés, Ph., Die Geschichte der Mentalitäten, in: J. Le Goff u. a. (Hg.), Die Rückeroberung des historischen Denkens. Grundlagen der neuen Geschichtswissenschaft, Frankfurt 1990, S. 137–165.
– u. G. Duby (Hg.), Geschichte des privaten Lebens, Bd. 3: Von der Renaissance zur Aufklärung, Frankfurt 1991.
Artelt, W. (Hg.), Städte-, Wohnungs- und Kleidungshygiene des 19. Jahrhunderts in Deutschland, Stuttgart 1969.
Aubin, H. u. W. Zorn (Hg.), Handbuch der deutschen Wirtschafts- und Sozialgeschichte, Bd. 2, Stuttgart 1976.
Auer, A., Klassizistische Damenmode, in: Baden und Württemberg, S. 583–599.
Baden und Württemberg im Zeitalter Napoleons, hg. v. Württembergischen Landesmuseum Stuttgart, Bd. 2, Stuttgart 1987.

Barlösius, E., Über den Geruch. Langfristige Wandlungen der Wahrnehmung, Kontrolle und Gestaltung von Riechendem, in: H. Kuzmics u. H. Nörth (Hg.), Der unendliche Prozeß der Zivilisation, S. 243–257.

Barthel, C., Medizinische Polizey und medizinische Aufklärung. Aspekte des öffentlichen Gesundheitsdiskurses im 18. Jahrhundert, Frankfurt 1989.

Bassler, J., Bäder, in: Nürnberg, FS dargeboten vom Stadtmagistrat, Nürnberg 1892, S. 303f.

Bausinger, H. u. a. (Hg.), Reisekultur. Von der Pilgerfahrt zum modernen Tourismus, München 1991.

–, Bürgerlichkeit und Kultur, in: J. Kocka (Hg.), Bürger und Bürgerlichkeit, S. 121–143.

Behnken, J. (Hg.), Stadtgesellschaft und Kindheit im Prozeß der Zivilisation, Opladen 1990.

Benjamin, W., Gesammelte Schriften V.2, Frankfurt 1982.

Benker, G., Bürgerliches Wohnen. Städtische Wohnkultur in Mitteleuropa von der Gotik bis zum Jugendstil, München 1984.

Bennholt-Thomsen, A. u. A. Guzzoni, Der Irrenhausbesuch. Ein Topos in der Literatur um 1800, in: Aurora. Jahrbuch der Eichendorff-Gesellschaft, Bd. 42, Würzburg 1982, S. 82–110.

Berger, P. A., Sozialer Wandel und soziale Topologien, in: V. Bornschier u. a. (Hg.), Diskontinuität des sozialen Wandels, Frankfurt 1990, S. 115–139.

Bergler, R., Sauberkeit. Norm – Verhalten – Persönlichkeiten, Bern 1974.

Bergmeier, M., »Die gute Polizey« – Gesundheitsfürsorge, Sauberkeit und Ordnung, in: H. Ottomeyer (Hg.), Biedermeiers Glück und Ende, München 1987, S. 85–89.

–, Wirtschaftsleben und Mentalität. Modernisierung im Spiegel der bayerischen Physikatsberichte 1858–1862, Diss. München 1990.

Berndt, H., Hygienebewegung des 19. Jahrhunderts als vergessenes Thema von Stadt- und Architektursoziologie, in: Die alte Stadt 14, 1987, S. 140–163.

Bertrich, F., Kulturgeschichte des Waschens, Düsseldorf 1966.

Beutelspacher, M., Kultivierung bei lebendigem Leib. Alltägliche Körpererfahrung in der Aufklärung, Weingarten 1986.

Biehn, H., Alte Badegemächer, Darmstadt 1964.

Bitz, M., Badewesen in Südwestdeutschland 1550–1840. Zum Wandel von Gesellschaft und Architektur, Idstein 1989.

Bleker, J., Von der medizinischen Volksbelehrung zur Popularisierung der medizinischen Wissenschaft. Ideen einer demokratischen Medizin um 1848, in: Med. hist. Journal 13, 1978, S. 112–119.

Blessing, W. K., Disziplinierung und Qualifizierung. Zur kulturellen Bedeutung des Militärs im Bayern des 19. Jahrhunderts, in: GG, Jg. 17, 1991, S. 459–480.

Bödeker, H.-E., Die »gebildeten Stände« im späten 18. und frühen 19. Jahrhundert: Zugehörigkeit und Abgrenzungen. Mentalitäten und Handlungspotentiale, in: J. Kocka (Hg.), Bildungsbürgertum im 19. Jahrhundert IV, Stuttgart 1989, S. 21–53.

Böhme, B. H. (Hg.), Zur Kulturgeschichte des Wassers, Frankfurt 1987.

Boehn, M. v., Die Mode. Menschen und Moden im 18. Jahrhundert, Bd. 4, München 1963[5].

Bogner, A., Die Theorie des Zivilisationsprozesses als Modernisierungstheorie, in: H. Kuzmics u. J. Nörth (Hg.), Der unendliche Prozeß der Zivilisation, S. 33–59.

Bollnow, O. F., Wesen und Wandel der Tugenden, Frankfurt 1975.

Botzenhart, M., Reform, Restauration, Krise, Frankfurt 1985.

Bourdieu, P., Zur Soziologie der symbolischen Formen, Frankfurt 1970.

–, Sozialer Raum und »Klassen«, Frankfurt 1985.

Bourke, J. G., Der Unrat in Sitte, Brauch, Glauben und Gewohnheitsrecht der Völker, Leipzig 1913.

Brandes, H., Der Wandel des Frauenbildes in den deutschen moralischen Wochenschriften.

Vom aufgeklärten Frauenzimmer zur schönen Weiblichkeit, in: W. Frühwald u. A. Martino (Hg.), Zwischen Aufklärung und Restauration, S. 49–65.
Braun, H. J. (Hg.), Ethische Perspektiven. Wandel der Tugenden, Zürich 1989.
Braun, R., Quellen zur Regionalgeschichte Frankens im Schriftgut der bayerischen Armee, in: Jb. f. fränkische Landesforschung 39, Neustadt/Aisch 1979, S. 153–197.
–, Bayern und seine Armee. Kat. d. Ausstellung des KA München, 1987, S. 211–217.
Braun-Ronsdorf, M., Modische Eleganz. Europäische Kostümgeschichte von 1789–1929, München 1963.
Brügelmann, J., Der Blick des Arztes auf die Krankheit im Alltag 1779–1850. Medizinische Topographien als Quelle für die Sozialgeschichte des Gesundheitswesens, Diss. Berlin 1982.
Brüggemeier, F. J. u. Th. Rommelspacher (Hg.), Besiegte Natur. Geschichte der Umwelt im 19. und 20. Jahrhundert, München 1987.
–, Zauberlehrlinge. Vom unbedachten Umgang mit der Natur, in: L. Niethammer u. a. (Hg.), Bürgerliche Gesellschaft, S. 275–285.
Bücking, J., Kultur und Gesellschaft in Tirol um 1600. Des Hippolytus Guarinonius' Grewel der Verwüstung Menschlichen Geschlechts (1610) als kulturgeschichtliche Quelle des frühen 17. Jahrhunderts, Lübeck 1968.
Burke, P., Ludwig XIV., Die Inszenierung des Sonnenkönigs, Berlin 1993.
Bushman, R. L. u. C. L., The Early History of Cleanliness in America, in: JAH, Jg. 87/88, 1974, S. 1213–1238.
Corbin, A., Pesthauch und Blütenduft. Eine Geschichte des Geruchs, Frankfurt 1988.
Corti, E., Geschichte des Rauchens, Frankfurt 1986.
Daniel, U., Der unaufhaltsame Aufstieg des sauberen Individuums, in: I. Behnken (Hg.), Stadtgesellschaft und Kindheit, S. 43–60.
Davidoff, L. u. C. Hall, Family fortunes. Men and women of the English middle class 1780–1850, London 1988.
Delille, A. u. A. Grohn (Hg.), Geschichten der Reinlichkeit. Vom römischen Bad zum Waschsalon, Frankfurt 1986.
Delumeau, J., Angst im Abendland. Die Geschichte kollektiver Ängste im Europa des 14. bis 18. Jahrhunderts, Hamburg 1989.
Deneke, B., Aspekte der Modernisierung städtischer und ländlicher Kleidung zwischen 1770 u. 1830, in: G. Wiegelmann (Hg.), Wandel der Alltagskultur, S. 161–177.
–, Die Mode im 19. Jahrhundert, in: W. Artelt (Hg.), Städte-, Wohnungs- und Kleidungshygiene, S. 84–119.
Dettelbacher, W., Die Wasserversorgung der Stadt Würzburg, in: 125 Jahre Gas- und Wasserversorgung in Würzburg, Würzburg 1980.
Deutsches Biographisches Archiv, hg. v. B. Fabian, Mikrofiche-Ausgabe, München 1982ff.
Dinges, M., Der «Feine Unterschied«. Die soziale Funktion der Kleidung in der höfischen Gesellschaft, in: ZHF 1, 1992, S. 49–72.
Douglas, M., Reinheit und Gefährdung. Eine Studie zu Vorstellungen von Verunreinigung und Tabu, Frankfurt 1988.
Dreißigacker, E., Populärmedizinische Zeitschriften des 18. Jahrhunderts zur hygienischen Volksaufklärung, Diss. Marburg 1970.
Dreßen, W., Die pädagogische Maschine. Zur Geschichte des industrialisierten Bewußtseins in Preußen/Deutschland, Frankfurt 1982.
Duden, B., Das schöne Eigentum. Zur Herausbildung des bürgerlichen Frauenbildes an der Wende vom 18. zum 19. Jahrhundert, in: Kursbuch 47, 1977, S. 125–140.
Dülmen, R. van, Die Gesellschaft der Aufklärer. Zur bürgerlichen Emanzipation und aufklärerischen Kultur in Deutschland, Frankfurt 1986.

–, Kultur und Alltag in der frühen Neuzeit, Bd. 2, München 1992.
Duerr, H. P., Nacktheit und Scham. Der Mythos vom Zivilisationsprozeß, Frankfurt 1988.
Ebeling, P., Entwicklungstendenzen des deutschen Stadtbürgertums im 18. Jahrhundert am Beispiel der Stadt Köln, in: G. Frühsorge u. a. (Hg.), Stadt und Bürger, S. 66–85.
Eckart, W., Geschichte der Medizin, Berlin 1990.
Eder, E. G., »Sich nackend zu baden erkünnen«. Geschichte renitenter Körperlichkeit im Raum Wien, in: GWU 2, 1991, S. 92–104.
–, »Antiseptikum kaltes Wasser. Bäder für Arme am Fluß«, in: Das Bad. Körperkultur und Hygiene im 19. und 20. Jahrhundert, hg. v. historischen Museum der Stadt Wien, Wien 1992.
Eder, K., Wertwandel: Ein Beitrag zur Diagnose der Moderne? in: H. O. Luthe u. H. Meulemann (Hg.), Wertwandel – Faktum oder Fiktion?, Bestandsaufnahmen und Diagnosen aus kultursoziologischer Sicht, Frankfurt 1988, S. 257–270.
– (Hg.), Klassenlage, Lebensstile, kulturelle Praxis. Theoretische und empirische Beiträge zu P. Bourdieus Klassentheorie, Frankfurt 1989.
Eichberg, H., Der Umbruch des Bewegungsverhaltens. Leibesübungen, Spiele und Tänze in der industriellen Revolution, in: A. Nitschke (Hg.), Verhaltenswandel in der industriellen Revolution. Beiträge zur Sozialgeschichte, Stuttgart 1975.
Eliade, M., Die Religionen und das Heilige. Elemente der Religionsgeschichte, Salzburg 1954.
Elias, N., Über den Prozeß der Zivilisation. Soziogenetische und psychogenetische Untersuchungen, 2 Bde., Frankfurt 1976.
–, Die höfische Gesellschaft, Darmstadt 1977[3].
Elschenbroich, D., »Das im Verborgenen schleichende Laster«. Auf dem Wege zur »Sexualerziehung«, Anhang zu J. F. Oest, Höchstnöthige Belehrung (1787), neu hg. v. J. Merkl und D. Richter, München 1987, S. 155–175.
Endres, R., Nürnberg im 18. Jahrhundert, in: G. Frühsorge u. a. (Hg.), Stadt und Bürger, S. 40–56.
Engelsing, R., Zur Sozialgeschichte deutscher Mittel- und Unterschichten, Göttingen 1973.
Evans, R. J., Tod in Hamburg. Stadt, Gesellschaft und Politik in den Cholera-Jahren 1830–1910, Reinbek 1996.
Fischer, A., Geschichte des deutschen Gesundheitswesens (1933), 2 Bde., ND Hildesheim 1965.
Foucault, M., Die Geburt der Klinik. Eine Archäologie des ärztlichen Blicks, Frankfurt 1988.
–, Überwachen und Strafen, Frankfurt 1977.
–, Dispositive der Macht, Berlin 1978.
Freud, S., Das Unbehagen in der Kultur (1930), in: Ders., Kulturtheoretische Schriften, Frankfurt 1974, S. 191–271.
–, Vorwort zu J. G. Bourke, Der Unrat, Leipzig 1913.
Freudenthal, M., Gestaltwandel der städtischen, bürgerlichen und proletarischen Hauswirtschaft zwischen 1760 und 1910, neu hg. v. K. Rutschky, Frankfurt 1986.
Frevert, U., Krankheit als politisches Problem 1770–1880. Soziale Unterschichten in Preußen zwischen medizinischer Polizei und staatlicher Sozialversicherung, Göttingen 1984.
–, »Fürsorgliche Belagerung«, in: GG, Jg. 11, 1985, S. 420–446.
–, Ausdrucksformen bürgerlicher Öffentlichkeit – zwei Beispiele aus dem späten 18. Jahrhundert, in: L. Niethammer u. a. (Hg.), Bürgerliche Gesellschaft, S. 80–90.
Friedell, E., Kulturgeschichte der Neuzeit, 3 Bde., München 1928–1931.
Frühsorge, G. u. a. (Hg.), Stadt und Bürger im 18. Jahrhundert, Marburg 1993.
Frühwald, W. u. A. Martino (Hg.), Zwischen Aufklärung und Restauration. Sozialer Wandel in der Literatur 1700–1848, FS W. Martens, Tübingen 1988.

Gall, L. (Hg.), Stadt und Bürgertum im Übergang von der traditionalen zur modernen Gesellschaft, München 1993.
Gasnier, Th., Le Silence des organes, Paris 1984.
Gaupp, O., Zur Geschichte des Wortes »rein«, Diss. Tübingen 1920.
Gerteis, K., Die deutschen Städte in der Frühen Neuzeit. Zur Vorgeschichte der »bürgerlichen Welt«, Darmstadt 1986.
Giddens, A., Die Konstitution der Gesellschaft, Frankfurt 1992.
–, Kritische Theorie der Spätmoderne, Wien 1992.
Giedion, S., Die Herrschaft der Mechanisierung. Ein Beitrag zur anonymen Geschichte, Frankfurt 1982.
Girouard, M., Life in the English Country House. A Social and Architectural History, New York 1980.
Gläntzer, V., Nord-Süd-Unterschiede städtischen Wohnens um 1800 im Spiegel der zeitgenössischen Literatur, in: G. Wiegelmann (Hg.), Nord-Süd-Unterschiede, S. 73–89.
–, Ländliches Wohnen vor der Industrialisierung, Münster 1980.
Glantschnig, H., Liebe als Dressur. Kindererziehung in der Aufklärung, Frankfurt 1987.
Glaser, H. (Hg.), Krone und Verfassung. König Max I. Joseph und der neue Staat. Beiträge zur Bayerischen Geschichte und Kunst 1799–1825, München 1980.
Gleichen-Russwurm, A. v., Geselligkeit. Sitten und Gebräuche der europäischen Welt 1789–1900, Stuttgart 1910.
Gleichmann, P. R., Die Verhäuslichung körperlicher Verrichtungen, in: Ders. u. a. (Hg.), Materialien zu Norbert Elias' Zivilisationstheorie, Frankfurt 1979, S. 254–278.
Gmelin, O., Naturgeschichte des Bürgers. Beobachtungen und Bemühungen, Jena 1929.
Gockerell, N., Die Bayern in der Reiseliteratur um 1800, in: H. Glaser (Hg.), Krone und Verfassung, S. 334–345.
Göbels, H., Zeitschriften für die deutsche Jugend. Eine Chronographie 1772–1960, Dortmund 1986.
Göckenjan, G., Medizin und Ärzte als Faktor der Disziplinierung der Unterschichten, in: C. Sachße u. F. Tennstedt (Hg.), Soziale Sicherheit, S. 286–303.
–, Kurieren und Staat machen. Gesundheit und Medizin in der bürgerlichen Welt, Frankfurt 1985.
–, Über den Schmutz. Überlegungen zur Konzeptionierung von Gesundheitsgefahren, in: J. Reulecke u. A. zu Castell-Rüdenhausen (Hg.), Stadt und Gesundheit, S. 115–128.
Goerke, H., Wohnhygiene im 19. Jahrhundert, in: W. Artelt (Hg.), Städte-, Wohnungs- und Kleidungshygiene, S. 52–70.
Goubert, J.-P., Du Luxe au confort, Paris 1988.
Goudsblom, J., Zivilisation, Ansteckungsangst und Hygiene. Betrachtungen über einen Aspekt des europäischen Zivilisationsprozesses, in: P. Gleichmann u. a. (Hg.), Materialien, S. 215–254.
Greiner, M., Die Entstehung der modernen Unterhaltungsliteratur, Hamburg 1964.
Grenz, D. (Hg.), Aufklärung und Kinderbuch. Studien zur Kinder- und Jugendliteratur des 18. Jahrhunderts, Pinneberg 1984.
Griep, W., Die reinliche Stadt, in: C. Wiedemann (Hg.), Rom – Paris – London. Erfahrungen und Selbsterfahrungen deutscher Schriftsteller und Künstler in den fremden Metropolen, Stuttgart 1988, S. 135–154.
Guerrand, R.-H., Les lieux. Histoire des comodités, Paris 1985.
Guth, K., Bambergs Krankenhaus unter Fürstbischof F. L. v. Erthal (1779–95). Medizinische Versorgung und ärztliche Ausbildung im Zeitalter der Aufklärung, in: Bericht des Historischen Vereins Bamberg 114, 1978, S. 81–97.

Guttandin, F. u. D. Kamper (Hg.), Selbstkontrolle. Dokumente zur Geschichte einer Obsession, Marburg 1982.

Haaf, R., Das süddeutsche Biedermeier, München 1991.

Habermas, J., Theorie des kommunikativen Handelns, 2 Bde., Frankfurt 1981.

Hager, F. P., Tugendwandel in der Geschichte der Pädagogik, in: H. J. Braun (Hg.), Ethische Perspektiven, S. 211–236.

Haltern, U., Die Gesellschaft der Bürger, in: GG, Jg. 19, 1993, S. 100–134.

Harris, M., Kulturanthropologie, Frankfurt 1989.

Hartmann, A., Über die Kulturanalyse des Diskurses, in: ZfV 87, 1991, S. 19–29.

Hartmann, B., Das Müller' sche Volksbad in München, München 1987.

Hauck, H., Die Kanalisation der Stadt Würzburg, Würzburg 1914.

Hausen, K., Große Wäsche. Technischer Fortschritt und sozialer Wandel in Deutschland vom 18. bis ins 20. Jahrhundert, in: GG, Jg. 13, 1987, S. 273–303.

–, Die große Wäsche, Köln 1988.

–, Die Polarisierung der Geschlechtscharaktere, in: H. Rosenbaum (Hg.), Familie und Gesellschaftsstruktur, Frankfurt 1980, S. 161–195.

Heckendorn, H., Wandel des Anstands im französischen und deutschen Sprachgebiet, Bern 1970.

Heizmann, B. u. W. Schmidt, Baden um die Jahrhundertwende. Die Eschweiler Bade- und Waschanstalt von 1899, Bonn 1987.

Heller, E., Wie Farben wirken, Frankfurt 1993.

Hermann, G. (Hg.), Das Biedermeier im Spiegel seiner Zeit. Briefe, Tagebücher, Memoiren, Volkszenen und ähnliche Dokumente, Berlin 1913.

Herzog, U., Geistliche Wohlredenheit. Die katholische Barockpredigt, München 1991.

Hess, I., Die Neuorientierung im Bäderbau 1870 bis 1985, Hamburg 1989.

Heyne, M., Fünf Bücher deutscher Hausaltertümer. Von den ältesten geschichtlichen Zeiten bis zum 16. Jahrhundert, Bd. 3: Körperpflege und Kleidung bei den Deutschen, Leipzig 1903.

–, Bd. 1: Das deutsche Wohnungswesen (1899), ND Düsseldorf 1985.

Hillmann, K.-H., Wertwandel. Zur Frage soziokultureller Voraussetzungen alternativer Lebensformen, Darmstadt 1989².

Hirsch, A. u. F. Hübotter (Hg.), Biographisches Lexikon der hervorragenden Ärzte, München 1962.

Hiss, W., Die Anthropologie Bernhards von Clairvaux, Berlin 1964.

Höker, P., Konstanz und Wandel in Wohnausstattung und Hauswirtschaft, in: G. Wiegelmann (Hg.), Wandel der Alltagskultur, S. 309–331.

Hösel, G., Unser Abfall aller Zeiten. Eine Kulturgeschichte der Städtereinigung, München 1987.

Honegger, C., Frauen und medizinische Deutungsmacht im 19. Jahrhundert, in: A. Labisch u. R. Spree (Hg.), Medizinische Deutungsmacht, S. 181–194.

Huerkamp, C., Der Aufstieg der Ärzte im 19. Jahrhundert. Vom gelehrten Stand zum professionellen Experten: Das Beispiel Preußens, Göttingen 1985.

Ilien, A. und U. Jeggle, Leben auf dem Dorf. Zur Sozialgeschichte des Dorfes und zur Sozialpsychologie seiner Bewohner, Opladen 1978.

Illi, M., Von der Schissgruob zur modernen Stadtentwässerung, Zürich 1987.

Illich, I., H_20 und die Wasser des Vergessens, Hamburg 1987.

Ilting, K.-H., »Sitte, Sittlichkeit, Moral«, in: O. Brunner u. a. (Hg.), GGr Bd. 5, Stuttgart, S. 863–921.

Imhof, A. E., Unterschiedliche Einstellung zu Leib und Leben in der Neuzeit, in: Ders. (Hg.), Der Mensch und sein Körper, München 1983, S. 65–83.

Inglehart, R., Kultureller Umbruch. Wertewandel in der westlichen Welt, Frankfurt 1989.

Isermeyer, H., Ländliche Gesellschaft Württembergs im Umbruch. Ein Beitrag zur politischen und sozialen Geschichte während der ersten Hälfte des neunzehnten Jahrhunderts, Stuttgart 1992.

Jauch, U.-P., Männliches Sittengesetz – weibliche Sittsamkeit. Geschlechterdifferenz und Tugendwandel im 18. Jahrhundert, in: H. J. Braun (Hg.), Ethische Perspektiven, S. 155–168.

Jedding-Gesterling, M. (Hg.), Die Frisur. Eine Kulturgeschichte der Haarmode, Hamburg 1988.

Jeggle, U., Der Kopf des Körpers. Eine volkskundliche Anatomie, Weinheim 1986.

Jeismann, M., Was bedeuten Stereotypen für nationale Identität und politisches Handeln?, in: J. Link u. W. Wülfing (Hg.), Nationale Mythen und Symbole in der zweiten Hälfte des 19. Jahrhunderts. Strukturen und Funktionen von Konzepten nationaler Identität, Stuttgart 1991, S. 84–94.

Junker, A. u. E. Stille, Zur Geschichte der Unterwäsche 1700–1960, Frankfurt 1988.

Kappl, C., Die Not der kleinen Leute. Der Alltag der Armen im 18. Jahrhundert im Spiegel der Bamberger Malefizakten, Bamberg 1984.

Kaschuba, W., »Deutsche Sauberkeit« – Zivilisierung der Körper und der Köpfe, Nachwort zu G. Vigarello, Wasser und Seife, Frankfurt 1992, S. 292–326.

–, Erkundung der Moderne. Bürgerliches Reisen nach 1800, in: ZfV 87, 1991, S. 29–52.

–, Deutsche Bürgerlichkeit nach 1800. Kultur als symbolische Praxis, in: J. Kocka (Hg.), Bürgertum im 19. Jahrhundert, Bd. 3, S. 9–45.

–, Aufbruch in die Moderne. Volkskultur und Sozialdisziplin im napoleonischen Württemberg, in: Ders., Volkskultur, Hamburg 1988, S. 73–127.

Kaulen, W., Geschichte des Alltagslebens (1880), ND Frankfurt 1989.

Kleinspehn, T., Der flüchtige Blick. Sehen und Identiät in der Kultur der Neuzeit, Hamburg 1991².

Kluething, H., Stadt und Bürgertum. Aspekte einer sozialen Typologisierung der deutschen Städte im 18. Jahrhundert, in: G. Frühsorge u. a. (Hg.), Stadt und Bürger, S. 17–40.

Knüttel, B., Manns- und Weibskleider in Unterfranken. Nachlaßinventare aus den Gerichtsbezirken Dettelbach, Kitzingen, Ochsenfurt und. Sommerhausen als Quellen zur Bekleidungsforschung, Würzburg 1983.

Kocka, J., Weder Stand noch Klasse. Unterschichten um 1800, Bonn 1990.

– (Hg.), Bürger und Bürgerlichkeit im 19. Jahrhundert, Göttingen 1987.

– (Hg.), Bürgertum im 19. Jahrhundert. Deutschland im europäischen Vergleich, Bd. 3, München 1988.

–, Bürgertum und Bürgerlichkeit als Probleme der deutschen Geschichte vom späten 18. zum frühen 20. Jahrhundert, in: Ders. (Hg.), Bürger und Bürgerlichkeit, S. 21–64.

Koselleck, R. u. a., Drei bürgerliche Welten? Zur vergleichenden Semantik der bürgerlichen Gesellschaft in Deutschland, England und Frankreich, in: H. J. Puhle (Hg.), Bürger in der Gesellschaft der Neuzeit. Wirtschaft, Politik, Kultur, Göttingen 1991, S. 14–58.

Kramer, K.-S., Bauern und Bürger im nachmittelalterlichen Unterfranken, Würzburg 1957.

Krauß, M., Armenwesen und Gesundheitsfürsorge in Mannheim vor der Industrialisierung 1750–1850/60, Sigmaringen 1993.

Krauss, W., Zur Hygiene. Eine medizingeschichtliche Betrachtung, in: Lachmayer (Hg.), Das Bad, S. 95–107.

Kreckel, R., Politische Soziologie der sozialen Ungleichheit, Frankfurt 1992.

Krumrey, H.-V., Entwicklungsstrukturen von Verhaltensstandarden. Eine soziologische Prozeßanalyse auf der Grundlage deutscher Anstands- und Manierenbücher von 1870 bis 1970, Frankfurt 1984.

Kuczynski, J., Geschichte des Alltags des deutschen Volkes. Studien 2, 1650–1810, Köln 1983[3].
Kühnel, H., »Mit Seife mißt man die Kultur ...«. Mentalität und Alltagshygiene, in: AKG 73, 1991, S. 61–85.
Kunze, L., »Die physische Erziehung der Kinder«. Populäre Schriften zur Gesundheitserziehung in der Medizin der Aufklärung, Diss. Marburg 1971.
Kuzmics, H. u. H. Nörth (Hg.), Der unendliche Prozeß der Zivilisation. Zur Kultursoziologie der Moderne nach N. Elias, Frankfurt 1991.
Labisch, A., Homo hygienicus. Gesundheit und Medizin in der Neuzeit, Frankfurt 1992.
–, Hygiene ist Moral – Moral ist Hygiene. Soziale Disziplinierung durch Ärzte und Medizin, in: C. Sachße u. F. Tennstedt (Hg.), Soziale Sicherheit, S. 265–286.
– u. R. Spree (Hg.), Medizinische Deutungsmacht im sozialen Wandel des 19. und frühen 20. Jahrhunderts, Bonn 1989.
–, Gesundheitskonzepte und Medizin im Prozeß der Zivilisation, in: Ders. u. R. Spree (Hg.), Medizinische Deutungsmacht, S. 15–35.
Lachmayer, H. (Hg.), Das Bad. Eine Geschichte der Badekultur im 19. u. 20. Jahrhundert, Salzburg 1991.
Lahnstein, P., Leben im Barock. Zeugnisse und Berichte 1640–1740, Stuttgart 1974.
–, Report der »guten alten Zeit«, Stuttgart 1970.
Lambton, L., Chambers of Delight, London 1983.
Laporte, D., Eine gelehrte Geschichte der Scheiße, Frankfurt 1991.
Le Guérer, A., Die Macht der Gerüche. Eine Philosophie der Nase, Stuttgart 1992.
Leach, E., Kultur und Kommunikation. Zur Logik symbolischer Zusammenhänge, Frankfurt 1978.
Lepsius, M. R., Bildungsbürgertum als ständische Vergesellschaftung, in: Ders. (Hg.), Bildungsbürgertum im 19. Jahrhundert III, Stuttgart 1992, S. 8–18.
Loo, H. van der u. W. van Reijen, Modernisierung. Projekt und Paradox, München 1992.
Loux, F., Practiques et savoirs populaires. Le Corps dans la societe traditionelle, Paris 1979.
Lutz, W. A., Das Büchlein vom Bad, Berlin 1958.
Mann, G., Gesundheitswesen und Hygiene in der Zeit des Übergangs von der Renaissance zum Barock, in: Med. hist. J., 2, 1967, S. 107–123.
–, Führende Hygieniker des 18. Jahrhunderts, in: W. Artelt (Hg.), Städte-, Wohnungs- und Kleidungshygiene, S. 1–17.
Martens, W., Die Botschaft der Tugend, Stuttgart 1968.
–, Bürgerlichkeit in der frühen Aufklärung, in: F. Kopitzsch (Hg.), Aufklärung, Absolutismus und Bürgertum in Deutschland, München 1976, S. 347–364.
–, Der gute Ton und die Lektüre. Anstandsbücher als Quelle der Leserforschung, in: H.-G. Göpfert, Buch und Leser, Hamburg 1977, S. 203–229.
–, Ein Bürger auf Reisen. Bürgerliche Gesichtspunkte in Nicolais Beschreibung einer Reise durch Deutschland und die Schweiz im Jahre 1781, in: Zs. f. dt. Philologie 97, 1978, S. 561–585.
Martin, A., Deutsches Badewesen in vergangenen Tagen (1906), ND München 1989.
Marx, K. F. H., Zur Beurtheilung des Arztes Christian Franz Paullini, Göttingen 1872.
Mattl-Wurm, S., Die »Assanierung« der Großstadt. Von Wiener und anderen Wässern, in: Lachmayer (Hg), Das Bad, S. 136–150.
Maurer, M., Der Prozeß der Zivilisation, in: GWU 4, 1989, S. 225–238.
Meiners, U., Wohnkultur in süddeutschen Kleinstädten vom 17. bis zum 19. Jahrhundert. Soziale Unterschiede und Wertestrukturen, in: G. Wiegelmann (Hg.), Nord-Süd-Unterschiede, S. 157–221.
Mesmer, B., Reinheit und Reinlichkeit. Bemerkungen zur Durchsetzung der häuslichen

Hygiene in der Schweiz, in: Gesellschaft und Gesellschaften, FS U. ImHof, Bern 1982, S. 470–494.
Meyer, H., Das ästhetische Urteil, Hildesheim 1990.
Meyer-Kreutler, E., Die Leiden der jungen Wertherin. Weibliche Sozialisation im späten 18. Jahrhundert, in: W. Frühwald u. A. Martino (Hg.), Zwischen Aufklärung und Restauration, S. 225–249.
Mildner, T., Curatio corporis et consuetudine lavationis populorum mundi. Eine Studie über Badesitten und Körperpflege der Völker, Wehr/Baden 1965.
Möller, H., Vernunft und Kritik. Deutsche Aufklärung im 17. u. 18. Jahrhundert, Frankfurt 1986.
Möller, H., Die kleinbürgerliche Familie im 18. Jahrhundert. Verhalten und Gruppenkultur, Berlin 1969.
Mönkemeyer, K., Sauberkeit, Schmutz und Körper. Zur Sozial- und Kulturgeschichte der Sauberkeit zwischen Reichsgründung und Erstem Weltkrieg, Diss. Marburg 1988.
–, Schmutz und Sauberkeit, in: I. Behnken (Hg.), Stadtgesellschaft und Kindheit, S. 61–77.
Mohrmann, R.-E., Alltagswelt im Land Braunschweig. Städtische und ländliche Wohnweltem vom 16. bis zum frühen 20. Jahrhundert, Münster 1990.
–, Städtische Wohnkultur in Nordwestdeutschland vom 17. bis zum 19. Jahrhundert, in: G. Wiegelmann (Hg.), Nord-Süd-Unterschiede, S. 89–157.
Morel, M. F., Die Konzeption des Kindes in der Medizin des 18. Jahrhunderts, in: A. Labisch u. R. Spree (Hg.), Medizinische Deutungsmacht, S. 195–207.
Moser, O., Anmerkungen zum Nord-Süd-Vergleich, in: G. Wiegelmann (Hg.), Nord-Süd-Unterschiede, S. 63–73.
Moser-Roth, E., Dem Kirchenvolk die Leviten gelesen: Alltag im Spiegel süddeutscher Barockpredigten, Stuttgart 1991.
Muchembled, R., Die Erfindung des modernen Menschen. Gefühlsdifferenzierung und kollektive Verhaltensweisen im Zeitalter des Absolutismus, Hamburg 1990.
Münch, P. (Hg.), Ordnung, Fleiß und Sparsamkeit. Texte und Dokumente zur Entstehung der bürgerlichen Tugenden, München 1984.
–, Lebensformen in der Frühen Neuzeit, Frankfurt 1992.
Münkler, H., Die Idee der Tugend. Ein politischer Leitbegriff im vorrevolutionären Europa, in: AKG 73, 1991, S. 379–405.
Mummenhof, E., Krankenanstalten und Krankenpflege. Zur Geschichte der Seuchenhäuser, in: FS Nürnberg. 1892, S. 222–231.
Murken, A. H., Vom Armenhospital zum Großklinikum. Die Geschichte des Krankenhauses vom 18. Jahrhundert bis zur Gegenwart, Köln 1988.
Muthesius, S., »The Sanitary Revolution«. Englische Badekultur als Vorbild im 19. Jahrhundert, in: Lachmayer (Hg.), Das Bad, S. 122–136.
Nassen, U., Das Kind als wohltemperierter Bürger. Zur Vermittlung bürgerlicher Affekt- und Verhaltensstandards in der Kinder- und Jugendliteratur im 18. Jahrhundert, in: D. Grenz (Hg)., Aufklärung und Kinderbuch, S. 213–239.
Neckel, S., Status und Scham, Zur symbolischen Reproduktion sozialer Ungleichheit, Frankfurt 1991.
Niethammer, L. u. a. (Hg.), Bürgerliche Gesellschaft in Deutschland. Historische Einblicke, Fragen, Perspektiven, Frankfurt 1990.
–, Bürgerliche Gesellschaft als Projekt, in: Ders. u. a. (Hg.), Bürgerliche Gesellschaft, S. 17–41.
– (Hg.), Wohnen im Wandel. Beiträge zur Geschichte des Alltags in der bürgerlichen Gesellschaft, Wuppertal 1979.

Nipperdey, T., Deutsche Geschichte 1800–1866. Bürgerwelt und starker Staat, München 1984[2].

–, Probleme der Modernisierung in Deutschland, in: Ders., Nachdenken über die deutsche Geschichte, München 1986.

Nitschke, A., Bewegungen in Mittelalter und Renaissance. Kämpfe, Spiele, Tänze, Zeremoniell und Umgangsformen, Düsseldorf 1987.

Nusser, P., Trivialliteratur, Stuttgart 1991.

Oestreich, G., Strukturprobleme des europäischen Absolutismus, in: VSWG 55, 1968, S. 329–347.

Orland, B., Wäsche waschen, Technik- und Sozialgeschichte der häuslichen Wäschepflege, Hamburg 1991.

Palmer, R., The water closet. A new history, Newton Abbot 1973.

Pape, W., Die Theorie des schönen Umgangs. Zur Ästhetik und Poetik der Kinderliteratur im 18. Jahrhundert, in: D. Grenz (Hg.), Aufklärung und Kinderbuch, S. 21–47.

Perrot, P., Les dessus et les dessous de la bourgeoisie. Une histoire de vetemetion XIXe siécle, Paris 1981.

Petsch, J., Eigenheim und gute Stube. Zur Geschichte des bürgerlichen Wohnens, Köln 1989.

Pikulik, L., Leistungsethik contra Gefühlskult. Über das Verhältnis von Bürgerlichkeit und Empfindsamkeit in Deutschland, Göttingen 1984.

Pirhofer, G. u. a., Bäder für die Öffentlichkeit. Hallen- und Freibäder als urbaner Raum, in: Lachmayer (Hg.), Das Bad, S. 151–178.

Podlech, A., Repräsentation, in: GGr, Bd. 5, Stuttgart, S. 509–547.

Pompey, H., Die Bedeutung der Medizin für die kirchliche Seelsorge im Selbstverständnis der sogenannten Pastoralmedizin, Freiburg 1968.

Priegnitz, H., Wasserkur und Badelust. Eine Badereise in die Vergangenheit, Leipzig 1986.

–, Paradiese der Badelust, Rostock 1993.

Probst, C., Die Reform des Medizinalwesens in Bayern zwischen 1799 und 1808, in: E. Weiß (Hg.), Reformen im Rheinbündischen Deutschland, München 1984, S. 195–212.

Rath, G., Die Hygiene der Stadt im 19. Jahrhundert, in: W. Artelt (Hg.), Städte-, Wohnungs- und Kleidungshygiene, S. 70–84.

Reder, K., Die unterfränkischen Physikatsberichte- eine Quelle zur Brauchforschung, in: Frankenland Jg. 42, Ht. 7, 1990, S. 204–228.

Rehle, B., Aufklärung und Moral in der Kinder- und Jugendliteratur des 18. Jahrhunderts. Philosophische und poetologische Grundlagen, Frankfurt 1989.

Reineking v. Bock, G., Bäder Duft und Seife, Kulturgeschichte der Hygiene, Kat. d. Ausstellung d. Kunstgewerbemuseums der Stadt Köln, Köln 1976.

Reiter, R. (Hg.), Waschen und Wäschepflege im Coburger Land, Coburg 1982.

Reulecke, J., Die Politik der Hygienisierung, in: I. Behnken (Hg.), Stadtgesellschaft und Kindheit, S. 13–26.

–, Sozialer Friede durch soziale Reform. Der Centralverein für das Wohl der arbeitenden Klassen, Wuppertal, 1983.

– u. A. zu Castell-Rüdenhausen (Hg.), Stadt und Gesundheit. Zum Wandel von »Volksgesundheit« und kommunaler Gesundheitspolitik im 19. und frühen 20. Jahrhundert, Stuttgart 1991.

Ribeiro, A., Dress and Morality, New York 1986.

Richter, D., »Es war einmal ein Kind, das wollte sich nicht waschen ...«. Über die Vorfahren von B. Brechts »Schmutzkind« in der moralischen Exempelliteratur des 18. und 19. Jahrhunderts, in: D. Grenz (Hg.), Aufklärung und Kinderbuch, S. 321–335.

Rimmel, E., Das Buch des Parfüms (1864), Frankfurt 1988.

Rodenstein, M., »Mehr Licht, mehr Luft«. Gesundheitskonzepte im Städtebau seit 1750, Frankfurt 1988.

Roeck, B., Lebenswelt und Kultur des Bürgertums in der Frühen Neuzeit, München 1991.

Rosenbaum, H., Formen der Familie, Untersuchungen zum Zusammenhang von Familienverhältnissen, Sozialstruktur und sozialem Wandel in der deutschen Gesellschaft des 19. Jahrhunderts, Frankfurt 1990[5].

Roth, L., Die Erfindung des Jugendlichen, München 1983.

Ruhlender, M., Büketubben. Geschichte der Badekultur in Braunschweig von 1671 bis 1993, Braunschweig 1994.

Rulffs, W., Das Wildbad zu Nürnberg, Berlin 1964.

Sachße, C. u. F. Tennstedt (Hg.), Soziale Sicherheit und soziale Disziplinierung, Frankfurt 1986.

Saftien, V., Von der höfischen Tanzkultur zum Tanzgeschmack des Biedermeier – der Umbruch sozioästhetischer Werte, in: Baden und Württemberg, S. 599–613.

Sahmland, J., Der Gesundheitskatechismus – ein spezifisches Konzept medizinischer Volksaufklärung in: Sudhoffs Archiv für Geschichte der Medizin 75, 1991, S. 58–74.

Sandgruber, R., Alltag und Materielle Kultur. Städtischer Lebensstil und bürgerliche Wohnkultur am Beispiel zweier oberösterreichischer Städte des 16. Jahrhunderts, in: A. Kohler u. H. Lutz (Hg.), Alltag im 16. Jahrhundert. Studien zu Lebensformen in mitteleuropäishen Städten, München 1987, S. 23–44.

Schall, S., Immer sauber bleiben. Eine Kulturgeschichte vom Bad und vom Baden, Berlin 1977.

Schenda, R., Fleißige Deutsche, fleißige Schweizer. Bemerkungen zur Produktion eines Tugendsyndroms seit der Aufklärung, in: H. J. Braun (Hg.), Ethische Perspektiven, S. 189–211.

–, Volk ohne Buch. Studien zur Sozialgeschichte der populären Lesestoffe 1770–1910, Frankfurt 1970.

Schidrowitz, L., Sittengeschichte des Intimen. Bett – Korsett – Hemd – Hose -Bad – Abtritt. Die Geschichte und Entwicklung der intimen Gebrauchsgegenstände, Wien o.J. (ca. 1930).

Schilling, H., Sündenzucht und frühneuzeitliche Sozialdisziplinierung, in: G. Schmidt (Hg.), Stände und Gesellschaft im Alten Reich, Stuttgart 1989, S. 265–302.

Schipperges, H., Tugenden im Programm der diätetischen Lebensführung, in: H. J. Braun (Hg.), Ethische Perspektiven, S. 111–127.

Schivelbusch, W., Lichtblicke. Zur Geschichte der künstlichen Helligkeit im 19. Jahrhundert, Frankfurt 1986.

Schlumbohm, J., »Traditionale« Kollektivität und »moderne« Individualität: Einige Fragen und Thesen für eine historische Sozialisationsforschung. Kleines Bürgertum und gehobenes Bürgertum in Deutschland um 1800 als Beispiel, in: R. Vierhaus (Hg.), Bürger und Bürgerlichkeit, S. 265–321.

Schmidt, H., Fremde Heimat. Die deutsche Provinzreise zwischen Spätaufklärung und nationaler Romantik und das Problem der kulturellen Variation: Friedrich Nicolai, Kaspar Riesbeck und erst Moritz Arndt, in: H. Berding (Hg.), Nationales Bewußtsein und kollektive Identitat. Studien zur Entwicklung des kollektiven Bewußtseins in der Neuzeit 2, Frankfurt 1994, S. 394–443.

Schneider, U., Der moralische Charakter, Stuttgart 1976.

Schöttler, P., Mentalitäten, Ideologien, Diskurse, in: A. Lüdtke (Hg.), Alltagsgeschichte. Zur Rekonstruktion historischer Erfahrungen und Lebensweisen, Frankfurt 1989, S. 85–137.

Schultz, A., Das häusliche Leben der europäischen Kulturvölker vom Mittelalter bis zur 2. Hälfte des XVIII. Jahrhunderts, München 1903.

Schulze, W., Gerhard Oestreichs Begriff »Sozialdisziplinierung« in der Frühen Neuzeit, in: ZHF 3, 1987, S. 265–301.
Schwarz, D., Sachgüter und Lebensformen. Einführung in die materielle Kulturgeschichte des Mittelalters und der Neuzeit, Berlin 1970.
Schwartz, F. W., Idee und Konzeption der frühen territorialstaatlichen Gesundheitspflege in Deutschland (»Medizinische Polizey«) in der ärztlichen und staatswissenschaftlichen Fachliteratur des 16.–18. Jahrhunderts, Frankfurt 1973.
Seledec, W. (Hg.), Baden und Bäder in Wien, Wien 1987.
Selle, G., Design. Geschichte in Deutschland. Produktkultur als Entwurf und Erfahrung, Köln 1987.
Sellin, V., Mentalität und Mentalitätsgeschichte, in: HZ 241, 1985, S. 555–598.
Sennet, R., Verfall und Ende des öffentlichen Lebens. Die Tyrannei der Intimität, Frankfurt 1983.
Siegert, R., Aufklärung und Volkslektüre. Exemplarisch dargestellt an Rudolf Zacharias Becker und seinem »Noth- und Hülfbüchlein«, in: Archiv f. Geschichte des Buchwesens XIX, 1978, S. 565–1348.
Simmel, G., Soziologie, Berlin 1983[6].
–, Das individuelle Gesetz, Frankfurt 1987.
–, Das Problem der historischen Zeit, in: Ders., Zur Philosophie der Kunst. Philosophische und kunstphilosophische Aufsätze, Potsdam 1922, S. 152–176.
Simson, J. v., Kanalisation und Städtehygiene im 19. Jahrhundert, Düsseldorf 1983.
–, Die Flußverunreinigungsfrage im 19. Jahrhundert, in: VSWG 65, 1978, S. 370–390.
Smith, V., Cleanliness: idea and practice in Britain 1770–1850, PhD thesis, University of London 1985.
Sothmann, M., Das Armen- Arbeits- Zucht- und Werkhaus in Nürnberg bis 1806, Diss Würzburg 1970.
Stagl, J., Ritual, Zeremoniell, Etikette: Formen der Verhaltensnormierung, in: JbVk 13, 1990, S. 7–22.
Stamm-Kuhlmann, T., Die Cholera von 1831. Herausforderung an Wissenschaft und staatliche Verwaltung, in: Sudhoffs Archiv 73, 1989, S. 176–189.
Staudinger, K., Geschichte des kurbayerischen Heeres, München 1908.
Stettler, A., Gesundheitspolitische Maßnahmen der Stadt Bern im 17. und beginnenden 18. Jahrhundert, in: J. Sydow (Hg.), Stadt und Gesundheitspflege, Sigmaringen 1982, S. 59–77.
Stolz, S., Die Handwerke des Körpers. Bader, Barbier, Perückenmacher, Friseur. Folge und Ausdruck historischen Körperverständnisses, Marburg 1992.
Stone, D. R., Biedermeier. Wohnkultur und Lebensform im 19. Jahrhundert, Hamburg 1991.
Svilar, M., Stadt und Land. Die Geschichte einer gegenseitigen Abhängigkeit, Bern 1988.
Teuteberg, H. J. u. C. Wischermann, Wohnalltag in Deutschland 1850 bis 1914. Münster 1986.
Thalhofer, F. X., Die sexuelle Pädagogik bei den Philanthropen, Kempten 1907.
Titzmann, M., Kulturelles Wissen- Diskurs- Denksystem, in: Zs. f. frz. Sprache u. Literatur XCIX/1, 1989, S. 47–61.
Treue, W., Haus und Wohnung im 19. Jahrhundert, in: W. Artelt (Hg.), Städte-, Wohnungs- und Kleidungshygiene, S. 34–52.
Triml, R., Die erste Cholera-Epidemie in Wien in den Jahren 1831 und 1832, Diss. Wien 1992.
Trümpy, H., Sauberkeit. Anmerkungen zum Waschen und Baden, in: U. Jeggle u. a. (Hg.), Volkskultur in der Moderne, Probleme und Perspektiven empirischer Kulturforschung, Hamburg 1986, S. 260–271.

Trunz, E., Weltbild und Dichtung im deutschen Barock, München 1992.
Vaihinger, H., Die Philosophie des Als Ob. System der theoretischen, praktischen und religiösen Fiktionen der Menschheit, Berlin 1913[2].
Vasold, M., »Heilig ist die Unterhose«, in: Damals 3, 1993, S. 74–80.
Vierhaus, R. (Hg.), Bürger und Bürgerlichkeit im Zeitalter der Aufklärung, Heidelberg 1981.
–, Bildung, in: GGr Bd. 1, Stuttgart 1972, S. 508–552.
Vigarello, G., Wasser und Seife, Puder und Parfüm, Geschichte der Körperhygiene seit dem Mittelalter, Frankfurt 1992.
Weber, M., Wirtschaft und Gesellschaft, Tübingen 1985[5].
–, Gesammelte Aufsätze zur Religionsssoziologie, Bd. 1, Tübingen 1988.
Wehler, H.-U., Deutsche Gesellschaftsgeschichte, 3 Bde., München 1987–1995.
–, Modernisierungstheorie und Geschichte, Göttingen 1975, überarb. in: Ders., Die Gegenwart als Geschichte, München 1995. S. 13–117.
Weiß, W., Wandel von Rolle und Selbstverständnis katholischer Landgeistlicher des Bistums Würzburg im 19. Jahrhundert, in: JbVk 11, 1988, S. 45–67.
Welsch, W., Ästhetisches Denken, Stuttgart 1990.
Wiegelmann, G. (Hg.), Nord-Süd-Unterschiede in der städtischen und ländlichen Kultur Mitteleuropas, Münster 1985.
– (Hg.), Wandel der Alltagskultur seit dem Mittelalter, Münster 1987.
Wienau, R., Die Entdeckung des menschlichen Körpers in der neuzeitlichen Medizin, in: A. E. Imhof (Hg.), 1982, S. 209–226.
Wiesing, U., Umweltschutz und Medizinalreform in Deutschland am Anfang des 19. Jahrhunderts, Diss. Köln 1987.
Wild, R., Die Vernunft der Väter. Zur Psychographie von Bürgerlichkeit und Aufklärung in Deutschland am Beispiel ihrer Literatur für Kinder, Stuttgart 1987.
– (Hg.), Geschichte der Deutschen Kinder- und Jugendliteratur, Stuttgart 1990.
Wils, J.-P., Das »Ästhetisch Gute«. Philosphisch-theologische Studien zu Mythos und Leiblichkeit im Verhältnis von Ethik und Ästhetik, München 1990.
Wormer, E., Alltag und Lebenszyklus der Oberpfälzer im 19. Jahrhundert. Rekonstruktion ländlichen Lebens nach den Physikatsberichten der Landgerichtsärzte 1858–61, Diss. München 1988.
Wright, L., Clean and decent. The fascinating history of the bathroom & the water closet, London 1960.
Wunder, B., Die Entstehung des modernen Staates in Baden und Württemberg, in: Baden und Württemberg, S. 103–121.
Zach, C. E. u. P. R. Hofstätter, Sauberkeit – eine semantische Analyse, in: Psychologische Praxis, Jg. 10, 1966, S. 49–58.
Zaehle, B., Knigges Umgang mit Menschen und seine Vorläufer. Ein Beitrag zur Geschichte der Gesellschaftsethik, Heidelberg 1933.
Zimmermann, C., Von der Wohnungsfrage zur Wohnungspolitik. Die Reformbewegung in Deutschland 1845–1914, Göttingen 1991.
Zorn, W., Medizinische Volkskunde als sozialgeschichtliche Quelle. Die bayerische Bezirksärzte-Landesbeschreibung von 1860/62, in: VSWG 69, 1982, S. 219–231.
Zunkel, F., Das Verhältnis des Unternehmertums zum Bildungsbürgertum zwischen Vormärz und Erstem Weltkrieg, in: M. R. Lepsius (Hg.), S. 82–101.
Zwehl, K. v., Aufbruch ins Industriezeitalter, Bd. 3, München 1985.

Register

Kursiv gesetzte Seitenzahlen weisen auf die Anmerkungen.

1. Personenregister

2. Ortsregister

3. Sachregister

Kritische Studien zur Geschichtswissenschaft

118: Jakob Vogel
Nationen im Gleichschritt
Der Kult der ‚Nation in Waffen' in Deutschland und Frankreich, 1871-1914
1997. 404 Seiten mit 3 Abbildungen, kartoniert. ISBN 3-525-35781-8

117: Robert von Friedeburg
Ländliche Gesellschaft und Obrigkeit
Gemeindeprotest und politische Mobilisierung im 18. und 19. Jahrhundert
1997. Ca. 470 Seiten mit 66 Tabellen, kartoniert. ISBN 3-525-35780-X

116: Otto Gerhard Oexle
Geschichtswissenschaft im Zeichen des Historismus
Studien zu Problemgeschichten der Moderne
1996. 316 Seiten, kartoniert
ISBN 3-525-35779-6

115: Siegfried Weichlein
Sozialmilieus und politische Kultur in der Weimarer Republik
Lebenswelt, Vereinskultur, Politik in Hessen
1996. 404 Seiten mit 7 Graphiken, kartoniert. ISBN 3-525-35778-8

114: Winfried Speitkamp
Die Verwaltung der Geschichte
Denkmalpflege und Staat in Deutschland 1871-1933
1996. 509 Seiten, kartoniert
ISBN 3-525-35777-X

113: Christina von Hodenberg
Die Partei der Unparteiischen
Der Liberalismus der preußischen Richterschaft, 1815-1848/49
1996. 425 Seiten mit 4 Abbildungen und 11 Tabellen, kartoniert
ISBN 3-525-35776-1

112: Michael Prinz
Brot und Dividende
Konsumvereine in Deutschland und England vor 1914
1996. 404 Seiten mit 25 Tabellen und 4 Graphiken, kartoniert
ISBN 3-525-35775-3